恒牙根管应用解剖学
The Root Canal Anatomy in Permanent Dentition

恒牙根管应用解剖学
The Root Canal Anatomy in Permanent Dentition

（巴西）马可·韦尔西阿尼
（Marco A. Versiani）

（加）贝蒂娜·巴斯拉　　主编
（Bettina Basrani）

（巴西）马诺埃尔·苏泽-内托
（Manoel D. Sousa-Neto）

马净植　高　原　主审

游月华　杨亚萍　杨　焰　主译

北方联合出版传媒（集团）股份有限公司
辽宁科学技术出版社

图文编辑

张　浩　刘玉卿　肖　艳　刘　菲　康　鹤　王静雅　纪凤薇　杨　洋　戴　军　张军林

First published in English under the title
The Root Canal Anatomy in Permanent Dentition
Edited by Marco A. Versiani, Bettina Basrani and Manoel D. Sousa-Neto,edition: 1
Copyright © Springer International Publishing AG, part of Springer Nature, 2019
This edition has been translated and published under licence from
Springer Nature Switzerland AG.

©2024，辽宁科学技术出版社。
著作权合同登记号：06-2021第266号。

图书在版编目（CIP）数据

恒牙根管应用解剖学 /（巴西）马可·韦尔西阿尼
（Marco A. Versiani），（加）贝蒂娜·巴斯拉（Bettina
Basrani），（巴西）马诺埃尔·苏泽-内托（Manoel D. Sousa-
Neto）主编；游月华，杨亚萍，杨焰主译. —沈阳：辽宁科学
技术出版社，2024.8
　　ISBN 978-7-5591-3258-1

　　Ⅰ . ①恒…　Ⅱ . ①马…　②贝…　③马…　④游…　⑤杨…
⑥杨…　Ⅲ . ①牙髓病—根管疗法　Ⅳ . ①R781.305

中国国家版本馆CIP数据核字（2023）第198747号

出版发行：辽宁科学技术出版社
　　　　　（地址：沈阳市和平区十一纬路25号　邮编：110003）
印 刷 者：深圳市福圣印刷有限公司
经 销 者：各地新华书店
幅面尺寸：210mm×285mm
印　　张：23.25
插　　页：4
字　　数：460 千字
出版时间：2024 年 8 月第 1 版
印刷时间：2024 年 8 月第 1 次印刷
出 品 人：陈　刚
责任编辑：苏　阳
封面设计：袁　舒
版式设计：袁　舒
责任校对：李　霞

书　　号：ISBN 978-7-5591-3258-1
定　　价：398.00 元

投稿热线：024-23280336
邮购热线：024-23280336
E-mail:cyclonechen@126.com
http://www.lnkj.com.cn

引言

Introduction

　　Leonardo da Vinci于1452年出生于意大利托斯卡纳小村庄，他不仅是一位有天赋的艺术家，还是有史以来最伟大的天才之一。按照他的观点，"实践必须始终建立在正确的理论之上，并以此为指导和准绳，否则将一事无成"。显然，这个观念可以推广到人类的活动中，包括牙科实践。换句话说，基本的实践和临床经验对于处理复杂的病例非常重要，但它们不能取代知识和理论。牙科学是建立在实证研究和临床经验之上的，这意味着临床医生经常根据多年来对病例的思考和随访，使用经验推理做出诊断和治疗计划。几十年来，对于"根管解剖对根管治疗的影响"的理解是建立在经验观察的基础上，而不是在严格的实验研究基础上。因此，以往的一些学者指出，由于根管系统的复杂性，成功治疗感染的牙齿是不可能的，这是在19世纪末才被揭示出来的。然而，随着科学方法在健康科学中的改进和应用，经验法开始被系统观察、测量和实验所取代。此时，对牙根和根管解剖复杂性的认识开始应用到临床实践中，根管治疗变得更加具有可预见性，牙髓病学作为一个受人尊敬的专业也随之诞生。正如希腊医生Hippocrates所说，解剖学是医学的基础，而根管解剖学无疑是牙髓病学的基础！

　　本书面向正在接受专科培训的学生、对牙髓病学特别感兴趣的全科口腔医生以及相似领域的学者们。本书更是为了纪念牙髓病学领域的先驱们，是他们克服了巨大的障碍，不仅为自己的职业生涯或个人意志铺平了道路，也给了我们灵感，让我们继续他们出色的工作，写下本书。

序言 |

Foreword |

知识源于科学实践，无知来自主观臆断。

——Hippocrates

根管解剖学是根管治疗和治疗后愈合的基础。人类的牙列在每种牙齿类型中都呈现出广泛的解剖变异。牙根和根管的形态在不同种群间、种群内，甚至同一个个体内都有很大的差异。从19世纪上半叶开始，关于根管解剖的研究主要集中在根管的数量、形态和牙齿的复杂性，而19世纪下半叶和20世纪早期的研究则主要集中在根管的根尖末端及其周围的根尖周组织。从这些研究中获得的知识构成了根管治疗生物学基础的底层知识。这些研究都强调了牙髓和牙周组织是一个连续体、牙髓疾病与根尖周宿主免疫应答的关系以及根尖止点的治疗意义。此外，利用现有的知识，人们意识到有效的非手术根管治疗和根管外科手术需要深入了解牙齿形态与根管解剖知识。然而，与复杂的牙根形态和根管解剖相关的一些治疗问题极具挑战。

目前，很显然牙科领域需要对这个复杂的话题——根管系统的复杂解剖及其在根管治疗中的意义，进行全面的评估。Marco A. Versiani博士、Bettina Basrani博士和Manoel D. Sousa-Neto博士认识到这一需求，并为牙髓病学建立了一个综合性的知识体系。他们汇集了世界各地最优秀的权威人士为本书贡献知识和见解。本书涵盖的内容非常全面。在过去的几十年里，Marco A. Versiani博士和Manoel D. Sousa-Neto博士作为一个团队一直在用Micro-CT研究根管解剖。自20世纪80年代初以来，Manoel D. Sousa-Neto博士也在使用透明法研究根管解剖。多年来，该团队已经研究了15000多颗牙齿，并发表了许多有影响力的文章。该团队在这个领域的经验从本书的内容中可见一斑。本书对根管解剖及其临床意义进行了最全面的概述，让牙科专业人士有机会回顾这些内容。

　　我很高兴为本书写序。本书首次尝试使用现代高分辨率成像技术来研究根管解剖及相关问题。牙科行业必须以有组织化的方式更新这一重要主题。我也非常高兴，因为我认识了Marco A. Versiani博士快5年了，我知道他对牙髓病学的贡献。Bettina Basrani博士是我在多伦多大学（University of Toronto）的同事，是最早一批接受国际培训的牙髓专科医生之一，他怀着对牙髓病学极大的热情从阿根廷来到加拿大。本书是他们奉献的产物，我相信这本书会对我们的职业大有裨益。

Anil Kishen, B.D.S., M.D.S., Ph.D

加拿大多伦多大学牙学院

牙科研究所

纳米材料引导功能组织工程实验室

序言 II

Foreword II

在进行根管治疗之前，了解和预测根管解剖结构的能力仍然是一个具有挑战性的问题。事实上，这个问题每天都困扰着临床医生，因为他们每天都在观察开髓孔并寻找根管口。当我们阅读牙髓病学文献时，我们不时会看到一个病例的失败，是因为第二个远中根管被忽视了、第三个近中根管没有被注意到、侧切牙的第二个根管被遗漏等。那么，我们可以做些什么来显著减少这些疏忽呢？

Marco A. Versiani博士、Bettina Basrani博士和Manoel D. Sousa-Neto博士接受了这个挑战，并邀请了来自世界各地的牙齿解剖专家，将他们的经验进行了总结，编写了这本关于牙齿内部解剖的教科书，本书应该是每名旨在提供最好牙髓治疗的牙医必读书目。正如读者所期望的那样，本书每一章都有丰富的高质量图片，并引用来自同行评议的文献。

本书还提供了源自一些最新技术的在线视频和大量照片，研究者能从三维角度观察根管系统的复杂结构。在新发现的基础上，结合最新发现，本书利用尖端技术展示了扩展知识，并由Marco A. Versiani博士、Bettina Basrani博士和Manoel D. Sousa-Neto博士提供了一种新的命名法。

Stephen Cohen, M.A., D.D.S., F.I.C.D., F.A.C.D.

美国加利福尼亚州斯托克顿市

太平洋大学Arthur A. Dugoni牙科学院牙髓病学系

美国加利福尼亚州旧金山

加利福尼亚大学牙科学院牙科预防与修复学系

沙特阿拉伯利雅得

利雅得牙科和药理学学院牙髓病学研究生项目

美国伊利诺伊州芝加哥

美国牙髓病学委员会

中文版前言

Preface

  "见微知著"是对根管治疗医生能力最为贴切的描述。他们凭借牙齿外形、开髓孔形态、X线片等就能精准判断根管走向，甚至在治疗之初就能判定是否有如MB2根管以及C形根管等根管细微结构，所恃者就是他们对于根管解剖的熟稔度。本书不仅涵盖了根管解剖学的理论知识和实际操作技巧，还包含了丰富的病例。通过学习本书，读者将能够基于根管解剖深入了解根管治疗的理论和实践，掌握最新的根管治疗技术和方法，提高自己的技能水平、增加临床经验。

  生理学和解剖学是现代医学的两大基石，尤其近10年，随着人工智能技术在医学中的深入应用，基于大规模数据的分析模型正逐渐替代经验主义，现代医学对于精准数据的渴求也到了前所未有的程度。这意味着我们所有的研究工作和临床积累都有了更进一步的延伸与继承，因此推广根管解剖的相关基础和临床研究也更有意义。

  在本书中，我们能够感受到专家们对于根管治疗的深刻认识和探索。通过学习历史和经验，我们能够更好地认识和掌握根管治疗的本质及技术，为患者提供更好的医疗服务。"欲诚其意者，先致其知。致知在格物。"大部分人对某项工作的喜爱，就体现在其"格物致知"的程度，对牙体牙髓病诊疗医生而言，掌握根管解剖学的数理形态基础和研究方法就是一个"格物致知"的过程。未来当有人向AI提出根管治疗相关问题时，它所提及关于根管解剖的新知识，或许就是来源于本书读者后续不断的"格物致知"。

　　最后，我们衷心希望本书能够成为从事牙体牙髓病诊疗医生的指南和伙伴，在学习根管解剖及其相关精准治疗方面提供有益的指导和帮助，让我们一起为牙髓病的发展贡献力量。本书由辽宁科学技术出版社引进，译者均来自国内各大口腔医学院校和医院中牙体牙髓科的优秀同行，都具有良好的专业知识背景和丰富的临床实践经验，共同完成了翻译工作，并呈现给所有的国内读者。希望本书对国内根管形态的临床治疗和教学水平的提高有积极的影响，能成为广大医生的有力助手。

　　翻译本着忠实原著，力求通俗易懂，译文中难免存在疏漏或不妥之处，望不吝赐教，以便再版更臻精益。

全体译者

2024年5月

……迷信和伪科学也是真理之路的绊脚石。……它使答案易得，逃避了质疑的审视，让人轻易产生敬畏之心，而弱化科学实验的过程。久而久之，我们成为舒适区的实践者和轻信的受害者。……伪科学的设计反而更容易，因为其更容易规避与现实的冲突。在现实中，我们无法控制比较的结果。……伪科学往往满足强烈的情感诉求，但是科学通常是克制的表达。……科学的发展建立在发现一个又一个的错误之上，然后一一解决它们。错误的结论虽然时常产生，但都是暂时的。假设是被构建出的，所以也能够被证伪。……当一个科学假设被证伪了，其理论提出者当然会感到被冒犯，但是证伪才是科学的核心。……科学绝不是无瑕疵的知识工具，它只是目前人类可知的最好答案。

———Carl Sagan

The Demon-Haunted World: Science as a Candle in the Dark

致谢

Acknowledgments

我们非常感谢Springer国际出版社给我们这个机会来编写这本关于根管解剖的书。特别感谢Andrei Berdichewsky，是他为我们提供了这个项目。

我们感谢下列合作者的辛勤工作和对本书的宝贵贡献。他们分别是：Stephen Cohen、Anil Kishen、Antonis Chaniotis、Arnaldo Castellucci、Carlos Murgel、Clóvis Monteiro Bramante、Craig Barrington、Christos Boutsioukis、Diogo Guerreiro、Domenico Ricucci、Elizeu A. Pascon、Francisco Balandrano、Gustavo De-Deus、Hany M. A. Ahmed、Holm Reuver、Hugo Sousa、Isabela N. Rôças、James L. Gutmann、Jesus D. Pécora、Jojo Kottoor、Jorge N. R. Martins、José F. Siqueira Jr.、Leo Tjäderhane、Mário R. Pereira、Nicola Perrini、Nuno Pinto、Oscar von Stetten、Paul M. H. Dummer、Ronald Ordinola-Zapata、Sergiu Nicola 以及其他允许我们有此殊荣分享他们病例的同事。非常感谢!

感谢我们的家人，是你们的鼓励、帮助和支持，让我们在职业生涯中不断进步。

Marco A. Versiani

Bettina Basrani

Manoel D. Sousa-Neto

编者名单

Contributors

主编

Marco A. Versiani, D.D.S., M.Sc., Ph.D. Department of RestorativeDentistry, Dental School of Ribeirão Preto, University of São Paulo, Ribeirão Preto, SP, Brazil

Bettina Basrani, D.D.S., M.Sc., Ph.D. Faculty of Dentistry, University of Toronto, Toronto, ON, Canada

Manoel D. Sousa−Neto, D.D.S., M.Sc., Ph.D. Department of Restorative Dentistry, Dental School of Ribeirão Preto, University of São Paulo, Ribeirão Preto, SP, Brazil

编者

Hany M. A. Ahmed, B.D.S., H.D.D., Ph.D. Department of Restorative Dentistry, Faculty of Dentistry, University Malaysia, Kuala Lumpur, Malaysia

Francisco Balandrano, D.D.S. Private Practice, Torreón, Coahuila, Mexico

Craig Barrington, D.D.S. Private Practice in the Waxahachie, Waxahachie, TX, USA

Christos Boutsioukis, D.D.S., M.Sc., Ph.D. Department of Endodontology, Academic Centre for Dentistry Amsterdam (ACTA), University of Amsterdam and Vrije Universiteit Amsterdam, Amsterdam, The Netherlands

Clóvis Monteiro Bramante, D.D.S., M.Sc., Ph.D. Dental School of Bauru,University of São Paulo, Bauru, Brazil

Arnaldo Castellucci, M.D., D.D.S. Private Practice Limited to Endodontics, Florence, Italy
University of Cagliari Dental School, University of Naples, Federico II

Antonis Chaniotis, D.D.S., M.Sc. Department of Endodontics, Athens Dental School, University of Athens, Athens, Greece
University of Warwick, Coventry, UK
Private Practice Limited to Endodontics, Kalithea, Greece

Gustavo De−Deus, D.D.S., M.Sc., Ph.D. School of Dentistry, Fluminense Federal University, Niterói, RJ, Brazil

Paul M. H. Dummer, D.D.S.c., M.Sc., Ph.D. School of Dentistry, College of Biomedical and Life Sciences, Cardiff University, Cardiff, UK

Diogo Guerreiro, D.D.S., M.S. Resident ASE Endodontics, School of Dentistry, University of Michigan, Ann Arbor, MI, USA

James L. Gutmann, D.D.S., Ph.D., F.I.C.D. Texas A&M University College of Dentistry, Dallas, TX, USA

Jojo Kottoor, B.D.S., M.D.S. Department of Conservative Dentistry and Endodontics, Indira Gandhi Institute of Dental Sciences, Ernakulam, India

Jorge N. R. Martins, D.D.S., M.Sc. Dental School of Lisbon, University of Lisbon, Lisbon, Portugal

Carlos Murgel, D.D.S., M.Sc., Ph.D. Private Practice Limited to Endodontics, Campinas, Brazil

Sergiu Nicola, D.D.S. Private Practice, Bucharest, Romania

Ronald Ordinola–Zapata, D.D.S., M.Sc., Ph.D. Dental School of Bauru, University of São Paulo, Bauru, Brazil
Bender Division of Endodontics, Albert Einstein Medical Center, Philadelphia, PA, USA

Elizeu A. Pascon, D.D.S., M.Sc., Ph.D. Private Practice, São Paulo, SP, Brazil

Jesus D. Pécora, D.D.S., M.Sc., Ph.D. Department of Restorative Dentistry, Dental School of Ribeirão Preto, University of São Paulo, Ribeirão Preto, SP, Brazil

Mário R. Pereira, D.D.S., M.S. Department of Endodontics, University of Lisbon, Lisbon, Portugal
Department of Endodontics, ISCSEM, Lisbon, Portugal

Nicola Perrini, M.D., D.D.S. Private Practice in the Centro di Odontoiatria e Stomatologia at Pistoia, Pistoia, Italy

Nuno Pinto, D.D.S., M.Sc. Private Practice in the Mayo Clinic at Lisbon, Lisbon, Portugal

Domenico Ricucci, M.D., D.D.S. Private Practice, Cetraro, Italy

Isabela N. Rôças, D.D.S., M.Sc., Ph.D. Molecular Microbiology Laboratory, Faculty of Dentistry, Estácio de Sá University, Rio de Janeiro, RJ, Brazil

José F. Siqueira Jr., D.D.S., M.Sc., Ph.D. Department of Endodontics, Faculty of Dentistry, Estácio de Sá University, Rio de Janeiro, RJ, Brazil

Hugo Sousa, D.D.S., M.Sc. Clinical Residency, Foramen Dental Education, Porto, Portugal
Private Practice Limited to Endodontics, Porto, Portugal

Oscar von Stetten Private Practice, Stuttgart, Germany

Leo Tjäderhane, D.D.S., Ph.D. Department of Oral and Maxillofacial Diseases, University of Helsinki, Helsinki, Finland
Institute of Dentistry, University of Oulu, Oulu, Finland
Helsinki University Hospital, Helsinki, Finland
Research Unit of Oral Health Sciences, and Medical Research Center Oulu (MRC Oulu), Oulu University Hospital and University of Oulu, Oulu, Finland

译者名单

Translators

主　审

马净植　华中科技大学同济医学院附属同济医院
　　　　华中科技大学同济医学院口腔医学院

高　原　四川大学华西口腔医院

主　译

游月华　深圳市龙华区人民医院

杨亚萍　南京大学医学院附属口腔医院

杨　焰　华中科技大学同济医学院附属同济医院
　　　　华中科技大学同济医学院口腔医学院

副主译

陈彬文　华中科技大学同济医学院附属同济医院
　　　　华中科技大学同济医学院口腔医学院

杨　倩　武汉大学口腔医学院

姜　鸣　华中科技大学同济医学院附属同济医院
　　　　华中科技大学同济医学院口腔医学院

孟亚军　西安交通大学口腔医院

译　者（按姓名首字拼音为序）

杜　宇　中山大学光华口腔医学院·附属口腔医院

龚启梅　中山大学光华口腔医学院·附属口腔医院

李午丽　安徽医科大学口腔医学院·附属口腔医院

刘高霞　华中科技大学同济医学院附属协和医院
　　　　华中科技大学同济医学院口腔医学院

卢冠凡　青岛大学附属青岛市口腔医院

米　靖　天津市口腔医院

苏　征　首都医科大学附属北京口腔医院

徐佳蕾　浙江大学医学院附属口腔医院

杨振宇　南京大学医学院附属口腔医院

元　博　深圳市龙华区人民医院

主译简介

About the Chief Translators

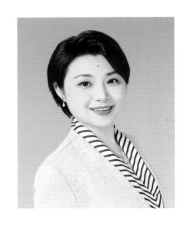

游月华

博士，主任医师，博士后，硕士研究生导师，德国访问学者，现任深圳市龙华区人民医院口腔科学科带头人和区重点实验室负责人。擅长显微根管治疗及根管外科手术、CAD/CAM椅旁即刻数字化修复等冠根一体化技术。任中华口腔医学会牙体牙髓病学专业委员会青年委员。主持国家自然科学基金青年项目1项。

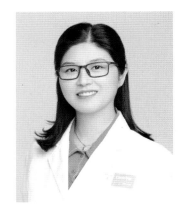

杨亚萍

博士，副主任医师，南京大学医学院附属口腔医院综合二科/口腔临床综合教学中心副主任，住院医师规范化培训口腔全科基地教学主任。荷兰拉德堡德大学及美国华盛顿大学访问学者。南京口腔医学会口腔全科专业委员会常务委员，南京市卫生青年人才，南京大学医学院附属口腔医院"3456"骨干人才。

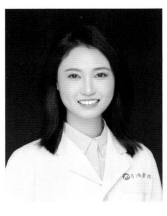

杨　焰

博士，华中科技大学同济医学院附属同济医院口腔医学中心牙体牙髓科副主任医师，华中科技大学同济医学院口腔医学院专任教师，曾作为联合培养博士赴加拿大英属哥伦比亚大学牙学院学习1年。任中国整形美容协会口腔整形美容分会第三届理事会理事。主持国家自然科学基金青年项目1项和湖北省自然科学基金面上项目1项。

目录

Contents

第三部分   根管解剖对临床实践的影响

第四部分   附录

扫一扫即可浏览
参考文献

第一部分

根管解剖学基础
Fundamentals of Root Canal Anatomy

第1章 根管解剖研究的历史概况

Historical Overview of the Studies on Root Canal Anatomy

Nicola Perrini, Marco A. Versiani

摘要

根管解剖知识是牙髓病学专业的基础。全面了解根管形态及其在不同牙齿中的变异可以提高根管治疗的疗效。在过去，学者在这方面做了大量的研究工作，其研究结果对临床实践和牙医学教育产生了显著的影响。因此，为了更好地了解当代根管解剖学的研究方法，我们应该对过去的研究作简要的回顾。在当今图像处理技术蓬勃发展之前，许多学者的工作促进了牙髓病学科发展，因此我们有必要回顾他们的过往研究。

1.1 概述

"解剖"一词源于拉丁语"Anatomia"及希腊语的"Anatome"，其中ana的意思是"向上"，而"Temnein"的意思是"切断"。"解剖"一词代表了对身体的研究，代表了对一个机体中被认为是其组成部分的各个组织区域的界

N. Perrini, M.D., D.D.S. (✉)
Private Practice in the Centro di Odontoiatria e
Stomatologia at Pistoia, Pistoia, Italy
e-mail: n.perrini@cioesse.it

M. A. Versiani, D.D.S., M.Sc., Ph.D.
Department of Restorative Dentistry, Dental School
of Ribeirão Preto, University of São Paulo,
Ribeirão Preto, SP, Brazil

定。编写关于根管解剖学研究历史的文章并不是按年代顺序来罗列学说的发展阶段，也不是将学者们的简历传记编写一番。实际上，牙髓病学作为一个牙科专业，其发展历史较为短暂。有赖于对牙齿形态学和生理学的不断深入研究，以及根管治疗技术在历经数个世纪的相对停滞后，在1900—1930年这短暂的30年间的发展，牙髓病学得以作为一门独立学科发展壮大[1]。因此，在进行历史回顾时，我们会充分考虑到长期的文化科技进步对医学及其生物学分支学科的影响，这其中也包括了牙科学在内。

1.2 古典时期——13世纪

亚历山大解剖学学院的创始人——古希腊解剖学家Herophilus（公元前335—公元前280年）和他的门徒Erasistratus（公元前310—公元前250年）是最早对人体进行系统解剖的医生。Herophilus被公认为是"解剖学之父"，被誉为有史以来最伟大的解剖学家之一。他的革命性发现是古代对人体解剖学理解的重要一步[2]。几个世纪后，Claudius Galenus也被称作Galen（130—210年）的作品影响了几代医生以及包括解剖学在内的各种科学学科的发展[3]。Galen在他的著作中不仅将年代久远的数据进行编纂，而且还进行了观察并实践[1]。

从Galen逝世到文艺复兴时期，人们对人体解剖学的理解没有实质性的进步。在中世纪，人体解剖绘图完全是非现实主义的，且对牙齿的解剖学描述仅限于牙齿的数量、在口腔中的位置以及牙根的数量[1]。一旦医学知识仅限于词汇表、注释、百科全书和阿拉伯作家（如Avicenna[4]、Rhazes[5]和Albucasis[6]所编写的古代著作的纲要），医生将囿于学识而寸步难行。在解剖学领域，Galen的学说依然盛行。

1.3　14世纪至17世纪

文艺复兴时期紧随欧洲的中世纪（11世纪至13世纪），是自然科学和医学处于批判修正主义总原则下的转折点。在14世纪末，由于解剖学在意大利的博洛尼亚被广泛接受并获得官方认可，医学逐渐有了一定的发展和进步。在这样的历史背景下，Mondino de Liucci（1270—1326年）编写了《Anathomia Corporis Humani》[7]，这可能是第一本专门研究解剖学的著作。这本83页的书给人们留下了宝贵的知识财富，并通过直接观察解剖尸体的方法，更新了人体解剖学的学习和教学方式。Mondino用了4页的篇幅专门介绍了有关口腔的解剖，描述了牙齿的数量和功能，但却未涉及牙齿内部的结构[1]。1363年，Guy de Chauliac编写了著名的《Chirurgia Magna》[8]，对当时医学和外科知识进行了汇总。但对牙齿解剖学和生理学的描述同样较为肤浅[1]。

15世纪末，由于文艺复兴时期艺术美学的现实主义要求，各路艺术家或直接深入地研究尸体，或间接参加大学解剖学课程，来阐述描绘真实的人体比例结构与形态，并创作了许多精妙的艺术作品。在1510年左右，Leonardo da Vinci（1452—1519年）与著名解剖学家Marcantonio della Torre（1478—1511年）合作研究人体解剖学，编辑了一个系列图册，其中包含240多幅独立插画和13000多个注释，被认为是文艺复兴时期最

重要的科学成就之一[9]。在这些图纸中，Leonardo准确地描绘了上颌窦和额窦，正中咬合的牙弓的曲率以及4颗牙齿的外部形态。虽然这一时期对尸体解剖学研究有了新的发现，但对牙齿形态学的描述还是被忽略了，更不必说Galen的理论中从未提及的牙齿内部解剖学了[1]。

在16世纪上半叶，由Andreas Vesalius（1514—1564年）编写的题为《De Humani Corporis Fabrica》的系列丛书（共7本）出版问世[10]。这是继Galen和Mondino的著作之后，解剖学历史上的一个重大进展，是关于人体解剖的第一套完整专著。与Leonardo da Vinci不同，Vesalius与杰出的画家Jan Steven van Calcar（1499—1546年）进行了卓有成效的合作，后者负责为该书构思解剖图版。尽管该书中对牙齿的解剖学描述不如身体其他部位和器官那样详尽，但Vesalius对口腔器官的描述已较Galen的描述更加准确，代表了牙齿形态学知识理论的真正进步。该书首次强调了之前学者们所忽略的关于牙齿解剖的重要内容，这也是几个世纪后牙髓病学诞生的基础。在该书第11章，作者展示了有史以来第一张双根下颌磨牙的横截面插图，图片显示该牙齿的内部解剖结构包含了牙髓腔和2个根管[1]。1563年，Bartolomeo Eustachi（约1520—1574年）的专著《il Libellus de dentibus》，对牙列的解剖学和生理学做出了非常重要的贡献，基于对人体和动物的大量解剖实验，该书首次描述了包括牙髓、牙周膜、牙囊、三叉神经在内的许多口腔结构[11]。在该书第18章中，Eustachi谈到了牙髓腔及其内容物，对各类型牙齿的牙根数目和外部形态的变异都列出了详尽的表格。Eustachi的书将牙齿的宏观解剖学研究带到了一个新的高度，这一高度一直到19世纪才有所突破[1]。

在17世纪，口腔专科领域的一些著作被陆续出版，尽管书中的大多数示意图是从Vesalius的书中复制而来，但仍标志着口腔医学开始从医学中独立出来。1675年，Antonie van Leeuwenhoek

（1632—1723年）用自己组装发明的显微镜，首次描述了牙本质小管的显微解剖结构。这使得他对当时的主流观点，即牙齿结构类似骨骼，产生了质疑。他还发表了一张下颌磨牙的剖面图，显示其髓腔和根管[12]。Marcello Malpighi（1628—1694年）也是17世纪最伟大的显微学家之一。在他的手稿《Observationes de dentibus》中，有27张从各个角度对人类牙齿及其剖面结构进行详细描绘的图注[13]，其中一些发表在他的遗作《Opera Medica et anatomica varia》中[14]，这部著作直到1968年才出版面世[15-17]。毫无疑问，Leeuwenhoek和Malpighi的著作在他们所处的时代来说极具先进性，但是缺乏足够的实际应用，也正因如此，它们被忽略了至少150年。

1.4　18世纪至19世纪

1728年，被称为"现代牙医之父"的法国牙医Pierre Fauchard（1678—1761年），出版了两卷本的专著《Le Chirurgien Dentiste ou Traité des dents》的第一版[18]，这套专著被公认为是关于保存牙科学、口腔外科学和口腔修复学的第一本科学著作，反映了当时牙科治疗的最高水平。然而，尽管该书已经详细描述了牙齿的外部形态，但却依然没有涉及有关根管解剖的信息。在18世纪末，John Hunter（1727—1793年）基于他在人类牙列上超过15年的观察和实验，出版了两本重要著作[19-20]。在此之前，John Hunter已经对人类牙齿进行了全面而原始的分析，并发表了相关论著。虽然其中关于根管解剖的图片数量不多，但却显示了根管的增龄性变化。在18世纪，一批牙科专著陆续出版，但总的来说，口腔专科的解剖学知识依旧匮乏，基本上还停滞在16世纪的水平上。

在19世纪，口腔医学作为一个独立学科而兴起，出现了专科医生、技术、标准和专门的口腔科学文献[1]。但是在19世纪上半叶，只有少数作者

发表了有关根管形态解剖的新研究。著名解剖学家Jan Evangelista Purkinje（1787—1869年）的学生Meyerus Fraenkel在其论文中展示了单根切牙和双根前磨牙的牙根在不同水平的横截面图[21]，被认为是现代根管解剖学研究的先驱。若干年后，在Georg Carabelli（1787—1842年）的遗作中[22]，提供了直到那时为止最详细的关于根管数量和根管方向的描述。然而，这些非凡的研究，虽然在理念上具有不可否认的前瞻性，但在当时却被彻底忽视并被认为是不值得关注的[1]。

在19世纪下半叶，伴随着宏观研究和微观研究之间相互对立和博弈，口腔医学也迎来了蓬勃的发展。学者们在微观研究领域中已经确定了牙齿的结构特征，但在宏观研究领域中则尚未明确根管系统的形态。1870年，德国的Eduard Mühlreiter（1839—1917年）发表了有关人类牙齿根管解剖学的第一份完整研究报告，比较了牙齿在矢状面和横断面上的内外形态[23]。尽管从本质上来说这是一项简单的工作，但却为其他学者［如Adolph Witzel（1847—1906年）］研究根管解剖提供了灵感和启示，这是其重要的意义所在。作者首次展示了上颌前磨牙根管系统的解剖变异以及下颌磨牙髓腔的增龄性变化[24]。美国学者Greene Vardiman Black（1836—1915年）通过牙齿矢状面和横断面切片的图像来研究牙齿的内外形态[25]。几年后，Alfred Gysi（1865—1957年）使用组织学切片技术，首次发表了高质量的显微照片，描绘了一颗龋坏磨牙的内部形态和另一颗磨牙的牙髓-牙本质复合体，其中可以观察到血管、淋巴和神经元等结缔组织的诸多细节[26]。

尽管如此，直到19世纪末，一些学者才意识到有必要对根管形态进行深入研究，主要原因是对根管感染的认知不断增加。当时，Willoughby Dayton Miller（1853—1907年）提出，口腔微生物或其产物在身体其他部位的多种疾病的发生发展中起一定作用（如脑脓肿、肺部疾病和胃部疾病[27]）。虽然Miller主张通过根管治疗来消除

局部感染灶，但由于William Hunter[28-29]和Frank Billings[30-31]的进一步报道，拔牙法在20世纪之初更为普及，并开启了病灶感染学说的时代。这些研究证据使许多学者开始思考，根管治疗失败的主要原因实际上是缺乏对牙齿内部形态的认识[32-33]。

1.5　20世纪至21世纪

1903年，Gustav Preiswerk（1866—1908年）对根管解剖结构进行了深刻而全面的研究。在他的开创性研究中[34]，将Wood合金（一种低熔点合金）熔化并注入根管腔隙中。待牙齿完全脱钙后，即可获得其内部解剖结构的三维金属模型。需要指出的是，这种方法最初是由荷兰解剖学家Govard Bidloo（1649—1713年）使用熔化的金属铋发展起来的[35]，后来Brunn改用Wood合金，并被Zuckerkandl用来研究髓腔的解剖结构[1]。然而，这种方法会使牙齿过热，并且金属不能渗入到根管系统的细小分支中，因此复制出来的结构不够完整。尽管在这些方法上存在缺点，但这种创新的方法使Preiswerk[34]观察到了根管融合并不罕见。从那时起，出现在之前几乎所有论文中的认为牙齿具有规则的根管解剖结构和单个根尖孔的经典观念开始遭到质疑。

1907年，Guido Fischer（1877—1959年）首次阐述了根尖解剖的复杂性和挑战性[36]。他用胶棉溶液填充了大约700颗牙齿，获得了比Preiswerk[34]更好的结果。这种溶液可以渗透根管系统的所有分支并在2~3周后硬化，从而提供完整的根管三维结构的复制品。但是硬化的胶棉溶液脆性很大，复制出来的细小的分支极易断裂。Fischer特别关注细小的根分歧、小侧支和根尖止点，并将根管的形态学变化分为根尖部牙本质内的简单根分歧或侧副根管，以及主根管内的根管交通及硬组织岛。基于根管形态的复杂性和不可预测性，他提出了如今被广泛使用的术语"根管系统"（Kanalsystem）。在随后的2年中，Fisher开始将放射影像技术[37]与其宏观及微观观察[38]结合起来，强调了根管系统形态的复杂性。可以说，Preiswerk和Fisher创造性的三维解剖学研究为牙科领域带来了重要的进展，激发了其他研究者对根管系统解剖学的进一步研究。

1911年，德国解剖学家Werner Spalteholz（1861—1940年）发明了一种可以将器官组织变成半透明，并使用各种颜色进行染色的方法[39]。这种方法将切下的组织进行脱水，并使用一种与组织具有相同折光率的光学透明材料进行包埋。同年，在日本，T. Okumura使用了大量磨片来分析研究牙齿外部和内部结构之间的关系[40]。他测量了几个重要的根管参数，包括髓室底的位置、牙本质壁的厚度，以及从颈线到根分叉区的距离与根分歧的数量、大小和形态。然而，该研究是以日文发表的，因此并没有获得预期的国际认可。1913年，意大利米兰大学的Fasoli和Arlotta首次使用Spalteholz的方法[39]研究根管解剖结构[41]。在接下来的几年里，这种技术改进为向根管系统注入液体材料，用以研究牙齿的内部解剖结构[42-43]。此后，该方法被称为"清洗"或"浸润"技术。

1914年，H. Moral报告了另一种方法，即将硬组织透明化，并用印度墨水填充牙髓腔[44]。使用这种方法，作者报道了在100颗上颌磨牙的近颊根中，第四根管的发生率为63%[45]。几年后，Walter Hess（1885—1980年）采用创新性的方法对2800颗人类恒牙进行研究，从中获得了有重大意义的根管解剖学成果[46]。他将硫化橡胶注入牙齿后对牙齿进行脱矿，在大样本量的基础上进行根管形态的重建。为了进一步完善研究，Hess选取了一些牙齿进行磨片，研究根管系统在根尖区的精细结构，发现了根尖分歧发生率和患者年龄之间的关联性，这也证实了Fischer的发现。即在Hess的指导下，1922年Ernst Zürcher将这项研究重复了一次[47]。这些研究无疑是有关根管解剖学的最重要、最详细的研究，后来它们被整合在一起并用英文发表[48]。随后数年中，德国学派有关根管研究的结果[34,36,46]最终得到了来自不同国家学者的证实[49-53]。

Wallace Clyde Davis（1866—1950年）是第一个详细描述根尖1/3处根管内部形态的作者，同时他也指出根管系统内的牙髓组织基本上不可能被彻底清除。他制备了50张来自25～50岁患者的不同牙齿的根尖切片，并进行25倍放大的拍摄[54]。Davis还引入了"牙髓切除术"和"牙髓摘除术"等术语。在1920年Davis出版的论著中[55]，他更偏重于具有科学基础而非经验性训练技术的发展，为未来牙髓病学知识做出了贡献。1926年，T. Okumura在费城举办的第16届国际牙科大会上汇报了他采用Spalteholz的方法对2146颗牙齿的根管解剖学的研究结果。Okumura的这项研究样本量大，并且得到了令人满意的结果，无疑是使用透明法进行的关于根管系统解剖学的最重要的研究。作为这项研究工作的延伸，Okumura根据牙根形态、主根管类型和是否存在根分歧，将根管解剖分为4种类型，这也是第一个基于解剖学的根管系统分类。1928年，Oskar Keller将自Preiswerk[34]以来的关于根管形态学的所有知识加以归纳整合，利用960颗牙齿开展了Hess指导下的第三项也是最后一项研究工作[56]。在这项研究中，Oscar使用了一种新的方法，结合改良的Spalteholz透明法[39]，消除了伪影的影响，并可显示根管系统乃至最小的分支。根据Hess的三项研究，对近5000颗牙齿的内部解剖进行了研究，根管不再仅仅是名义上的"一个复杂的结构"，而是成为一个定义明确的解剖结构，在这一概念下，科学的治疗方法得以发展和应用[1]。

除了侵入性技术外，X线成像很快就被发现是研究人类牙齿内部结构多样性的重要方法。Augustus Henry Mueller[57]以此方法研究了用牙胶填充的离体牙。需要指出的是，同时期在拉丁美洲，Pucci和Reig[58]也利用放射线影像学、透明法和切片技术对根管解剖进行了广泛的研究。但是，他们所进行的根管解剖学的深入研究大多没有用英文发表，这就导致了这些研究结果没有在世界范围内广泛传播。在随后的几年里，第二次世界大战的爆发波及了世界上大部分的口腔研究中心。因此，一些学者在他们的书中不断沿用早前Mühlreiter所报道的根管解剖学理论[1]。

战后，以1920年将氢氧化钙引入牙科而闻名的Balint W. Hermann发表了一些图像，再现了根管形态在根尖区的复杂性[59]。几年后，David Green也用体式显微镜研究了所有牙位牙齿的根尖解剖学[60-62]。在一系列的解剖学研究中，Wilhelm Meyer报告了一个新的研究，该研究基于连续的根管系统显微切片的绘制，对800颗牙齿的内部解剖进行三维重建[63-67]。Quintiliano de Deus是巴西第一位使用透明法系统性研究牙齿根管解剖的学者。他还研究了不同牙位的侧支根管的发生率[68]。后来，Vertucci及其同事[69-74]利用牙齿透明化技术证实了不同牙齿的根管形态存在极大的变异，该技术成为日后根管解剖学报告的标准方法[75-82]。这些工作标志着根管形态学的一系列主要研究的完善和总结，证实了Preiswerk[34]、Fisher[36]、Hess[48]等的结论。

在20世纪，技术的进步使得相当多的其他技术也被成功地用于人类牙齿解剖的可视化，包括三维蜡型[65]、数字化影像学[83]、树脂注射[84]、放射造影[85]、扫描电镜[86]等。毋庸置疑，这些技术在牙髓病学研究中表现出了巨大的潜力，然而，这些方法大多需要对所研究的样本进行部分甚至全部破坏，使标本发生不可逆的变化，出现许多伪影，还有一些方法只能提供三维结构的二维图像[87]。这些固有的局限性已在文献中被反复讨论，解剖学研究需要寻找更先进的方法以提供更多潜能[88]。

1986年，Mayo及其同事[89]将计算机辅助成像技术引入牙髓研究领域，他们将造影剂注入根管内，从已知的角度对每颗牙齿拍摄6张X线片。通过整合X线片，就能得到根管三维形态的数据。计算机化的视频图像处理程序可利用这些数据，来确定根管的体积和直径。这种影像体积插值法同样用在进一步的研究中来对根管解剖进行评估[90-92]。20世纪90年代初至中期，有人首次提出了基于磨片显微照片的计算机化和数字化方法的应用。Blašković-Šubat等[93]和Lyroudia等[94-95]使用金刚石和碳化硅盘对离体牙进行横切，然后用连接到立体显微镜的相机对这些切面进行拍摄。并对每张照片进行数字化处理，手动勾勒轮廓，并使用专用软件将得到的堆叠标记形状进行三维渲染。虽然部分过程是数字化的，但这种方法仍然需要破坏研究[96]。

X线计算机断层扫描（CT）的发明给诊断医学带来了重大进步[97]。CT产生X射线吸收的二维图，并将其映射到对象的二维切片中。在垂直于切片的方向上从各个角度发射一系列射线，计算出X线吸收图。在这样处理一定数量的切片后，进而生成三维图[98]。为了最大限度地提高组织分辨率，同时减少患者的暴露量，医用CT系统需要将放射线剂量控制在一个相对较低的范围内（≤125keV），并且由于患者在扫描过程中不能移动，因此获取数据的速度要快[99]。此外，为了在这些要求下获得尽可能多的数据，CT设备使用了相对大尺度（毫米级）和高效率的探测器[99]。

1990年，Tachibana和Matsumoto[100]首先提出并评估了CT成像在牙髓病学中的应用可行性。但由于成本高、软件不适用、空间分辨率低（0.6mm）等原因，他们认为CT在牙髓病学中的作用有限，因为所获得的图像不能准确地进行细节分析。而后，数字成像系统的进一步发展使得诸如常规医用CT[101]、磁共振显微镜[102]、调谐孔径计算机断层扫描（TACT）[103]、光学相干断层扫描[104]和容积CR或计算机断层扫描（CBCT）[105]等非破坏性工具被用来在离体牙或体内环境中对根管解剖进行研究。然而，对于根管解剖的研究来说，这些数字成像系统依旧受限于空间分辨率和切片厚度不足[106-107]。

在CT扫描仪诞生10年后，Elliott和Dover[108]研制出了第一台高分辨率的X线微型计算机断层扫描仪。该设备使用12μm的分辨率，获得了双脐螺的蜗牛壳的图像。这种新设备中的"微型"一词是用来表示横截面的像素大小在微米级别。这也意味着，与检测人体的仪器相比，该机器的设计更小，并被用于更小物体的建模[109]。最近，Micro-CT在牙髓病学中受到越来越多的关注。这种无创、无损、高分辨率的技术可以通过重建牙齿的数字化横断面图像，并将这些图像堆叠起来形成3D容积来对根管系统进行三维研究。这些图像可用来生成计算机化的图像，可以对标本进行操作、切片、制备、解剖和测量，用来研究内部和外部形态[110]。在牙髓病学方面，Nielsen等[107]是首次应用Micro-CT技术重建4颗上颌磨牙的内外解剖结构的学者。随后，Dowker等[106]和Bjørndal等[111]利用Micro-CT技术演示了根管解剖学，以及在根管治疗的不同阶段使用该方法的可行性。如今，尽管不可能采用Micro-CT进行人体成像，但它已被认为是研究根管解剖学的最重要和最准确的研究工具[87,112-114]。

如前所述，临床医生对根管系统的三维形态学特征有一个完整的认识是非常重要的。20世纪的形态学研究使我们对牙齿的内部解剖结构有了更全面的认识（图1.1～图1.3），也促使了新技术的发展，旨在克服根管解剖结构的复杂性所带来的治疗局限。从21世纪开始，可以预期，这些知识积累将带来牙髓病学的发展，使根管治疗效果更可预期，成功率更高。因此，本书的主要目的是聚焦根管解剖学的复杂性，讨论其与根管成形及根管清洁等根管治疗原则和难点的关系，为读者提供全面、深入的牙齿内部解剖知识。

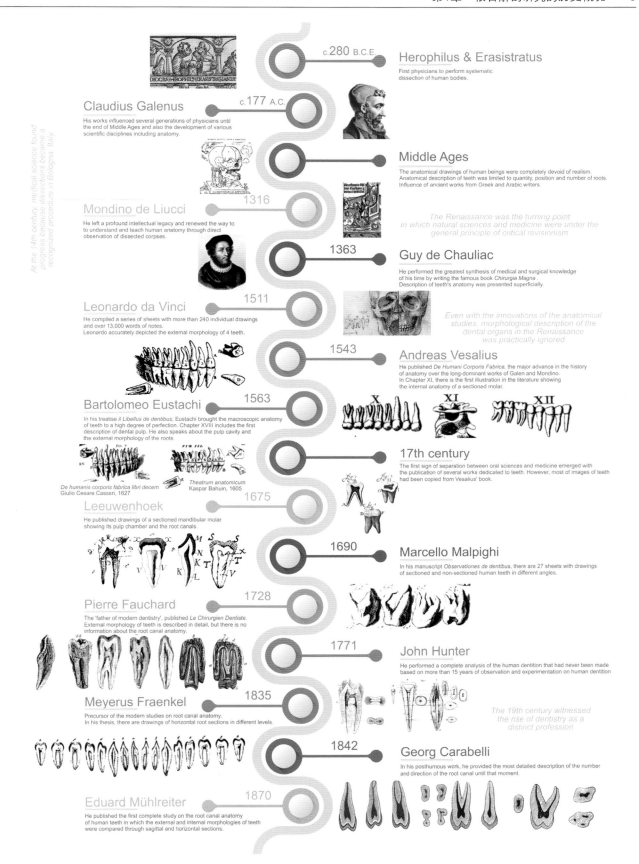

图1.1 根管解剖学研究发展史（公元前280—1870年）（征得Perrini[1]同意，对原图进行修改）。

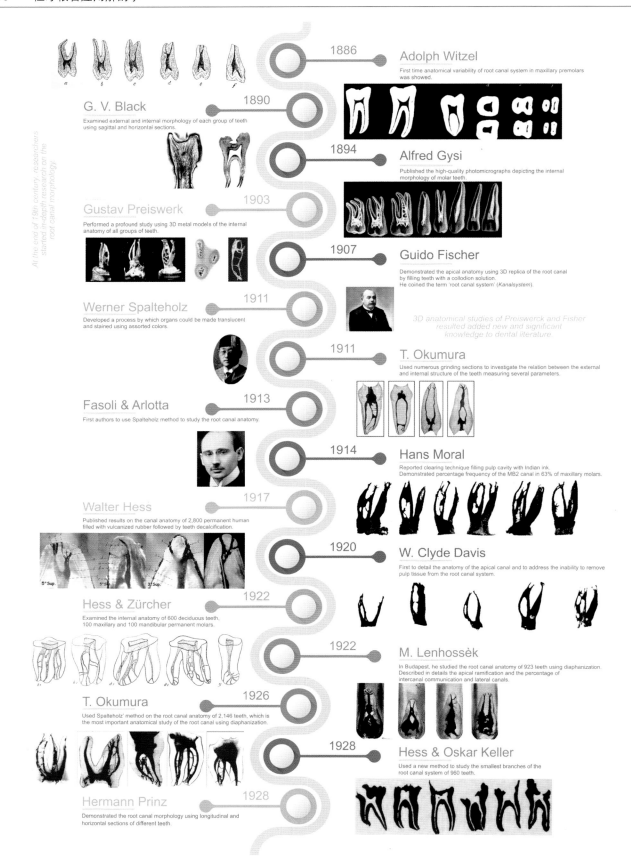

图1.2 根管解剖学研究发展史（1886—1928年）（征得Perrini[1]同意，对原图进行修改）。

1931

John B. Parfitt

Showed the root canal morphology using rubber molds according to Hess method (1917).

A. H. Mueller

Investigated root canal anatomy of extracted teeth using X-ray imaging.

1933

1944

Pucci & Reig

In Latin American, they performed an extensive study on root canal anatomy using radiography, diaphanization and sectioning techniques.

B. W. Hermann

Detailed the morphology of the apical root canal third and addressed the inability to remove pulp tissue from this region.

1950

1951—1960

Meyer & Scheele

Used a new protocol to reproduce the internal anatomy of 800 teeth in 3D based on drawings of sequential microscopic sections of the root canal systems.

David Green

Studied the apical canal anatomy of all groups of teeth using stereomicroscopy.

1955—1960

1960

Quintiliano De Deus

In Brazil, he was was the first author to study systematically the root canal anatomy of all teeth using diaphanization technique. Percentage frequency of lateral canals in each dental group was demonstrated.

Vertucci et al.

Studied morphological variations in root canals of different teeth using clearing technique, which became a standard method in further reports.

1974—1984

1986

Mayo et al.

Introduced computer-assisted imaging in endodontics by injecting contrast medium into the root canals. Then, radiographs taken from known angles allowed 3D represenations of the canals.

Tachibana & Matsumoto

First authors to suggest the feasibility of computed tomographic imaging to reconstruct root canal three-dimensionally.

1990

1995

Blašković-Šubat et al.

Proposed a computerized method for the evaluation of root canal morphology.

Nielsen et al.

First application of micro-CT to evaluate its reliability in the reconstruction of the external and internal anatomy of 4 maxillary molars.

1995

1997

Lyroudia et al.

Proposed a computerized 3D reconstruction of two teeth with root malformation.

Dowker et al.

First to demonstrate that micro-CT could be used to evaluate the morphology of the root canal before and after different stages of endodontic treatment.

1997

1999

Bjørndal et al.

First attempt to use high resolution micro-CT to evaluate root canal anatomy. Shape of the root canals were correlated to the roots of 5 maxillary molars.

Micro-CT Studies

Nowadays, micro-CT has been considered the most important and accurate research tool for the study of root canal anatomy. It has gained increasing significance in endodontics because it offered a non-destructive reproducible technique that could be applied quantitatively as well as qualitatively for two- and three-dimensional accurate assessment of the root canal system.

From 1999

At the end of the 20th century, technological advancements allowed the development of other techniques to visualize the canal anatomy, however, while most of them required the partial or full destruction of samples, others provided only a two-dimensional image.

图1.3　根管解剖学研究发展史（1931年至今）（征得Mueller[57]、Pucci和Reig[58]、Green[60]、De Deus[68]、Vertucci[70]、Mayo等[89]、Tachibana和Matsumoto[100]、Blašković-Šubat等[93]、Nielsen等[107]、Lyroudia等[94]、Dowker等[106]、Bjørndal[111]、Perrini[1]同意，对原图进行修改）。

第2章　牙本质基本结构、组成和功能

Dentin Basic Structure, Composition, and Function

Leo Tjäderhane

摘要

　　牙本质是人类牙齿最主要的结构，提供对牙釉质的支持，防止牙釉质在承受咀嚼力时碎裂。同时也保护牙髓免受微生物和其他潜在有害刺激的影响。作为重要的组织结构，牙本质不仅仅是口腔环境和牙髓组织之间的机械屏障，同时也以多种形式保护了牙齿软硬组织（通常被称为牙本质–牙髓复合体）的连续性。例如，牙本质包含了数种生长因子，可在磨耗或龋坏过程中释放，参与牙髓牙本质界和牙髓中心防御反应的调控。成牙本质细胞将其细胞突深入牙本质小管内，因此所谓"活"牙髓和"死"矿化牙本质也是人为区分的。特定牙位不同部位的牙本质在性质上也是彼此不同的，使其能满足特定部位的功能需求[1]。

L. Tjäderhane, D.D.S., Ph.D.
Department of Oral and Maxillofacial Diseases,
University of Helsinki, Helsinki, Finland

Institute of Dentistry, University of Oulu,
Oulu, Finland

Helsinki University Hospital, Helsinki, Finland

Research Unit of Oral Health Sciences, and Medical
Research Center Oulu (MRC Oulu), Oulu University
Hospital and University of Oulu, Oulu, Finland

2.1　概述

　　根据组成、结构或类型，牙本质可从多个方面进行描述。通常，牙本质被描述为与骨密度相似的矿化细胞外有机基质，事实上它是有着独特性质的纳米晶体结构生物复合体。牙本质包含70%（体积占55%）的矿物质和20%（体积占30%）的有机成分，其余的均为水。以上这些数值也仅为平均值，因为随年龄增长以及一些防御反应，牙本质的管状空间结构被管周（管间）牙本质堵塞。

　　牙本质结构可分为管间牙本质和管周牙本质。管间牙本质由牙髓牙本质界的成牙本质细胞形成，大多数为有机成分。随着管周牙本质慢慢地堵塞牙本质管腔，水含量相应地减少，牙齿不同部位的矿物质含量和管间/管周牙本质的比例可有较大差别。牙本质常根据其形成阶段进行划分：釉牙本质界、罩牙本质、原发性牙本质、继发性牙本质和第三期牙本质。第三期牙本质的形成是牙髓牙本质复合体保护牙髓的反应增生，根据其结构和形成牙本质的细胞可进一步划分为反应性牙本质（由原始成牙本质细胞形成）和修复性牙本质（由后续成牙本质细胞形成）。

2.2 牙本质的形成

2.2.1 成牙本质细胞

牙本质几乎仅由来源于颅神经嵴的外胚间充质细胞分化的成牙本质细胞形成[2]。分化中的成牙本质细胞开始分泌前牙本质蛋白,随后启动分化中的成釉细胞在釉牙本质界(DEJ)即将形成的部位分泌釉质基质。在分化中以及完成后,成牙本质细胞排列成一个明显的细胞层,有机基质矿化完成第一层牙本质即罩牙本质的形成[2]。

在牙齿的冠部,成牙本质细胞形态较高,它们的形态和细胞膜极化[3]在胶原蛋白合成细胞中是独一无二的。成牙本质细胞在牙本质和牙髓中间形成单一细胞层,成牙本质细胞的细胞体位于牙本质的髓腔侧,细胞突起则伸入到牙本质小管内(图2.1和图2.2a)。根据形成牙本质的活跃程度,细胞体高为20~40μm。细胞突则是伸入到矿化牙本质小管内的细胞质突起,有0.5~1μm粗的

主干和细分支[4]。

长久以来,关于牙髓牙本质复合体的争论之一是成牙本质细胞突起进入牙本质小管内的深度,由于不同的研究方法和种族标本间可能存在的差异造成了相互冲突的结果[4]。大多数人类的牙齿研究表明成牙本质细胞突起不会延伸距牙髓牙本质界太远(200~700μm)(图2.2b)。

2.2.2 前期牙本质和矿化前沿

位于成牙本质细胞和矿化牙本质之间的是一层宽10~30μm未矿化的前期牙本质(图2.1和图2.2a),这是有序矿化在矿化前沿形成管间牙本质之前牙本质有机基质积聚的部位。有机基质的骨架是Ⅰ型胶原,而非胶原蛋白(如糖蛋白、蛋白聚糖和酶类)控制着基质成熟和矿化。矿化前沿通常为线状,但球状矿化突起也很常见,多被称为钙化球(图2.2a)[4]。

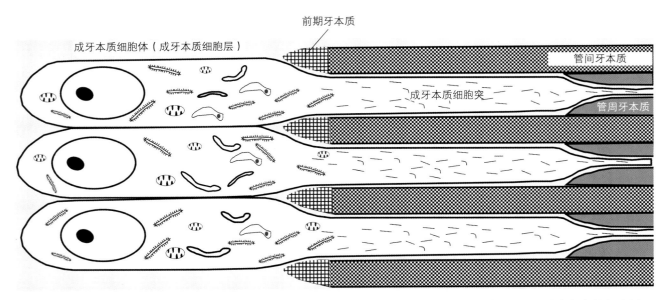

图2.1 牙髓牙本质界示意图。成牙本质细胞体在细胞的牙髓侧具有较大的细胞核,细胞质和细胞器形成紧密的细胞层,该细胞层与矿化牙本质被前期牙本质分隔。成牙本质细胞突不含细胞质和细胞器,且深入到牙本质小管的矿化管间牙本质中。管周牙本质从矿化前沿一定距离处开始形成(修改自Tjäderhane和Haapasalo[4],经许可修改)。

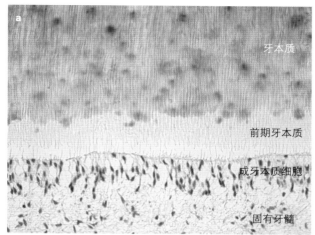

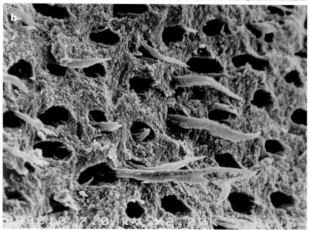

图2.2 （a）牙髓牙本质复合体界面，显示成牙本质细胞、前期牙本质、小管牙本质、成牙本质细胞下方的牙髓。矿化前沿并非呈直线形，而是由于矿化以钙化球的形式进行而成不规则状。脱矿切片，甲苯胺蓝染色，放大倍数×20；（b）距牙髓0.4μm处成牙本质细胞突起突入牙本质，放大倍数×2000（征得Goracci等[47]同意）。

2.3 釉牙本质界

釉牙本质界不仅仅是牙釉质和牙本质间一个静止的界面，反而是一种比之前认为的更复杂和活跃的结构[1]。它的谱系学、发育学、结构和生物学特征，使这个结构更应该被称作釉牙本质复合体[5]。

人类牙齿的釉牙本质界是两个矿化组织间的贝壳状波浪线。激光诱导的自发荧光和发射光谱证实了釉牙本质界宽7~15μm，结构上与牙釉质和牙本质均有差异[6]。"初级贝壳"的大

小为25~50μm，包含了小一些的"次级贝壳"（0.25~2μm）以及亚微米级的牙本质和牙釉质小梁[7-8]。据称，贝壳状界面形态增强了牙釉质和牙本质间的机械附着[1]。然而，人类是极少数几个釉牙本质界呈现贝壳状的物种之一，因此这个波浪形结构在牙釉质和牙本质连接中的作用尚存疑问。除了贝壳状形态，羟基磷灰石晶体还从釉牙本质界同时向两边延伸至牙釉质和牙本质[9-11]，牙本质胶原纤维也可延伸至牙釉质[12]，这些特点可使得釉牙本质界在咬合力作用下仍持久耐用[1]。

2.4 罩牙本质

罩牙本质是最外层5~30μm厚的牙本质，由于形成机制不同，很多方面与其他牙本质存在差异。其有机基质在成牙本质细胞刚分化完成，尚未形成单独细胞层之前就分泌沉积了。罩牙本质还含有牙乳头的残余成分，矿化机制不同于与矿化前沿[4]。罩牙本质内没有大的牙本质小管，而存在很多小管分歧。其有机基质相对不规则，包含了主要由Ⅲ型胶原组成的von Korff纤维[13]。通常认为，罩牙本质的矿物质含量要低于髓周牙本质，但区别可能很小[14]，向牙髓方向矿化速率可能更缓慢[15-16]。

过去认为罩牙本质提供了牙本质的弹性特质，使牙齿能耐受强大咬合力而免于折裂，但实际的"弹性区"可能更宽一些[1]，甚至宽达500μm。这些可能导致小管方向[17]以及胶原纤维方向的变化[18]，以促进釉牙本质界向牙髓方向矿化程度的增加[15-16]。

2.5 髓周牙本质

2.5.1 原发性牙本质和继发性牙本质

原发性牙本质在牙齿形成和发育过程中快速形成，是牙本质的主体部分。在原发性牙本质

形成完成后，继发性牙本质以较慢的速率（约1/10）形成[1]。原发性牙本质最终形成的确切时间并不明确，动物实验表明原发性牙本质的形成是逐渐减慢的[19]。通常在组织学和电子显微镜图像上都难以区分原发性和继发性牙本质，在临床上则更难以分辨。

2.5.2　牙本质细胞外基质的组成

牙本质的有机基质在很多方面与骨类似，在其他方面则较特殊。I型胶原的存在和大量的胶原交联是典型的矿化组织特征。约90%的牙本质有机基质是I型胶原，其余是非胶原蛋白，如蛋白聚糖和其他蛋白、生长因子、酶类、少量的脂类[1]。成熟的人成牙本质细胞在牙本质小管处分泌Ⅲ型胶原[20]。牙本质发育不全[21]的牙齿以及龋损下方的修复性牙本质中也存在Ⅲ型胶原[22-23]。

2.5.3　牙本质小管

小管是牙本质的一个重要特征，与牙本质的机械以及粘接性能紧密相关。通常认为，牙本质小管以直角从釉牙本质界出发，可马上改变方向并在牙本质内以轻度S形路线延伸[17]。不同牙弓形态的牙本质小管方向存在差异[17]，这可能反映了在咬合力作用下牙齿受力不同[1,17]。在牙尖处，牙本质小管的密度最高，方向最直[24]，成牙本质细胞突起和牙髓神经伸入小管也更远[1]。这些特征可能与外界刺激以及牙本质牙髓复合体的防御反应调控有关，因为牙尖是咀嚼过程中最早被磨耗的。

2.5.4　管周牙本质和牙本质硬化

管周牙本质是构成牙本质小管内壁的高度矿化环状组织（图2.3）。严格意义上来说所谓"管周"并不准确，因为"周"（"周围""周

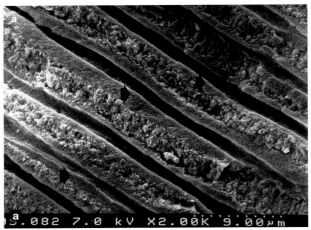

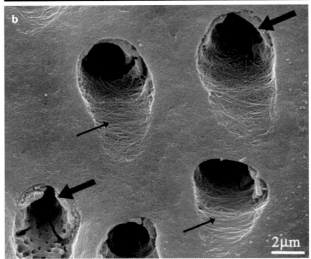

图2.3　（a）距离牙髓牙本质界1mm处牙本质断面的扫描电镜图。箭头所示管周牙本质非常接近牙髓，放大倍数×2000（征得Goracci等[47]同意）；（b）牙本质表面的扫描电镜图。在抛光过程中，大多数牙本质小管的管周牙本质折断并且丢失。图中显示仍保留了管周牙本质（粗箭头所示）的两个小管，呈无纤维、多孔状。小管壁的内表面则包含了管间胶原纤维（细箭头所示）（征得Gotliv等[26]同意）。

边"）指的是围绕小管而形成的。更准确的应该是"管内"，但因为"管周"曾经和现在仍广泛使用，我们继续沿用这一名词。管周牙本质的持续形成促进与年龄相关的管腔退化，在完整的牙本质内，最常见的是随着年龄增长，牙本质从根尖往牙冠的方向变得越来越透明[25]。在重度磨耗或龋坏的情况下，由于唾液矿物质沉积或者牙髓来源牙本质液里的矿物质沉淀，牙本质小管可能会被矿化晶体堵塞，这种现象被称作为牙本质硬

化，而实际上"反应性（牙本质）硬化"可能是更准确的说法[1]。

管周牙本质在每个小管内形成独特的环状结构，独立于管间牙本质而不是由其介导的结晶形成（图2.3b）。管周牙本质可受单个或多个因素影响而形态多样[1,4]。管周牙本质可因小管分支或小的开窗形成穿通[26]（图2.3b），牙本质小管液及其成分可以在管周牙本质间自由穿行通过。因此管周牙本质不仅扮演牙本质小管的被动屏障、保持了组织活力，甚至在一体化改建重建矿化牙本质中发挥作用。

2.6 第三期牙本质

第三期牙本质的形成是应对磨耗、酸蚀、创伤、龋坏或窝洞预备等各种外界刺激的一种反应。矿化牙本质里的生长因子因龋坏或磨耗而释放，可激发第三期牙本质的形成以及调控其结构[27]。三期牙本质增加了口腔微生物及其他刺激物与牙髓组织之间矿化屏障的厚度，从而使牙髓保持活力且免受感染。第三期牙本质的形成和调整取决外界刺激的强度和持续时间。第三期牙本质包含两种类型，由原始成牙本质细胞形成的反应性牙本质，以及由新分化的替代成牙本质细胞形成的修复性牙本质（图2.4）[2,4]。反应性牙本质是管状的，在结构上与继发性牙本质类似，而修复性牙本质则通常小管较少，形态多样（图2.5）。修复性牙本质的渗透性较差，在管状牙本质和牙髓组织中间形成屏障。

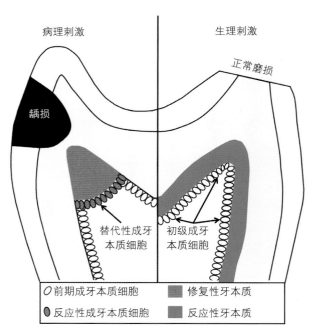

图2.4 成牙本质细胞在病理生理刺激下发生变化的模式图。在较强的病理刺激下（深龋、活跃性龋、重度磨耗、创伤），细菌及牙本质生长因子可引起局部成牙本质细胞死亡。同时，牙髓干细胞迁移并分化成替代成牙本质细胞，在局部合成修复性牙本质，此种牙本质与原发性牙本质具有明显的不同，其缺乏牙本质小管，层状骨性牙本质类型钙化等。在生理性磨耗和其他温和的刺激下，原始成牙本质细胞缓慢而持续生成生理性或称反应性牙本质，引起髓腔的缩小（征得Mitsiadis等、Tjäderhane和Haapasalo[4]同意，对原图进行修改）。

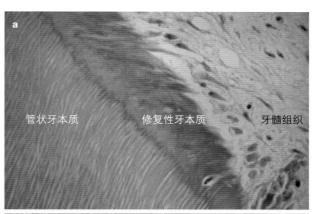

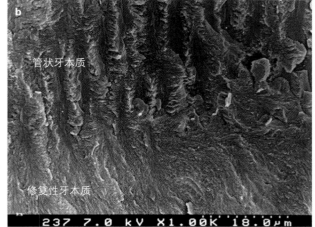

图2.5 （a）牙本质牙髓界、生理性小管牙本质和缺乏连续小管的修复性牙本质的组织学图片，可见牙本质样细胞层排列杂乱。PT：牙髓组织。光学显微镜，放大倍数×250；（b）正常小管牙本质和非小管修复性牙本质之间界限的扫描电镜图片，放大倍数×1000（征得Goracci等[47]同意）。

2.7　牙根牙本质

根部牙本质与冠部牙本质既相似又有不同。根部牙本质的最外层位于牙根牙骨质的正下方（即Tomes颗粒层），被认为是代表了有着细小牙本质小管和融合不佳的牙本质矿化小球的罩牙本质，可能反映了根部牙本质和牙骨质形成早期阶段的矿化模式[1]。根部牙本质的小管密度尤其是在根尖最尖端的部位[24,28,30-31]，要低于甚至[24,28]显著低于[29]冠部牙本质。人类根尖牙本质还存在其他结构上的变异，如相对更多的副根管、一过性的牙根表面吸收和修复、根尖根管壁的类牙骨质衬里[1]。同时，与年龄相关的牙本质小管堵塞从根尖区向冠方发展[25,32]，这可能是影响牙根牙本质渗透性的主要因素[33-34]（图2.6a）。牙根牙本质在渗透性方面还有其他的区域性差别，如在牙根的颊/

图2.6 （a）根管预备后用亚甲蓝浸泡2个月后染料浸入的相对平均数（与全部牙本质面积的百分比）（数据来源于Thaler等[34]）；（b）下颌磨牙牙根用5.25%次氯酸钠（NaClO）溶液冲洗去除亚甲蓝染色后的小管通畅情况。根管的颊侧和舌侧弯曲处可见明显的染料渗透，而在邻面尤其根分叉侧效果不明显。在根分叉处，亚甲蓝无染色提示小管不通畅。反射光显微镜，放大倍数×10。

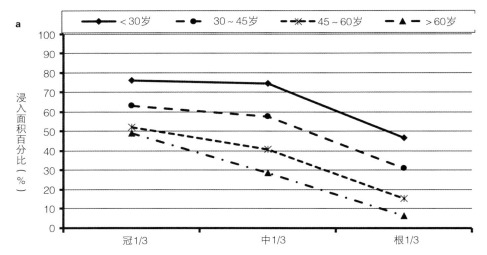

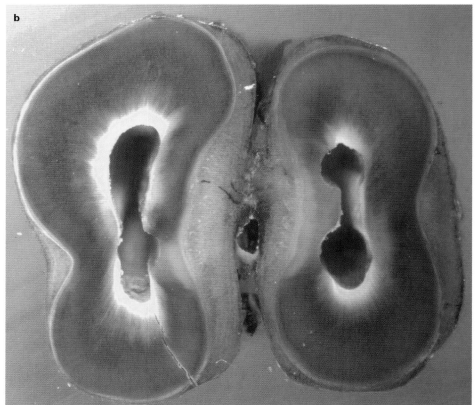

舌侧牙本质有开放的牙本质小管，而近远中侧在牙本质牙髓交界处的小管可能被矿物质完全堵塞[33-34]（图2.6b）。这种情况可能与咬合力作用下牙根局部压力的分布相对应。

2.8　牙本质的生理性和病理性变化

2.8.1　增龄性变化

人类牙本质牙髓复合体的增龄性变化是临床牙体牙髓病学中最重要的、最广为人知的一种变化。由于生理性继发牙本质持续缓慢的形成，即使在完整的牙齿中，髓腔和根管也会逐渐闭塞。

在切牙、尖牙、前磨牙中，生理的增龄性闭塞通常从冠方起始，而在磨牙、髓室底的牙本质也可能向髓室顶方向沉积造成髓腔的闭塞。这种现象的临床意义将会在本书的后续章节进一步讨论。

目前年龄对牙本质机械性能的影响还知之甚少，这也是数年来争论的焦点。最新的研究提示矿化牙本质可能不如以前我们认为的那样稳定，在临床工作中应该考虑到相关的增龄性变化。最重要的方面可能是在老年患者的牙本质中矿化程度的增加，或者更确切地说矿物质与胶原比例的增加，使得牙本质尤其是外周牙本质的硬度增加[35]。这很大程度是由于牙本质小管管周牙本质的堵塞造成的[35-36]。同时牙本质的机械性能也发生变化：疲劳裂纹扩展指数降低40%[37]，耐久强度降低48%[38]，同时老年患者牙本质的疲劳裂纹扩展比年轻牙本质要快100倍左右[37]。通过计算，牙本质的抗折强度每10年平均下降20MPa[36,38]，这也与牙本质增龄性的堵塞密切相关（图2.7）。牙本质小管直径的减小与矿物质含量的增加可能不是人类牙本质机械性能随年龄发生变化的唯一原因，有机成分的变化也可能造成结构的变化[38]。虽然牙本质胶原交联等潜在的增龄相关变化仍有待证实，但基质降解酶的丧失已经得到证实[39-41]，并可能影响基质的变化，包括胶原和非胶原蛋白。

图2.7　成人第三磨牙牙本质小管腔平均大小的变化图（红色），以及年龄对冠部牙本质强度的影响（蓝色）。"Cuff"指代管周牙本质。在整个成人期，牙本质强度每10年平均下降20MPa，至少持续到大约50岁（数据来源于Arola等[36]）。

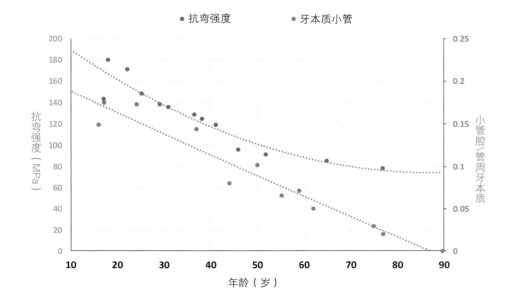

2.8.2　受龋坏影响的牙本质

在微创牙科的理念中，窝洞预备仅去除龋坏感染牙本质，修复体靠粘接剂与受龋坏影响的牙本质粘接。相较于健康牙本质，受龋坏影响的牙本质粘接的即时粘接强度普遍要低20%~50%，而感染牙本质的粘接强度要更低[42]。受龋坏影响的牙本质的矿物质含量更低，孔隙率增加，牙本质胶原和非胶原蛋白的结构及分布发生改变[43]。这些变化增加了牙本质的湿度，显著降低了牙本质

的硬度、刚度、拉伸强度、弹性模量以及干燥过程中的收缩等机械性能[42]（图2.8），使得混合层或其下方牙本质的粘接更容易因为聚合收缩（图2.9）和咬合力而失败。体外实验显示：即使将牙本质短时的暴露于pH为5的乳酸（由变形链球菌产生，主要引起龋损脱矿）中，也可显著的降低牙本质的疲劳强度、加快裂纹扩展的速度、降低抵抗疲劳裂纹扩展的能力[44-45]，并且这种变化无法通过用粘接树脂封闭牙本质管腔来预防或阻止[45]。疲劳裂纹及其进一步发展可以导致牙体

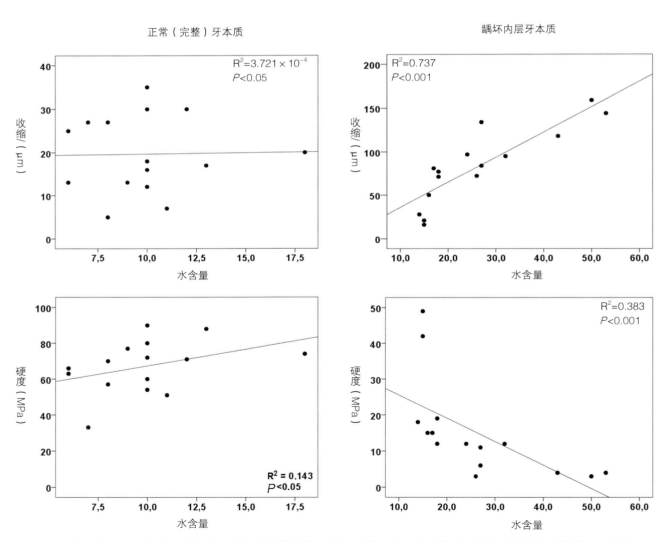

图2.8　正常（完整）牙本质和龋坏内层牙本质的收缩率和硬度。请注意正常牙本质和龋坏内层牙本质收缩率、硬度（Y轴）和水含量（X轴）的不同（数据来源于Ito等[48]）。

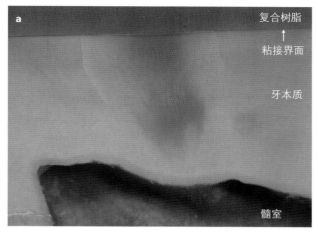
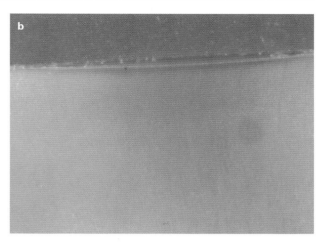

图2.9　（a）临床外观正常，无明显变色的龋坏内层牙本质的粘接。完整牙本质和复合树脂的粘接界面是紧密和完整的，而受龋坏影响的牙本质粘接界面则明显有缺陷。由于聚合收缩压力和龋坏内层牙本质矿化不足的收缩，可在受龋坏影响的牙本质两侧观察到粘接折裂线。反射光显微镜，放大倍数×20；（b）受龋坏影响的牙本质部位界面的高倍放大，可以明显观察到在树脂–牙本质界面有间隙形成。反射光显微镜，放大倍数×64。

折裂，受龋坏影响的牙本质以及继发龋都可暴露在乳酸中，即使在很小的咀嚼力作用下，因折裂引起充填体失败的可能性也大大增加[45]。此外，大块的充填体（主要见于根管治疗后的患牙）更容易发生裂纹和折断，不仅是由于牙体组织丧失造成结构变弱，与表层相比，深层牙本质循环压力的显著降低导致了裂纹进一步进展[46]。

综上所述，年龄与龋坏相关的牙本质成分和结构的变化对其机械性能有不可避免的负面影响。但如果在充填修复过程中不仅是去除和修复龋损组织，同时应注意保留和保护更多的天然牙体组织，则可以避免如牙齿折裂等情况的发生。

第二部分

根管的组成部分和流行病学
Root Canal Components and Epidemiology

第3章　根管组成部分

Root Canal Components

Ronald Ordinola-Zapata, Marco A. Versiani,
Clóvis Monteiro Bramante

摘要

本质上，根管系统可分为位于解剖牙冠中的髓室，以及位于牙根中的根管。其他位于牙齿内部的重要解剖结构包括根管口、根尖孔、根管分歧、副根管、侧支根管及根管分叉。本章的目的是描述各组牙齿内在解剖学的共同特征，并简要评估其对诊断及临床治疗的影响。

3.1　概述

1919年，Henry Morgan做了一个关于什么是牙科教育目标的有趣分析[1]。概括来讲，牙科教育的目标是培养具有预防和减轻人们病痛技术的专业牙医。那么，这种技术的基础是什么呢？答案是解剖学，这也是医学最古老的分支之一。对于向患者解释治疗计划，对患牙及其周围结构进行影像学检查，以及实施侵入性治疗，掌握根管解剖知识是必不可少的。在进行髓腔通路建立、根管预备、桩道预备过程中，也需要根管解剖知识以避免医源性损伤。此外，还可以探查与持续性根尖周炎相关的额外根管。总之，深入了解根管形态是牙髓治疗成功的必要条件。

根管治疗适用于由于龋坏、外伤、医源性的损伤或者深层充填导致牙髓组织受损或感染的牙齿，口内的不同细菌可定植于牙本质表面，侵入牙本质小管，引起牙髓炎症并经复杂的根管系统进行扩散，损害根尖周组织。大量临床及实验室研究均表明牙髓治疗失败的主要病因是未有效控制根管内感染[2-3]。因此，掌握牙体基本的解剖学知识以及相关解剖变异有利于我们通过恰当的化学机械预备及根管封药来预备整个根管，包括横向及纵向的解剖结构，有效减少根管内细菌数量[3-4]，随后进行根管充填及冠部修复，避免远期感染或根管系统内残余细菌重新增殖[5]。

R. Ordinola-Zapata, D.D.S., M.Sc., Ph.D. (✉)
Bender Division of Endodontics, Albert Einstein
Medical Center, Philadelphia, PA, USA

Dental School of Bauru, University of São Paulo,
Bauru, Brazil

M. A. Versiani, D.D.S., M.Sc., Ph.D.
Department of Restorative Dentistry, Dental School
of Ribeirão Preto, University of São Paulo,
Ribeirão Preto, SP, Brazil

C. M. Bramante, D.D.S., M.Sc., Ph.D.
Dental School of Bauru, University of São Paulo,
Bauru, Brazil

M. A. Versiani et al. (eds.), *The Root Canal Anatomy in Permanent Dentition*,
https://doi.org/10.1007/978-3-319-73444-6_3

3.2　根管系统的解剖

根管系统可以分为两部分：位于解剖牙冠中的髓室、牙根内部的根管。

3.2.1　髓室

髓室是位于牙冠中心的腔隙，在非病理的情况下通常与牙冠外形类似。在前牙，髓室与根管是连续的，而在后牙，髓室底将这两部分分开。在前磨牙及磨牙，髓室通常为方形并有6个面：髓室底、髓室顶，以及4个轴壁，分别为近中、远中、颊侧、舌/腭侧轴壁。髓室顶通常呈现与牙

尖、隆突或切缘相关的突起或突出，称为髓角[6]。如第二章节所述，牙髓组织中存在的成牙本质细胞可以改变其形态。这些细胞在患者一生中都可以产生继发性及第三期牙本质。因此，在有生理性磨耗或其他刺激时，通过原始成牙本质细胞持续形成牙本质（无论生理性或反应性的）可以导致髓腔减小，在某些情况下可以导致根管治疗难度增加。严格来说，对于钙化髓腔来说，建立根管系统通路比年轻恒牙更具挑战性。基于对500颗牙齿的解剖学研究，Krasner和Rankow[7]证明髓室具有特别且比较一致的解剖形态。基于此，他们提出了一些法则，有助于确定每种类型牙齿的髓室以及根管口的位置和数量（图3.1和图3.2）：

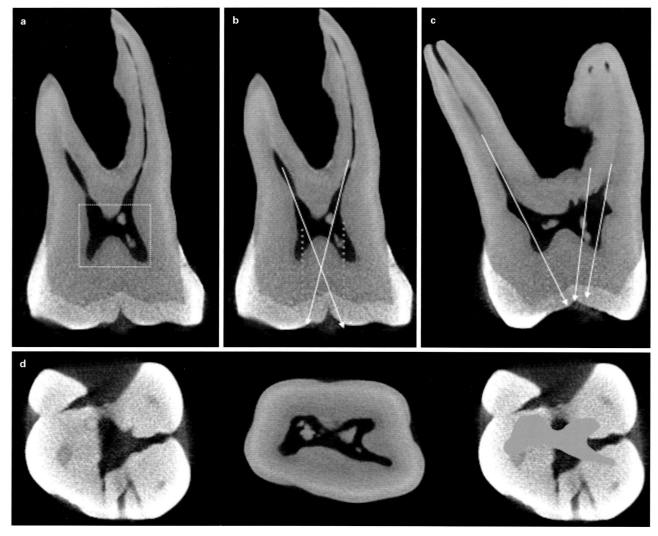

图3.1　通过上颌第一磨牙的Micro-CT矢状面和横截面观察中心性、同心性和根管口位置的法则。（a）髓室的细节；（b，c）根管长轴的投影（白色线）汇聚到牙冠的中心；（d）髓室底到牙冠釉质的投影，反映了理想的开髓入路（绿色区域）。

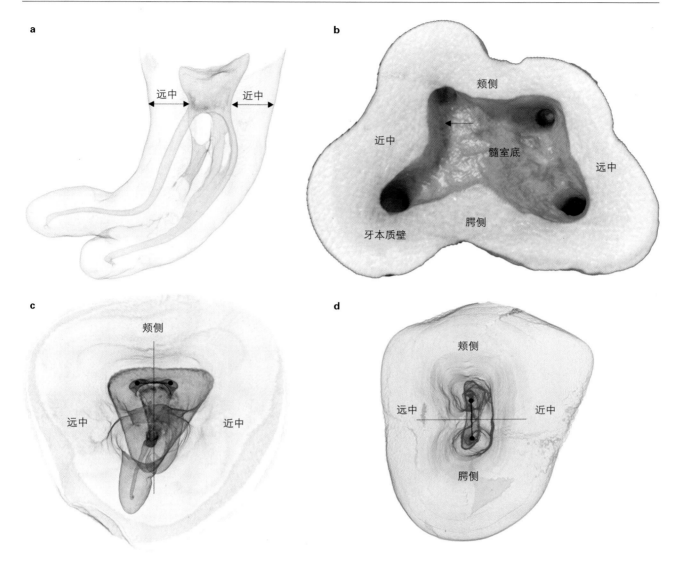

图3.2　后牙的Micro-CT三维重建图像。（a）釉牙骨质界（CEJ）水平的中心性法则及同心性法则；（b）颜色变化法则和根管口定位法则1、法则2和法则3（箭头所示：发育融合线）；（c，d）对称性法则1和法则2。

- 中心性法则：髓室底总是位于牙的中心，在釉牙骨质界（CEJ）水平。
- 同心性法则：髓室壁在CEJ水平总是与牙齿的外部表面呈同心性，即牙根外表面解剖反映了髓室的内部解剖。
- CEJ法则：在CEJ水平围绕整个牙圆周上，从临床牙冠的外表面到髓室壁的距离是相同的，CEJ是定位髓室位置最一致、最可重复的标志。
- 对称性法则1：除上颌磨牙外，从髓室底画一条近远中向的线，根管口与这条线呈等距关系。
- 对称性法则2：除上颌磨牙外，在髓室底中心画

一条近远中向的线，根管口均位于该线的垂直线上。
- 颜色变化法则：髓底的颜色总是比髓壁深。
- 根管口位置法则1：根管口总是位于髓壁和髓底的交界处。
- 根管口位置法则2：根管口位于髓底与髓壁交界的交角上。
- 根管口位置法则3：根管口位于牙根发育融合线的末端。

　　除了了解这些法则外，使用照明和放大设备以及特殊器械（如超声工作尖）是探索髓室所有

解剖变异的最佳途径，以定位所有根管口，避免遗漏根管，而遗漏根管是牙髓治疗失败的主要原因之一（图3.3）。与持续性根尖周疾病相关的最常见的遗漏根管包括上颌磨牙的近颊第二根管（MB2根管）、下颌切牙和前磨牙的舌侧根管，以及下颌磨牙的近中中央根管和远舌根管。

微创牙髓病学的临床考量

近年来，髓腔解剖受到了广泛的关注。手术显微镜、三维影像技术、超柔韧性锉和良好的照明设备的使用，使微创牙髓治疗成为可能，主要体现在髓腔入路制备的改变上（图3.4）。这种方法旨在保护健康牙齿结构中的组织以免将来出现结构破坏。这一概念忽视了传统的直线通路以及完全去除髓室顶的要求，强调颈周牙本质的重要性[8]。颈周牙周质被定义为牙槽嵴顶附近向牙槽骨根方4mm范围内的牙本质[9]。已有文献报道，牙齿的抗折能力与此水平的剩余牙齿结构组织量密切相关。虽然对于这一微创治疗用于临床是否会有更好的预后暂无共识，但实验室研究表明，减小开髓洞型对切牙、前磨牙与磨牙的清理和成形过程没有影响，并且增强了下颌磨牙及前磨牙的抗折性[10]。因此，在使用放大设备时，应努力识别髓室结构，而不去除过多的牙本质结构，这样并不会影响治疗效果。

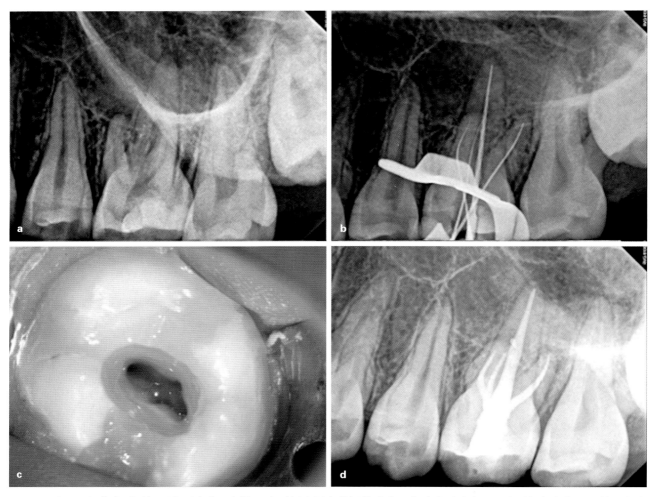

图3.3　（a～d）伴有牙髓坏死的无症状上颌第一磨牙根尖周炎的根管治疗。在髓腔图片中可观察到颜色变化和根管口定位法则。观察髓腔与根管壁颜色差异以及根管口的位置。缩窄的髓腔入口并不妨碍近颊根第二根管，即MB2根管的定位及清理。

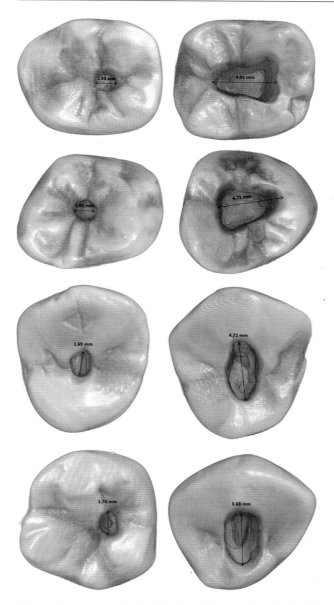

图3.4　Micro-CT三维重建不同牙齿开髓洞型的冠状位图像比较：（左）微创洞型和（右）传统洞型。

3.2.2　根管

　　根管是牙髓管道空间的一部分，它位于牙根内部，在髓室与根尖孔之间，与牙根外形轮廓一致。根管可以分为两部分：主根管（主要通过机械预备清理）；由峡部、侧副管（根管分叉、侧支根管、次级根管）（图3.5）以及一些扁平和椭圆形根管凹处组成的次要部分（图3.6）。

　　在纵剖面上，根管颊舌向通常宽于近远中向。通过计算根管的平均纵横比，即根管直径最大值与最小值比，对根管的几何横截面形状进行分类。根管长径是颊舌向上根管最远的两个点之间的距离，而短径是穿过根管且与长径方向垂直的最长的线。因此，椭圆形根管的纵横比为1～2，长椭圆形根管高于2但低于4，扁形根管高于4（图3.7）。但是，在同一颗牙齿中，根管截面在根的不同水平上可能表现出不同的形状；而在根尖1/3，它的形状比根中及根颈1/3更圆或略呈椭圆形[11-12]。

　　如前所述，根管系统的解剖往往复杂，在数量和形状上可能有很大的不同。考虑到根管解剖变异较大，学者们提出了不同的分类系统。这些分类系统是基于从髓室底开始沿着管腔直达根尖孔开口处的根管数量建立的[6]。近来，Versiani和Ordinola-Zapata回顾文献并描述了37种最常见的，几乎涵盖了所有可能出现于单个牙根的根管解剖形态（图3.8）。

3.2.2.1　峡部

　　峡部，又称横向吻合，是两根管之间狭窄的带状交通，可能含有活髓组织、坏死牙髓、生物膜或残余充填材料[13-14]。还有报告称，部分峡区的存在被描述为两个主要根管之间不完全的交通，有一个或多个开放的入口[13]。峡区可能呈现不同的形态（图3.9），其发生率取决于牙齿类型、牙根水平和患者年龄。Hsu和Kim将峡部结构分为5种类型[15]：

- Ⅰ型：两根管间没有明显的交通。
- Ⅱ型：两个主根管间有细如发丝的交通。
- Ⅲ型：与Ⅱ型不同，为3个主根管间有细如发丝的交通。
- Ⅳ型：有根管延伸至连接处的峡区。
- Ⅴ型：在两个主根管间有一个真正的连接或宽的通道。

　　在实验室研究中发现的下颌和上颌磨牙的峡

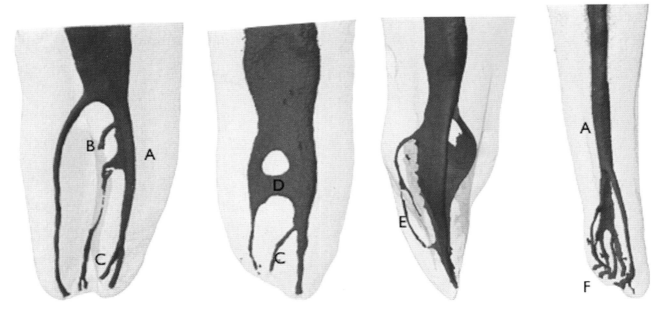

图3.5　Micro-CT三维重建下颌前磨牙的内部结构显示了根管系统的主要组成部分。A：主根管；B：侧支根管（位于冠或中1/3。当它起始于根分叉处时则称为副根管）；C：次级根管（位于根尖1/3处的侧副根管）；D：管间交通、横向吻合或峡部；E：复现的根管；F：根尖分歧或delta。

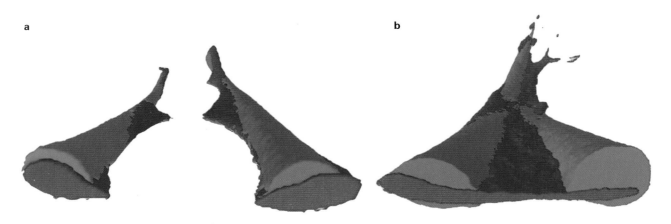

图3.6　上颌磨牙近中颊根双根的根管系统三维重建显示根管构成的解剖复杂性可能影响机械清创效果。红色区域代表原始根管形态，绿色区域是两个近颊根管在预备过程中去除的牙本质部分。（a）根管没有明显的侧副管；因此，根管预备可以去除大部分原始根管表面的牙本质。只有小部分区域没有被器械清理到；（b）此根管中有明显的侧副管，包括从根管冠1/3至中1/3的峡区（红色区域）以及根尖1/3的侧副管。

部发生率总结见表3.1。值得注意的是，实验研究表明目前的技术不可能对峡部进行完全的机械清创或化学消毒，这主要是因为根管系统机械预备时硬组织碎屑被挤入这些区域[5,28]。临床研究也表明，在根尖切除术的病例中，根尖切除后通常可以观察到未填充的峡区[29-30]。然而，在非手术治疗中通过使用超声活化化学冲洗剂溶解鳍部和峡区的有机组织，上述治疗中的局限性是可以克服的[28]。此外，随着手术显微镜的出现，在牙髓病的手术治疗和非手术治疗过程中，术者可以清晰辨认并使用较细的超声工作尖处理绝大多数的峡区，从而确保峡区的清理和封闭[13,15,28,31]。

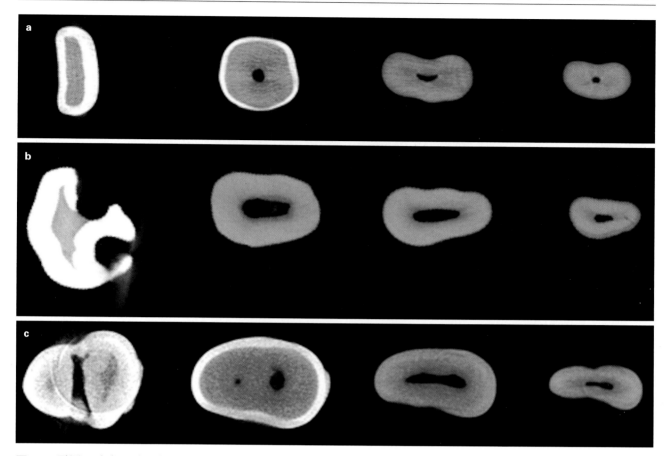

图3.7 牙冠、髓腔、牙根中1/3、距根尖3mm（从左至右处）的Micro-CT横截面观。（a）下颌切牙；（b）下颌前磨牙；（c）上颌前磨牙。根管仅在下颌切牙的冠1/3及根尖1/3处呈圆形，而前磨牙均为长椭圆形和扁根管。下颌切牙仅在中1/3呈椭圆形根管。

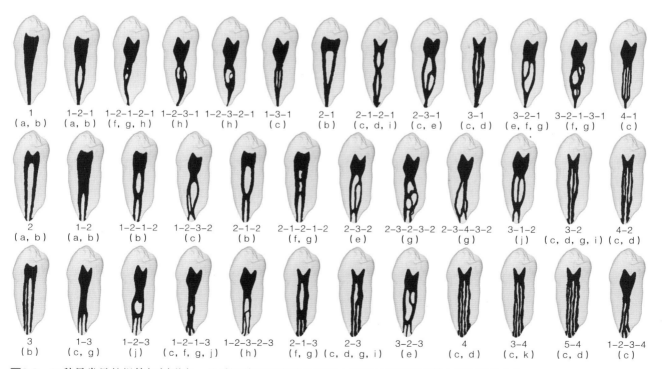

图3.8 37种最常见的根管解剖形态，几乎涵盖了所有单个牙根中可能的解剖形态[6]（经许可发布）。

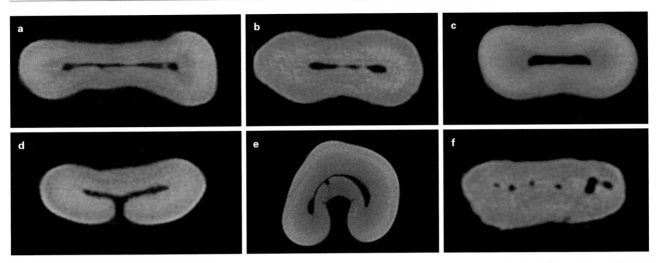

图3.9   后牙的Micro-CT横截面显示：（a）Ⅱ型峡部（发丝样交通）；（b）Ⅲ型峡部且中间有1个根管；（c）两个主根管间真性连接或存在宽的连接通道；（d）一条通过侧支根管将根管系统与牙周膜交通的峡区；（e）在一个融合根中连接几个根管以至形成C形根管的峡区；（f）根尖三角区显示至少6个出口。

表3.1   下颌磨牙近中根和上颌磨牙近中颊根中峡部根管的发生率及位置的实验室研究概况

作者	方法	结论
Weller等[13]	在外科手术显微镜下检查50颗上颌第一磨牙近中根的根尖6mm范围内1mm厚的连续横向切片	从距根尖1~6mm处，峡部的平均发生率分别是30%、65%、90%、100%、82%、81%
Teixeira等[16]	在光学显微镜下检查50个上颌磨牙近中根及50颗下颌第一磨牙的近中根的根尖6mm范围内1mm厚的连续横向切片	上颌磨牙：从距根尖3~6mm处，峡部的平均发生率分别是11.4%、20%、31.5%和23.6%。下颌磨牙：从距根尖1~6mm处，峡部的平均发生率分别为6.6%、11.9%、20.5%、30.3%、33.3%和32.4%
Mannocci等[17]	通过Micro-CT研究20颗下颌第一磨牙的近中根距根尖5mm范围内的800个横截面	从距根尖1~5mm处，峡部的平均发生率分别为17.2%、36.7%、50.2%、33%、34.7%
Jung等[18]	通过显微镜检查47个上颌第一磨牙的近中根和50个下颌第一磨牙的近中根的根尖5mm范围内1mm厚的连续横向切片	上颌磨牙：从距根尖2~5mm处峡部平均发生率分别为52.7%、52.6%、63.2%和44.7%。下颌磨牙：从距根尖2~6mm处，峡区的平均发生率分别为60%、80%、82.5%和70%
Degerness和Bowles[19]	通过体视显微镜检查153颗上颌第一磨牙和第二磨牙的近中根的根尖处0.44mm厚的连续横向切片	从根尖至距尖端5mm处峡部横断面出现的百分率分别为8.5%（0.64mm）、35.3%（1.62mm）、43.8%（2.15mm）、51.6%（3.12mm）、60.2%（3.64mm）、66.7%（4.58mm）和76.5%（5.1mm）
Fan等[20]	用Micro-CT技术分别研究下颌第一磨牙（n=70）和第二磨牙（n=56）近中根距根尖5mm处的横断面	在近中根根尖5mm内峡部的发生率为85%。下颌第一磨牙有更多的独立或混合型峡部，而第二磨牙有更多片状连接的峡部
Villas-Boas等[21]	用Micro-CT研究60颗下颌磨牙近中根根尖4mm范围内1.0mm厚的连续横断面图像	从距根尖1~4mm处峡部的平均发生率是45%、55%、71%和68%

续表

作者	方法	结论
Pécora等[22]	从冠部到根尖水平以0.5mm/0.5mm尺寸轴向切面评估200颗离体上下颌磨牙，以及从CBCT检查中选出的连续200颗磨牙	在上颌磨牙中，体外及体内研究检测出峡部的发生率分别为86%和62%；而在下颌磨牙中，体外及体内研究检测出峡部的发生率分别为70%和72%
Harris等[23]	用Micro-CT研究22颗下颌磨牙近中根从距根尖6mm范围内的0.5mm厚的连续横断面图像	所有近中根全长均可见峡部。它们通常起于距根尖4mm处，止于距根尖8.1mm处
Mehrvarzfar等[24]	用体视显微镜以30倍的放大倍数检查60颗离体下颌磨牙在距根尖2mm、4mm、6mm处的水平截面	83%的磨牙在近中根存在峡部。峡部发生率随着距根尖距离增大而增大，如在距根尖6mm处发生率为92%，在距根尖2mm处为70%
Lima[25]	用体视显微镜评估128颗上下颌磨牙在距离根尖不同距离处（1.0、2.5、4.0、5.5、7.0mm）的切片	峡部在距根尖7.0mm处发生率最高，在近根尖处的发生率低。在样本中，V型峡部的发生率为28.8%，IV型峡部在下颌第一磨牙（36%）及第二磨牙（23.9%）近中根的发生率更高
Estrela等[26]	评估618例患者的1400颗牙齿牙根从根管口到根尖的CBCT轴向0.1mm/0.1mm切面	峡部在下颌第一磨牙的发生率最高（87.9%）。除下颌中切牙外，它的发生率在平均年龄及牙齿类型组间没有显著差异。峡部在老年患者的发生率较低
Tahmasbi等[27]	用CBCT扫描于体内评估122颗下颌第一磨牙和第二磨牙	下颌磨牙近中根峡部的发生率为64.7%，在第二磨牙的发生率略高

3.2.2.2　侧副管

侧副管是根管上任何与牙周膜相通的分支，而侧支根管被定义为位于牙根冠1/3或根中1/3的侧副管（图3.9d）[32]。它们是上皮根鞘局部碎裂后形成的，留下一个小的间隙，或是牙囊中的血管穿过牙乳头形成的[33-34]。侧副管是细菌和/或它们的产物从坏死的根管可能到达牙周膜并继发疾病的潜在通道[33]。De Deus[35]研究了1140颗牙齿侧副管的发生率、位置、方向，27.4%的样本（n=330）

有侧副管，特别是在根尖区（17%），其次是牙根中1/3（8.8%）和冠1/3（1.6%）。同样，Vertucci[36]评估了2400颗离体牙，观察到根尖分歧牙根中部发生率11.4%，牙根冠1/3发生率6.3%，而根尖1/3高达73.5%。

术前片通常不能直接看到侧支根管，局部的牙周膜增宽或者牙根侧方病变时则提示其可能存在（图3.10）。根据Weine[37]的研究，影像学检查中的侧方病变可以分为3类：

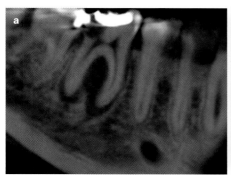
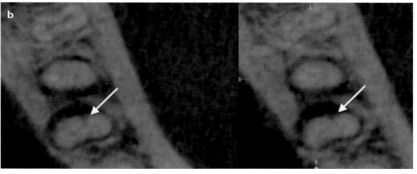

图3.10　诊断为牙髓坏死及根尖周炎的下颌第一磨牙CBCT矢状面和横断面。（a）有牙根侧方病变伴根分叉受累；（b）近中根侧支根管的侧方病变（箭头所示）。

- 第一类：不伴随根尖病变的侧方病变。感染是逐渐向根方发展的，可能会有足够大的、与牙周膜相通的侧支，包藏着足够引起炎症反应的细菌和细菌产物。

- 第二类：独立的侧方病变及根尖病变。如果病理过程在没有专业干预的情况下进展，也可发展为根尖周炎病变。

- 第三类：侧方及根尖联合病变。在某些情况下，一些第二类病例可进展为所谓的"包绕型"病变。

实际上，一旦侧支根管及根尖分歧中的牙髓组织状态反映了主根管内牙髓状态，这些分类则可能代表着疾病进展的不同阶段[33]。临床上，侧支根管不能被预备也与之相关。因此，可以采用合适的抗微生物溶液进行有效的冲洗或额外的根管内封药来去除或中和其内容物。

在多根牙的根分叉区，连接髓室和牙周膜的根管称为副根管[32]。在上皮隔突起融合形成髓室底过程中，牙周血管包绕其中形成副根管。在某些情况下，副根管与多根牙根间区的原发性牙髓病变有关。Vertucci和Williams观察到13%的下颌第一磨牙存在副根管[38]，其中大多数（n=7）根管从髓底中心延伸，而分别有4个和2个样本的根管从髓底的近中和远中延伸。后来，Vertucci与Anthony[39]观察到36%的上颌第一磨牙、12%的上颌第二磨牙、32%的下颌第一磨牙和24%的下颌第二磨牙髓底及根分叉表面都存在孔隙。近年来，Micro-CT研究也证明了双根下颌尖牙和三根下颌前磨牙中也可存在副根管（图3.11）。

3.2.2.3 根尖段根管

主根管止于根尖孔（主根尖孔），经常开放于牙根表面侧方，其与解剖根尖相对距离平均为0.2～3.8mm[40]，也有距离相差更远的研究报道[41]。解剖学的根尖端是按形态学方法确定的牙根尖端或末端[32]。根据牙齿的类型，根尖孔与解剖根尖重合概率为6.7%～46%[36,42-45]。其直径为0.21～0.39mm[46]。下颌磨牙的近中牙根、上颌前磨牙和上颌磨牙的近颊根出现多根尖孔的概率最高[46]。一项对各类恒牙根尖的既往研究表明，每个牙根上孔的数量可能为1～16[40]。

根管根尖部分直径最窄的位置称为根尖狭窄（最小孔）[32]。从根尖狭窄开始，根管在接近根尖孔时变宽。根尖狭窄的形态不是恒定的[12,47]，当存在根尖狭窄时，通常位于距根尖孔中心0.5～1.5mm处[14]。牙骨质牙本质界（CDJ）是牙骨质表面在根尖或靠近根尖处的止点与牙本质相交处[32]。这个组织学标记点为牙髓组织与牙周组织的分界点，即牙髓组织的终点，牙周组织的起点[48]（图3.12）。

根管在根尖或在靠近根尖的另一个相关变异是根尖分歧或称为根尖三角区，为一类主根管分裂为多个侧副管的根管形态（图3.5f和图3.9f）[32]。在上颌牙，根尖三角区的发生率为1%（中切牙）至15.1%（第二前磨牙）；而在下颌牙，其发生率为5%（中切牙）至14%（第一磨牙的远中根）[36]。临床上，这种伴有几个根尖孔的复杂解剖结构的感染可能成为非手术治疗失败的病因。

3.3 根管弯曲度

了解根管的弯曲度也是影响选择适当的化学机械预备方法处理根管系统的重要因素。在引入镍钛（NiTi）器械之前，预备弯曲根管可能会出现几种医源性损伤，包括根尖偏移、器械分离、根管台阶和穿孔。如今，除了器械分离外，这些医源性并发症大量减少。因此，这是决定治疗难度的因素之一，而术前识别根管弯曲度对于减少医源性错误的发生概率至关重要[49]。

几乎所有的根管在根尖1/3都是弯曲的，特别是在颊舌方向，这在标准的X线片中并不明显[14]。一般来说，弯曲可分为整个根管逐渐弯曲，靠近根尖段根管的急剧弯曲，或逐渐弯曲的根管伴有笔直的根尖段。有许多测定根管弯曲

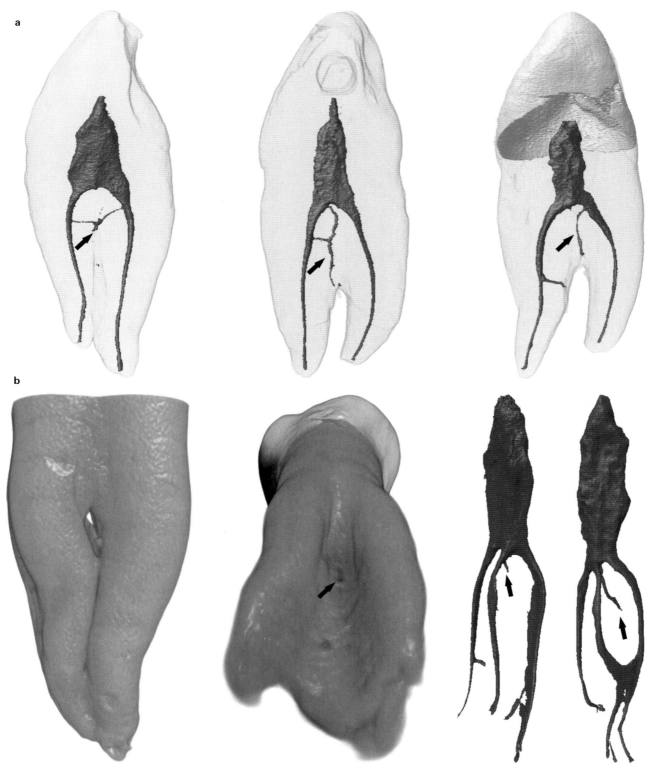

图3.11　下颌多根牙中连接髓室与根分叉区（箭头所示）牙周膜的副根管。（a）尖牙；（b）前磨牙。

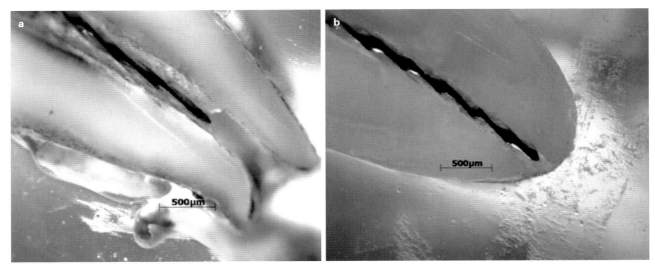

图3.12　（a）在体外距根尖孔1mm处确定为单根牙的工作长度。如果仅以影像学作为参考，可以观察到根尖根管很大部分会被遗漏而得不到适当的预备；（b）器械的尖端位于单根牙根尖孔水平。在这个样本中，缩窄处距离影像学根尖<0.5mm。右侧牙齿的主根管与左侧牙齿相比，根尖部分更有可能在治疗过程中被机械预备到。这些图片表明使用根尖定位仪对于确定合适的工作长度非常重要（由Dr.Nole、Cajo、Ccolccay Oscco. Ica-Peru提供）。

的方法[37,50-55]，但Schneider的方法使用最广泛。Schneider[56]根据牙根的弯曲程度将单根恒牙进行分类，这是通过首先画一条平行于根管长轴的线，然后再画一条线连接根尖孔与第一条线上根管开始偏离牙齿长轴的点。这两条线形成的角度为曲率角，其程度分为直根管（≤5°）、中度弯曲（10°~20°）或重度弯曲（25°~70°）。另一种方法是由Weine[57]提出的，该方法也依赖于两条直线的定义，但比Schneider的方法更准确地反映了根管的弯曲程度，尤其是在根尖部分。Pruett等[58]提出了第三个方法，与Weine的方法相似，它的主要创新是通过在根管的弯曲部分上叠加一个圆弧来同时测量曲率半径[59]。因此，Schneider角结合了根管弯曲部分的半径与长度，更精确地描述了弯曲根管根尖的几何形态。

临床上，通过不同角度的观察来确定根管弯曲的存在、方向和严重程度是必要的。Schäfer等[60]从放射学上评估了来自所有类型牙齿中的1163个根管的弯曲程度，在临床和近远中向视图中，根管弯曲度分别为0°~75°和0°~69°。上颌磨牙近颊根管和下颌磨牙近中根管的临床视图中弯曲度最高。在一些情况下，近远中向视图的弯曲度高于临床视图（图3.13）。此外，在上下颌牙齿中，分别有12.3%和23.3%存在二次弯曲（S形根管）。

3.4　结论

值得注意的是，一些因素可以改变髓室和根管的解剖结构，如增龄性变化、龋病、根尖周病变和咬合[34]。因此，仔细分析从不同角度拍摄的X线片，使用CBCT，适当的髓腔通路预备，以及在使用放大设备的情况下仔细探查根管系统对取得理想治疗效果来说非常必要[14]。

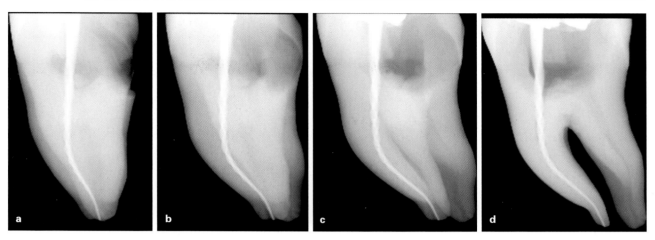

图3.13 下颌磨牙不同角度的X线片显示三维层面的根管弯曲。在邻面（近远中向）（a，b）和临床视图（颊舌向）（c，d）中，器械在近中根管都是弯曲的。

第4章 牙根和根管形态的新分类方法

New Proposal for Classifying Root and Root Canal Morphology

Hany M. A. Ahmed, Marco A. Versiani,
Gustavo De-Deus, Paul M. H. Dummer

摘要

掌握牙根和根管解剖是根管治疗和牙髓手术治疗获得成功的基础。关于牙齿的解剖变异已有大量的报道，也有学者曾提出根管形态的分类方法。近年来，快速发展的无损数字化影像系统和临床放大系统的应用进一步突显了根管解剖形态的复杂性。本章回顾了关于牙根和根管形态已有的分类方法，并介绍一种对于研究、临床和培训都更可靠、精准而简单的新分类方法。

H. M. A. Ahmed, B.D.S., H.D.D., Ph.D. (✉)
Department of Restorative Dentistry, Faculty of
Dentistry, University Malaysia,
Kuala Lumpur, Malaysia

M. A. Versiani, D.D.S., M.Sc., Ph.D.
Department of Restorative Dentistry, Dental School
of Ribeirão Preto, University of São Paulo,
Ribeirão Preto, SP, Brazil

G. De-Deus, D.D.S., M.Sc., Ph.D.
School of Dentistry, Fluminense Federal University,
Niterói, RJ, Brazil

P. M. H. Dummer, D.D.Sc., M.Sc., Ph.D.
School of Dentistry, College of Biomedical and Life
Sciences, Cardiff University, Cardiff, UK

4.1 概述

成功的根管治疗需要全面地了解根管形态，才能建立合适的根管入路、去除微生物和牙髓组织[1]。人类的牙齿在牙根、根管的数目和形态上都有很大的变异[2-7]。几十年来，大量的实验室和临床研究都围绕着这个主题；牙根和根管形态很明显在种群间和种群内部，甚至在同一个体内都有显著差异[2,6,8-9]。

来自Hess和Zürcher的经典（代表性）研究和近期相关研究中的数据表明，人们需要一个能够描述根管形态的分类系统。Weine等[11]利用切片和影像学方法，根据主根管从髓室发出到根尖的分叉（图4.1a），首次将单根的根管形态分成3类。Vertucci等[12]将200颗上颌第二前磨牙的髓腔用染料染色并透明化，然后对其进行观察，提出了新的分类系统；他们发现了8个根管系统，比Weine等提出的更复杂[12]（图4.1b）。随后，Weine在他最初的系统里又增加了一个类型即IV型（图4.1a）。

对于特殊的牙齿类型也有其他的分类方法，比如四根管的上颌磨牙[5,15-17]、三根管的上颌前磨牙[8,18]、下颌磨牙的近中中央根管（Middle Mesial Canals）[19]和远舌根[20]。最近，Kottoor等[21]和Albuquerque等[22]分别对上颌磨牙和下颌磨牙提出

M. A. Versiani et al. (eds.), *The Root Canal Anatomy in Permanent Dentition*,
https://doi.org/10.1007/978-3-319-73444-6_4

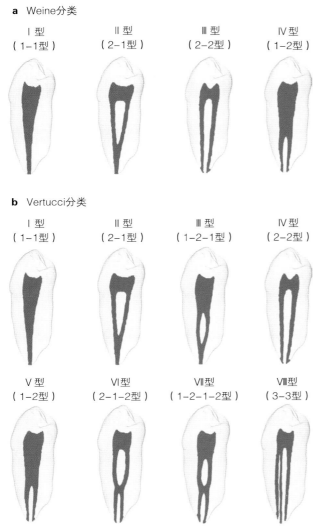

a Weine分类

Ⅰ型
（1-1型）

Ⅱ型
（2-1型）

Ⅲ型
（2-2型）

Ⅳ型
（1-2型）

b Vertucci分类

Ⅰ型
（1-1型）

Ⅱ型
（2-1型）

Ⅲ型
（1-2-1型）

Ⅳ型
（2-2型）

Ⅴ型
（1-2型）

Ⅵ型
（2-1-2型）

Ⅶ型
（1-2-1-2型）

Ⅷ型
（3-3型）

图4.1　（a）Weine根管形态分类的图示（Weine等[11,13]）。Ⅰ型，从髓腔到根尖一个单独的根管（1-1型）；Ⅱ型，两个独立的根管从髓腔出发，至根尖附近合为一个根管（2-1型）；Ⅲ型，从髓腔至根尖两个独立的根管（2-2型）；Ⅳ型，一个根管从髓腔出发，在根尖处分成两个独立的根管（1-2型）。（b）Vertucci根管形态分类的图示（Vertucci等[12]）。Ⅰ型，从髓腔到根尖一个单独的根管（1-1型）；Ⅱ型，两个独立的根管从髓腔出发，至根尖附近合为一个根管（2-1型）；Ⅲ；一个单独的根管分为两个，随后又合为一个（1-2-1型）；Ⅳ型，从髓腔至根尖两个独立的根管（2-2型）；Ⅴ型，一个根管从髓腔出发，在根尖处分成两个独立的根管（1-2型）；Ⅵ型，两个独立的根管从髓腔出发，在牙根主体处合并，再在近根尖处分为两个单独的根管（2-1-2型）；Ⅶ型，一个单独的根管分开，又合并，最后在近根尖处形成两个独立的根管（1-2-1-2型）；Ⅷ型，从髓腔到根尖有三个独立的根管（3-3型）（修改自Ahmed等[14]，经许可修改）。

了新的命名法。

　　尽管人们为了系统地描述根管形态的多样性做出了很多努力，但仍然有其他未被囊括的根管形态在不同的人群中被报道出来[6,23-26]。根据对以往研究报道的综述回顾，以及使用Micro-CT技术对根管形态进行解剖学研究，Versiani和Ordinola-Zapata[27]描述了37种根管形态，包含了在单根中最常见的解剖形态（第3章）。尽管做出了如此多的努力，目前仍然没有一种简单的分类系统可以应用于牙齿的所有牙根形态和根管形态。

4.2　为什么需要新的分类系统

　　Weine等[11]、Vertucci等[12]和Weine[13]提出的系统是最常见的分类方法，适用于大部分根管形态的分类。近来的报道应用先进的三维影像技术对根管外部和内部的解剖变异进行识别，提示根管系统的形态高度复杂，很多根管形态用目前的分类系统无法进行归类[28-31]。例如，一项研究报道高达13%的样本无法用Vertucci分类方法进行归类[12]。

　　文献提出，在一些牙齿类型如三根管的上颌前磨牙的内部解剖的分类上存在不一致。Vertucci等[12]将这个变异定位Ⅷ型，描述其是从髓室到根尖的三个独立的根管。但是，单从分类上不能得到关于这些根管是位于单根、双根还是三根牙的信息（图4.2）。因此，在大部分的研究中，三根管的单根、双根或三根上颌前磨牙都被归类为Ⅷ型根管[12,33-35]。在进行根管治疗时，要关注根管以及牙根数目，因为其复杂性影响了髓腔入路、根管机械预备和根管充填等步骤[8]。

　　Briseño-Marroquin等[36]提出了一个关于根管形态的四数字分类法，其将每个根分为三部分（每部分对应一个数字），第四个数字代表主根尖孔（从一个根管直至根尖末端且孔径不小于0.2mm）。但这个分类法未体现牙根的相关信息，且临床实用性是个问题，例如如何在临床将牙根

侧面观　　　　　　　　　根面观　　　　　　　　　内部结构观　　　　　　　根管

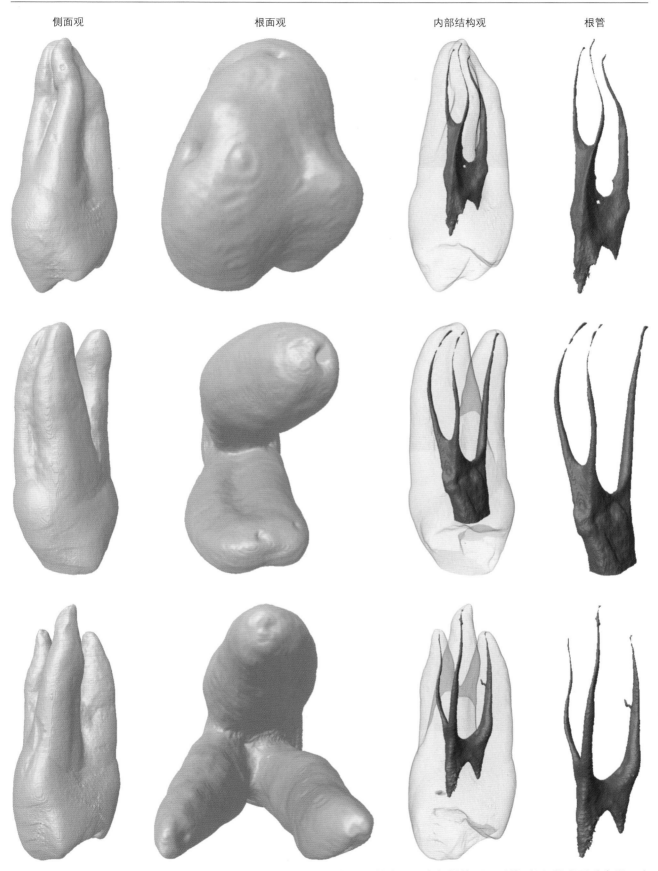

图4.2　根据文献被分类成Vertucci Ⅷ型根管的3颗上颌第一前磨牙的外表面和内部结构观。（第1行）前磨牙融合根，有3个根管；（第2行）前磨牙在融合的颊根有2个根管，腭根1个根管；（第3行）三根前磨牙有3个独立的根管（修改自Ahmed等[14]，经允许发表）。

分为三部分，以及如何根据孔径来确定主根尖孔。

最近，Gupta和Saxena[37]提出了一个图表式分类方法。该法包含了五条水平线，将牙齿从某一参考点分为四部分，从根尖孔开始测量根管长度。他们提供了一颗前牙和一颗多根后牙的简图来阐明定位，通过徒手绘画垂直线来代表主根管。垂直线起始的地方需要标记。每个根管的长度（以毫米计）根据实际情况按参考点到根尖孔的距离记录。根管间交通、峡区和侧/副根管也可以画下来（所画即所见）。此外，这些图片可以以便携式网络图标的格式保存下来，导入到任何文档处理文件中或以报表形式打印出来。尽管在临床实践中该法有助于解决根管结构的问题，但绘制三根管以上以及其他复杂根管类型的细节将使示意图显得拥挤，存在误导的可能。此外，用图表来表示根管结构在研究场景中可能并不实用。

4.3　新分类方法的目的

将根管结构用简单罗马数字进行分类的方法已经有50多年历史了。然而，随着大量有关变异根管形态数据的出现[27]，人们发现现有将单个数字代表特定根管类型的分类系统已经不充分，不准确并且具有误导性，需要引入一个能够同时描述牙根和根管形态的编码系统来帮助临床医生、研究者、教职人员、学生或实习生。

本章中提出的新的分类系统简单、准确、有用。无论诊断方法的准确性和可靠性如何，此系统都能同时提供牙根和根管解剖的信息，但尚不能描述牙根和根管的弯曲角度、牙根和根管分离的程度、根管和牙根分叉、副根管（侧枝根管和根分叉根管），以及根尖分歧的确切位置。我们在提出这个分类时考虑过这些参数，但是加入后使得系统变得非常复杂。这些额外的信息肯定有用，甚至还能提高分类的准确性，但是任何一个优越的新系统必须简便才能推广。

很多复杂的分类方法把与牙根和根管相关的发育异常（如牙内陷[38]、C形根管[39-41]、牛牙症[42-43]和额外牙根[15-16,20]）也进行分类。简便起见，本分类方法将不再对文献中提到的发育异常进行重新分类。

4.4　术语

4.4.1　根管系统

根管系统是指牙齿内部包含牙髓组织的空间。根管系统可被分为两个部分：髓腔（通常位于牙齿的解剖牙冠内，对于双根或多根牙也可延伸至牙根的冠1/3处）以及位于牙根内的根管。

4.4.2　根管口

根管口是根管系统在髓腔底部根管开始处的开口。总体来说，根管口位于颈缘水平或稍往根方。

4.4.3　根管结构

根管结构是从根管口开始到根管终点的形态系统。

4.4.4　主根尖孔

主根尖孔是根管到牙根外表面的出口，一般位于根尖3mm范围内。

4.4.5　小根尖孔/根尖狭窄

小根尖孔/根尖狭窄是根管根尖部直径最窄处，一般距主根尖孔0.5～1.5mm[2]。根尖狭窄通常用作根管机械预备和充填的根尖止点。

4.5　新分类方法的编码系统

新的分类系统可以描述牙根和根管的形态。这个系统包含了3个不同组成的编码。

（1）牙齿编码。

（2）牙根数目及其形态。

（3）根管形态。

4.5.1　牙齿编码（TN）

TN可以用任一编码系统来表示（通用记录法、部位记录法、FDI牙位表示法）。当牙齿无法用现有编码系统表示时（如被拔除的牙齿），我们可以使用一个合适的缩写，如"MCI"代表上颌中切牙。

4.5.2　牙根数目及其形态

牙根数目（R）作为上标加在TN之前（^{R}TN）。例如，^{1}TN代表TN号牙有一个根。牙根上任何分叉，无论是在冠，根中或根尖1/3，将被编码成两个或更多的根。因此，分叉呈两根表示为^{2}TN，分叉呈三根表示为^{3}TN。双根或多根牙的牙根细节将被补充在牙位的右侧（^{R}TN Rn），如^{R}TN B P（B：颊根；P：腭根），^{R}TN MB DB P（MB：近颊根；DB：远颊根；P：腭根）。

4.5.3　根管形态

每个根的根管形态类型将在TN后加上上标数字，从根管口（O）开始，经过根管（C）到根尖孔（F）（表4.1）。

根尖区根管形态的评估由于实验或临床的识别方法而不可避免的有所不同，因为不同观察者之间是具有主观性的。例如，根据对根管直径或临床操作的实验测量，根尖区的分叉可以被分类为根尖三角区/根尖分歧（邻近或者开口于根尖的

表4.1　单根、双根和多根牙编码汇总

牙齿类型	编码
单根牙	^{1}TN^{O-C-F}
双根牙	^{2}TNR1^{O-C-F}R2^{O-C-F}
多根牙	^{m}TNR1^{O-C-F}R2^{O-C-F}Rn^{O-C-F}

TN：牙位；R：牙根；O：根管口；C：根管；F：根尖孔。如O=C=F则只取一个数。

根管分支的复杂分歧）或者是主根管的一个分支（如1-2型）。很明显，关于这类解剖很难获得一致的标准观点。因此，根尖区根管形态类型应当根据其使用方法和识别标准进行分类。

4.6　单根牙

对于任一根管，如果O、C、F的数字是相同的，则使用一个单一的编码（^{1}TN^n）。因此，^{1}11^{1}表示单根的右上颌中切牙，有1个根管口、1个根管和1个根尖孔（图4.3a）；而^{1}14^{2}表示单根的右上颌第一前磨牙，有2个根管口、2个独立根管、2个根尖孔（图4.3b）。

如果牙根的O、C、F数字不同，则将根管的形态记录下来以提供细节（^{1}TN^{O-C-F}）（图4.3c，d）。例如，^{1}44$^{1-2}$代表的是单根右下颌第一前磨牙，有1个根管口、1个根管然后分叉成两个独立根管、两个根尖孔（图4.4c）。^{1}41^{1-2-1}代表的是单根右下颌中切牙，有1个根管口、1个根管，然后分叉成2个独立的根管，最终又合为1个根管（图4.4d）；^{1}44^{1-2-3}代表的是单根右下颌第一前磨牙，有1个根管口、1个根管，然后分叉成2个独立根管，最终止于3个根尖孔（图4.3e）。

4.7　双根牙

对于双根牙，使用编码^{2}TNR1^{O-C-F}R2^{O-C-F}来表示，其中R1、R2分别表示两个根的解剖。如前文所述，如果同一个根的根管口数、根管数和根尖

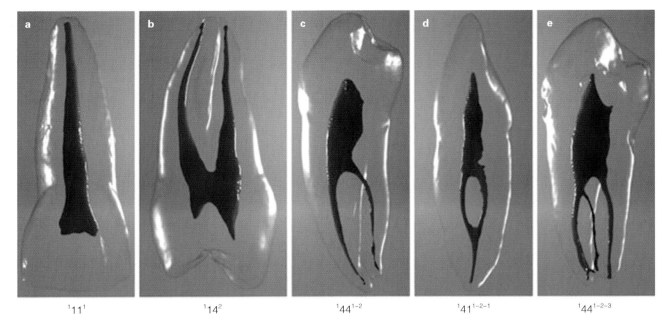

^{1}11^1 ^{1}14^2 ^{1}44$^{1-2}$ ^{1}41^{1-2-1} ^{1}44^{1-2-3}

图4.3   根据新系统对单根牙的牙根和根管形态进行分类的Micro-CT三维模型。

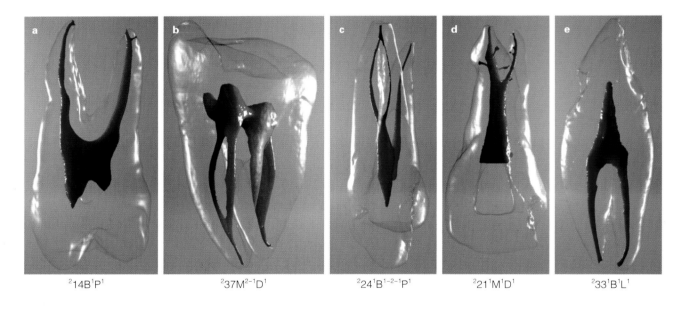

^{2}14B^{1}P^1 ^{2}37M$^{2-1}$D^1 ^{2}24^{1}B^{1-2-1}P^1 ^{2}21^{1}M^{1}D^1 ^{2}33^{1}B^{1}L^1

图4.4   根据新系统对双根牙的牙根和根管形态进行分类的Micro-CT三维模型。B：颊根；P：腭根；M：近中根；D：远中根；L：舌根。

孔数相同，则使用一个编码。例如，^{2}14 B^1 P^{1}表示的是双根的右上颌第一前磨牙，每个根（B：颊根；P：腭根）都有一个从根管口到主根尖孔独立的根管（图4.4a）。^{2}37 M$^{2-1}$D^{1}表示的是双根的左下颌第二磨牙，近中根2个根管合并成1个根管达根尖，远中根从根管口到主根尖孔一个独立的根管（图4.4b）。

如果牙根在根中或根尖1/3分叉，根管形态在分叉水平的上方和下方则是不同的，使用编码^{2}TN^{O-C}R1^{C-F} R2^{C-F}来表示，其中O-C代表从冠方到根分叉水平的根管结构，而R1^{C-F}和R2^{C-F}分别代表第一个根（R1）和第二个根（R2）从分叉到根尖处根管的延续性和根尖孔的数目（图4.4c～e）。图4.4c表示的是双根左上颌第一前磨牙，用^{2}24^{1}B^{1-2-1}P^{1}来表示根分叉位于根中1/3处，两根从冠方到牙根分叉处的根管形态一致。图4.4d表示的是一个双根右上颌中切牙，用^{2}21^{1}M^{1}D^{1}来表示牙根在根尖1/3处分叉，分叉水平上方和下方的根管结构不同。图4.4e表示的是在下颌尖牙类似的解剖变异。

4.8 多根牙

用编码^{n}TN R1^{O-C-F} R2^{O-C-F} Rn^{O-C-F}来表示多根牙。图4.5和图4.6展示的是将新的编码系统应用到不同的根管系统。^{3}17 MB^{1}DB^{1}P^{1}表示的是右上颌第二磨牙有三个根（MB：近颊侧；DB：远颊侧；P：腭侧），每个根有一个根管口，一个根管和一个根尖孔（图4.5a）。^{3}26MB$^{2-1}$DB^{1}P^{1}是三根的左上颌第一磨牙，其中近颊根是2-1型根管，远腭颊根和腭根都是一个根管口、一个根管和一个根尖孔（图4.5b）。类似的，^{4}27 MB$^{2-1}$DB^{1}MP^{1}DP^{1}表示的是左上颌第二磨牙有四个根（MB：近颊根；DB：

远颊根；MP：近腭根；DP：远腭根），其中近颊根是2-1型根管，其余根都是一个根管口，1个根管和1个根尖孔（图4.5c）。^{3}47 M^{2}DB^{1}DL^{1}表示的是右下颌第二磨牙有三个根（M：近中根；DB：远颊根；DL：远舌根），其中近中根有两个独立的根管，远颊根和远舌根有1个根管口、1个根管和1个根尖孔（图4.5d）。如果牙根在根中1/3或根尖1/3处分叉，根管结构在分叉水平的上方和下方是不同的，则处理同前。

4.9 结论

本分类方法简单、准确、实用，方便学生、临床医生和学者用来进行牙根和根管形态的分类。它提供了牙位、牙根数目和根管形态类型等细节信息，但为了简便和普遍采纳，它不包含发育缺陷和细微根管的解剖。

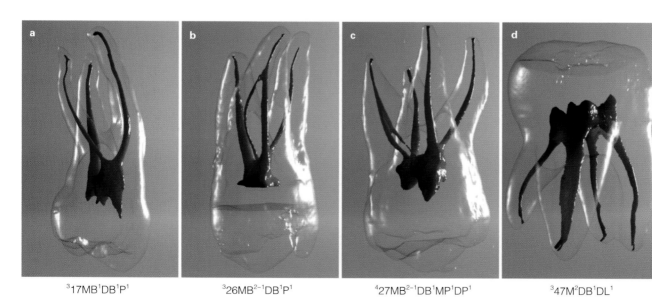

^{3}17MB^{1}DB^{1}P^1 ^{3}26MB$^{2-1}$DB^{1}P^1 ^{4}27MB$^{2-1}$DB^{1}MP^{1}DP^1 ^{3}47M^{2}DB^{1}DL^1

图4.5 根据新系统对多根牙的牙根和根管形态进行分类的Micro-CT三维模型。MB：近颊根；DB：远颊根；P：腭根；MP：近腭根；DP：远腭根；DL：远舌根。

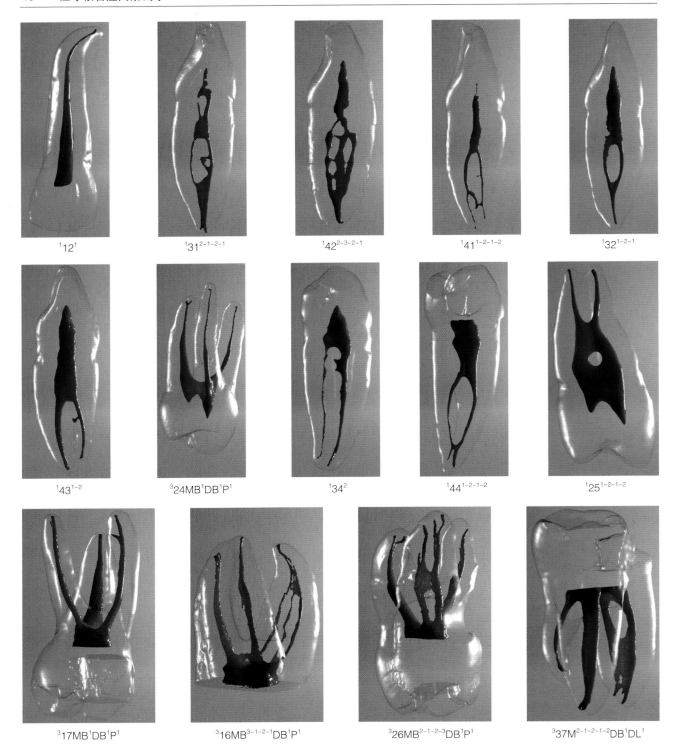

$^{1}12^{1}$　　　$^{1}31^{2-1-2-1}$　　　$^{1}42^{2-3-2-1}$　　　$^{1}41^{1-2-1-2}$　　　$^{1}32^{1-2-1}$

$^{1}43^{1-2}$　　　$^{3}24MB^{1}DB^{1}P^{1}$　　　$^{1}34^{2}$　　　$^{1}44^{1-2-1-2}$　　　$^{1}25^{1-2-1-2}$

$^{3}17MB^{1}DB^{1}P^{1}$　　　$^{3}16MB^{3-1-2-1}DB^{1}P^{1}$　　　$^{3}26MB^{2-1-2-3}DB^{1}P^{1}$　　　$^{3}37M^{2-1-2-1-2}DB^{1}DL^{1}$

图4.6　根据新系统对不同的牙的牙根和根管形态进行分类的Micro-CT三维模型。

第5章 根管解剖研究中的牙齿透明化技术

Diaphanization Techniques in the Study of Root Canal Anatomy

Craig Barrington, Francisco Balandrano

摘要

牙髓病学中根管解剖的研究非常重要。CT和CBCT等创新性技术的引入带来了研究领域的重大进展，但由于费用高昂，对于大多数临床医生和研究者来说不太现实。牙齿透明化技术，或称透明法，实施起来经济实惠，结果可靠。这些特点使得这个技术成为利用离体牙研究人类牙齿内部解剖的有效工具，还可在不同牙髓治疗过程中提供个性化评估。掌握这项先进的牙齿透明技术需要不断摸索，每个人的学习曲线可能不尽相同。学习过程中必须要不断练习，还要有耐心和毅力，牙齿透明法的基本要素和基本原理会带来本书中提到的教与学过程中的益处。因此，本章将叙述牙齿透明法的基础理论以及最常用的技术细节。

C. Barrington, D.D.S. (✉)
Private Practice, Waxahachie, TX, USA
e-mail: cmbdds@cbjb3.com

F. Balandrano, D.D.S.
Private Practice Limited to Endodontics,
Torreón, Coahuila, Mexico

© Springer International Publishing AG, part of Springer Nature 2019
M. A. Versiani et al. (eds.), *The Root Canal Anatomy in Permanent Dentition*,
https://doi.org/10.1007/978-3-319-73444-6_5

5.1 简介

人类牙齿内部结构的可视化解剖在牙体牙髓病学领域是个巨大的挑战。人们曾做过很多尝试来展现、分析和可视化人类牙齿的内部解剖结构。人体解剖学的观察和分析广泛采用了解剖、尸检和宏观观察的方法，而显微镜观察则是在分子水平了解人体组织。这些二维技术虽提供了不可或缺的知识，但从三维角度去理解组织和器官则非常有限。

德国解剖学家Werner Spalteholz（1861—1940）首次将整个人体、大块组织切片和/或整个器官进行透明化，从而在三维角度观察其内部结构以及局部相对位置[1]。早在1909年4月8日，Spalteholz博士就为他的透明和半透明化方法申请了美国专利，然后直到1912年他才获得一项专利[2]。次年，Hermann博士在《Dental Cosmos》杂志中以"Spalteholz透明法制备透明动物尸体"[3]为题发表文章，介绍了Spalteholz透明法。Spalteholz透明法的主旨是在不打乱或干扰其原有三维排列的前提下观察整个人体或器官的真正解剖。从这个方法的记录来看[3]，人类牙齿透明化技术此时已进入到牙科领域。1913年，米兰大学的Fasoli和Arlota第一次使用Spalteholz透明法来研究根管解剂[4]。在Spalteholz透明法使用之前，最常使用的是切片法、X线和腐蚀内腔等方法，这些方法都有一些局限性。引入大块组织透明法用来观察人类牙齿的根管解剖是个巨大的进步，因为它第一次使得在现实状态下观察根管解剖成为可能。自从Spalteholz的工作成果发表后，牙齿透明法成为研究根管解剖结构的有效工具。这项技术在揭示根管系统复杂性以及根管形态分型等方面非常有用[5]。

牙齿透明法经常被用来观察根管系统的一些解剖特征，包括主根管的位置和数目（图5.1a）、侧支根管（图5.2b，c）、额外根管如上颌磨牙近颊根的MB2根管（图5.1d，e）或下颌磨牙近中根的近中中根管（图5.1f，g）、根尖分歧（图5.1h，i）、根管环状结构（Loops）（图5.1j，k）、分叉的根管（Split Canal）（图5.1l，m）、根管间的交通支（图5.1n，o）、峡区（图5.1p，q）等。除了观察解剖结构，牙齿透明法还可以用来评估根尖根管直径（图5.2a～c）、根尖水平牙骨质厚度（图5.2d，e）、牙骨质–牙本质–根管（CDC）界面（图5.2f，g）以及通常与其不一致的根尖狭窄区（图5.2h，i）的位置和形态。牙齿透明法同样还适用于评估牙髓治疗过程中电子根尖定位仪（EALs）的准确性[6]（图5.2j）、侧支根管的封闭[7]和不同充填技术的封闭效果[8-10]（图5.2k，l），甚至是血管分布情况（图5.2m，n）。

牙齿透明法还有其他的优点，比如它是一个相对简单和经济的方法，也是一个有价值的教学工具。但是，这个过程耗时较长，在数量较少的样本中不太可能获得可预期的结果。处理过程需要专门的化学试剂，但是不需要特殊仪器。试剂相对便宜，较易获得。该方法为牙科学生或专业人员在离体牙上观察根管解剖、评估临床技能提供了极大的方便。然而，牙齿透明化技术尚未标准化。从表5.1中可见这些步骤非常多样化，并且在一定程度上需要经验。

本章的作者们花费了大量的时间和精力对牙齿透明化技术进行优化，目的是在反复科学试验的基础上达到一定的标准化程度。值得一提的是，每位作者均使用了不同的技术。Barrington博士使用的是他自己的专利技术[20]，Balandrano博士用的是常规技术的改良法。在本章末尾，对这两种技术都进行了描述，并试图使牙齿透明技术标准化。

5.2　术语

在文献中，现存的关于人类牙齿"透明"的术语不一致。本节将对使用的术语进行一些标准化的阐释。

首先需要重点指出的是透明化（Clearing）牙齿的准确术语应当是"Transparency"或"Diaphanization"。后者在牙科文献中以"DiaphaniZation"或"DiaphaniSation"形式被使用多次。使用字母"z"和"s"是美式拼写和英式拼写的区别。在本章中，我们应用了全球广泛使用的"ize"，因为其被科学写作和国际组织所认可。前缀"dia""phon""phan"是在希腊语中分别表示"通过""声音""表象"。了解了词根，我们可推论出准确的拼写应当是"Diaphanization"，表示"通过一个物体来显现"。

"Diaphanization"是一个组织学术语，表示的是整个人体、器官或结构的透明。而"Clearing"则用在组织学的组织切片中，是这个过程中的一个步骤而非结果。在组织学中，透明是脱水之后的一个步骤。它用通过能与包埋料（石蜡）混溶的物质来代替切片中的水分。透明剂通常与蛋白质有相同的折射率。当组织完全被透明剂浸透就会变成透明。这个外观上的变化通常被视作透明步骤起效和完成的标志。而牙齿的透明化基本不使用石蜡包埋，没有物质可被透明。所以，尽管"Diaphanization"的结果是"Clear"，但使用"Transparency"或"Transparent"可能更佳。

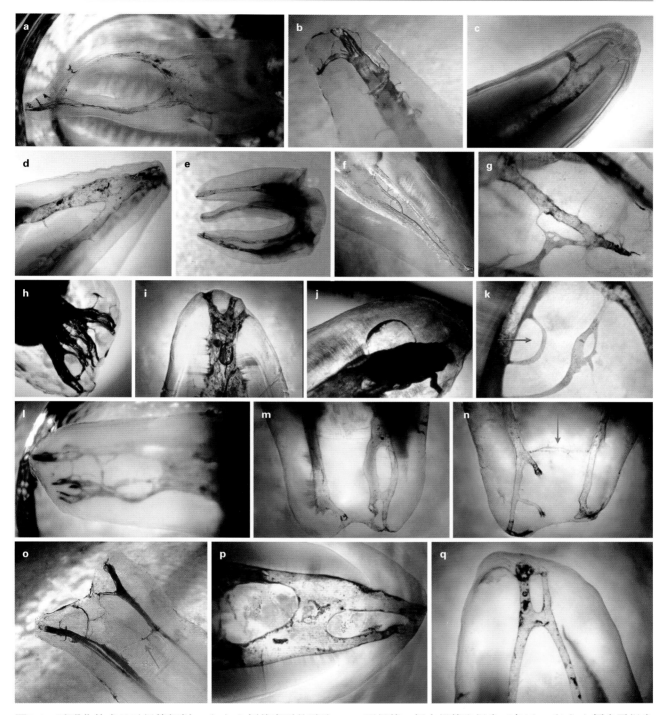

图5.1　透明化技术显示根管解剖。（a）上颌前磨牙的髓腔，2-1型根管，侧支根管和根尖三角区；（b）上颌尖牙根尖1/3的副根管；（c）上颌第一磨牙腭根的副根管；（d）上颌第一磨牙近颊根的MB2根管；（e）上颌第一磨牙MB2根管；（f）下颌磨牙近中根，近中中根管汇入主根管；（g）下颌磨牙近中根，独立的近中中根管；（h）复杂根尖分歧；（i）典型的根尖分歧；（j）根尖1/3根管环；（k）根管环状结构（箭头所示），横向根管；（l）下颌磨牙近中根的复杂根管结构；（m）下颌磨牙近中根三根管；（n）下颌磨牙近中根，有两个副根管和一个横向根管连接主根管（箭头所示）；（o）横向根管在根中1/3连接主根管（箭头所示）；（p）两个主根管，由宽峡区连接；（q）两个主根管，由小的峡区连接。

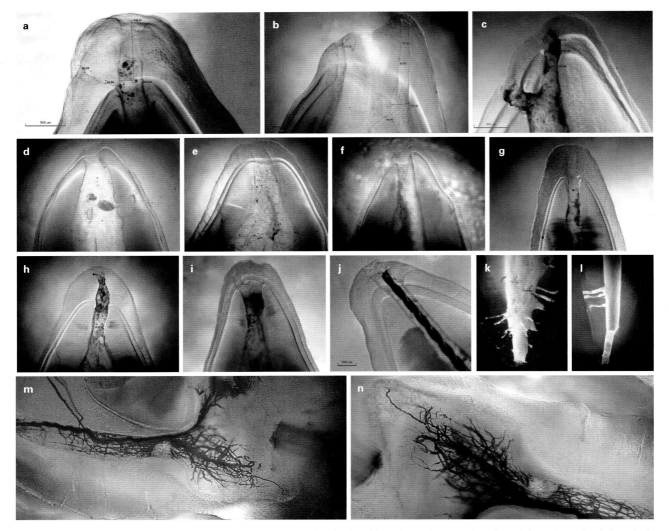

图5.2　牙齿透明化技术的科学应用。（a~c）测量主根管和侧支根管；（d~g）测量牙骨质层厚度；（h~j）确定根尖狭窄区；（j）评估电子根尖定位仪的准确性；（k，l）评估充填技术的质量；（m，n）观察血管分布。

5.3　牙齿的透明技术

　　无论什么方法，透明技术必须包含三个基本步骤：脱钙、脱水和透明。有学者在透明过程之前或过程中将牙齿用福尔马林或醋酸固定[7]。在软组织中，固定是必要的，以防分解腐烂，而牙齿组织是硬组织很难分解，固定步骤则不是必要步骤。

　　透明法还必须遵循以下标准：

（1）牙本质不可被破坏。

（2）与牙齿相比，牙髓的解剖形态需要被突显。

（3）即使是最细小的分歧也不可忽略。

（4）髓腔必须可见。

（5）注射的材料必须完全注满根管，即使存在牙髓残余也不能构成任何阻碍。

（6）任何注射的材料必须是耐化学腐蚀和耐机械磨损的。

（7）染料不能存在牙本质组织中。

5.3.1　脱钙

　　脱钙是指完全去除矿化组织中的钙和磷盐，是牙齿透明化过程中一个重要的步骤，因为如果牙齿没有完全脱钙，根管系统的解剖结构则可能

表5.1　不同作者使用的牙齿透明化技术

作者	脱钙	脱水	透明剂
Robertson等[11]	5%硝酸3天	80%乙醇过夜，90%乙醇1小时，100%乙醇1小时3次	水杨酸甲酯
Robertson等[12]	5%硝酸3天	70%乙醇过夜，90%乙醇1小时，100%乙醇1小时3次	硅酮710
Yamamoto等[13]	5%甲酸14天	应用乙醇的时间和浓度未描述	苯乙烯24小时，聚酯树脂24小时，纯树脂
Venturi等[7]	7%甲酸，3%盐酸，8%柠檬酸钠14天	25%、50%、70%、90%、95%、100%乙醇，各30分钟	水杨酸甲酯
Omer等[14]	10%盐酸8天	95%乙醇36小时，100%乙醇36小时	水杨酸甲酯
Weng等[15]	5%硝酸7天	75%、85%、95%、100%乙醇，各12小时	水杨酸甲酯
Neelakantan等[16]	10%硝酸28~30小时	70%、80%、95%、100%乙醇，各24小时	水杨酸甲酯
Lee等[17]	5%硝酸5天	70%乙醇12小时，90%乙醇6小时，100%乙醇6小时	水杨酸甲酯
Monica等[18]	5%硝酸4天	25%、50%、70%、90%、95%、100%乙醇，各30分钟	水杨酸甲酯
Rehman等[19]	5%硝酸3天	异丙醇70%3小时，80%3小时，90%2小时，100%1小时	二甲苯

显示不全。在此过程中必须完全去除钙沉积，但又不能对被处理组织造成不良影响。因此，需要使用低浓度酸来使得牙齿样本完全脱钙。根据我们的经验，如果使用过高浓度的酸，在对样本更深部位进行完全脱钙前就有可能损伤牙根表面（图5.3a~c）。有两类主要的脱钙剂可用于透明化过程：酸（有机酸和无机酸）和钙螯合剂。

5.3.1.1　酸

酸可以提供氢离子，减少氢氧根离子、钙离子和磷酸根离子，造成羟基磷灰石离子平衡和溶解度的改变。酸影响组织稳定性的程度依赖于溶液酸度以及持续时间。脱钙剂作用得越快，组织损伤则越大。酸分为两种：强酸（无机酸）和弱酸（有机酸）。无机酸作用迅速而激烈，如果使用浓度过高或暴露时间过长，则会破坏牙齿结构，改变样本形态。有机酸虽作用缓慢，但能更好地保存组织。牙齿透明化最常用的酸是盐酸（无机酸）、硝酸（无机酸）和甲酸（有机酸）。文献中，作者们还使用其他的试剂来使牙齿硬组织脱钙。Venturi[7]提出同时使用7%甲酸和3%盐酸，以8%硫酸钠水溶液作为缓冲液作用14天。Greco-Machado[21]认为：与Okomura[22]、Aprile[23]和Robertson[11]提出的硝酸溶液相比，上述溶液可获得更好的结果。但这个结果是由于使用低浓度的盐酸作用14天还是由于在溶液中同时混合使用了无机酸和有机酸则不得而知。

盐酸是一种非常有效的脱钙剂，但高浓度时作用过于猛烈。这种无机酸通常用在家庭清洁剂中，因此可在商店买到它的商品化稀释液。在牙齿透明化过程中，盐酸可使用几个浓度。但不推荐使用商品化溶液，因为其确切浓度未知。在牙齿脱钙过程中，盐酸可用水稀释成浓度为3%、5%、7%和10%[7,14,20]。浓度越高，脱钙越快，但组织损伤的可能性越大。在低浓度时，盐酸作用需要更长的时间来使组织脱钙，但同时也降低了组

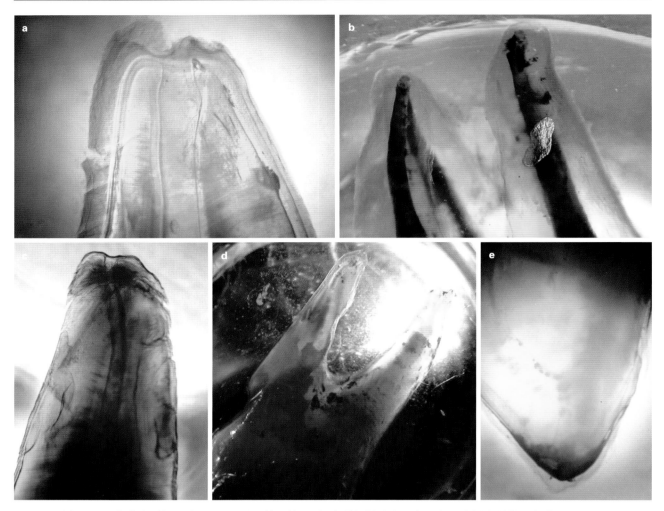

图5.3　牙齿透明化技术中脱钙不全。（a~c）脱钙时间延长或脱钙剂浓度过高可能造成样本结构的损伤；（d，e）脱钙时间减短或脱钙液浓度过低，造成硬组织脱钙不足。

织损伤的风险。根据我们的经验，3%的盐酸一般需要7~10天完成脱钙，5%的盐酸需要3~5天，10%的盐酸1~3天即可。根据我们的实验结果，使用3%的盐酸作用7~10天，持续震荡且每24小时更换新溶液，可以获得最理想的脱钙效果。

硝酸是最有效的脱钙无机酸之一，其使用的最高浓度是5%（95%水），因为更高浓度可能会造成严重的组织损伤。我们的经验是将7.5%硝酸溶于92.5%乙醇中，作用较温和，也可以缩短脱钙时间。硝酸还可制备成另外两种溶液：①10%甲醛，10%硝酸和80%蒸馏水[24]；②10%硝酸（40mL）与0.5%铬酸（30mL）混合，即所谓的Perenyi氏液。

甲酸可用蒸馏水或流水稀释成5%~10%浓度使用，也可用于骨组织脱钙。这个有机酸可以同时对组织进行固定和脱钙，但其作用非常缓慢。通常认为，这个缓慢的过程可以缓冲脱钙终点，以防过度脱钙[25]。

5.3.1.2　螯合剂

螯合物是能够与溶液中金属离子结合的物质，或以盐的形式稳定的物质，或用于制备通常可溶于水的新化合物的物质[26]。乙二胺四乙酸（EDTA）是牙齿样本脱钙过程中最常使用的螯合剂。使用17%浓度的EDTA移除钙离子非常缓慢，我们观察发现，根据牙齿的厚度，脱钙过程一般需要8~10周才能完成，但是它的优势是在很大程度上避免脱钙过程对牙齿表面的损伤。

5.3.1.3 脱钙终点

准确控制牙齿脱钙的最佳时间非常重要，因为随着脱钙时间延长，样本组织可能受到损伤（图5.3a~c）。若脱钙时间不够，钙沉积又会妨碍我们对牙齿内部结构进行仔细的观察（图5.3d，e）。但对牙齿进行脱钙的时间和试剂浓度又不太可能计算得非常精确，因为牙齿的厚度和钙化程度多少存在一定差异，这对上述参数都有影响。因此，我们应同时使用物理、化学以及影像学等方法来评估脱钙过程。

物理方法

物理方法不够精确，而且可能对牙齿结构造成损伤。最佳的物理检测方法是用手指非常小心地对牙齿进行弯折，这个方法安全没有破坏性，但是不能确认脱钙过程是否已经完成[27]。第二个方法是听声音。如果牙齿掉到一个中空的金属表面而不发出声音，则可认为该样本完成脱钙了，然而这个证据依然不够让人信服。还有另外两种方法是重量减少/增加试验和"气泡"试验。重量减少/增加试验需要在脱钙之前对样本进行准确的称重。样本在脱钙过程中丢失钙吸收水分，因此重量增加。这表明样本已经脱钙了，而这些水分也将在接下来的步骤中被脱去[28]。"气泡"试验需要观察样本表面形成的二氧化碳气泡。当酸与样本中的碳酸钙作用，生成二氧化碳。反复的搅动和震荡释放气泡直到样本表面不再形成气泡，这是一个主观试验，一定程度上也是不太可靠的[29]。

化学方法

化学方法依赖于草酸钙的形成。样本在脱钙液中与氨水和草酸铵混合并静置30分钟。草酸钙的形成表明钙已从样本中溶解出。在这个方法中，我们用5mL脱钙后的溶液与半匙浓缩氨水混合，随后加入5mL草酸铵水溶液，搅拌溶液，静置30分钟。如果在这之后，溶液中出现混浊，则脱钙尚未完成；如果溶液变得澄清，证明脱钙过程已成功结束[30-31]。这个试验需使用到之前提到的酸和螯合剂，但是作用时间和结果可能有区别。尽管这个试验比较精确，但是关于在脱钙过程中何时开始这个试验或能否进行连续性试验还没有清晰准确的指示。这个试验源于对骨组织脱钙的研究[25]，目前还没有文章研究该方法应用于人类牙齿上的准确性或挑战性。

影像学方法

影像学方法是确定牙齿样本脱钙程度最敏感的方法；但是样本形态的不规则性和厚度的变化是个挑战。这个方法要求：每天拍摄X线片直到影像透射时证明牙齿样本已完全脱钙。建议脱钙前拍摄X线片以便后期对比，也必须要考虑X线设备和胶片的标准化等事宜[29]。

其他方法

文献中也提到一些其他的方法，来确定脱钙过程的终点。这些方法一般都是依据经验总结的，但也提出关于牙齿脱钙程度的大致思路。Robertson[11]和Pécora建议在牙釉质出现溶解时终止脱钙过程。另一个方法是仅依赖牙齿浸没在脱钙液中的时间，通常3~5天，则终止脱钙过程。但由于牙齿结构的厚度和钙化程度不同，不同牙齿的浸泡时间也不同。

5.3.1.4 加速脱钙过程的方法

化学脱钙法可使用多种方法，如使用高浓度的温热脱钙剂来加速脱钙过程，但过程更加激烈，可能造成硬组织的过度脱矿，并损伤有机成分[11]。另一个方法是使用超声，将牙浸没在超声波振荡的脱钙溶液中。在此过程中，钙化组织表面的溶液分子振动将有利于释放离子与酸或螯合物之间反应形成盐。

5.3.2　脱水

脱水是完全去除脱钙牙齿硬组织中液体的过程，使液体不影响透明结构的折射率。在脱水过程中，必须要根据牙齿本身的含水量和所使用脱水剂的吸潮量考虑脱水过程需要的时间。一个好的脱水剂有两个基本要求：①不能改变组织结构；②不能与透明剂互溶。最常用作牙齿脱水的试剂是乙醇，其次是异丙醇[33]。其他可用的物质有二氧己环和氯仿，但是因为这两种物质具有挥发性并有一定的毒性，因此并不推荐[34-35]。

5.3.2.1　乙醇

乙醇是最常用来进行组织脱水的试剂。它作用迅速、无毒、可靠、脱水作用明确，但其收缩效应可能会造成组织变形（图5.4a～c）。为了避免组织变形，乙醇必须按照梯度浓度使用（图5.4d），一旦牙齿组织直接置入无水乙醇，脱水过程迅速开始，可明显改变牙齿形态[36]。

无水乙醇制备需要特殊工艺，因此获得较为困难。但96%乙醇的制备相对简单，由于乙醇易溶于蒸馏水或流水，因此也较易获得其稀释液。为了获得准确的乙醇稀释液，可以使用简单的交叉相乘法。例如，从100mL的96%乙醇获得70%乙醇，可使用如下公式计算：（70×100）/96。表5.2中列出获得不同浓度乙醇所需的水和乙醇的体积。

关于样本在不同浓度的乙醇中应保留多长时间，文献并无统一的结论（表5.1）；尽管脱钙和脱水时间不一样，但最终的透明结果是类似的。这对于那些刚开始学习透明法的人来说有些迷惑，因为这个方法看上去不是一个科学的过程。因此，每个人必须反复试验以获得最佳结果。

由乙醇造成的变形可以通过使用梯度浓度来避免，样本在乙醇每个浓度中停留的时间必须充足，以去除样本中之前的化学试剂，并使组织适应至现有的浓度。另外，建议在每个浓度延长停留时间，并至少摇动溶液5次。值得一提的是，96%乙醇还是含一定量的水，会对透明物质的折射率有影响。因此，应当在脱水结束后将牙片或切片置于干燥环境中或靠近干燥剂1～2小时以尽可能去除其中水分。

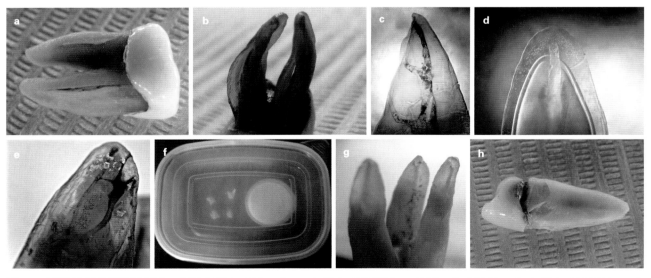

图5.4　干燥过程必须循序渐进，以避免样本变形。（a，b）样本直接置于96°乙醇，造成根折；（c）样本直接置于90°乙醇，造成牙骨质结构损伤；（d）此样本使用梯度浓度乙醇，牙根表面未见损伤；（e）干燥过程中直接与硅砂接触，颗粒吸附于牙根表面；（f）牙齿磨片间接暴露于干燥剂（硅砂）中；（g）脱水结束后，根尖必须呈现半透明状，表明样本可以浸入油中；（h）牙齿根尖未显示半透明，表明脱钙和脱水过程中出现错误。

表5.2　Balandrano博士脱水过程中使用的不同浓度乙醇中水和乙醇比例

96° 乙醇	水	时间
52mL	48mL	24小时
62.5mL	37.5mL	24小时
73mL	27mL	24小时
83.5mL	16.5mL	24小时
94mL	6mL	24小时
100mL	0mL	24小时
样本暴露于硅砂中		2小时

5.3.2.2　异丙醇

根据美国国家职业安全与健康研究所（NIOSH）的规定和要求，异丙醇高度易燃，在使用及处理时必须配戴手套[37]，在脱水过程中使用异丙醇时应当格外小心。同乙醇一样，异丙醇也应当按照梯度浓度使用，以避免样本变形。

5.3.2.3　干燥

乙醇和其他的化学试剂会影响牙髓组织，因此在一些技术中不予使用[20]。Craig Barrington博士的专利技术使用了无酒精干燥剂，将样本暴露至不同的干燥剂、空气或者是伴有或不伴干燥剂的简单环境中。能够从牙齿组织中吸取水分与潮气的干燥剂主要是二氧化硅的沙土或凝胶和干燥黏土。使用这些材料的一个主要问题是它们有时会吸附于潮湿的表面，这种情况下很难把干燥剂从牙齿表面完全去除（图5.4e），如果用器械去除则有可能对牙根表面造成损伤。为了避免这些问题，推荐用流水、去离子水甚至乙醇等溶液进行快速的冲洗。这能够去除干燥剂而不影响干燥效果和样本的完整性。样本也同样可以在密封容器中，而不与干燥剂接触来进行干燥（图5.4f）。

5.3.2.4　暴露于环境进行脱水

不使用乙醇或干燥剂对牙齿进行完全脱水也是有可能的。这个可靠的方法是把牙齿置于室内干燥环境过夜或放置24小时。

无论使用哪种方法，牙齿得到充分脱水的一个重要指标是牙齿在脱水结束后，变为半透明状，尤其是根尖区域（图5.4g）。如果这个步骤后，牙齿不透明，则表明脱钙或脱水过程中的某个步骤可能失败了（图5.4h）。

5.3.3　牙齿透明法中识别根管系统的技术

大部分牙齿透明技术使得牙齿变成透明后却难以识别一些如侧支根管或根尖分歧等细小根管结构（图5.5a），因此非常有必要使用在透明过程不会变透明的造影剂来填充根管。用来区分根管最常用的材料是墨水，也有一些其他的造影剂可用做这个目的。在牙齿内部注入造影剂，必须能够到达根管，因此牙齿需要提前开髓以完全进入髓腔，不同的开髓孔大小和形态都有被提及。一些作者还考虑在注入造影剂前将样本浸泡于不同的化学试剂中，如能够有效去除残留牙髓组织的次氯酸钠（NaClO）溶液。另一些学者则推荐将浸泡和主动向根管系统灌注次氯酸钠溶液结合起来。我们认为，这些程序都没有科学支持，而只是在下一个步骤之前，将猜测和经验相结合来进行反复试验。

5.3.3.1　造影剂

墨水

使用印度墨水和中国墨水来显示根管解剖最广泛，并获得了令人满意的结果[11,15]（图5.5b）。该技术推荐在样本脱钙、脱水和透明过程前就将墨水注入根管系统，这样可以在透明过程开始前将牙齿外表面的墨水有效去除。如果墨水是在透明过程之后注入，则牙根的外表面更容易因为脱钙而吸收墨水并难以去除，从而造成样本的毁坏[21]（图5.5c）。另外因为组织脱钙，墨水还有可能进入到牙本质小管，使得确定根管的侧方边界变得困难（图5.5d~g）。

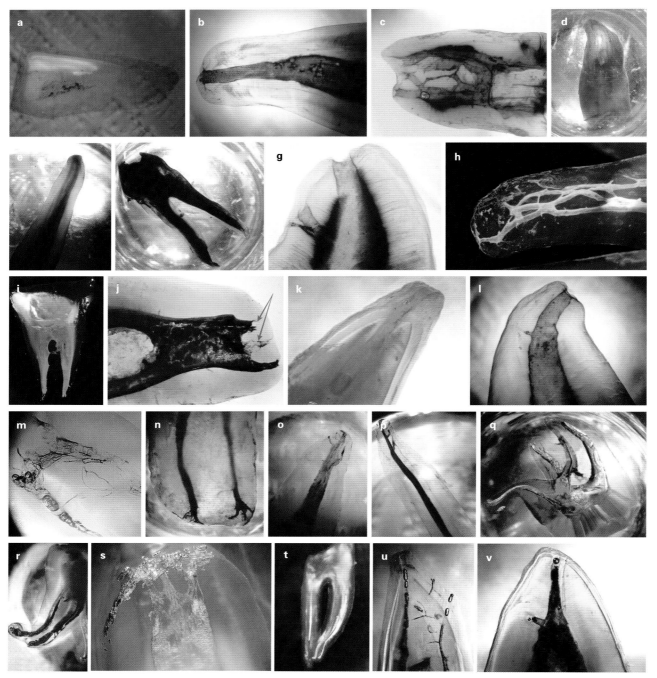

图5.5   透明化过程中的造影剂。（a）不使用造影剂，几乎不可能区分根管的结构；（b）使用造影剂来观察根管的解剖结构；（c）使用印度墨水作为造影剂，可能会覆盖牙根外表面，看不到根管；（d）造影剂完全进入到牙本质小管中，观察不到根管系统；（e）染料将根管和牙本质都染色，使牙本质和根管系统没有对比；（f）印度墨水进入牙本质小管，看不到根管系统形态；（g）印度墨水进入牙本质小管，观察不到主根管侧支部分；（h）使用稀释的颜料作为造影剂，根管界限变得清晰（转载自Holm Reuver博士）；（i）颜料作为造影剂可清晰地观察根管；（j）未稀释颜料的稠度不允许其完全渗入根管；（k）颜料部分覆盖牙根外表面，不能正确观察根管；（l）蛋糕染料作为造影剂；（m）此处所示的神经血管促使Barrington博士使用现有的牙髓组织作为造影剂；（n）Barrington技术制备的第一颗透明牙；（o，p）以牙髓作为造影剂，使用Barrington技术透明化的下颌第一前磨牙；（q~s）空气注射技术作为造影剂；（t，u）使用空气注射技术，结果不理想；（v）微生物生物膜作为造影剂。

墨水和明胶混合

无色的明胶可溶于水，与足够的墨水混合后可以获得很好的着色效果，随后将其置入冰箱。明胶胶凝后，置于注射器中以便可向根管中注射。注射器必须能够稍微加热使得明胶液化从而不费力的推出针头[38]。墨水溶于明胶中，也有利于其从牙根外表面去除。

颜料

一般来说，用来显示根管的颜料，需要有足够的流动性，才能自由流动从而有效的填满根管（图5.5h ~ j）。有多种用途的丙烯酸颜料有着合适的稠度和流动性，但是使用时必须特别小心，因为这种颜料从牙根外表面去除非常困难（图5.5k）。

蛋糕染料

蛋糕染料以胶状或液体形式存在。使用时需要将其溶于水中，因为这种染料浓度很高，哪怕只使用牙签尖端一点的量也可得到很浓重的颜色。此染料的优点是，染料置入后，样本可以暴露在环境中一段时间再开始透明过程。这个暴露于环境的过程可以使水分蒸发，而染料颗粒留在根管内，从而很有效地显示根管。

5.3.3.2　牙髓

根据Barrington博士报道[20]，如果新鲜拔除的牙齿带着血和拔除时的碎片碎屑干燥一段时间，凝固的血和牙髓组织可以成为非常精细而且相对可靠的造影剂（图5.5m ~ p）。在这个技术中，新鲜拔除的牙齿必须首先置于一个开放或密闭的容器中进行干燥。或者将样本置于工作台面，将其暴露于空气或者诸如硅藻土、硅砂、硅胶甚至是某些动物粪便中可见的硫酸铝等干燥剂中[39]。这种方式得到的结果非常详细而全面，但是可能造成样本过度干燥，使样本失真甚至与原始样本形态不再相像。因此，使用此种方法去除水分有技

术敏感性，但是一旦完成，样本就可以置于浸没油中做最后的透明处理。必须指出的是，牙齿不能用任何化学处理剂或清洁剂进行冲洗、处理或擦拭。一旦牙齿外表面碎屑已经干燥，就可以开始透明化过程。数年的试验证明，乙醇也可能不利于干燥（图5.4a ~ c）。使用这个技术时，应当避免使用乙醇作为脱水剂，因为乙醇可以破坏凝固的血液和干燥的残留牙髓，从而影响结果。

5.3.3.3　空气

Barrington博士发现[20]，对于已开髓的患牙注射空气，可以很好地显示牙齿内部解剖结构（图5.5q ~ s）。这个方法可快速地看到牙齿完美的内部解剖。但是，有时候空气迅速地向外扩散，使得对样本进行拍照成为挑战（图5.5t，u），而且反复尝试注射空气会使得牙齿变得不透明。克服这个缺点的一个方法就是，将透明过的牙齿进行冷冻，然后将其置入温热的浸没油中，样本因此而膨胀，相比起简单的注射技术，保留空气的时间会更长一些。

5.3.3.4　生物膜

Barrington博士的技术还包括，在制备髓腔入路后，将牙齿切片置于1%次氯酸钠溶液中2天，每天更换溶液，以溶解残留的牙髓组织。样本随后置于水中2 ~ 3天，每天更换3次以尽可能去除次氯酸钠，然后将样本置于环境中干燥一天后，从之前预备的开髓孔向根管中注射液体培养基（巯基乙酸盐肉汤培养基），将样本也同时浸泡在相同的培养基中，接着在培养基中接种从感染根管中提取的细菌。制备完成的样本置于37℃孵育至少3个月，每周更换新鲜培养基，并接种从不同患者提取的细菌使得其在根管系统内部生长并形成克隆。一旦细菌生长完成，我们小心地将样本从培养基中取出，用流水和一次性刷子冲洗，然后暴露于环境中至少5天，再开始透明过程（图5.5v）。

5.3.4　透明过程

5.3.4.1　折射率

当光遇到物体时，它可被吸收、反射或透射。如果一个物体透射光，则光可以穿过该物体，并造成速度的改变。当光改变速度时会发生弯曲，并且这种弯曲是根据折射率来定义的。折射率是真空中的光速与物质中的光速之比，它用字母"n"表示，通过公式$n=c/v$得到，其中"c"是真空中的光速，"v"是材料中的光速[40]。以水的折射率为例，通过计算其为1.33。该折射率意味着光在真空中的传播速度是水中速度的1.33倍。同其他组织相比，牙齿在透明过程中存在特殊的问题，因为牙齿含有不同的硬组织，不同硬组织矿物质含量不同。牙釉质（n=1.631）、牙本质（n=1.540）和牙骨质（n=1.582）[41]的折射率不同，将会对牙齿透明的结果有所影响。

在光学领域，当光线穿过物体而不发生散射时，物体变得透明。在空气中实现透明非常困难，因此最好将物体浸没在折射率相同的液体中[9]。当两个物质具有相同或相近的折射率时，光的散射会减少。在组织学中，使用浸没油来达到这种"透明"。该术语来自这样一个情况，即透明剂通常与蛋白质具有相同的折射率，当组织完全被透明剂浸润时，就会变成半透明或透明。物体外观的这种变化通常被用来作为透明法起效或完成的标志[10]。因此，在光学显微镜的使用中，油被定义为折射率匹配的材料。在光学领域，折射率匹配的材料是指与透镜材料、光纤等其他物质的折射率非常接近的液体、水门汀（黏合剂）或凝胶等物质。当折射率相同的物质相互靠近时，光线从一个物质通过到另一个物质时，既不发生反射也不发生折射。

确定一个物质的折射率并不容易，比如确定 I 型胶原的折射率就很困难。只能根据其水合程度，估计其折射率为1.43 ~ 1.53。1.53在人类牙齿透明化过程中是个合适的数字，因为它是透明过程中使用的主要油脂的折射率。浸没油是透明的，具有显微镜技术中所必需的特定的光学和黏度特征。典型的浸没油的折射率约为1.515[20]。牙齿透明过程中最常用的油之一是水杨酸甲酯，其折射率是1.5369[42]。这个数值的折射率使得物体变得透明。

5.3.4.2　浸没油

水杨酸甲酯

水杨酸甲酯是人类牙齿透明化中最常使用的浸没油。这是一种从白珠树属植物中提取的油，可以在许多日常用品（如牙膏、漱口水、缓解肌肉酸痛的面霜乳霜，甚至一些香水、口香糖和软饮料）中见到。无论是提纯形式或者是商品化产品，水杨酸甲酯都被称为"冬季绿色油"，含有98%的纯水杨酸甲酯，由于其1.5369的折射率被广泛地用于显微镜技术中。必须指出的是，摄入水杨酸甲酯很危险，甚至有可能致命。一匙水杨酸甲酯中含有7000mg水杨酸，相当于21.7片325mg规格的阿司匹林片[43]。此外，与水杨酸甲酯直接进行皮肤接触可能造成皮肤对其的充分吸收，而使血清中的水杨酸达到一个有毒的水平[44]。因此，务必将其放在儿童接触不到的地方，并在操作时使用丁腈手套和口罩。

其他浸没材料

丁香酚（丁香油）的折射率是1.535，与牙本质的折射率（1.540）非常接近[45]。它是水杨酸甲酯的合适替代品（图5.6a，b）；但使用时必须保证新鲜，因为其随着时间会变成淡黄色而影响样本的观察（图5.6a）。

Spalteholz博士还列举了苯甲酸苄酯（n=1.568 ~ 1.570）和异黄酮（黄樟油的芳香族成分；n=1.577）都是非常好的透明剂[1-2]。其中，异黄酮与水杨酸甲酯以5：3的比例混合效果更佳。Spalteholz还建议先从二甲苯或苯甲酚开始处理样本，然后在几天内缓慢地加入异黄酮，使二甲苯或苯甲酚从不严密封盖的容器中蒸发。建议在此过程中使用通风罩，因为二甲苯和苯甲酚极易挥发，有臭味且非常易燃[3]。过去还曾经尝试用过佛手柑、马郁兰、长春花油、二甲苯、甲苯、二硫化碳作为透明剂。这些物质现在仍然可用，由于它们的历史用途而不得不提到[3]。它们中的一些因为挥发性和易燃性比较危险，但另一些仍具有实验价值。一些学者发现在他们的居住区很难买到某些化学品。但是，必须指出的是，还是存在一些高折射率的油，可以用来显示人类牙齿的内部解剖，其结果甚至可以用于教学目的。另一些产品，例如加拿大香脂和含有10%水的蜂蜜，它们的折射

率为1.52，同样也是适合用作牙齿透明的浸没油（图5.6c）。

合成的浸没油通常用于显微镜检查，也可用于牙齿透明技术；但是油的类型不同，它们的折射率也可能不同。因此，寻找折射率与牙本质折射率相似的浸没油非常重要。

5.3.5　透明化技术

Spalteholz博士提出的关于硬组织的脱钙、脱水和透明的基本概念[1-2]仍然是不变的。随着时间推移，在这些过程中使用的材料及其使用比例和时间发生了一些变化，而其基本理念保持不变。

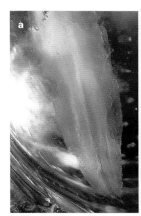
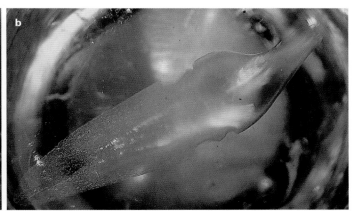
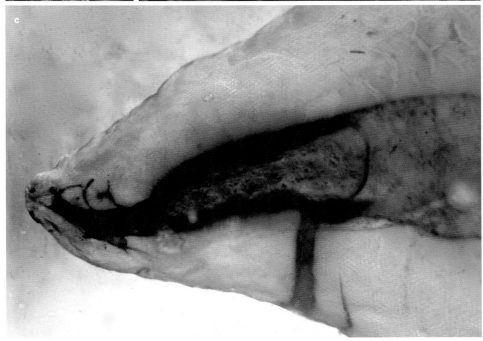

图5.6　透明化技术中的浸透剂。（a）使用丁香酚作为透明剂，可以使牙齿透明，但是变成黄色；（b）与丁香酚相比，水杨酸甲酯作为透明剂可以使牙齿更为透明；（c）蜂蜜也可作为浸透剂，获得可接受的结果。

因此，这些变化仅是作为对Spalteholz原始技术的一些修改，如下：

5.3.5.1　Lenhossék对Spalteholz透明法的改良[45]

（1）去除离体牙牙冠。

（2）将牙根置于37℃恒温器中1个月。

（3）用5%盐酸或硝酸对样本脱钙2周，每天更换溶液。

（4）5%硫酸钠中和24小时。

（5）用流水冲洗24小时。

（6）将其浸泡于10%的明胶，置于35～37℃恒温器中24小时。

（7）将普鲁士蓝粉末溶于水，直至溶液变成深蓝色。

（8）待明胶冷却后，取出牙根并浸入10%福尔马林溶液2天。

（9）流水冲洗12小时。

（10）在30%、50%、80%和纯乙醇中脱水，每个浓度1天，每天更换3次溶液。

（11）在苯溶液中浸泡3天，每天更换溶液。

（12）去除苯溶液，在水杨酸甲酯和三氯异丙醇的Spalteholz溶液中浸泡做最后的透明。

5.3.5.2　Vertucci对Spalteholz透明法的改良[5]

（1）将离体牙置于10%的福尔马林中。

（2）用2号球钻预备髓腔入路。

（3）将牙齿浸泡于2.5%次氯酸钠溶液12小时，然后浸入超声浴中20分钟以溶解牙髓组织。

（4）流水冲洗2小时，干燥过夜。

（5）用适合注射器的27G针头从冠方向根管内注入印度墨水，同时从根尖处进行真空抽吸。

（6）空气中干燥牙齿。

（7）用5%硝酸对牙齿进行脱钙4～5天。每天更换酸溶液，拍片确认脱钙终点。

（8）流水冲洗去除酸。

（9）使用递增浓度的乙醇（70%、95%、100%）

对样本进行干燥和脱水24小时。

（10）将牙齿浸入水杨酸甲酯进行透明。

5.3.5.3　Castellucci对Spalteholz透明法的改良[46]

（1）将牙齿置于次氯酸钠溶液中30分钟以溶解软组织。

（2）使用牙胶作为造影剂。

（3）室温下将样本置于5%硝酸3天。

（4）拍片检查脱钙情况。

（5）流水冲洗牙齿4小时。

（6）牙齿在80%乙醇中脱水12小时，然后90%乙醇2小时，更高浓度2小时。

（7）将牙齿浸入水杨酸甲酯中进行透明2小时。

5.3.5.4　Robertson对Spalteholz透明法的改良：根管解剖[12]

（1）室温下将牙置于5%硝酸中3天。

（2）将牙齿置于80%乙醇中脱水过夜，然后置于90%乙醇1小时，100%乙醇漂洗3小时，每小时更换液体。

（3）使用水杨酸甲酯透明牙齿。

（4）用27G针头向髓腔内注入印度墨水。通过在牙齿的根尖端使用负压吸引器，使墨水流向根管系统。

5.3.5.5　Robertson对Spalteholz透明法的改良：根管充填[12]

（1）使用牙胶和封闭剂作为造影剂。

（2）将牙齿置于室温下5%硝酸中24小时。

（3）将牙齿置于80%乙醇中脱水过夜，然后分别置于90%和100%乙醇中1小时。用丙酮冲洗3小时，每小时更换液体。

（4）使用硅酮710作用24小时使牙齿透明。

5.3.5.6　Pécora对Spalteholz透明法的改良[32]

（1）首先预备髓腔入路，将拔除的牙齿保存于5%次氯酸钠溶液4天，每24小时更换溶液，然后流水中放置6小时。

（2）将牙齿置于5%盐酸中，每24小时更换溶液，直至牙釉质溶解，然后流水中放置24小时。

（3）使用80%和100%乙醇进行脱水（未报道时间限制）。

（4）将与印度墨水混合的明胶注入根管。

（5）使用水杨酸甲酯进行透明。

5.3.5.7 Venturi对Spalteholz透明法的改良：根管充填[7]

（1）使用牙胶和封闭剂作为造影剂。

（2）使用7%甲酸水溶液、3%盐酸或8%柠檬酸钠水溶液脱钙14天，每3天更换1次溶液。

（3）流水冲洗牙齿2小时。

（4）使用25%、50%、70%、90%、95%和100%乙醇进行脱水，每个浓度30分钟。

（5）将牙齿浸入水杨酸甲酯中进行透明。

5.3.5.8 Weng对Spalteholz透明法的改良：无造影剂[15]

（1）用3%过氧化氢冲洗和保存拔除的患牙（未报道时间限制）。

（2）将牙齿置于3.25%次氯酸钠溶液1小时。

（3）流水冲洗，干燥过夜。

（4）不预备髓腔入路，将牙齿浸入50%印度墨水，在高压氧舱6MPa的压力下放置2小时。

（5）流水冲洗，置于5%硝酸溶液中7天，每天更换溶液。

（6）流水冲洗3小时，每种浓度（75%、85%、95%和100%）乙醇作用12小时进行脱水。

（7）将牙齿浸入水杨酸甲酯中进行透明2天。

5.3.5.9 Malentacca和Lajolo对Spalteholz透明法的改良[47]

所有牙齿无论根管充填或处理与否，都可以使用本技术路线来分析。

（1）新鲜拔除的牙齿应立即保存于水中，然后用低浓度过氧化氢溶液冲洗，流水下清洗，最后保存于2%甘油-福尔马林溶液。

（2）将牙齿放置于大培养皿上，用吸水纸干燥，并去除多余的甘油，然后用30%乙醇刷洗，在流水作用下打开髓腔去除牙髓。

（3）将牙齿浸入含有0.5%苯胺蓝和8%柠檬酸的溶液中10分钟。

（4）在显微镜下，沿着根管的方向磨除牙根和牙冠，要格外小心地将根管保留在切片中。注意不要使牙齿变干，在切割过程中也不要以任何方式接触到根管。

（5）在初次的粗加工后，将牙齿浸泡在蒸馏水中，根据切片的厚度，用多种牙髓组织和牙根牙骨质染色方法中的一种（如Mallory Mix1）染色2~3天。

（6）流水冲洗，首先用涡轮机细颗粒钻加工样本至厚度为2~3mm，然后在流水下使用反角机头砂轮进行抛光。

（7）蒸馏水冲洗。

（8）将样本浸泡于浓度递增的乙醇溶液中（30%、50%、80%和90%），最后置于100%乙醇中直至牙本质小管中的染色完全去除，使得牙本质变得透明而牙髓组织呈现红棕色。

（9）将牙齿转移至苯甲酸甲酯中，直至牙本质完全变成透明，然后置于二甲苯中，为了避免剧毒蒸汽，应在通风橱中进行操作。由于二甲苯挥发非常迅速，必须用吸水纸快速去除二甲苯，以避免切片在此阶段干燥。

（10）用8#或10#锉探查根管，并穿出根尖约1mm或2mm。用凡士林封闭髓腔和根尖，立即用树脂进行固定，或在切片上涂胶以进行组织学观察。

5.3.5.10 Holm Reuver对Spalteholz透明法的改良[48]（图5.7~图5.11）

本技术路线可用来分析无论根管充填或处理与否的所有牙齿。此技术使用彩色颜料的混悬液作为造影剂。重要的是，所使用的颜料在遇到酸、乙醇或水杨酸甲酯时不会出现色谱效应。另外，颜料颗粒既要足够小能渗入到最细小的根管结构中，又要足够大不进入到牙本质小管中。而后者则是印度墨水的一个难题。牙髓组织和其他材料有时会阻止颜料混悬液覆盖所有的牙本质内表面，或者阻止它们流入到根管的某些区域。在

整个过程开始之前通过一个小的开髓口注入次氯酸钠来溶解有机质，可以克服或至少减轻这个问题。在分析牙根已被充填的牙齿时，应当在样本预备至透明、牙胶颜料扩散至牙本质结构还不至于很严重时就拍摄照片。低温操作有助于减轻牙胶颜色的扩散，尤其对于 α 牙胶来说。这个方法仅适用于已治疗过的牙齿，大大减少了操作时间。

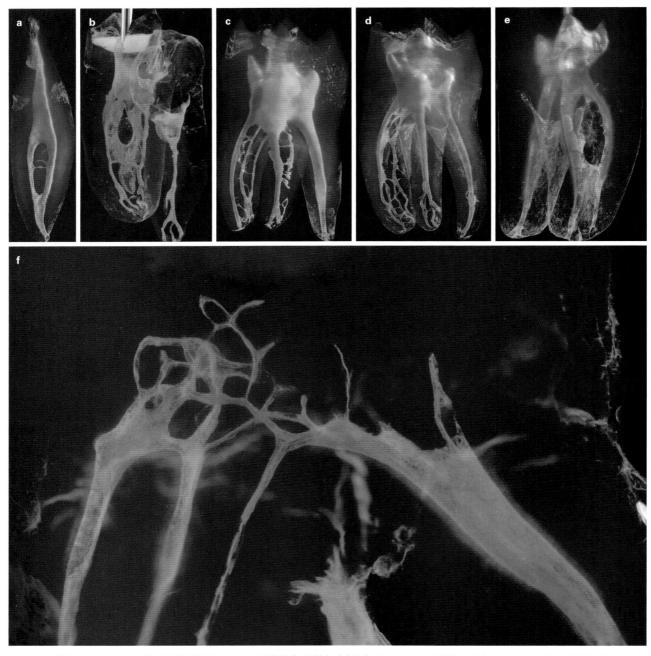

图5.7 采用Holm Reuver的透明化技术，显示不同牙齿根管解剖的复杂性（a）下颌切牙和（b~f）5颗下颌磨牙（http://www.transparentmacher.de）。

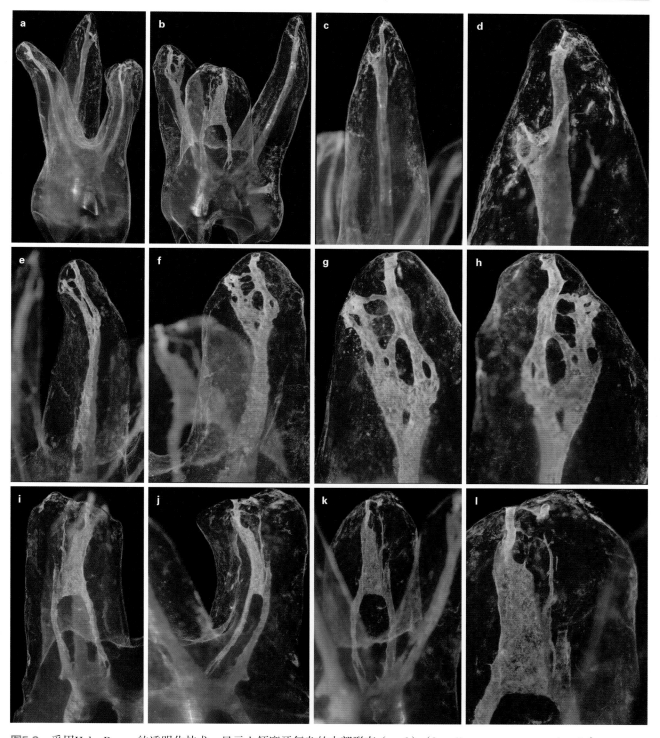

图5.8 采用Holm Reuver的透明化技术，显示上颌磨牙复杂的内部形态（a～l）（http://www.transparentmacher.de）。

（1）牙齿拔除后，用手用器械去除大部分软组织，然后用3%次氯酸钠溶液进行超声波清洗5分钟。

（2）将牙齿保存于盛有生理盐水和少量麝香草酚的容器中。

（3）在正常室内环境中干燥牙齿过夜，使得水分从牙髓结构中蒸发，并被空气替代。

（4）为了使颜料进入牙髓结构，应对牙齿内部施加低压，对牙齿外部施加高压。将牙齿浸在盛有彩色颜料悬浮液的容器中，抽真空（如

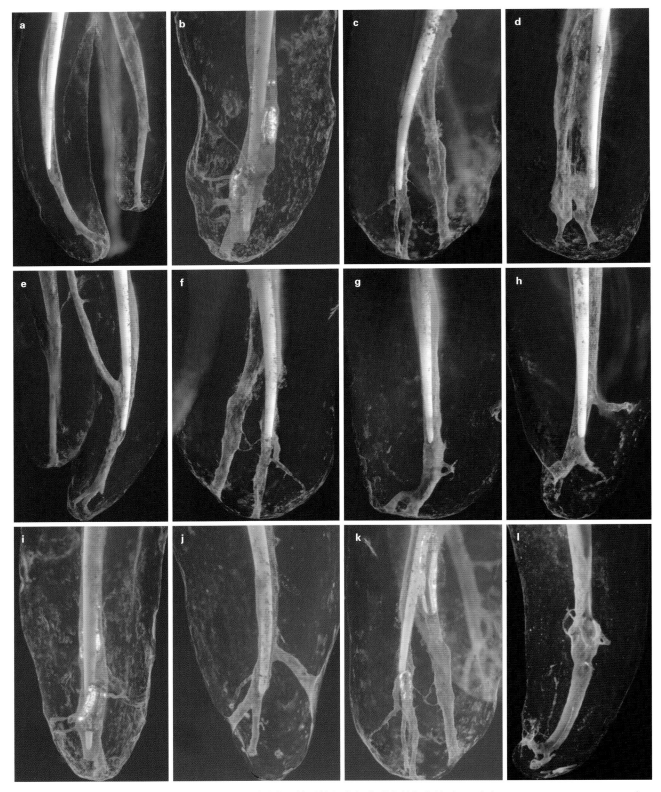

图5.9 采用Holm Reuver的透明化技术，显示不同牙齿根管系统根尖部分形态的复杂性（a～p）（http://www.transparentmacher.de）。

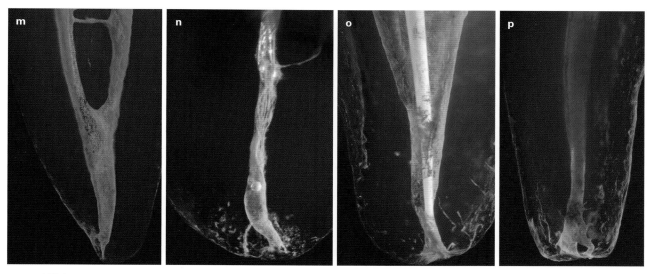

图5.9（续）

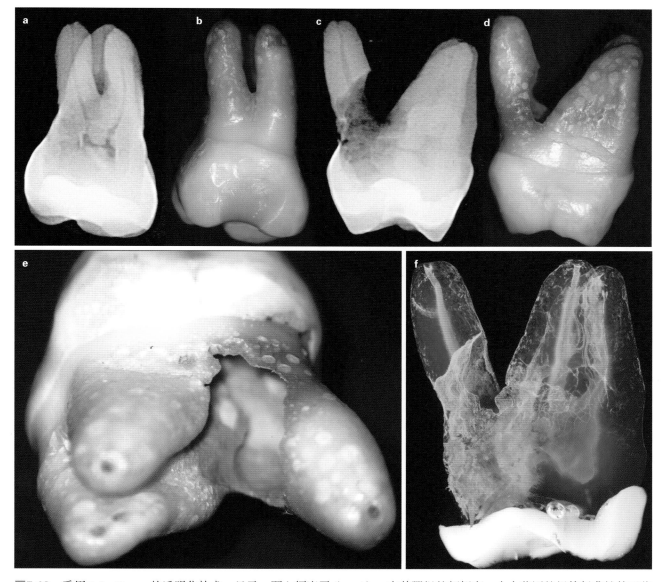

图5.10 采用Holm Reuver的透明化技术，显示一颗上颌磨牙（a~j），在其腭根的颊侧有一个大范围的根管侵袭性外吸收（c~h）（http://www.transparentmacher.de）。

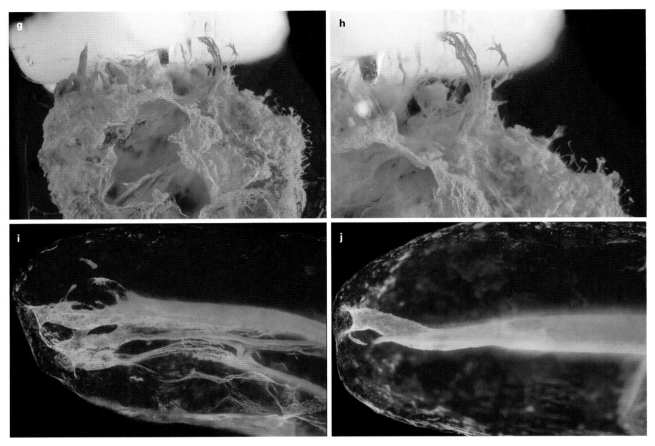

图5.10（续）

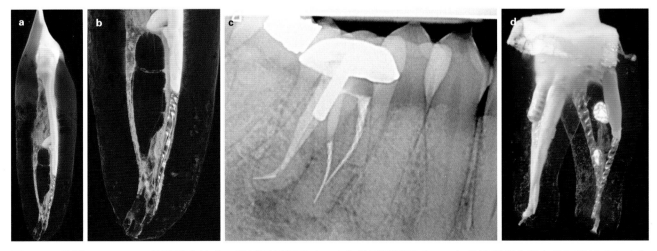

图5.11　采用Holm Reuver的透明化技术，显示下颌切牙（a，b）及下颌磨牙（c～g）充填根管中存在分离器械（d～h）（http://www.transparentmacher.de）。

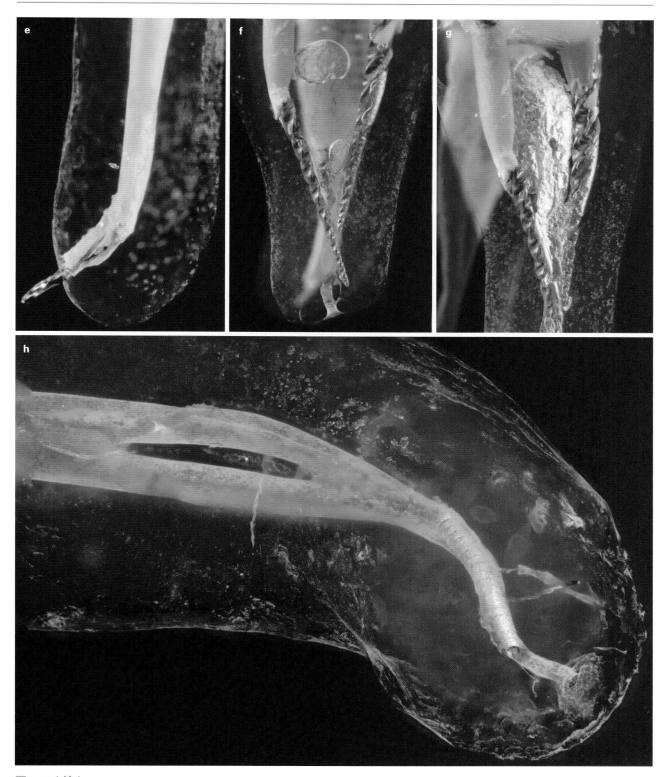

图5.11（续）

牙科实验室的Power Mixer）2分钟以去除残留在牙齿内部的空气。真空后，大气压将颜料悬浮液压入所有的髓腔结构中。通过额外压力来提高压力梯度，如可以将牙齿及其容器转移至用于丙烯酸聚合的压力罐中。

（5）将牙齿从彩色悬浮液中取出，用纸巾清洁表面，然后室温下将牙齿再次干燥1小时，使颜料与牙本质内表面结合。然后用湿纸巾和小刷子仔细的去除牙根表面残留的颜料。必须格外小心，不要将颜料从任何孔中清除掉。

（6）根据牙齿的厚度，将样本置于5%硝酸中2～4天，每6～12小时更换溶液，并不停地振荡样本溶液。

（7）流水清洗1小时。

（8）根据牙齿结构的厚度，在乙醇（50%，80%，96%）中脱水3～6小时，并不断摇动溶液。

（9）将牙齿转移至水杨酸甲酯中30～90分钟进行透明。

5.3.5.11　Barrington对Spalteholz透明法的改良：技术A（图5.12）

本方法仅适用于已处理过的牙齿，并大大减少暴露牙齿内部结构的时间。

（1）将拔除的牙齿浸泡在次氯酸钠溶液中2～4小时，去除牙周膜和血迹。

（2）将牙齿置于5%～7%盐酸中12小时（前磨牙/前牙）或24小时（磨牙）。

（3）不要冲洗样本。

（4）将样本置于纯乙醇溶液2～4小时。

（5）将牙齿浸入水杨酸甲酯中进行透明。

5.3.5.12　Barrington对Spalteholz透明法的改良：技术B（图5.13）

本方法（专利申请号#14/310,563）不使用造影剂，也不制备髓腔入路。是详述人类牙齿内部

解剖的最快方法，可在48～72小时获得结果。在某些情况下，最快可在18～24小时获得结果。

（1）不对新鲜拔除的牙齿进行清洁，使其在容器中干燥24小时。

（2）将样本置于5%～7%盐酸中12小时（前磨牙/前牙）或24小时（磨牙）。

（3）用剃刀刀片去除样本外部的干燥碎屑。

（4）在无酒精干燥剂（如空气、猫砂、硅砂、硅胶和硅藻）土中干燥样本2～4小时。

（5）将牙齿浸入水杨酸甲酯中进行透明。

5.3.5.13　Balandrano对Spalteholz透明法的改良

在本技术中，印度墨水、蛋糕颜料和细菌都可用来作为造影剂。折射率的差异可用来区分根管系统和其他牙齿结构。

（1）将样本置于3%盐酸中7～10天，每24小时至少摇动溶液5次。每24小时更换溶液。

（2）拍片评估脱矿情况。

（3）样本置于流水中1小时。

（4）使用乙醇（50%、60%、70%、80%、90%和96%）脱水，每个浓度24小时，每24小时摇动溶液至少5次。

（5）将样本放入含有硅砂的密闭容器中1小时完成脱水过程。

（6）将牙齿浸入水杨酸甲酯中进行透明。

5.3.6　照相技术

图像的输出质量直接反映了使用透明化技术研究根管解剖结构这一方法的可靠性，以及所获取结果的准确性。必须要指出的是，在研究中，最理想的图像分析程序应由专业技术人员完成，以保证图像的质量，来验证结果。因此，照相技术是最重要的。用于记录牙齿透明度的所有照相技术都必须使用某些形式的油浸或倾斜照明光学显微镜，这是组织学的标准程序。

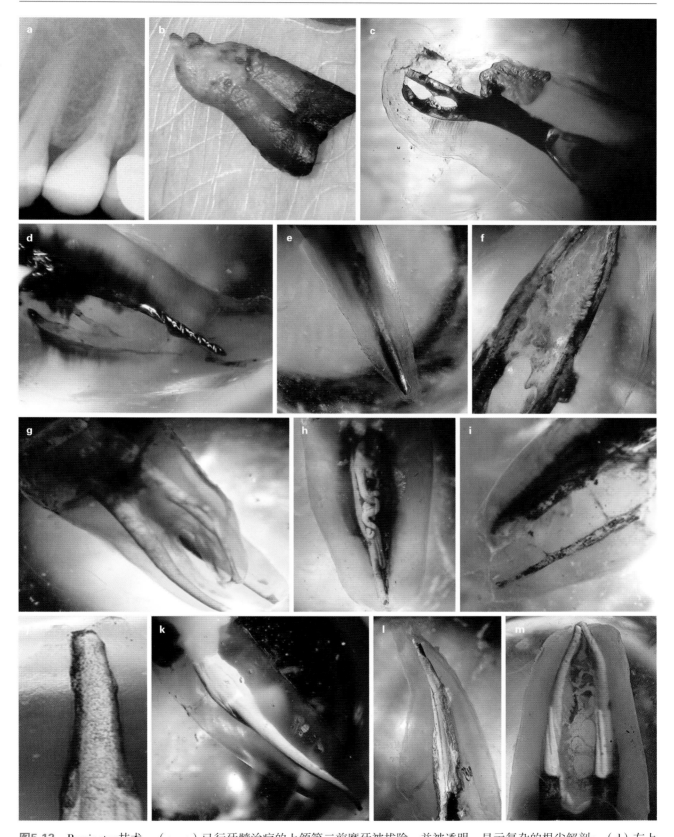

图5.12　Barrington技术。（a～c）已行牙髓治疗的上颌第二前磨牙被拔除，并被透明，显示复杂的根尖解剖；（d）左上颌第一磨牙中器械折断和MB2根管遗漏；（e）银尖技术充填根管；（f）银尖充填右下颌第一磨牙近中根；（g）已行根管充填上颌第二磨牙，遗漏MB2根管；（h）使用侧方加压技术充填下颌第一磨牙远中根；（i）长期感染的右上颌第一磨牙近颊根根尖吸收，遗漏MB2根管；（j）使用经典的Schilder充填技术充填右下颌第二前磨牙；（k）下颌第一前磨牙根管充填，复合树脂封闭开髓孔；（l）载体充填技术充填根管，图中显示牙胶从载体上剥离；（m）使用侧方加压技术充填右下颌第一磨牙近中根，主牙胶尖蘸取了桉树油。

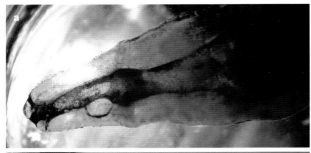

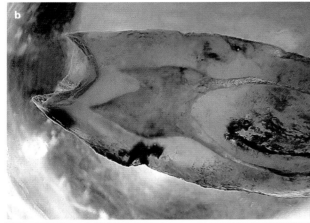

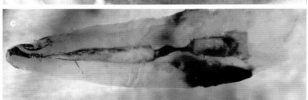

图5.13　使用Barrington透明技术显示2颗上颌第二前磨牙（a～b）和1颗上颌侧切牙的内部解剖（c）。注意，Barrington技术中没有用来注射染料和造影剂（b，c）入路开口。在侧切牙上，可以观察到由于龋坏引起刺激，造成的牙髓反应和根管狭窄。

结果的记录涉及3个基本原则：

（1）样本必须完全浸入油中，以最大限度地显示细节。

（2）必须使用外围照明。虽然少见，但有时甚至可以使样本完全背光。

（3）无论是标准的光学显微镜，还是牙科手术显微镜或宏观摄影，都必须对对象进行一定程度的放大。许多创造性的机制、技术、照明和滤镜都可以用科学到艺术的形式来描绘结果。

Barrigton博士将样本完全浸没在水杨酸甲酯

油中，使用牙科手术显微镜（放大倍数×2～26）与安装在分光镜上的数码相机作为周边照明。Balandrano博士发明了几种照相技术，可以在不使用造影剂的情况下区分牙骨质、牙本质和根管。每个技术都包含了不同的相机、背景、滤镜和各种颜色和位置的特殊灯光（图5.14a～f，图5.15和图5.16）。从业人员必须发展个人摄影技术，因为实验结果会因为相机、背景、滤镜、照明的亮度、布置和颜色而有不同。

数值孔径是影响物镜（包括照相机和显微镜）性能的关键因素，因为它决定了透镜提供的光焦度、焦深和亮度[49]。因此，建议在观察或拍摄透明牙图像时获得最佳的数值孔径。然而，由于牙齿组织的折射率不同，想要获得透明样本的清晰图片，确定透镜的理想孔径可能存在困难。但如果将牙齿浸没在与牙本质折射率（n=1.54）相近的物质中拍摄照片，则可以解决这个难题。这种方法可以优化数值孔径，因此有可能获得更清楚准确的图像。否则，由于无法准确地区分牙齿的内部结果，结果也会变得不可靠（图5.14g，h）。

文献中提及了一些物质（如二甲苯和环氧树脂），可以用来观察透明的牙齿磨片。但是，二甲苯的折射率是1.505[42]，与牙齿结构的折射率不同，无法准确地观察样本的细节。尽管因为品牌和化学成分不同，环氧树脂的折射率也有不同[50]，其在提高牙齿透明度方面还是非常有效的。另外，树脂聚合后，折射率可能发生改变[51]。因此，如果用环氧树脂来进行牙齿透明，建议确保它们在聚合时与牙本质有相近的折射率（图5.14e，f）。

5.3.7　使用透明牙进行根管预备

据报道，为了观察不同的机械预备技术或冲洗技术对根管系统解剖组成的影响，经过透明化过程变得透明的牙齿可以重新硬化。这个过程主要是用于教学目的[52]。用二甲苯对牙齿进行透明后的处理可以恢复脱钙过程导致的整体硬度的丢

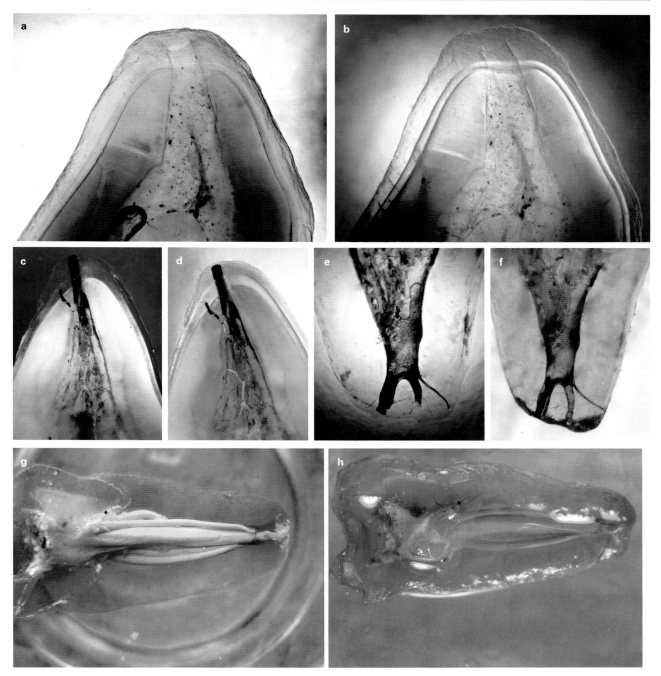

图5.14　使用Balandrano博士发明的不同的拍照技术拍摄的透明牙照片。（a，b）使用两种不同的技术拍摄的下颌磨牙近中根，清晰的显示牙骨质层、牙本质和根管；（c，d）不同的拍照技术使用不同颜色显示牙骨质层和牙本质；（e，f）下颌前磨牙浸没在水杨酸甲酯中，用丙烯酸树脂包埋，显示根尖区有4个根管分歧的粗根管；（g，h）同一牙齿磨片浸没（g）与不浸没（h）于油中进行拍照。

失，但无法完全恢复至原有的硬度[21]。因此，在直根管中进行机械预备和冲洗激活可有一些指导意义，而在弯曲或细小根管或分歧中则会出现误差和假象。即使同未处理的透明牙相比，用二甲苯处理透明后的牙齿可以获得一些硬度，但不可避免地会更容易出现过度预备和穿孔。由于这些误差可能在课堂情境中导致许多困惑和挫败感，因此必须很谨慎地使用这种教学方法。

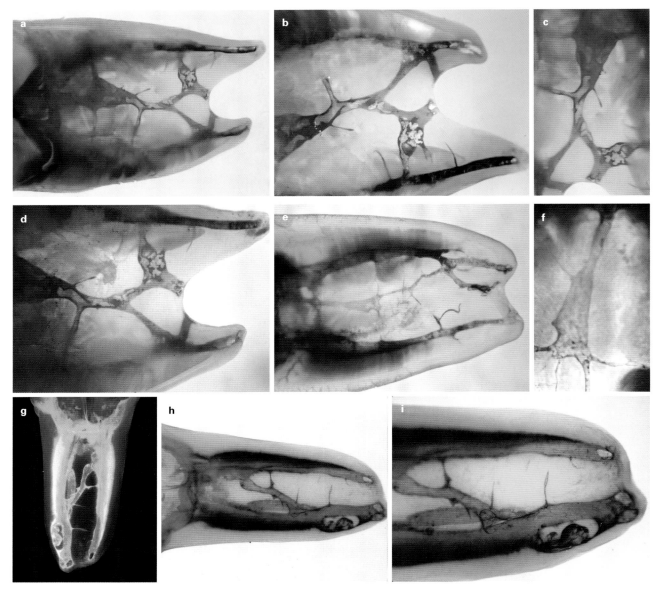

图5.15　透明的下颌磨牙近中根复杂的根管解剖。（a~d）在根中段，近中中根管分成两个根管，每个根管都和主根管相融合，但有独自的根尖孔；（e）其中一个主根管在根尖水平分成两个根管。同时可以观察到在主根管分叉处终止的近中中根管；（f）近中中根管常常在牙根的冠1/3和中1/3变宽；（g~i）一个近中中根管从一个主根管开始，终止于另一个主根管。在根中1/3处有一返行根管（Recurrent Canal），根尖1/3处见钙化。

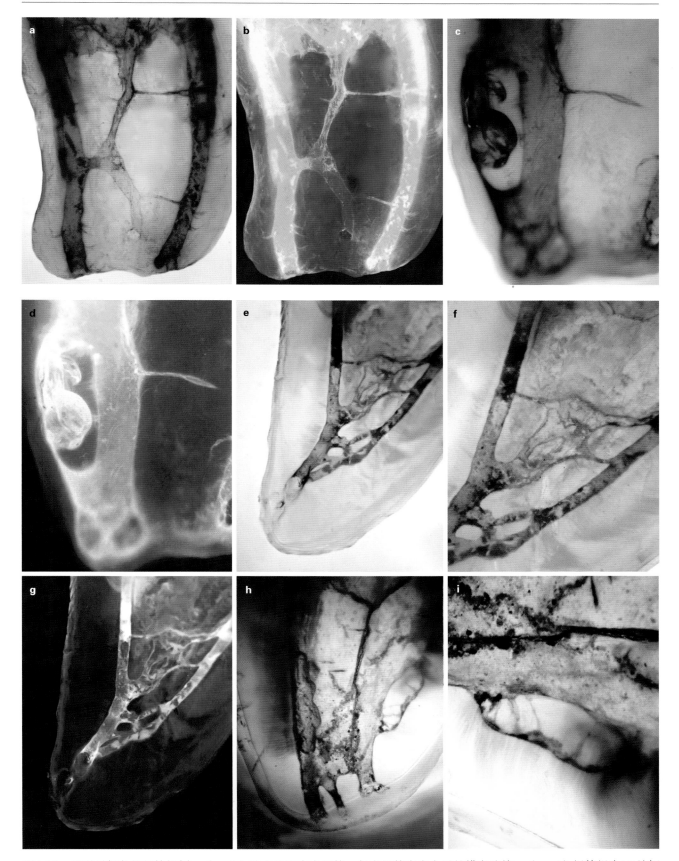

图5.16　透明牙复杂的根管解剖。（a，b）独立的近中中根管，与主根管中有大量的横向连接；（c，d）根管根尖1/3处钙化；（e~g）下颌磨牙近中根主根管间由大量横向根管连接；（h）一个粗根管在根尖1/3处分成三个根管，各自有独立的根尖孔；（i）显示的是图h中根管钙化的放大图片。

5.4 结论

牙齿透明技术是非常有价值的教学工具。其在分析根管预备、冲洗策略和充填方法上具有无与伦比的全面性和便利性[52]。此外，这项技术还可以对牙齿的内部结构进行三维观察，对研究和学习根管系统的解剖尤其有用。总的说来，这项技术不需要特殊的仪器设备，非常经济，只需要一定经验就相对容易开展。

本章的作者们对文中列举的诸多技术都进行过透彻的研究和实践。他们根据牙齿情况的不同，采用两种基本方法。如果牙齿是新鲜拔除的、牙髓组织还有活力的，推荐使用Barrington技术。如果牙齿保存了一段时间或者之前浸泡在次氯酸钠溶液、生理盐水或福尔马林等不同化学试剂中，则推荐使用Balandrano技术。

本章描述了牙齿透明化过程中的方法，并提供了最常用技术的细节。掌握这些技术需要不断的练习，不要在一开始就期待能得到最好的结果。结果有时是多种多样的，有时也会是令人沮丧的。牙齿大小、牙根形态、硬组织成分的不同以及同一颗牙齿厚度不同，都可能影响最终结果。透明过程开始前的不同的化学处理也可能影响结果。但只要拥有好学向上的心，很快就会得到相应的结果。这将为对临床治疗结果感兴趣的人们提供多年的教学和学习机会，从而提高牙髓治疗结果，最终提高患者的生活质量。

第6章　CBCT和Micro-CT在根管解剖学研究中的应用

CBCT and Micro-CT on the Study of Root Canal Anatomy

Jorge N. R. Martins, Marco A. Versiani

摘要

牙髓治疗成功的基本要求是明确所有类型的牙齿根管系统解剖形态及各种变异情况。在20世纪，人们运用了多种方法对根管系统的复杂形态进行了详细记载，如三维蜡模法、传统和数字化X线摄影、树脂注射法、宏观及微观评估、牙齿切片法、透明技术、借助放射阻射性造影剂的X线片法、扫描电子显微镜等。多年来，这些技术虽已应用成熟，但技术本身具有破坏性可能造成样本不可逆的变化及图像伪影的产生。三维计算机断层成像技术的发展使牙齿解剖形态的临床与实验室评估更加准确。在过去的几十年里，锥形束计算机断层扫描（CBCT）和高分辨率显微计算机断层扫描（Micro-CT）在牙科研究中越发重要，这两种技术不会破坏样本，且具有可重复性，可以对根管系统进行二维或三维的定量和定性精确评估，从而实现根管解剖系统的精准研究。本章重点介绍了CBCT和Micro-CT成像技术在牙根和根管解剖的体内及体外研究中取得的主要成果。

6.1　锥形束计算机断层扫描（CBCT）

6.1.1　定义

目前，影像技术是牙科主要的辅助诊断手段。最常用的影像学方法有传统或数字化曲面断层片、口腔内根尖片及咬翼片。虽然这些技术简单易行、操作方便、评估高效、辐射剂量低，全球范围内普遍费用较低，但也存在固有的局限性，如图像的几何失真、解剖结构的重叠以及对读片医生诊断的依赖性较强[1]。

临床上的三维（3D）检查，如计算机断层扫描（CT），可以避免二维成像的局限性。在早些时候，CT扫描是一种基于预定距离分隔多个二维层切面从而构成三维图像的成像技术。但这些层切面之间的空间是盲区，无法进行分析。多个二维层切面虽能构成三维图像，但需要多次扫描直到感兴趣区域完全成像，从而大大增加了患者的辐射暴露水平。此外，CT机器必须足够大，以容

J. N. R. Martins (✉)
Dental School of Lisbon,
University of Lisbon, Lisbon, Portugal
e-mail: jnr_martins@yahoo.com.br

M. A. Versiani, D.D.S., M.Sc., Ph.D.
Department of Restorative Dentistry, Dental School of Ribeirão Preto, University of São Paulo, Ribeirão Preto, SP, Brazil

© Springer International Publishing AG, part of Springer Nature 2019
M. A. Versiani et al. (eds.), *The Root Canal Anatomy in Permanent Dentition*,
https://doi.org/10.1007/978-3-319-73444-6_6

纳患者在多次扫描中躺下并在其内移动。虽然最新版本的CT设备减少了其中一些问题的影响，仍无法胜任牙科领域的应用需求。

　　牙科领域对三维成像技术的广泛应用始于20世纪90年代CBCT的发展。这项技术使用非常方便，并迅速在世界范围广泛应用。与最早的CT系统最大区别在于，从多次扫描转变为以锥形X射线束进行一次180°～360°扫描，从而可以捕获三维图像，同时减少层切面间的盲区。另一方面的改进是具有可调整旋转的中心，仅扫描特定的感兴趣区域，范围较小且局限，而不是像传统CT成像中那样只能获取患者身体的大面积层切面。单次扫描和局部体积图像的捕捉是显著降低辐射暴露的两个主要因素。CBCT成像技术也使得小型机器的开发成为可能。自此，扫描过程无须再使患者的身体在设备中移动，患者可采取站立或坐着的姿势，头部由支架固定，让CBCT传感器围绕其旋转较短时间即可完成成像。扫描的感兴趣区域被捕获在圆柱或球形体积中，该体积数据经过数字重建形成断面图像，可在不同滤镜和图像设置下观察，以便在任意计算机上更好地读取。与以往基于多个二维切面的CT扫描相比，这种三维体积数据的分辨率和图像质量有了显著提高。与曲面断层片或口腔内X线片相比，诊断准确率也更高。Bender[2]认为，曲面断层片或口腔内X线片需要至少7.1%的皮质骨丧失才能产生放射学上可见的透射区。

　　总之，CBCT技术是一种更迅速、小巧、紧凑、安全的CT成像技术，能捕获特定感兴趣区域的三维图像。由于CBCT成像的辐射剂量、伪影和噪声等原因，常规或数字化曲面断层片和口腔内X线片仍然是影像诊断的主要选择。当需要更先进和详细的检查时，则选择CBCT技术。

6.1.2　CBCT图像采集

　　不同的CBCT设备虽然存在一些技术差异，但基本概念是一致的。通常情况下，X射线发出后，光束呈锥形，CBCT成像技术因此得名，然后电磁波穿过要成像的感兴趣区域被投射至探测器板上。即X射线光子离开光源，穿透过患者，射向对侧的探测器板，形成电信号，从而进行患者躯体的三维重建。X射线源和探测器板相互连接，在扫描过程中都以180°～360°的旋转弧线围绕患者同时旋转，以产生多个二维投影图像。增加投影的次数可以提高图像的分辨率，但曝光时间增加和频率的提高则会增大辐射剂量[3]。

　　所有二维投影所建立的三维体积被称为视野（FOV），其形状可以是圆柱体或球体。

　　通过调整视野的大小可以只捕捉感兴趣的区域。它可以是一个$5cm^3$或更小的、有限的视野，只涉及2～3颗牙齿，也可以是一个能包含颌面部$10～15cm^3$的大视野[3]。这些视野的体积是由一些被称为体素的更小体积的粒子进行数字化重建后组成的。在二维图像中，最小的图像粒子为像素，表示特定的高度和宽度。像素越小，每平方厘米的像素数越多，图像分辨率也越高。在三维体积中，最小像素也有特定的深度，使其具有三维形状，并被命名为体素。三维的体素相当于二维像素。CBCT体素是各向同性的粒子，这意味着它们呈现相同的长度、宽度和深度，可以提供准确的形状用于三维体积的测量[4]。根据获取组织的密度，每个粒子也有一个指定的灰度值。视野内小体素的灰度集合构成组织间不同灰阶的转换（色彩转换），形成更清晰和精确的三维图像[5]。如今，CBCT机的体素为76~400μm[3]。体素越小，分辨率越高，但需要的辐射剂量越大。一些设备允许更改体素大小，而在其他设备中，体素大小是预先设定的。有些CBCT机器采用最小体素同时将视野设定为最小，来平衡辐射剂量，这是因为较小的视野需要的有效辐射剂量也较低[6]。CBCT设备的其他重要参数有毫安（mA）和千伏（kV）。提高毫安设置可降低噪音、提高图像质量；但由于释放了更多的电子，患者被辐射的剂量也会增加[7]。mA值的降低通常与kV参数的增加相平衡，kV参数增加会向释放的电子传递更多的能量，提高它们的组织穿透能力，探测器板上保持相似的接收，从而降低辐射剂量。

CBCT未能作为常规影像学检查的主要顾虑在于患者所接受的有效辐射剂量。有效剂量是以西弗（Sv）为单位测量的，不同身体组织的辐射敏感性不同。鉴于预估的组织权重因子，采用矩形准直器的F速传感器胶片拍摄的全口X线片可能达到34.9μSv，采用矩形准直器的4张F速传感器胶片拍摄的后牙咬翼片能达到5.0μSv，使用Orthophos XG（Sirona Group, Bensheim, Germany）或ProMax（Planmeca, Helsinki, Finland）设备拍摄的全口X线片可能分别达到14.2μSv和24.3μSv[8]，所有这些值可能会因设置、传感器和使用的设备而异。以i-Cat Classic（Imaging Sciences International, Hatfield, USA）的CBCT成像为例，在高分辨率下使用6cm³视野对上颌骨和下颌骨分别可达到93.3μSv和118.5μSv，在标准分辨率下使用22cm³ FOV的CBCT成像可达到206.2μSv。因此，选择成像技术必须考虑到辐射量，用尽可能低的辐射量提供所需的信息，避免重复检查。

6.1.3　CBCT伪影

虽然计算机断层扫描的输出本质上是可视化的，有助于直接读片，但一些细小因素仍会导致数据定量分析方面的问题。扫描伪影可能使兴趣区的细节模糊或导致单一材料的CT值在图像的不同部分发生变化。除了辐射，CBCT成像技术的另一个显著缺点是伪影的存在。Schulze等[9]将伪影定义为重建数据中不存在于被观察对象中的可视结构。这些"幻影"图像的产生有设备因素或物体/患者相关因素[10]。

双轮廓图案和清晰度不足是最常见的患者相关伪影，即所谓的运动伪影[9-10]（图6.1a）。在扫描过程中，由于呼吸、心跳、无意移动，甚至忽

视指示，患者很难保持不动，特别是检查可能需要持续5～40秒[10]。由于大约20%的患者在扫描过程中存在移动[11-12]，使用各种措施减少运动伪影是非常重要的，如缩短扫描时间、改善头部稳定性以及使用软件的伪影校正[10]。其他常见的与患者相关的伪影是射束硬化、指数边缘梯度效应和金属伪影。射束硬化的特征是在非常致密和X线阻射性的结构，如牙科修复体或根管填充物，附近出现暗带（图6.1b，c）。这是因为相邻结构之间的密度不同以及致密物体吸收X射线束光子能力的不同，在探测器上接收的能量不同[9,13]。指数边缘梯度效应通常会导致与相邻结构的对比度很高的尖锐边缘有相切的暗纹[9]（图6.1d），金属伪影是几种其他伪影的混合，如射束硬化或指数边缘梯度效应的混合，其特征是白色和深色条纹或条带，导致图像模糊及缺乏清晰度（图6.1e）。

环形伪影、混叠伪影、噪声、体积失真和设备运动是不同类型的设备相关伪影[9-10,14]。环状伪影主要在轴位层面上可见，是与旋转轴同心的环状结构（图6.1f，g）。环形伪影的产生是由于校准不良或探测器板的问题[9,13]。若存在这些情况，可能需要设备重新校准或维修。混叠伪影呈条形，也称为莫尔图案，向外围发散，主要在检查区外围（图6.1h）更为常见，一般不会影响信息中心区域，其中一个成因可能是由于CBCT X射线束的发散性和锥形性[9]。噪声呈斑驳的灰色雾状，使图像对比度和清晰度降低[15]（图6.1i），与光子探测过程和探测器板的效率[15]有关。体积失真指的是三维体积中呈现的对象体积和形状与实体相比不精确。这可能与射束硬化[16]或较大的体素灰阶分配[15]有关，会使图像放大不准确，通过减小体素大小[15]、缩小扫描视野或降低电流都能使这种失真最小化[16]。

CBCT成像技术产生的伪影会降低某些临床疾病的诊断准确率，如检测根充牙中分离的器械[17]。Brito等[17]研究结果显示，在未充填的根管中，根尖片和CBCT的准确率一样高，但在充填的

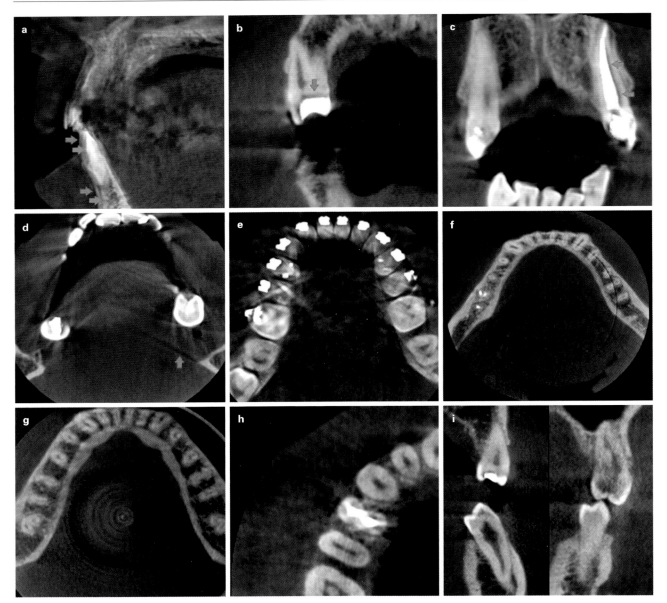

图6.1　不同类型的CBCT伪影。（a）运动伪影；（b，c）射束硬化；（d）指数边缘梯度效应；（e）金属伪影；（f，g）环形伪影；（h）混叠伪影；（i）噪声。

根管中，CBCT检测分离器械的准确率明显低于根尖片。作者认为可能是高密度填充材料产生的图像伪影的原因。因此，采用CBCT作为辅助诊断时，应考虑兴趣区域相邻结构会产生潜在伪影的可能。

6.1.4　CBCT在评估牙根及根管解剖方面的应用

　　有研究比较了CBCT成像技术与其他实验室方法，如组织切片、透明法，以及最近被认为无创和高分辨率金标准的显微计算机断层扫描（Micro-CT）技术在牙根与根管解剖形态评估方面的差异。同CBCT一样，Micro-CT使用X射线来获得三维对象的横截面，但Micro-CT相比于CBCT进行了几种优化，包括使用高能X射线、延长曝光时间、减小X射线焦点以及更精细和更密集的探测器，从而可以有效地穿透致密材料中的X射线，提高输出分辨率，用于观察牙齿内部解剖的精细细节。另外，由于Micro-CT扫描过程既耗时又昂贵[18]，通常用于有限数量的离体牙的研究。某些解剖学特征的原因可能增加拔牙的难度及拔出牙齿的完整性，如多根牙或伴有牙根弯曲；另一些可能导致牙齿经常被拔除的因素为上颌侧切牙的腭侧沟[19]。体外解剖学研究的样本可能会受上述因素影响，而使用CBCT的体内研究中，这些因素会被最小化。

决定牙根与根管解剖形态的研究方法是否可靠的一个重要参数是体素的尺寸。体素越小，结果越可靠。虽然与Micro-CT系统相比，CBCT设备由于体素较大导致分辨率相对稍低，但对特定牙根或牙齿中的根管数量及特定根管解剖仍是可靠的检测方法[20-22]。Sousa等[23]对下颌前磨牙的根管形态进行评估，结果表明，与Micro-CT相比，CBCT诊断下颌前磨牙形态类型的准确性和敏感性分别为0.89和0.79。Zhang等[24]也进行了类似的研究，指出CBCT和Micro-CT之间的一致性kappa值为0.886。Maret等[25]体外比较了不同体素大小（76μm、200μm和300μm）的CBCT图像与Micro-CT（41μm）的图像，研究发现，只有在300μm时CBCT与Micro-CT几何重建的硬组织形态具有显著性差异。Scarfe等[3]发现，在体素大小为120μm时，CBCT对上颌第一磨牙MB2根管的探测准确率为93%，当分辨率为400μm时，正确率降至60%。CBCT方法也被用来检测牙齿的某些解剖学特征，如根管侧支[26]和峡部[27]。虽然这种方法识别峡部是可靠的[27]，但是对于根管侧支并非如此。Sousa等[26]发现，对于未经治疗的侧支根管，CBCT检测的准确率较低，对于已充填的牙根，CBCT对侧支根管的显示也不准确。综上研究表明，尽管CBCT能准确显示牙根数目，甚至主根管系统形态等主要结构，但与Micro-CT相比，图像细节呈现较差，在更复杂的根管结构中，其准确性有待提高。

另外，使用CBCT最重要的优势是可以对大量人群进行体内解剖学研究，侧重于种族、年龄、性别和部位（左侧或右侧）等几个变量与根管解剖的关系。与Micro-CT技术相比，CBCT成本更低，且在私人诊所或大学教学医院中均可进行。这些流行病学数据通常不会在实验室研究中报告，因为上述变量（种族、年龄、性别和部位）在实验室研究中是未知的，或不可能通过小样本量的研究获取及比较的，因此，CBCT在运用连续方法进行某一特定群体中患者全牙列分析的观察性研究中较为可靠，特别是可以运用大视野来评估某些具有特殊解剖特征的个体在人群中所占比例。这些研究能更可靠地反映特殊解剖结构的发生率，由于CBCT检查不是为了研究本身，作为研究样本的牙齿是否需要拔除或者是否容易拔除也不会影响研究结果。

综上所述，CBCT成像技术用于解剖学研究既有优点，也有缺点和局限性。虽然Micro-CT、透明法、组织切片技术研究某一特定人群牙齿的某些特殊解剖形态时已经足够，但是CBCT可用于评估大规模群体的一般解剖学特征。因此，需要针对特定类型的研究设计选择不同的检查方式。例如对上颌第一磨牙近颊第二根管（MB2根管）的研究，若需要研究其特定形态（如横截面形状、锥度、直径、曲率和髓室底位置等），最好使用实验室方法；然而，如果研究的目的是评估性别和年龄对特定人群MB2根管的发生率的影响（流行病学研究），CBCT成像技术将更合适（表6.1）。

6.1.5 文献综述

6.1.5.1 前牙

尽管上颌前牙在牙根长度、根尖弯曲度、侧支根管、根管截面形态和直径等方面存在差异，CBCT的流行病学研究显示上颌切牙多为单根，双根形态非常少见。在大多数研究中，前牙的根管形态为Vertucci Ⅰ型（图6.2a～1），一些研究者[45-47]甚至报道这一类型的根管占研究样本的100%（表6.2和表6.3）。

一些较为少见的解剖结构也有报道，主要集

表6.1　不同年龄及性别的上颌第一磨牙和第二磨牙的MB2根管发生率的CBCT体内研究报告

作者	国家	CBCT设备	体素大小	受试者数量	牙齿数量	<20岁(%)	20~30岁(%)	30~40岁(%)	40~50岁(%)	50~60岁(%)	>60岁(%)	男(%)	女(%)
上颌第一磨牙													
Aktan[28]	土耳其	Planmeca	n/a	296	468				n/a			50.2	49.8
Altunsoy[29]	土耳其	i-Cat	300μm	827	1158				n/a			60.2	63.7
Betancourt[30]	智利	Pax Zenith	120μm	n/a	550				n/a			55.2[b]	44.8
Falcão[31]	巴西	n/a	n/a	80	80	76.9		53.9		51.9		68.3	43.6
Ghobashy[32]	埃及	Cranex	133μm	657	605	12.0[c]	17.3[c]	18.4[c]	19.7[c]	17.7[c]	14.9[c]	47.5[d]	52.5[d]
Guo[33]a	美国	Galileos	300μm/150μm	317	634	67.6	72.4	60.0	74.6	60.8	80.0	69.4	67.0
Jing[34]a	中国	NewTom	125μm	n/a	630	26.9	37.3	30.1	36.2	22.1		66.9[b]	29.9
Kim[35]	韩国	Dinmova	167μm	415	814	58.4	65.6	68.1	51.8	69.4		68.4[b]	59.1
Lee[36]a	韩国	Volux	167μm	276	458	81.5	72.5	85.5	70.7	59.2	50.0	73.3	69.6
Martins[37]	葡萄牙	Planmeca	200μm	670	567				n/a			75.1	69.0
Naseri[38]	伊朗	NewTom	200μm	149	149				n/a			86.0	87.0
Ratanajirasut[39]	泰国	Accuitomo	250μm	266	476	69.6	69.1	61.5	67.7	56.3	62.7	70.9[b]	58.7
Reis[40]c,e	巴西	i-Cat	200μm	100	158	n/a	90.7	92.1	82.6	81.9		50.9[d]	49.1[d]
Zhang[41]a	中国	NewTom	150μm	548	1008	88.2[f]	82.9[f]	92.6[f]	76.9[f]	91.4[f]		89.0[b]	82.4
Zheng[42]a	中国	Accuitomo	125μm	701	627	50.2	68.3	51.2	42.2	44.0	40.0	54.3	50.0
上颌第二磨牙													
Altunsoy[29]	土耳其	i-Cat	300μm	827	1329				n/a			39.4	34.8
Betancourt[43]	智利	Pax Zenith	120μm	n/a	225				n/a			63.0[b,d]	37.0[d]
Betancourt[30]	智利	Pax Zenith	120μm	n/a	550				n/a			59.3[b,d]	40.7[d]
Ghobashy[32]	埃及	Cranex	133μm	657	610	9.0[c]	17.1[c]	19.0[c]	20.3[c]	19.7[c]	14.9[c]	46.1[d]	53.9[d]
Jing[34]	中国	NewTom	125μm	n/a	519	6.3	17.1	15.2	11.1	12.36		16.2	10.6
Kim[35]	韩国	Dinmova	167μm	415	821	31.7	30.8	38.8	29.9	41.4		36.7	32.0

续表

作者	国家	CBCT设备	体素大小	受试者数量	牙齿数量	<20岁(%)	20~30岁(%)	30~40岁(%)	40~50岁(%)	50~60岁(%)	>60岁(%)	男(%)	女(%)
Lee[36]a	韩国	Volux	167μm	276	467	71.2	48.0	46.9	28.4	24.6	22.2	48.7b	30.8
Martins[37]	葡萄牙	Planmeca	200μm	670	802	n/a						40.1	46.0
Ratanajirasut[39]	泰国	Accuitomo	250μm	266	457	20.0	27.0	31.2	32.8	34.6	23.5	31.3	28.0
Reis[40]c,e	巴西	i-Cat	200μm	100	158	n/a	90.7	92.1	82.6	81.9		50.9d	49.1d
Wu[44]	中国	NewTom	160μm	1294	2412	n/a	30.8	36.2	31.0	18.3		33.7b	26.1

n/a：无

a研究报告年龄组分布存在统计学差异

b明显高于另一性别，且存在统计学差异（根据作者报道）

c年龄组间MB2根管率：（16~25）（26~35）（36~45）（46~55）（56~65）（66~75）

d男性组和女性组MB2根管率

e上颌第一磨牙和上颌第二磨牙研究的结果合并

f年龄组（16~25）（26~35）（36~45）（46~55）（>55）

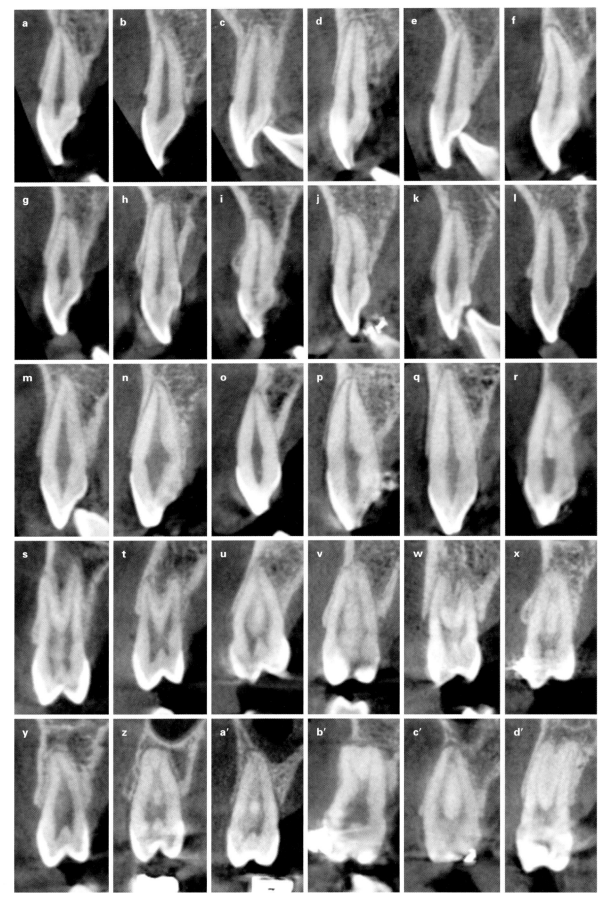

图6.2   上颌牙不同根管系统形态的典型CBCT图像。（a~f）中切牙；（g~l）侧切牙；（m~r）尖牙；（s~x）第一前磨牙；（y~d'）第二前磨牙。

表6.2 上颌中切牙牙根及根管形态的CBCT研究

作者	国家	方法	CBCT设备	体素大小	受试者数量	牙齿数量	牙根数量（%）					Vertucci分类（%）									根管数量（%）（rc）[a]
							1	2	3	4	>4	I	II	III	IV	V	VI	VII	VIII	其他	
Altunsoy[59]	土耳其	体内	i-Cat	300μm	827	1543	n/a	n/a	n/a	n/a	n/a	99.6	—	0.2	01	0.1	—	—	—	—	—
Beshkenadze[45]	格鲁吉亚	体内	Gendex	n/a	228	218	100	—	—	—	—	100	—	—	—	—	—	—	—	—	—
Estrela[46]	巴西	体内	PreXion3D	100μm	618	100	100	—	—	—	—	100	—	—	—	—	—	—	—	—	—
Jain[60]	印度	体外	Galileos	300μm	n/a	100	100	—	—	—	—	100	—	—	—	—	—	—	—	—	—
Martins[47]	葡萄牙	体内	Planmeca	200μm	646	872	100	—	—	—	—	100	—	—	—	—	—	—	—	—	—
Monsarrat[61]	法国	体内	Carestream	200μm	102	192	99.0	1.0	—	—	—	99.0	n/a	n/a	n/a	n/a	n/a	n/a	n/a	n/a	2rc, 1.0
Silva[49]	巴西	体内	i-Cat	200μm	432	200	n/a	n/a	n/a	n/a	n/a	98.0	1.0	—	—	1.0	—	—	—	n/a	—

n/a：无；rc：根管

a 如果未提供Vertucci分类

表6.3 上颌侧切牙牙根及根管形态的CBCT研究

作者	国家	方法	CBCT设备	体素大小	受试者数量	牙齿数量	牙根数量（%）					Vertucci分类(%)									根管数量（%）（rc）[a]
							1	2	3	4	>4	I	II	III	IV	V	VI	VII	VIII	其他	
Altunsoy[59]	土耳其	体内	i-Cat	300μm	827	1504	n/a	n/a	n/a	n/a	n/a	97.5	1.0	0.3	0.3	0.9	—	—	—	—	—
Beshkenadze[45]	格鲁吉亚	体内	Gendex	n/a	228	171	100	—	—	—	—	100	—	—	—	—	—	—	—	—	—
Estrela[46]	土耳其	体内	PreXion3D	100μm	618	100	100	—	—	—	—	100	—	—	—	—	—	—	—	—	—
Jain[60]	印度	体外	Galileos	300μm	n/a	85	100	—	—	—	—	98.0	2.0	—	—	—	—	—	—	—	—
Martins[47]	葡萄牙	体内	Planmeca	200μm	646	902	100	—	—	—	—	100	—	—	—	—	—	—	—	—	—
Monsarrat[61]	法国	体内	Carestream	200μm	102	191	99.0	1.0	—	—	—	99.0	n/a	n/a	n/a	n/a	n/a	n/a	n/a	n/a	2rc, 1.0
Silva[49]	巴西	体内	i-Cat	200μm	432	200	n/a	n/a	n/a	n/a	n/a	96.0	3.5	0.5	—	—	—	—	—	n/a	—

n/a：没有；rc根管
[a]如果未提供Vertucci分类

中在上颌侧切牙，因为侧切牙中牙内陷的发生率较高[48]。上颌尖牙在几乎100%的病例中也表现为单根牙，与地理区域无关。其中Vertucci Ⅰ型结构的发生率为97.0%[46]~100%[49]（图6.2m~r）。只有一项来自印度的研究显示了Vertucci Ⅰ型结构在上颌尖牙中存在少见的、较低的发生率（81.6%）[50]（表6.4）。

　　下颌切牙通常是单根牙，但无论同一人群中还是在不同人群中进行比较，这一组牙齿的根管形态都是不可预测的。Vertucci Ⅰ型为最常见的类型，主要见于中国的研究[51-55]。然而，关于下颌中切牙和侧切牙第二根管的存在，中国报道为3.8%~11.6%[55]，土耳其的报道为48.1%~47.1%[56]（表6.5和表6.6）（图6.3a~l）。当存在第二根管时，Vertucci Ⅲ型是下颌中切牙和侧切牙中最常见的。下颌尖牙通常表现为单根管（表6.7），但第二根管的存在不容忽视（图6.3m~r），某些研究中，它的发生率为10.3%[57]~31.8%[45]，而在中国人[54]和伊朗人[58]的亚群中，二根类型的发生率为0.7%~11.7%（图6.3q，r）。

6.1.5.2　前磨牙

　　除下颌磨牙组外，上颌第一前磨牙是更容易出现双根形态的牙齿，这种临床情况因地理区域而异，在中国[68]和法国[61]人中可能为33.3%[68]~80.0%（表6.8）。另外，上颌第二前磨牙的双根型并不常见，葡萄牙为5.6%[47]，格鲁吉亚为37.8%[45]（表6.9）。此外，据报道，上颌第一和第二前磨牙的三根型分别高达6.0%[46]和2.0%[61]。这些多根类型对牙齿的根管系统的形态有很大的影响。除了土耳其的一项研究[69]中，62.6%的上颌第一前磨牙存在单根管系统外，其他所有研究都报告Vertucci Ⅳ型是最常见的根管形态（>50%），而Ⅰ型牙的平均占比低于26%（图6.2s~x）（表6.8）。在上颌第二前磨牙中，单根管系统从德国的14.3%[16]至土耳其的77.6%[69]不等，Ⅱ型、Ⅳ型和Ⅴ型是最常见，与评估的地理

区域相关（表6.9）（图6.2y~d'）。

　　下颌前磨牙的牙根数目比上颌前磨牙更具有可预见性。下颌第一前磨牙单根型的发生率在中国台湾约为82.0%[70]，在韩国[71]约为99.9%（表6.10）；而在第二前磨牙中，除格鲁吉亚的一项研究（88.6%）[45]（表6.11）外，发生率超过95%。三根结构在下颌第一和第二前磨牙中均很少见。单根管系统（Vertucci Ⅰ型）的高发生率与下颌前磨牙具有系统相关性，下颌第一前磨牙的Vertucci Ⅰ型根管发生率从格鲁吉亚的62.4%[45]到土耳其的94.2%[69]，第二前磨牙的Vertucci Ⅰ型根管发生率从格鲁吉亚的56.6%[45]到印度的99.7%[72]（表6.10和表6.11）（图6.3y~d'）。只有一项来自德国的研究与一般的研究结果不同，它报告了下颌第一前磨牙和第二前磨牙单根管系统的发生率较低（分别为21.9%和39%）[16]。据报道，Vertucci Ⅴ型是双根下颌前磨牙中最常见的根管形态，其中C形根管的发生率较高[73]。

6.1.5.3　上颌磨牙

　　上颌第一磨牙和第二磨牙通常被描述为有3个或4个根管的三根牙，但它们的解剖形态特征截然不同。

　　CBCT研究报道超过95%的上颌第一磨牙为三根型，远中颊根和腭根之间的融合也可能构成两根型[87]。在第二磨牙中，外部牙根的形态是比较多变的。第二磨牙三根型的发生率占57.8%（中国）[44]至94.6%（巴西）[40]，而双根型和单根型可能分别达到该牙组的29.0%[46]和17.7%[44]。在上颌磨牙中，四根结构是不常见的。必须指出的是，上颌磨牙根融合的发生可能会对根管系统形态产生显著的影响，导致非典型根管形态的出现，如C形根管[88-89]、峡部，以及不同牙根之间的主根管融合。Martins等[87]报道，15.7%的上颌第二磨牙表现为融合根，且根管形态异常。因此，上颌第一磨牙和第二磨牙牙根融合发生率的差异会反映在它们内部解剖的复杂性上[35,87,90-91]，从而导致一些

表6.4　上颌尖牙牙根及根管形态的CBCT研究

作者	国家	方法	CBCT设备	体素大小	受试者数量	牙齿数量	牙根数量（%）					Vertucci分类（%）									根管数量（%）(rc)ᵃ
							1	2	3	4	>4	Ⅰ	Ⅱ	Ⅲ	Ⅳ	Ⅴ	Ⅵ	Ⅶ	Ⅷ	其他	
Altunsoy[59]	土耳其	体内	i-Cat	300μm	827	1523	n/a	n/a	n/a	n/a	n/a	97.7	0.4	0.5	0.3	1.1	—	—	—	—	—
Amardeep[50]	印度	体外	Galileos	300μm	n/a	250	100	—	—	—	—	81.6	2.8	11.6	0.8	2.0	—	—	—	1.2	—
Beshkenadze[45]	格鲁吉亚	体内	Gendex	n/a	228	163	100	—	—	—	—	100	—	—	—	—	—	—	—	—	—
Estrela[46]	巴西	体内	PreXion3D	100μm	618	100	100	—	—	n/a	—	97.0	n/a	n/a	n/a	n/a	n/a	n/a	n/a	n/a	2rc, 3.0
Jain[60]	印度	体外	Galileos	300μm	n/a	100	100	—	—	—	—	96.0	3.0	1.0	—	—	—	—	—	—	—
Martins[47]	葡萄牙	体内	Planmeca	200μm	646	962	100	—	—	—	—	98.6	1.1	0.2	0.1	—	—	—	—	—	—
Monsarrat[61]	法国	体内	Carestream	200μm	102	188	98.9	1.1	—	—	—	98.9	—	—	—	—	—	—	—	—	—
Silva[49]	巴西	体内	i-Cat	200μm	432	200	n/a	n/a	n/a	n/a	n/a	100	—	—	—	—	—	—	—	—	2rc, 1.1
Torres[62]	巴西	体外	i-Cat	n/a	n/a	50	100	—	—	—	—	100	—	—	—	—	—	—	—	—	—

n/a：无；rc：根管

ᵃ如果未提供Vertucci分类

表6.5　下颌中切牙牙根及根管形态的CBCT研究

作者	国家	方法	CBCT设备	体素大小	受试者数量	牙齿数量	牙根数量(%)					Vertucci分类(%)									根管数量(%)(rc)[a]
							1	2	3	4	>4	I	II	III	IV	V	VI	VII	VIII	其他	
Altunsoy[59]	土耳其	体内	i-Cat	300μm	827	1582	n/a	n/a	n/a	n/a	n/a	84.5	0.4	0.8	4.2	10.1	—	—	—	—	—
Aminsobhani[63]	伊朗	体内	Planmeca	n/a	400	632	100	—	—	—	—	72.7	11.3	4.7	7.7	3.6	—	—	—	—	—
Arslan[56]	土耳其	体内	NewTom	150μm	101	185	100	—	—	—	—	51.9	4.3	41.6	—	0.6	—	—	—	1.6	—
Beshkenadze[45]b	格鲁吉亚	体内	Gendex	n/a	228	207	100	—	—	—	—	55.1	n/a	n/a	n/a	n/a	n/a	n/a	n/a	n/a	2rc, 45.9
Estrela[46]	巴西	体内	PreXion3D	100μm	618	100	100	—	—	—	—	65.0	n/a	n/a	n/a	n/a	n/a	—	—	n/a	2rc, 35.0
Han[51]	中国	体内	Galileos	125μm	648	1286	100	—	—	—	—	84.3	3.4	6.5	1.2	3.9	—	0.3	—	0.4	—
Kamtane[64]	伊朗	体内	NewTom	n/a	n/a	52	100	—	—	—	—	n/a	n/a	n/a	n/a	n/a	n/a	n/a	n/a	n/a	—
Kayaoglu[65]	土耳其	体内	Planmeca	160μm	2828	1983	100	—	—	—	—	85.1	2.4	6.2	1.7	0.6	—	—	—	—	2rc, 14.9
Lin[52]	中国	体内	NewTom	200μm	353	706	100	—	—	—	—	89.1	—	6.2	1.7	0.6	—	—	—	—	—
Liu[53]	中国	体内	i-Cat	n/a	398	768	n/a	n/a	n/a	n/a	n/a	91.1	2.0	5.3	1.3	0.3	—	—	—	—	—
Martins[47]	葡萄牙	体内	Planmeca	200μm	646	1160	100	—	—	—	—	72.3	2.5	24.2	0.1	0.3	—	0.5	—	0.1	—
Monsarrat[61]	法国	体内	Carestream	200μm	102	192	99.0	1.0	—	—	—	87.0	n/a	n/a	n/a	n/a	n/a	n/a	n/a	n/a	2rc, 13.0
Shemesh[66]	以色列	体内	Alioth	155μm	1026	1472	n/a	n/a	n/a	n/a	n/a	59.5	4.0	33.8	0.8	0.6	—	—	—	1.3	—
Silva[49]	巴西	体内	i-Cat	200μm	432	200	n/a	n/a	n/a	n/a	n/a	64.5	—	18.0	—	14.5	0.5	2.5	—	—	—
Verma[67]	印度	体内	Galileos	n/a	200	400	100	—	—	—	—	68.3	11.0	15.3	1.7	3.7	—	—	—	—	—
Zhao[54]	中国	体内	NewTom	150μm	866	1566	100	—	—	—	—	93.3	—	5.7	—	1.0	—	—	—	—	—
Zhengyan[55]	中国	体内	i-Cat	125μm	1725	3375	100	—	—	—	—	96.2	0.1	2.7	0.1	0.8	—	—	—	0.1	—

n/a: 无; rc: 根管

[a] 如果未提供Vertucci分类

[b] 数据来自原始文章，尽管百分比总和不是100%

表6.6 下颌侧切牙牙根及根管形态的CBCT研究

作者	国家	方法	CBCT 设备	体素 大小	受试者 数量	牙齿 数量	牙根数量（%）					Vertucci分类（%）								根管数量 (%)（rc）[a]
							1	2	3	4	>4	I	II	III	IV	V	VI	VII	VIII	其他	
Altunsoy[59]	土耳其	体内	i-Cat	300μm	827	1603	n/a	n/a	n/a	n/a	n/a	80.2	1.3	1.0	5.4	12.1	—	—	—	—	—
Aminsobhani[63]	伊朗	体内	Planmeca	n/a	400	614	100	—	—	—	—	70.6	7.1	3.7	15.4	3.2	—	—	—	—	—
Arslan[56]	土耳其	体内	NewTom	150μm	101	189	100	—	—	—	—	52.9	2.7	42.3	—	1.6	—	—	—	0.5	—
Beshkenadze[45]	格鲁吉亚	体内	Gendex	n/a	228	219	100	—	—	—	—	52.9	n/a	n/a	n/a	n/a	n/a	n/a	n/a	n/a	2rc, 47.1
Estrela[46]	巴西	体内	PreXion3D	100μm	618	100	100	—	—	—	—	58.0	n/a	n/a	n/a	n/a	n/a	n/a	n/a	n/a	2rc, 42.0
Han[51]	中国	体内	Galileos	125μm	648	1294	100	—	—	—	—	72.6	4.0	15.5	2.3	5.1	0.2	0.2	—	0.1	—
Kamtane[64]	伊朗	体内	NewTom	n/a	n/a	50	100	—	—	—	—	n/a	n/a	n/a	n/a	n/a	n/a	n/a	n/a	n/a	—
Kayaoglu[65]	土耳其	体内	Planmeca	160μm	2828	2077	99.9	0.1	—	—	—	82.8	3.7	19.3	2.1	0.4	—	—	—	—	2rc, 17.2
Lin[52]	中国	体内	NewTom	200μm	353	706	100	—	—	—	—	74.5	3.7	19.3	2.1	0.4	—	—	—	—	—
Liu[53]	中国	体内	i-Cat	n/a	398	785	n/a	—	—	n/a	n/a	82.6	3.9	10.4	2.8	0.3	—	—	—	n/a	—
Martins[47]	葡萄牙	体内	Planmeca	200μm	646	1191	100	—	—	—	—	69.8	6.3	23.1	—	0.3	—	0.2	—	0.3	—
Monsarrat[61]	法国	体内	Carestream	200μm	102	199	99.0	1.0	—	—	—	86.4	n/a	n/a	n/a	n/a	n/a	n/a	n/a	n/a	2rc, 13.6
Shemesh[66]	以色列	体内	Alioth	155μm	1026	1508	n/a	n/a	—	—	—	62.3	4.3	32.1	0.4	0.1	—	—	—	0.8	—
Silva[49]	巴西	体内	i-Cat	200μm	432	200	n/a	0.5	—	—	—	60.5	0.5	25.5	—	12.0	—	1.5	—	—	—
Verma[67]	印度	体内	Galileos	n/a	200	400	100	—	—	—	—	65.0	13.2	15.3	3.0	3.5	—	—	—	—	—
Zhao[54]	中国	体内	NewTom	150μm	866	1566	100	—	—	—	—	82.5	—	15.4	—	1.9	—	0.1	—	0.1	—
Zhengyan[55]	中国	体内	i-Cat	125μm	1725	3257	99.7	0.3	—	—	—	89.4	1.1	7.7	0.3	1.2	—	—	—	0.3	—

n/a：无；rc：根管

[a] 如果未提供Vertucci分类

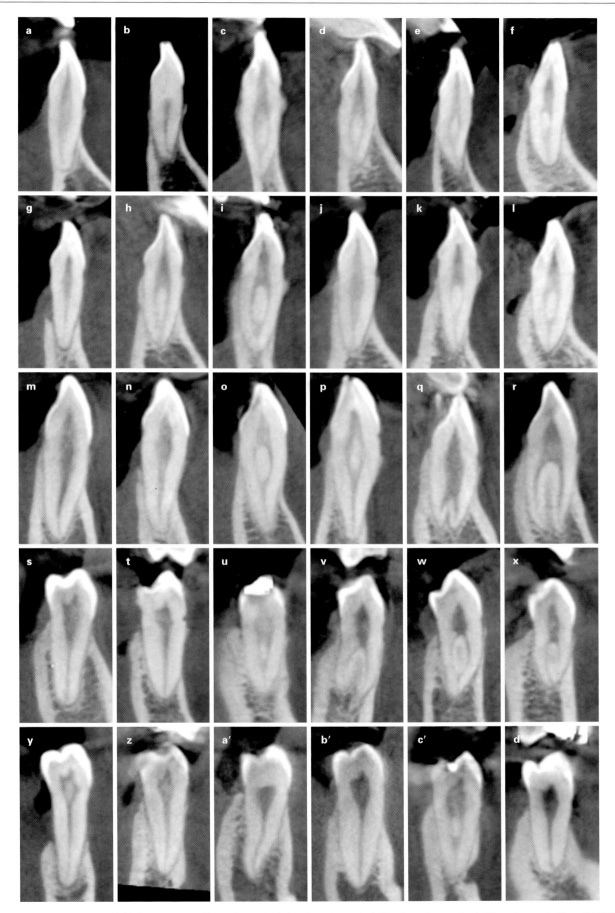

图6.3 下颌牙不同根管结构的CBCT图像。（a~f）中切牙；（g~l）侧切牙；（m~r）尖牙；（s~x）第一前磨牙；（y~d'）第二前磨牙。

表6.7　下颌尖牙根及根管形态的CBCT研究

作者	国家	方法	CBCT设备	体素大小	受试者数量	牙齿数量	牙根数量（%）					Vertucci分类（%）									根管数量（%）(rc)[a]
							1	2	3	4	>4	I	II	III	IV	V	VI	VII	VIII	其他	
Altunsoy[59]	土耳其	体内	i-Cat	300μm	827	1604	n/a	n/a	n/a	n/a	n/a	92.8	2.1	1.2	1.3	2.6	—	—	—	—	—
Amardeep[50]	印度	体外	Galileos	300μm	n/a	250	100	—	—	—	—	79.6	3.2	13.6	—	2.0	—	—	—	1.6	—
Aminsobhani[63]b	伊朗	体内	Planmeca	n/a	400	608	96.3	4.7	—	—	—	71.8	10.3	2.8	12.8	2.3	—	—	—	—	—
Beshkenadze[45]b	格鲁吉亚	体内	Gendex	n/a	228	207	97.3	1.3	—	—	—	66.8	n/a	n/a	n/a	n/a	n/a	n/a	n/a	n/a	2rc, 31.8
Estrela[46]	巴西	体内	PreXion3D	100μm	618	100	97.0	3.0	—	—	—	78.0	n/a	n/a	n/a	n/a	n/a	n/a	n/a	n/a	2rc, 22.0
Han[51]	中国	体内	Galileos	125μm	648	1291	98.7	1.3	—	—	—	93.7	0.6	3.8	—	0.6	—	—	—	1.3	—
Kayaoglu[65]	土耳其	体内	Planmeca	160μm	2828	2193	96.9	3.1	—	—	—	93.9	n/a	n/a	n/a	n/a	n/a	n/a	n/a	n/a	2rc, 6.1
Martins[47]	葡萄牙	体内	Planmeca	200μm	646	1200	97.2	2.8	—	—	—	90.2	3.3	2.7	1.4	2.3	—	—	—	0.1	—
Monsarrat[61]	法国	体内	Carestream	200μm	102	202	96.5	3.5	—	—	—	94.6	n/a	n/a	n/a	n/a	n/a	n/a	n/a	n/a	2rc, 5.4
Shemesh[57]	以色列	体内	Alioth	155μm	1020	1981	98.1	1.9	—	—	—	89.7	n/a	n/a	n/a	n/a	n/a	n/a	n/a	n/a	2rc, 10.3
Silva[49]	巴西	体内	i-Cat	200μm	432	200	n/a	n/a	n/a	n/a	n/a	90.5	1.0	4.0	2.5	2.0	—	—	—	—	—
Soleymani[58]	伊朗	体内	NewTom	75μm	150	300	88.3	11.7	—	—	—	89.6	3.7	5.7	—	1.0	—	—	—	—	—
Zhao[54]	中国	体内	NewTom	150μm	866	1542	99.3	0.7	—	—	—	97.0	—	2.2	—	0.7	—	0.1	—	—	—
Zhengyan[55]	中国	体内	i-Cat	125μm	1725	3014	99.2	0.8	—	—	—	95.8	0.7	2.1	0.1	0.4	—	—	—	0.9	—

n/a：无；rc：根管

[a] 如果未提供Vertucci分类

[b] 数据来自原始文章，尽管百分比总和不是100%

表6.8　上颌第一前磨牙牙根及根管形态的CBCT研究

作者	国家	方法	CBCT设备	体素大小	受试者数量	牙齿数量	牙根数量（%）					Vertucci分类（%）									根管数量（%）（rc）[a]
							1	2	3	4	>4	I	II	III	IV	V	VI	VII	VIII	其他	
Abella[74]	西班牙	体内	Planmeca	75μm	620	430	46.0	51.4	2.6	—	—	25.1	10.2	4.4	52.8	1.9	1.6	1.4	2.6	—	—
Beshkenadze[145]b	格鲁吉亚	体内	Gendex	n/a	228	193	20.7	77.2	2.1	—	—	11.8	n/a	n/a	n/a	n/a	n/a	n/a	n/a	n/a	2rc, 78.1/3rc, 2.1
Bulut[69]	土耳其	体内	NewTom	250μm	440	511	28.2	70.8	1.0	—	—	62.6	34.1	0.8	1.9	0.6	—	—	—	—	—
Bürklein[16]b	德国	体内	Planmeca	200μm	700	644	36.4	62.4	1.2	—	—	3.9	6.5	—	68.5	7.9	12.3	0.2	2.0	—	2rc, 88.0/3rc, 6.0
Estrela[46]	巴西	体内	PreXion3D	100μm	618	100	32.0	66.0	2.0	—	—	6.0	n/a	n/a	n/a	n/a	n/a	n/a	n/a	n/a	—
Felsypremila[72]	印度	体内	Kodak	n/a	246	418	48.8	51.2	—	—	—	7.7	n/a	n/a	n/a	n/a	n/a	—	n/a	n/a	2rc, 92.3
Martins[47]	葡萄牙	体内	Planmeca	200μm	646	690	48.7	49.1	2.2	—	—	3.1	17.3	0.3	68.0	0.9	4.8	—	0.7	4.9	3rc, 5.2
Monsarrat[61]	法国	体内	Carestream	200μm	102	165	15.8	80.0	4.2	n/a	n/a	13.9	n/a	n/a	n/a	n/a	n/a	n/a	n/a	n/a	2rc, 80.6/3rc, 5.5
Ok[75]	土耳其	体内	i-Cat	300μm	849	1379	n/a	n/a	n/a	n/a	n/a	9.6	6.4	1.4	76.9	4.6	0.1	—	1.0	—	—
Tian[68]	中国	体内	Accuitomo	125μm	241	300	66.0	33.3	0.7	—	—	14.3	23.4	4.3	51.0	3.3	2.3	0.7	0.7	—	—

n/a：无；rc：根管

[a] 如果未提供Vertucci分类

[b] 数据来自原始文章，尽管百分比总和不是100%

表6.9　上颌颌第二前磨牙牙根及根管形态的CBCT研究

作者	国家	方法	CBCT设备	体素大小	受试者数量	牙齿数量	牙根数量（%）					Vertucci分类（%）									根管数量（%）(rc)[a]
							1	2	3	4	>4	I	II	III	IV	V	VI	VII	VIII	其他	
Abella[74]	西班牙	体内	Planmeca	75μm	620	374	82.9	15.5	1.6	—	—	39.3	22.5	7.2	19.8	4.3	3.2	2.1	1.6	—	—
Beshkenadze[45]b	格鲁吉亚	体内	Gendex	n/a	228	185	61.1	37.8	1.1	—	—	29.1	n/a	n/a	n/a	n/a	n/a	n/a	n/a	n/a	2rc, 61.0/3rc, 1.1
Bulut[69]	土耳其	体内	NewTom	250μm	440	476	82.1	17.9	—	—	—	77.6	12.5	1.3	6.5	1.9	0.2	—	—	—	—
Bürklein[16]	德国	体内	Planmeca	200μm	700	512	82.6	17.0	0.4	—	—	14.3	11.1	0.6	25.0	28.7	19.1	0.6	0.6	—	—
Estrela[46]	巴西	体内	PreXion3D	100μm	618	100	83.0	17.0	—	—	—	25.0	n/a	—	—	—	—	—	—	n/a	2rc, 73.0/3rc, 2.0
Felsypremila[72]	印度	体内	Kodak	n/a	246	393	90.6	9.4	—	—	—	49.9	n/a	—	n/a	—	n/a	n/a	n/a	n/a	2rc, 50.1
Martins[47]	葡萄牙	体内	Planmeca	200μm	646	591	94.4	5.6	—	—	—	39.4	29.5	2.2	16.9	4.7	6.1	—	—	1.2	3rc, 0.5
Monsarrat[61]	法国	体内	Carestream	200μm	102	147	71.4	26.5	2.1	—	—	66.7	n/a	n/a	n/a	n/a	n/a	n/a	n/a	n/a	2rc, 31.3/3rc, 2.0
Ok[75]	土耳其	体内	i-Cat	300μm	849	1302	n/a	n/a	n/a	n/a	n/a	54.5	8.8	3.6	21.9	10.9	—	—	0.3	—	—
Yang[76]	中国	体内	Galileos	125μm	238	392	86.5	13.5	—	—	—	45.4	16.3	11.4	20.2	6.4	—	—	0.3	—	—

n/a 无；rc根管

[a]如果未提供Vertucci分类

[b]数据来自原始文章，尽管百分比总和不是100%

表6.10　下颌第一前磨牙牙根及根管形态的CBCT研究

作者	国家	方法	CBCT设备	体素大小	受试者数量	牙齿数量	牙根数量（%）1	2	3	4	>4	Vertucci分类（%）I	II	III	IV	V	VI	VII	VIII	其他	根管数量（%）(rc)[a]
Arslan[77]	土耳其	体内	NewTom	150μm	88	154	87.7	12.3	—	—	—	71.4	1.3	2.6	—	20.1	—	—	—	4.6	—
Beshkenadze[45]	格鲁吉亚	体内	Gendex	n/a	228	165	91.5	8.5	—	—	—	62.4	n/a	n/a	n/a	n/a	n/a	n/a	n/a	n/a	2rc, 36.4/3rc, 1.2
Bulut[69]	土耳其	体内	NewTom	250μm	440	604	96.2	3.8	—	—	—	94.2	0.7	1.1	0.8	3.2	—	—	—	—	—
Bürklein[16]b	德国	体内	Planmeca	200μm	700	1044	91.4	8.6	—	—	—	21.9	5.3	0.2	14.7	55.7	2.6	0.4	0.2	—	—
Estrela[46]	巴西	体内	PreXion3D	100μm	618	100	99.0	1.0	—	—	—	70.0	n/a	n/a	n/a	n/a	n/a	n/a	n/a	n/a	2rc, 29.0/3rc, 1.0
Felsypremila[72]	印度	体内	Kodak	n/a	246	447	98.0	2.0	—	—	—	92.6	n/a	n/a	n/a	n/a	n/a	n/a	n/a	n/a	2rc, 7.4
Huang[70]	中国台湾	体内	i-Cat	250μm	150	300	82.0	17.0	1.0	—	—	65.7	n/a	n/a	n/a	n/a	n/a	n/a	1.0	n/a	2rc, 33.3
Khademi[78]	伊朗	体外	Scanora	—	n/a	182	n/a	n/a	n/a	n/a	n/a	81.3	3.3	1.1	5.5	8.8	—	—	—	—	—
Kazemipoor[79]	伊朗	体内	Scanora	200μm	230	460	85.7	14.3	—	—	—	63.9	n/a	n/a	n/a	n/a	n/a	n/a	n/a	n/a	2rc, 36.1
Kazemipoor[80]	伊朗	体内	Scanora	200μm	457	914	86.4	13.6	—	—	—	68.1	n/a	n/a	n/a	n/a	n/a	n/a	n/a	n/a	2rc, 31.9
Liao[81]	中国	体内	NewTom	240μm	97	194	n/a	n/a	n/a	n/a	n/a	83.5	—	3.6	—	8.8	—	—	—	4.1	—
Llena[82]	西班牙	体内	Kodak	76μm	70	73	100	—	—	—	—	78.1	8.2	—	—	10.9	1.4	—	—	1.4	—
Martins[73]	葡萄牙	体内	Planmeca	200μm	634	1123	99.8	0.2	—	—	—	77.8	2.3	5.4	1.4	12.3	—	0.2	—	0.6	—
Martins[47]	葡萄牙	体内	Planmeca	200μm	646	1054	99.8	0.2	—	—	—	77.5	2.5	5.5	1.5	12.1	—	0.2	—	0.7	3rc, 0.6
Monsarrat[61]	法国	体内	Carestream	200μm	102	187	94.1	5.9	—	—	—	87.2	n/a	n/a	n/a	n/a	n/a	n/a	n/a	n/a	—
Ok[75]	土耳其	体内	i-Cat	300μm	849	1471	n/a	n/a	n/a	n/a	n/a	92.8	0.3	1.0	1.4	4.4	—	—	0.1	—	—
Park[71]	韩国	体内	n/a	n/a	430	797	99.9	0.1	—	—	n/a	n/a	n/a	n/a	n/a	n/a	n/a	n/a	n/a	n/a	—
Salar Pour[83]	伊朗	体外	Scanora	n/a	42	42	n/a	—	—	—	n/a	71.4	—	—	—	28.6	—	—	—	—	—
Shetty[84]	印度	体外	Kodak	76μm	n/a	1186	100	—	—	—	—	83.8	0.3	2.1	0.3	12.0	0.2	—	0.3	1.0	—
Yang[85]	中国	体内	Galileos	125μm	238	440	99.3	0.7	—	—	—	76.2	3.4	2.7	6.6	9.3	—	—	0.7	1.1	—
Yu[86]	中国	体内	Accuitomo	125μm	149	178	97.8	2.2	—	—	—	86.8	—	1.7	—	9.8	—	—	—	1.7	—
Zhang[24]	中国	体外	Galileos	125μm	n/a	136	n/a	n/a	n/a	n/a	n/a	72.7	—	4.9	—	17.5	—	—	—	4.9	—

n/a：无；rc：根管

a 如果未提供Vertucci分类

b 数据来自原始文章，尽管百分比总和不是100%

表6.11　下颌第二前磨牙牙根及根管形态的CBCT研究

作者	国家	方法	CBCT设备	体素大小	受试者数量	牙齿数量	牙根数量（%）					Vertucci分类（%）									根管数量（%）(rc) a
							1	2	3	4	>4	I	II	III	IV	V	VI	VII	VIII	其他	
Arslan[77]	土耳其	体内	NewTom	150μm	88	133	96.2	3.8	—	—	—	92.5	2.3	0.7	—	1.5	—	—	—	3.0	—
Beshkenadze[45]b	格鲁吉亚	体内	Gendex	n/a	228	181	88.6	8.3	—	—	—	56.6	n/a	n/a	n/a	n/a	n/a	n/a	n/a	n/a	2rc, 39.7/3rc, 0.5
Bulut[69]	土耳其	体内	NewTom	250μm	440	549	98.9	1.1	—	—	—	98.9	0.2	0.4	—	0.5	—	—	—	—	—
Bürklein[16]	德国	体内	Planmeca	200μm	700	871	98.6	1.3	0.1	—	—	39.0	1.1	0.1	1.4	57.3	0.5	0.3	0.3	n/a	—
Estrela[46]	巴西	体内	PreXion3D	100μm	618	100	100	—	—	—	—	97.0	n/a	n/a	n/a	n/a	n/a	n/a	n/a	n/a	2rc, 3.0
Felsypremila[72]	印度	体内	Kodak	n/a	246	398	99.7	0.3	—	—	—	99.7	n/a	n/a	n/a	n/a	n/a	n/a	n/a	n/a	2rc, 0.3
Khademi[78]	伊朗	体外	Scanora	n/a	n/a	182	n/a	n/a	n/a	n/a	n/a	92.3	—	2.2	2.2	3.3	—	—	—	—	—
Kazemipoor[79]	伊朗	体内	Scanora	200μm	230	460	94.8	5.2	—	—	—	78.3	n/a	n/a	n/a	n/a	n/a	n/a	n/a	n/a	2rc, 21.7
Kazemipoor[80]	伊朗	体内	Scanora	200μm	457	914	95.0	5.0	—	—	—	80.6	n/a	n/a	n/a	n/a	n/a	n/a	n/a	n/a	2rc, 19.4
Llena[82]	西班牙	体内	Kodak	76μm	70	53	100	—	—	—	—	90.6	1.9	—	—	7.5	—	—	—	—	—
Martins[73]	葡萄牙	体内	Planmeca	200μm	634	889	99.9	0.1	—	—	—	95.9	0.8	1.2	0.5	1.3	—	—	—	0.3	3rc, 0.2
Martins[47]	葡萄牙	体内	Planmeca	200μm	646	832	99.9	0.1	—	—	—	95.7	0.9	1.3	0.5	1.4	—	—	—	0.2	—
Monsarrat[61]	法国	体内	Carestream	200μm	102	159	98.7	1.3	—	—	—	96.2	—	—	—	—	—	—	—	—	2rc, 3.8
Ok[75]	土耳其	体内	i-Cat	300μm	849	1345	n/a	n/a	n/a	n/a	n/a	98.5	0.1	0.1	0.6	0.5	—	—	0.2	—	—
Park[71]	韩国	体内	n/a	n/a	430	784	99.4	0.6	—	—	—	n/a	—	—	—	—	—	—	—	n/a	—
SalarPour[83]	伊朗	体外	Scanora	n/a	n/a	41	100	—	—	—	—	75.6	—	—	—	22.0	—	—	—	2.4	—
Shetty[84]	印度	体外	Kodak	76μm	n/a	814	100	—	—	—	—	93.5	1.5	0.3	—	3.9	—	—	0.1	0.7	—
Yu[86]	中国	体内	Accuitomo	125μm	149	178	100	—	—	—	—	97.2	0.6	—	—	1.6	—	—	—	0.6	—

n/a：无；rc：根管

a 如果未提供Vertucci分类

b 数据来自原始文章，尽管百分比总和不是100%

研究中将融合根牙排除在分析之外[35,47,91]。

在根管形态上，三根型的上颌第一磨牙和第二磨牙的主要区别在于近颊根。大多数CBCT研究中均报告上颌第一磨牙近颊根第二根管（MB2根管）的发生率高于第二磨牙[30,35,47,90-91]。上颌第一磨牙的MB2根管发生率为30.9%（中国）[34]至88.5%（巴西）[40]；第二磨牙的MB2根管发生率为13.9%（中国）[34]至83.4%（巴西）[40]（表6.12~表6.17）。在近颊根中，Vertucci Ⅱ型和Ⅳ型是上颌第一磨牙、上颌第二磨牙多根管系统中最常见的类型。在伊朗[92]和埃及[32]，Ⅱ型根管的出现频率分别高达69.1%和47.1%，而在土耳其，上颌第一磨牙和第二磨牙中Ⅳ型的发生率分别为48.7%[29]和29.8%[29]（图6.4a~f）。尽管伊朗的Naseri等[38]和中国的Li等[93]报道，上颌第一磨牙远中颊根Vertucci Ⅰ型占89.9%，第二磨牙远中颊根Vertucci Ⅰ型占90.9%，但独立的远颊根和腭根在超过95%的牙齿中均表现Vertucci Ⅰ型（图6.4g~l）。在其他类型中（图6.4m~v），上颌第一磨牙和第二磨牙近颊根中的第三根管是罕见的[42,47]（图6.4u）。

6.1.5.4　下颌磨牙

通常被描述为双根牙；在亚洲人群中，下颌第一磨牙的第二远中根（三根形态）和下颌第二磨牙的融合根（单根形态）的比例很高。下颌磨牙的牙根数量的解剖变异具有一定的民族特征。韩国[71,108]、中国内地[109-111]和中国台湾[112-113]人的CBCT研究报告表明，超过22%的第一磨牙为三根型。非亚洲国家中三根型发生率最高的为法国（7.7%）[61]，而意大利[104]和巴西[114]的一些亚群中，没有发现这种解剖变异。虽然这些研究没有对亚洲和非亚洲人群进行比较，但发生率具有显著性差异。最近，关于亚洲人群中下颌第二磨牙融合根的最高发生率的研究更加证实了牙根解剖结构具有民族特性[115]。这项研究中，使用CBCT方法评估了9个国家下颌第二磨牙单根的发生率。其中，中国单根磨牙的比例最高（46.5%），其次是

墨西哥（16.3%）。三根型的下颌第二磨牙、单根型的下颌第一磨牙，以及四根型的下颌磨牙均较为罕见。

下颌第一磨牙、下颌第二磨牙的根管形态表现为双牙根三根管型，其中近中根有两个根管，远中根有一个根管（表6.18~表6.21）。在近中根中，下颌第一磨牙和第二磨牙双根管的发生率分别为58.3%[114]~88.5%[110]和97.0%~100.0%[103]。大多数研究中，Vertucci Ⅳ型是下颌第一磨牙中最主要的类型（>50%），其发生率从16.4%（比利时）[116]至93.9%（中国）[109]。其次是Ⅱ型构型，发生率从1.0%（土耳其）[117]至51.3%（西班牙）[103]。在下颌第二磨牙中，Ⅱ型和Ⅳ型的发生率也很高，分别高达78.2%[103]和79.6%[117]（图6.5a~f）。不同的解剖变异（图6.5m~v）的CBCT报告显示，下颌第一和第二磨牙中分别有5.5%[47]和2.2%[47]的比例出现第三根管，即所谓的近中中间根管（MM根管）（图6.5t，u）。远中根单一根管系统的发生率为59.5%[117]~99%[114]，但远中根也可能有两个根管（图6.5g~l）。最常见的是Vertucci Ⅱ型（22.5%）[118]，另外Ⅲ型、Ⅳ型和Ⅴ型也较常见。

6.1.5.5　其他形态类型

CBCT对不同形态的根管和根管系统的研究中，最多的是关于C形根管的研究。有一些文献对C形根管在特定牙齿组中的发生率、形态类型以及性别、年龄或牙位等多方面的影响做了研究[130-132]。其他研究标准较为宽松，只提到这种类型在特定牙齿组中的发生率[72,114]。利用CBCT研究发现，下颌前磨牙、上颌磨牙和下颌磨牙中发现C形根管结构（表6.22）常常与牙根外部形态的变化有关。通过牙根形态不同，来预测不同组别的牙会有不同的C形根管构型。

尽管CBCT研究发现第一前磨牙和第二前磨牙中C形根管在中国人[81]和土耳其人[77]中可分别达到4.1%和1.5%，但下颌前磨牙（图6.6m~r）的C形

表6.12 上颌第一磨牙近颊根牙根及根管形态的CBCT研究

作者	国家	方法	CBCT设备	体素大小	受试者数量	牙齿数量	牙根数量（%）					Vertucci分类（%）									根管数量（%）(rc)[b]
							1	2	3	4	>4	I	II	III	IV	V	VI	VII	VIII	其他	
Abuabara[94]	巴西	体内	i-Cat	120μm	50	50	n/a	n/a	n/a	n/a	n/a	n/a	n/a	n/a	n/a	n/a	n/a	n/a	n/a	n/a	2rc, 54.0
Aktan[28]	土耳其	体内	Planmeca	n/a	296	468	n/a	n/a	n/a	n/a	n/a	56.2	n/a	n/a	n/a	n/a	n/a	n/a	n/a	n/a	2rc, 43.8
Alrahabi[95]	沙特阿拉伯	体外	Kodak	76μm	n/a	100	—	—	94.0	6.0	—	29.4	47.0	11.8	11.8	—	—	—	—	—	—
Altunsoy[29]	土耳其	体内	i-Cat	300μm	827	1158	0.1	0.3	99.0	0.6	—	38.0	12.9	0.1	48.7	0.3	—	—	—	n/a	—
Baratto Filho[96]	巴西	体内	i-Cat	200μm	n/a	54	—	—	100	—	—	—	—	—	—	—	—	—	—	n/a	2rc, 37.1
Beshkenadze[45]	格鲁吉亚	体内	Gendex	n/a	228	221	—	—	100	—	—	n/a	n/a	n/a	n/a	n/a	n/a	n/a	n/a	n/a	—
Betancourt[30]	智利	体内	Pax Zenith	120μm	n/a	550	n/a	n/a	n/a	n/a	n/a	n/a	n/a	n/a	n/a	n/a	n/a	n/a	n/a	n/a	2rc, 69.8
Estrela[46]	巴西	体内	PreXion3D	100μm	618	100	1.0	6.0	93.0	—	—	n/a	n/a	n/a	n/a	n/a	n/a	n/a	n/a	n/a	—
Falcão[31]	巴西	体内	n/a	n/a	80	80	—	—	n/a	—	—	n/a	n/a	n/a	n/a	n/a	n/a	n/a	n/a	n/a	2rc, 56.3
Felsypremila[72]	印度	体内	Kodak	133μm	246	367	—	2.7	96.8	0.5	—	25.9	n/a	n/a	n/a	n/a	n/a	n/a	n/a	n/a	2rc, 74.1
Ghobashy[32]	埃及	体内	Cranex	300μm	657	605	—	—	100	—	—	25.5	45.7	1.0	27.3	0.5	—	—	—	—	—
Ghoncheh[97]	伊朗	体内	NewTom	300μm	450	345	1.2	6.1	92.2	0.5	—	54.0	14.8	—	28.3	2.9	—	—	—	—	—
Gu[98]	中国	体内	Galileos	125μm	725	1365	0.1	2.2	97.6	0.1	—	n/a	n/a	n/a	n/a	n/a	n/a	n/a	n/a	n/a	—
Guo[33]	美国	体内	Galileos	300μm/150μm	317	634	—	0.9	99.1	—	—	28.3	26.3	1.1	41.9	2.4	—	—	—	—	—
Hiebert[99]	美国	体外	Veraviewepocs	125μm	n/a	99	—	—	100	—	—	n/a	n/a	n/a	n/a	n/a	n/a	n/a	n/a	n/a	2rc, 68.7
Jing[34]	中国	体内	NewTom	125μm	n/a	630	—	2.4	97.1	0.5	—	69.1	7.3	3.6	10.0	9.8	—	0.2	—	—	—
Jo[88]c	韩国	体内	CB MercuRay	300μm	911	1786	0.4	—	99.7	—	—	n/a	n/a	n/a	n/a	n/a	n/a	n/a	n/a	n/a	—
Khademi[92]	伊朗	体内	Galileos	150μm	295	389	n/a	n/a	n/a	n/a	n/a	29.8	69.1	—	0.8	0.3	—	—	—	—	—
Kim[35]	韩国	体内	Dimnova	167μm	415	814	0.4	1.7	97.9	—	—	36.4	20.4	0.3	40.7	2.0	0.1	—	—	0.1	—
Lee[36]	韩国	体内	Volux	167μm	276	458	n/a	n/a	n/a	n/a	n/a	28.2	33.2	—	34.9	2.4	—	—	—	1.3	—

续表

作者	国家	方法	CBCT设备	体素大小	受试者数量	牙齿数量	牙根数量(%)					Vertucci分类(%)									根管数量(%)(rc)[b]
							1	2	3	4	>4	I	II	III	IV	V	VI	VII	VIII	其他	
Lyra[100]	巴西	体外	i-Cat	200μm	n/a	100	—	—	100	—	—	8.0	57.0	35.0	—	—	—	—	—	—	—
Martins[87]	葡萄牙	体内	Planmeca	200μm	1044	961	0.7	6.4	92.8	0.1	—	n/a	n/a	n/a	n/a	n/a	n/a	n/a	n/a	n/a	—
Martins[47]	葡萄牙	体内	Planmeca	200μm	646	542	0.6	8.3	91.1	—	—	29.0	44.1	1.0	16.4	2.0	5.7	0.2	—	1.6	3rc, 0.4
Monsarrat[61]	法国	体内	Carestream	200μm	102	149	—	2.0	96.6	1.4	—	n/a	n/a	n/a	n/a	n/a	n/a	n/a	n/a	n/a	—
Naseri[38]	伊朗	体内	NewTom	200μm	149	149	—	—	100	—	—	13.4	32.9	1.3	11.4	5.4	35.6	—	—	—	—
Neelakantan[101]	印度	体外	Accuitomo	n/a	n/a	220	0.9	1.4	96.8	0.9	—	53.5	5.6	—	40.0	—	—	—	—	0.9	—
Nikoloudaki[102]	希腊	体内	NewTom	125μm	273	410	3.9	5.6	89.3	1.2	—	13.8	56.5	—	23.2	—	4.3	—	—	2.2	2rc, 53.0
Pérez Heredia[103]	西班牙	体内	Carestream	180μm	112	142	2.1	0.7	97.2	—	—	n/a	n/a	n/a	n/a	n/a	n/a	n/a	n/a	n/a	—
Plotino[104]	意大利	体内	NewTom	n/a	201	161	—	4.3	95.7	—	—	59.8	27.3	4.6	7.1	1.2	—	—	—	—	—
Ratanajirasut[39]	泰国	体内	Accuitomo	250μm	266	476	—	—	99.8	0.2	—	36.5	28.8	2.7	25.2	5.3	1.1	—	—	0.4	—
Reis[40]e	巴西	体内	i-Cat	200μm	100	158	n/a	n/a	99.4	n/a	—	n/a	n/a	n/a	n/a	n/a	n/a	n/a	n/a	n/a	2rc, 88.5
Rouhani[105]	伊朗	体外	Planmeca	160μm	n/a	125	—	0.8	97.6	1.6	—	47.1	14.6	9.8	3.3	1.6	17.9	5.7	—	—	—
Shenoi[106]	印度	体外	Kodak	n/a	n/a	30	—	—	100	—	—	n/a	n/a	n/a	n/a	n/a	n/a	n/a	n/a	n/a	2rc, 80.0
Silva[90]	巴西	体内	i-Cat	200μm	294	314	—	3.8	96.2	—	—	55.6	n/a	n/a	n/a	n/a	n/a	n/a	n/a	n/a	2rc, 44.4
Tian[91]	中国	体内	NewTom	160μm	844	1558	0.3	1.8	97.8	0.1	—	42.2	15.2	2.1	36.2	2.0	0.6	0.1	0.1	1.5	—
Zhang[107]	中国	体内	Accuitomo	125μm	269	299	—	—	100	—	—	48.0	7.3	—	36.4	8.3	—	—	—	n/a	—
Zhang[41]	中国	体内	NewTom	150μm	548	1008	0.2	0.8	99.0	—	—	14.0	n/a	n/a	n/a	n/a	n/a	n/a	n/a	n/a	2rc, 85.4/3rc, 0.6
Zheng[42]	中国	体内	Accuitomo	125μm	701	627	0.5	2.2	97.3	—	—	47.6	n/a	n/a	n/a	n/a	n/a	n/a	n/a	n/a	2rc, 51.9/3rc, 0.5

n/a：无；rc：根管

a数据关于具有独立近颊根的上颌磨牙

b如果未提供Vertucci分类

c数据来自原始文章，尽管百分比总和不是100%

表6.13　上颌第一磨牙远中颊根牙根及根管形态的CBCT研究

作者	国家	方法	CBCT设备	体素大小	受试者数量	牙齿数量	牙根数量（%）					Vertucci分类（%）									根管数量a（%）(rc)b
							1	2	3	4	>4	I	II	III	IV	V	VI	VII	VIII	其他	
Alrahabi[95]	沙特阿拉伯	体外	Kodak	76μm	n/a	100	—	—	94.0	6.0	—	100	—	—	—	—	—	—	—	—	—
Altunsoy[29]	土耳其	体内	i-Cat	300μm	827	1158	0.1	0.3	99.0	0.6	—	99.5	—	—	0.5	—	—	—	—	—	—
BarattoFilho[96]	巴西	体内	i-Cat	200μm	n/a	54	100	n/a	n/a	n/a	—	n/a	n/a	n/a	n/a	n/a	n/a	n/a	n/a	n/a	n/a
Beshkenadze[145]	格鲁吉亚	体内	Gendex	n/a	228	221	—	—	100	—	—	n/a	n/a	n/a	n/a	n/a	n/a	n/a	n/a	n/a	n/a
Estrela[46]	巴西	体内	PreXion3D	100μm	618	100	1.0	6.0	93.0	0.5	—	100	—	—	—	—	—	—	—	—	—
Felsypremila[72]	印度	体内	Kodak	n/a	246	367	—	2.7	96.8	—	—	100	—	—	—	—	—	—	—	n/a	—
Ghobashy[32]	埃及	体内	Cranex	133μm	657	605	—	—	100	—	—	100	—	—	—	—	—	—	—	—	—
Ghoncheh[97]	伊朗	体内	NewTom	300μm	450	345	1.2	6.1	92.2	0.5	—	97.3	0.9	0.3	1.2	0.3	—	—	—	n/a	—
Gu[98]	中国	体内	Galileos	125μm	725	1365	0.1	2.2	97.6	0.1	—	n/a	n/a	n/a	n/a	n/a	n/a	n/a	n/a	n/a	—
Guo[33]	美国	体内	Galileos	n/a	317	634	—	0.9	99.1	—	—	99.6	—	0.2	—	0.2	—	—	—	—	—
Jing[34]	中国	体内	NewTom	125μm	n/a	630	—	2.4	97.1	0.5	—	99.8	—	0.2	—	—	—	—	—	n/a	—
Jo[88]c	韩国	体内	CB MercuRay	300μm	911	1786	0.4	2.7	n/a	n/a	n/a	n/a	n/a	n/a	n/a	n/a	n/a	n/a	n/a	—	—
Khademi[92]	伊朗	体内	Galileos	150μm	295	389	—	0.3	99.7	—	—	n/a	n/a	n/a	n/a	n/a	n/a	n/a	n/a	n/a	—
Kim[35]	韩国	体内	Dinnova	167μm	415	814	0.4	1.7	97.9	—	—	98.7	0.4	0.1	0.4	0.4	—	—	—	—	—
Martins[87]	葡萄牙	体内	Planmeca	200μm	1044	961	0.7	6.4	92.8	0.1	—	98.0	—	—	—	—	—	—	—	n/a	—
Martins[47]	葡萄牙	体内	Planmeca	200μm	646	542	0.6	8.3	91.1	—	—	98.0	1.4	0.2	—	0.2	0.2	—	—	n/a	—
Monsarrat[61]	法国	体内	Carestream	200μm	102	149	—	2.0	96.6	1.4	—	n/a	—	—	—	—	—	—	—	n/a	—
Naseri[38]	伊朗	体内	NewTom	200μm	149	149	—	—	100	—	—	89.9	—	—	—	10.1	—	—	—	n/a	—
Neelakantan[101]	印度	体外	Accuitomo	n/a	n/a	220	0.9	1.4	96.8	0.9	—	93.4	2.8	1.9	1.9	—	—	—	—	—	—
Nikoloudaki[102]	希腊	体内	NewTom	125μm	273	410	3.9	5.6	89.3	1.2	—	n/a	n/a	n/a	n/a	n/a	n/a	n/a	n/a	n/a	2rc, 0.3

续表

作者	国家	方法	CBCT设备	体素大小	受试者数量	牙齿数量	牙根数量（%）					Vertucci分类（%）									根管数量[a]（%）(rc)[b]
							1	2	3	4	>4	I	II	III	IV	V	VI	VII	VIII	其他	
Pérez Heredia[103]	西班牙	体内	Carestream	180μm	112	142	2.1	0.7	97.2	—	—	97.2	1.4	—	—	1.4	—	—	—	—	—
Plotino[104]	意大利	体内	NewTom	n/a	201	161	—	4.3	95.7	—	—	100	—	—	—	—	—	—	—	—	—
Ratanajirasut[39]	泰国	体内	Accuitomo	250μm	266	476	—	—	99.8	0.2	—	99.0	—	—	0.2	0.8	—	—	—	—	—
Rouhani[105]	伊朗	体外	Planmeca	160μm	125	125	—	0.8	97.6	1.6	—	96.8	0.8	2.4	—	—	—	—	—	—	—
Silva[90]	巴西	体内	i-Cat	200μm	294	314	—	3.8	96.2	—	—	100	—	—	—	—	—	—	—	—	—
Tian[91]	中国	体内	NewTom	160μm	844	1558	0.3	1.8	97.8	0.1	—	98.2	0.3	0.7	0.3	0.5	—	—	—	—	—
Zhang[107]	中国	体内	Accuitomo	125μm	269	299	—	—	100	—	—	100	—	—	—	—	—	—	—	—	—
Zhang[41]	中国	体内	NewTom	150μm	548	1008	0.2	0.8	99.0	—	—	n/a	n/a	n/a	n/a	n/a	n/a	n/a	n/a	n/a	—
Zheng[42]	中国	体内	Accuitomo	125μm	701	627	0.5	2.2	97.3	—	—	98.9	n/a	n/a	n/a	n/a	n/a	n/a	n/a	n/a	2rc, 1.1

n/a：无；rc：根管

[a] 数据关于具有独立远颊根的上颌磨牙

[b] 如果未提供Vertucci分类，数据来自原始文章，尽管百分比总和不是100%

表6.14　上颌第一磨牙腭根牙根及根管形态的CBCT研究

作者	国家	方法	CBCT设备	体素大小	受试者数量	牙齿数量	牙根数量（%）					Vertucci分类（%）									根管数量a (%)（rc）b
							1	2	3	4	>4	I	II	III	IV	V	VI	VII	VIII	其他	
Alrahabi[95]	沙特阿拉伯	体外	Kodak	76μm	n/a	100	—	—	94.0	6.0	—	100	—	—	—	—	—	—	—	—	—
Altunsoy[29]	土耳其	体内	i-Cat	300μm	827	1158	0.1	0.3	99.0	0.6	—	99.8	—	0.1	0.1	—	—	—	—	—	—
Baratto Filho[96]	巴西	体内	i-Cat	200μm	n/a	54	n/a	n/a	n/a	n/a	n/a	n/a	n/a	n/a	n/a	n/a	n/a	n/a	n/a	n/a	2rc, 1.9
Beshkenadze[145]	格鲁吉亚	体内	Gendex	n/a	228	221	—	—	100	—	—	n/a	n/a	n/a	n/a	n/a	n/a	n/a	n/a	n/a	—
Estrela[46]	巴西	体内	PreXion3D	100μm	618	100	1.0	—	93.0	—	—	n/a	n/a	n/a	n/a	n/a	n/a	n/a	n/a	n/a	—
Felsypremila[72]	印度	体内	Kodak	n/a	246	367	—	6.0	96.8	0.5	—	99.7	—	—	—	—	—	—	—	—	2rc, 0.3
Ghobashy[32]	埃及	体内	Cranex	133μm	657	605	—	—	100	—	—	100	—	—	—	—	—	—	—	—	—
Ghoncheh[97]	伊朗	体内	NewTom	300μm	450	345	1.2	6.1	92.2	0.5	—	100	—	—	—	—	—	—	—	—	—
Gu[98]	中国	体内	Galileos	125μm	725	1365	0.1	2.2	97.6	0.1	—	n/a	n/a	n/a	n/a	n/a	n/a	n/a	n/a	n/a	—
Guo[33]	美国	体内	Galileos	n/a	317	634	—	0.9	99.1	—	—	100	—	—	—	—	—	—	—	—	—
Jing[34]	中国	体内	NewTom	125μm	n/a	630	—	2.4	97.1	0.5	—	99.8	0.2	—	—	—	—	—	—	—	—
Jo[88]c	韩国	体内	CB MercuRay	300μm	911	1786	0.4	2.7	n/a	n/a	n/a	n/a	n/a	n/a	n/a	n/a	n/a	n/a	n/a	n/a	—
Khademi[92]	伊朗	体内	Galileos	150μm	295	389	—	0.3	99.7	—	—	n/a	n/a	n/a	n/a	n/a	n/a	n/a	n/a	n/a	—
Kim[35]	韩国	体内	Dinnova	167μm	415	814	0.4	1.7	97.9	—	—	100	—	—	—	—	—	—	—	—	—
Martins[87]	葡萄牙	体内	Planmeca	200μm	1044	961	0.7	6.4	92.8	0.1	—	n/a	n/a	n/a	n/a	n/a	n/a	n/a	n/a	n/a	—
Martins[47]	葡萄牙	体内	Planmeca	200μm	646	542	0.6	8.3	91.1	—	—	98.2	0.4	1.4	—	—	—	—	—	—	—
Monsarrat[61]	法国	体内	Carestream	200μm	102	149	—	2.0	96.6	1.4	—	n/a	n/a	n/a	n/a	n/a	n/a	n/a	n/a	n/a	—
Naseri[38]	伊朗	体内	NewTom	200μm	149	149	—	—	100	—	—	96.6	—	—	—	3.4	—	—	—	—	—
Neelakantan[101]	印度	体外	Accuitomo	n/a	220	220	0.9	1.4	96.8	0.9	—	91.1	1.9	—	4.2	1.4	—	—	—	1.4	—
Nikoloudaki[102]	希腊	体内	NewTom	125μm	273	410	3.9	5.6	89.3	1.2	—	n/a	n/a	n/a	n/a	n/a	n/a	n/a	n/a	n/a	—
Pérez Heredia	西班牙	体内	Carestream	180μm	112	142	2.1	0.7	97.2	—	—	100	—	—	—	—	—	—	—	—	—

续表

作者	国家	方法	CBCT设备	体素大小	受试者数量	牙齿数量	牙根数量（%）					Vertucci分类（%）									根管数量[a]（%）（rc）[b]
							1	2	3	4	>4	I	II	III	IV	V	VI	VII	VIII	其他	
Plotino[104]	意大利	体内	NewTom	n/a	201	161	—	4.3	95.7	—	—	100	—	—	—	—	—	—	—	—	—
Ratanajirasut[39]	泰国	体内	Accuitomo	250μm	266	476	—	—	99.8	0.2	—	99.8	0.2	—	—	—	—	—	—	—	—
Rouhani[105]	伊朗	体外	Planmeca	160μm	n/a	125	—	0.8	97.6	1.6	—	98.4	0.8	—	0.8	—	—	—	—	—	—
Silva[90]	巴西	体内	i-Cat	200μm	294	314	0	3.8	96.2	—	—	99.3	n/a	n/a	n/a	n/a	n/a	n/a	n/a	n/a	2rc, 0.7
Tian[91]	中国	体内	NewTom	160μm	844	1558	0.3	1.8	97.8	0.1	—	99.3	0.3	0.3	—	0.1	—	—	—	—	—
Zhang[107]	中国	体内	Accuitomo	125μm	269	299	0.2	—	100	—	—	100	—	—	—	—	—	—	—	—	—
Zhang[41]	中国	体内	NewTom	150μm	548	1008	0.2	0.8	99.0	—	—	n/a	n/a	n/a	n/a	n/a	n/a	n/a	n/a	n/a	—
Zheng[42]	中国	体内	Accuitomo	125μm	701	627	0.5	2.2	97.3	—	—	98.2	n/a	n/a	n/a	n/a	n/a	n/a	n/a	n/a	2rc, 1.8

n/a：无；rc：根管
a数据关于具有独立腭根的上颌磨牙
b如果未提供Vertucci分类
c数据来自原始文章，尽管百分比总和不是100%

表6.15 上颌第二磨牙近颊根牙根及根管形态的CBCT研究

作者	国家	方法	CBCT设备	体素大小	受试者数量	牙齿数量	牙根1	牙根2	牙根3	牙根4	牙根>4	I	II	III	IV	V	VI	VII	VIII	其他	根管数量[a](%)(rc)[b]
Altunsoy[29]	土耳其	体内	i-Cat	300μm	827	1329	2.2	4.8	92.5	0.5	—	62.9	6.9	—	29.8	0.4	—	—	—	—	—
Betancourt[43]	智利	体内	Pax Zenith	120μm	n/a	225	n/a	n/a	n/a	n/a	n/a	n/a	n/a	n/a	n/a	n/a	n/a	n/a	n/a	n/a	2rc, 48.0
Betancourt[30]	智利	体内	Pax Zenith	120μm	n/a	550	n/a	n/a	n/a	n/a	n/a	n/a	n/a	n/a	n/a	n/a	n/a	n/a	n/a	n/a	2rc, 46.9
Estrela[46]	巴西	体内	PreXion3D	100μm	618	100	2.0	29.0	69.0	—	—	n/a	n/a	n/a	n/a	n/a	n/a	n/a	n/a	—	—
Felsypremila[72]	印度	体内	Kodak	n/a	246	371	9.7	8.9	80.3	1.1	—	39.9	—	—	—	—	—	—	—	—	2rc, 60.1
Ghobashy[32]	埃及	体内	Cranex	133μm	657	610	1.6	10.7	87.7	—	—	42.0	47.1	—	8.0	1.9	1.0	—	—	—	—
Ghoncheh[97]	伊朗	体内	NewTom	300μm	450	423	14.4	22.2	63.4	—	—	86.2	2.5	—	11.3	—	—	—	—	n/a	—
Gu[98]	中国	体内	Galileos	125μm	725	1226	14.1	21.9	63.0	1.0	—	n/a	n/a	n/a	n/a	n/a	n/a	n/a	n/a	—	—
Jing[34]	中国	体内	NewTom	125μm	n/a	519	10.4	15.2	73.6	0.8	—	86.0	4.1	2.3	2.9	4.1	—	0.3	0.3	n/a	—
Jo[88]c	韩国	体内	CB MercuRay	300μm	911	1767	6.6	13.0	n/a	n/a	n/a										—
Khademi[92]	伊朗	体内	Galileos	150μm	295	460	4.8	6.3	88.2	0.7	—	57.6	39.4	—	1.7	1.3	—	—	—	—	—
Kim[35]	韩国	体内	Dinnova	167μm	415	821	10.2	13.0	76.3	0.5	—	65.6	16.2	0.3	15.3	2.4	0.2	0.2	—	—	—
Lee[36]	韩国	体内	Volux	167μm	276	467	n/a	n/a	n/a	n/a	n/a	57.8	23.8	—	14.6	3.2	—	—	—	0.6	—
Li[93]	中国	体外	NewTom	n/a	n/a	46	2.2	23.9	71.7	2.2	—	57.6	18.2	—	18.2	3.0	3.0	—	—	n/a	—
Martins[87]	葡萄牙	体内	Planmeca	200μm	1044	1335	13.0	12.3	74.2	0.5	—	n/a	n/a	n/a	n/a	n/a	n/a	n/a	n/a	—	—
Martins[47]	葡萄牙	体内	Planmeca	200μm	646	778	13.4	13.2	72.9	0.5	—	56.2	27.1	0.7	7.6	3.4	4.2	0.2	—	0.6	3rc, 0.2
Monsarrat[61]	法国	体内	Carestream	200μm	102	167	6.0	3.6	88.0	2.4	—	n/a	n/a	n/a	n/a	n/a	n/a	n/a	n/a	n/a	—
Neelakantan[101]	印度	体外	Accuitomo	n/a	n/a	205	1.0	5.9	93.1	—	—	66.5	6.8	—	26.2	—	—	—	n/a	0.5	—
Nikoloudaki[102]	希腊	体内	NewTom	125μm	273	402	5.5	8.2	85.1	1.2	—	n/a	n/a	n/a	n/a	n/a	n/a	n/a	n/a	n/a	2rc, 40.3
Pérez Heredia[103]	西班牙	体内	Carestream	180μm	112	142	16.9	4.2	78.9	—	—	52.7	33.0	—	9.8	—	2.7	—	0.9	0.9	—

续表

作者	国家	方法	CBCT设备	体素大小	受试者数量	牙齿数量	牙根数量（%）					Vertucci分类（%）									根管数量[a] (rc)[b] (%)
							1	2	3	4	>4	I	II	III	IV	V	VI	VII	VIII	其他	
Plotino[104]	意大利	体内	NewTom	n/a	201	157	1.9	8.3	88.5	1.3	—	84.9	11.5	2.2	1.4	—	—	—	—	—	—
Ratanajirasut[39]	泰国	体内	Accuitomo	250μm	266	457	3.5	9.2	87.1	0.2	—	70.6	14.6	2.3	7.5	3.5	1.5	—	—	—	—
Reis[40]	巴西	体内	i-Cat	200μm	100	185	n/a	n/a	94.6	n/a	n/a	n/a	n/a	n/a	n/a	n/a	n/a	n/a	n/a	n/a	2rc, 83.4
Rouhani[105]	伊朗	体外	Planmeca	160μm	n/a	125	0.8	8.0	89.6	1.6	—	84.1	2.5	4.2	3.3	1.7	2.5	1.7	—	—	—
Silva[90]	巴西	体内	i-Cat	200μm	294	306	7.9	12.7	79.4	—	—	56.8	n/a	n/a	n/a	n/a	n/a	n/a	n/a	n/a	2rc, 43.2
Tian[91]	中国	体内	NewTom	160μm	844	1539	13.3	19.4	66.1	1.2	—	70.3	12.9	5.3	6.8	3.0	0.4	0.3	0.1	0.9	—
Wu[44]	中国	体内	NewTom	160μm	1294	2412	17.7	23.6	57.9	0.8	—	70.2	8.6	5.6	14.6	1.0	—	—	—	—	—
Zhang[107]	中国	体内	Accuitomo	125μm	269	210	10.5	8.1	81.4	—	—	77.8	4.0	—	12.9	4.7	0.6	—	—	—	—

n/a无，rc根管

[a]数据关于具有独立近颊根的上颌磨牙

[b]如果未提供Vertucci分类

[c]数据来自原始文章，尽管百分比总和不是100%

表6.16 上颌第二磨牙远中颊根牙根及根管形态的CBCT研究

作者	国家	方法	CBCT设备	体素大小	受试者数量	牙齿数量	牙根数量（%）					Vertucci分类（%）									根管数量a（%）(rc)b
							1	2	3	4	>4	I	II	III	IV	V	VI	VII	VIII	其他	
Altunsoy[29]	土耳其	体内	i-Cat	300μm	827	1329	2.2	4.8	92.5	0.5	—	99.6	0.2	—	0.2	—	—	—	—	—	—
Estrela[46]	巴西	体内	PreXion3D	100μm	618	100	2.0	29.0	69.0	—	—	n/a	n/a	n/a	n/a	n/a	n/a	n/a	n/a	n/a	—
Felsypremila[72]	印度	体内	Kodak	n/a	246	371	9.7	8.9	80.3	1.1	—	100	—	—	—	—	—	—	—	—	—
Chobashy[32]	埃及	体内	Cranex	133μm	657	610	1.6	10.7	87.7	—	—	100	—	—	—	—	—	—	—	—	—
Ghoncheh[97]	伊朗	体内	NewTom	300μm	450	423	14.4	22.2	63.4	—	—	100	—	—	—	—	—	—	—	—	—
Gu[98]	中国	体内	Galileos	125μm	725	1226	14.1	21.9	63.0	1.0	—	n/a	n/a	n/a	n/a	n/a	n/a	n/a	n/a	n/a	—
Jing[34]	中国	体内	NewTom	125μm	n/a	519	10.4	15.2	73.6	0.8	—	100	—	—	—	—	—	—	—	—	—
Jo[88c]	韩国	体内	CB MercuRay	300μm	911	1767	6.6	13.0	n/a	n/a	n/a	n/a	n/a	n/a	n/a	n/a	n/a	n/a	n/a	n/a	—
Khademi[92]	伊朗	体内	Galileos	150μm	295	460	4.8	6.3	88.2	0.7	—	n/a	n/a	n/a	n/a	n/a	n/a	n/a	n/a	n/a	—
Kim[35]	韩国	体内	Dinnova	167μm	415	821	10.2	13.0	76.3	0.5	—	100	—	—	—	—	—	—	—	—	—
Li[93]	中国	体外	NewTom	n/a	n/a	46	2.2	23.9	71.7	2.2	—	90.9	9.1	—	—	—	—	—	—	—	—
Martins[87]	葡萄牙	体内	Planmeca	200μm	1044	1335	13.0	12.3	74.2	0.5	—	n/a	n/a	n/a	n/a	n/a	n/a	n/a	n/a	n/a	—
Martins[47]	葡萄牙	体内	Planmeca	200μm	646	778	13.4	13.2	72.9	0.5	—	100	—	—	—	—	—	—	—	—	—
Monsarrat[61]	法国	体内	Carestream	200μm	102	167	6.0	3.6	88.0	2.4	—	n/a	n/a	n/a	n/a	n/a	n/a	n/a	n/a	n/a	—
Neelakantan[101]	印度	体外	Accuitomo	n/a	n/a	205	1.0	5.9	93.1	—	—	91.1	1.6	2.6	4.7	—	—	—	—	—	—
Nikoloudaki[102]	希腊	体内	NewTom	125μm	273	402	5.5	8.2	85.1	1.2	—	n/a	n/a	n/a	n/a	n/a	n/a	n/a	n/a	n/a	—
Pérez Heredia[103]	西班牙	体内	Carestream	180μm	112	142	16.9	4.2	78.9	—	—	100	—	—	—	—	—	—	—	—	—
Plotino[104]	意大利	体内	NewTom	n/a	201	157	1.9	8.3	88.5	1.3	—	100	—	—	—	—	—	—	—	—	—

续表

作者	国家	方法	CBCT设备	体素大小	受试者数量	牙齿数量	牙根数量（%）					Vertucci分类（%）									根管数量[a]（%）(rc)[b]
							1	2	3	4	>4	I	II	III	IV	V	VI	VII	VIII	其他	
Ratanajirasut[39]	泰国	体内	Accuitomo	250μm	266	457	3.5	9.2	87.1	0.2	—	100	—	—	—	—	—	—	—	—	—
Rouhani[105]	伊朗	体外	Planmeca	160μm	n/a	125	0.8	8.0	89.6	1.6	—	99.2	—	0.8	—	—	—	—	—	—	—
Silva[90]	巴西	体内	i-Cat	200μm	294	306	7.9	12.7	79.4	—	—	100	—	—	—	—	—	—	—	—	—
Tian[91]	中国	体内	NewTom	160μm	844	1539	13.3	19.4	66.1	1.2	—	99.5	0.2	—	0.1	—	—	—	—	—	—
Wu[44]	中国	体内	NewTom	160μm	1294	2412	17.7	23.6	57.9	0.8	—	100	—	—	—	—	0.2	—	—	—	—	—
Zhang[107]	中国	体内	Accuitomo	125μm	269	210	10.5	8.1	81.4	—	—	99.4	n/a	n/a	n/a	n/a	n/a	n/a	n/a	n/a	n/a	2rc, 0.6

n/a：无；rc：根管

[a]数据关于具有独立近中颊根的上颌磨牙

[b]如果未提供Vertucci分类

[c]数据来自原始文章，尽管百分比总和不是100%

表6.17　上颌第二磨牙腭根牙根及根管形态的CBCT研究

作者	国家	方法	CBCT设备	体素大小	受试者数量	牙齿数量	牙根数量（%）					Vertucci分类（%）									根管数量[a]（%）(rc)[b]
							1	2	3	4	>4	I	II	III	IV	V	VI	VII	VIII	其他	
Altunsoy[29]	土耳其	体内	i-Cat	300μm	827	1329	2.2	4.8	92.5	0.5	—	99.1	0.2	0.2	0.3	0.2	—	—	—	—	—
Estrela[46]	巴西	体内	PreXion3D	100μm	618	100	2.0	29.0	69.0	—	—	n/a	n/a	n/a	n/a	n/a	n/a	n/a	n/a	n/a	—
Felsypremila[72]	印度	体内	Kodak	n/a	246	371	9.7	8.9	80.3	1.1	—	99.7	n/a	n/a	n/a	n/a	n/a	n/a	n/a	n/a	2rc, 0.3
Ghobashy[32]	埃及	体内	Cranex	133μm	657	610	1.6	10.7	87.7	—	—	100	—	—	—	—	—	—	—	—	—
Ghoncheh[97]	伊朗	体内	NewTom	300μm	450	423	14.4	22.2	63.4	—	—	100	n/a	n/a	n/a	n/a	n/a	n/a	n/a	n/a	—
Gu[98]	中国	体内	Galileos	125μm	725	1226	14.1	21.9	63.0	1.0	—	n/a	—	—	—	—	—	—	—	—	—
Jing[34]	中国	体内	NewTom	125μm	n/a	519	10.4	15.2	73.6	0.8	—	100	—	—	—	—	—	—	—	—	—
Jo[88c]	韩国	体内	CB MercuRay	300μm	911	1767	6.6	13.0	n/a	n/a	n/a	n/a	n/a	n/a	n/a	n/a	n/a	n/a	n/a	n/a	—
Khademi[92]	伊朗	体内	Galileos	150μm	295	460	4.8	6.3	88.2	0.7	—	n/a	—	—	—	—	—	—	—	n/a	—
Kim[35]	韩国	体内	Dinnova	167μm	415	821	10.2	13.0	76.3	0.5	—	100	—	—	—	—	—	—	—	—	—
Li[93]	中国	体外	NewTom	n/a	n/a	46	2.2	23.9	71.7	2.2	—	97.0	3.0	—	—	—	—	—	—	—	—
Martins[87]	葡萄牙	体内	Planmeca	200μm	1044	1335	13.0	12.3	74.2	0.5	—	n/a	n/a	n/a	n/a	n/a	n/a	n/a	n/a	n/a	—
Martins[47]	葡萄牙	体内	Planmeca	200μm	646	778	13.4	13.2	72.9	0.5	—	98.9	0.4	0.7	—	—	—	—	—	n/a	—
Monsarrat[61]	法国	体内	Carestream	200μm	102	167	6.0	3.6	88.0	2.4	—	n/a	n/a	n/a	n/a	n/a	n/a	n/a	n/a	n/a	—
Neelakantan[101]	印度	体外	Accuitomo	n/a	n/a	205	1.0	5.9	93.1	—	—	94.2	—	—	3.7	1.1	—	—	—	0.5	—
Nikoloudaki[102]	希腊	体内	NewTom	125μm	273	402	5.5	8.2	85.1	1.2	—	n/a	n/a	n/a	n/a	n/a	n/a	n/a	0.5	n/a	—
Pérez Heredia[103]	西班牙	体内	Carestream	180μm	112	142	16.9	4.2	78.9	—	—	100	—	—	—	—	—	—	—	—	—
Plotino[104]	意大利	体内	NewTom	n/a	201	157	1.9	8.3	88.5	1.3	—	100	—	—	—	—	—	—	—	—	—
Ratanajirasut[39]	泰国	体内	Accuitomo	250μm	266	457	3.5	9.2	87.1	0.2	—	99.7	0.3	—	—	—	—	—	—	—	—

续表

作者	国家	方法	CBCT设备	体素大小	受试者数量	牙齿数量	牙根数量（%）					Vertucci分类（%）									根管数量[a]（%）(rc)[b]
							1	2	3	4	>4	I	II	III	IV	V	VI	VII	VIII	其他	
Rouhani[105]	伊朗	体外	Planmeca	160μm	n/a	125	0.8	8.0	89.6	1.6	—	100	—	—	—	—	—	—	—	—	—
Silva[90]	巴西	体内	i-Cat	200μm	294	306	7.9	12.7	79.4	—	—	100	—	—	—	—	—	—	—	—	—
Tian[91]	中国	体内	NewTom	160μm	844	1539	13.3	19.4	66.1	1.2	—	99.7	0.2	0.1	—	—	—	—	—	—	—
Wu[44]	中国	体内	NewTom	160μm	1294	2412	17.7	23.6	57.9	0.8	—	100	—	—	—	—	—	—	—	—	—
Zhang[107]	中国	体内	Accuitomo	125μm	269	210	10.5	8.1	81.4	—	—	100	—	—	—	—	—	—	—	—	—

n/a: 无; rc: 根管

a数据关于具有独立腭根的上颌磨牙

b如果未提供Vertucci分类

c数据来自原始文章，尽管百分比总和不是100%

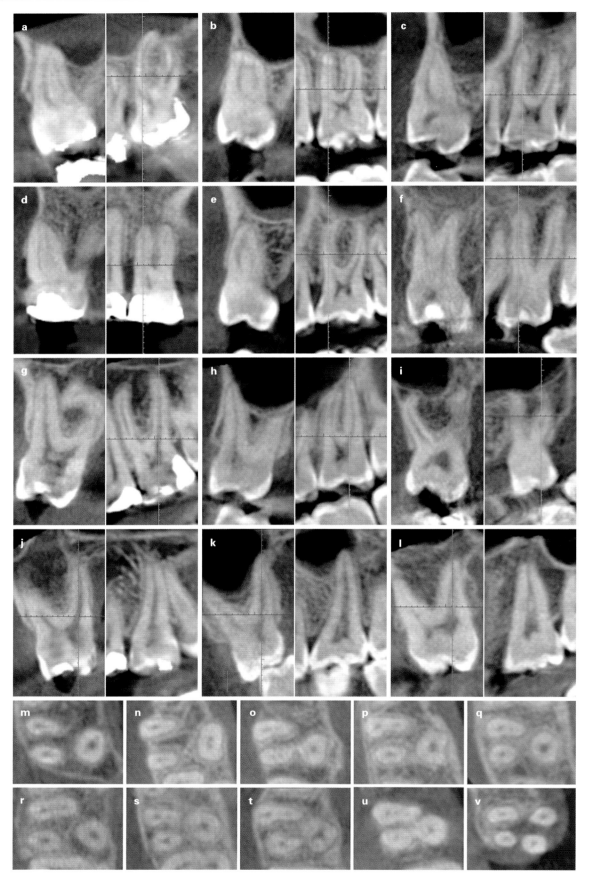

图6.4 上颌磨牙不同根管系统形态的典型CBCT图像。（a~f）近颊根；（g~i）远颊根；（j~l）腭根；（m~v）其他类型轴位图像。

表6.18 下颌第一磨牙近中根牙根及根管形态的CBCT研究

作者	国家	方法	CBCT设备	体素大小	受试者数量	牙齿数量	牙根数量（%）					Vertucci分类（%）									根管数量[a]（%）(rc)[b]
							1	2	3	4	>4	I	II	III	IV	V	VI	VII	VIII	其他	
Akbarzadeh[119]	美国	体内	Carestream	300μm	210	210	—	—	—	—	—	n/a	n/a	n/a	n/a	n/a	n/a	n/a	n/a	n/a	3rc, 14.8
Beshkenadze[45]c	格鲁吉亚	体内	Gendex	n/a	228	247	—	94.1	6.9	—	—	n/a	n/a	n/a	n/a	n/a	n/a	n/a	n/a	n/a	—
Caputo[120]	巴西	体内	Gendex	200μm	198	342	—	98.5	1.5	—	—	0.6	38.5	14.9	40.4	4.1	0.6	—	—	0.9	—
Celikten[121]	塞浦路斯	体内	NewTom	n/a	272	384	0.8	95.6	3.6	—	—	2.4	34.9	—	62.7	—	—	—	—	—	—
Demirbuga[122]	土耳其	体内	NewTom	n/a	605	823	1.8	95.9	2.1	0.2	—	2.2	27.6	1.7	67.7	0.8	—	—	—	—	—
Estrela[46]	巴西	体内	PreXion3D	100μm	618	100	2.0	95.0	3.0	—	—	—	—	—	—	—	—	—	—	n/a	2rc, 94.6/3rc, 3.7
Felsypremila[72]	印度	体内	Kodak	n/a	246	299	0.7	93.6	5.7	—	—	1.7	n/a	n/a	n/a	n/a	n/a	n/a	n/a	n/a	—
Huang[112]	中国台湾	体内	i-Cat	n/a	151	237	—	74.7	25.3	—	—	n/a	n/a	n/a	n/a	n/a	n/a	n/a	n/a	n/a	—
Kim[108]	韩国	体内	Dinnova	167μm	976	1952	0.7	73.5	25.8	—	—	1.8	20.2	0.3	76.8	0.5	—	—	—	0.4	—
Madani[123]	伊朗	体内	NewTom	300μm	110	154	1.2	96.8	2.0	—	—	7.4	31.5	2.0	57.1	2.0	—	—	—	—	—
Martins[87]	葡萄牙	体内	Planmeca	200μm	1044	709	0.7	97.3	2.0	—	—	n/a	n/a	n/a	n/a	n/a	n/a	n/a	n/a	n/a	—
Martins[47]	葡萄牙	体外	Planmeca	200μm	646	450	0.7	97.1	2.2	—	—	1.1	46.5	—	41.9	—	4.1	—	—	6.4	3rc, 5.5
Mokhtari[124]	伊朗	体内	NewTom	150μm	n/a	96	n/a	n/a	n/a	n/a	n/a	1.0	9.5	1.1	88.4	—	—	—	—	n/a	—
Monsarrat[61]	法国	体内	Carestream	200μm	102	130	1.5	90.0	7.7	0.8	—	n/a	n/a	n/a	n/a	n/a	n/a	n/a	n/a	n/a	—
Mukhaimer[118]	巴基斯坦	体外	MCT-1	n/a	n/a	320	—	100	—	—	—	1.2	38.7	1.9	53.8	1.2	—	—	—	3.2	—
Nur[117]	土耳其	体内	i-Cat	300μm	850	966	0.3	99.2	0.5	—	—	5.4	1.0	0.1	91.6	1.8	—	—	0.1	—	—
Park[71]	韩国	体内	n/a	n/a	430	727	0.3	77.4	22.3	—	—	n/a	n/a	n/a	n/a	n/a	n/a	n/a	n/a	n/a	—
Pérez Heredia[103]	西班牙	体内	Carestream	180μm	112	121	1.7	94.2	4.1	—	—	—	51.3	—	37.8	0.8	1.7	—	—	8.4	—
Plotino[104]	意大利	体内	NewTom	n/a	201	117	—	100	—	—	—	9.4	27.4	—	62.3	—	—	—	—	0.9	—
Rahimi[125]c	伊朗	体内	NewTom	n/a	386	386	n/a	n/a	3.1	n/a	n/a	n/a	n/a	n/a	n/a	n/a	n/a	n/a	n/a	n/a	—

续表

作者	国家	方法	CBCT设备	体素大小	受试者数量	牙齿数量	牙根数量（%）					Vertucci分类（%）									根管数量[a]（%）（rc）[b]
							1	2	3	4	>4	I	II	III	IV	V	VI	VII	VIII	其他	
Shemesh[126]c	土耳其	体内	Alioth	150μm	1020	1229	n/a	n/a	2.6	—	n/a	n/a	n/a	n/a	n/a	n/a	n/a	n/a	n/a	n/a	—
Silva[114]	巴西	体内	i-Cat	200μm	154	234	3.4	96.6	—	—	—	11.5	n/a	n/a	n/a	n/a	n/a	n/a	n/a	n/a	2rc, 88.5
Torres[116]	比利时	体内	Accuitomo	250μm	100	145	0.7	96.5	2.8	—	—	1.4	5.0	33.6	16.4	42.9	—	0.7	—	—	—
Torres[116]	智利	体内	Accuitomo	250μm	170	146	—	93.8	6.2	—	—	2.9	19.0	28.5	21.9	21.9	2.2	3.6	—	—	—
Tu[113]c	中国台湾	体内	i-Cat	250μm	123	246	n/a	n/a	25.6	n/a	n/a	n/a	n/a	n/a	n/a	n/a	n/a	n/a	n/a	n/a	—
Wang[109]	中国	体内	Accuitomo	125μm	558	558	0.7	73.5	25.8	—	—	1.5	1.7	—	93.9	0.2	—	—	0.2	2.5	—
Zhang[110]	中国	体内	Accuitomo	125μm	211	232	—	70.3	29.3	0.4	—	3.7	n/a	n/a	n/a	n/a	n/a	n/a	n/a	n/a	2rc, 96.3
Zhang[111]	中国	体内	Galileos	125μm	455	910	—	77.5	22.3	0.2	—	0.9	5.6	4.8	87.8	0.9	—	—	—	—	—

n/a：无；rc：根管

a 数据关于有独立近中根的下颌磨牙

b 如果未提供Vertucci分类

c 数据来自原始文章，尽管百分比总和不是100%

表6.19　下颌第一磨牙远中根牙根及根管形态的CBCT研究

作者	国家	方法	CBCT设备	体素大小	受试者数量	牙齿数量	牙根数量（%）					Vertucci分类（%）									根管数量[a] (%) (rc)[b]
							1	2	3	4	>4	I	II	III	IV	V	VI	VII	VIII	其他	
Beshkenadze[45]c	格鲁吉亚	体内	Gendex	n/a	228	247	—	94.1	6.9	—	—	n/a	n/a	n/a	n/a	n/a	n/a	n/a	n/a	n/a	—
Caputo[120]	巴西	体内	Gendex	200μm	198	342	—	98.5	1.5	—	—	76.6	6.4	11.1	2.1	3.8	n/a	n/a	n/a	—	—
Celikten[121]	塞浦路斯	体内	NewTom	n/a	272	384	0.8	95.6	3.6	—	—	83.9	11.8	0.3	3.4	0.3	0.3	—	—	—	—
Demirbuga[122]	土耳其	体内	NewTom	n/a	605	823	1.8	95.9	2.1	0.2	—	81.6	6.6	3.7	6.0	2.1	—	—	—	—	—
Estrela[46]	巴西	体内	PreXion3D	100μm	618	100	2.0	95.0	3.0	—	—	n/a	n/a	n/a	n/a	n/a	n/a	n/a	n/a	n/a	—
Felsypremila[72]	印度	体内	Kodak	n/a	246	299	0.7	93.6	5.7	—	—	75.1	n/a	n/a	n/a	n/a	n/a	n/a	n/a	n/a	2rc, 24.9
Huang[112]	中国台湾	体内	i-Cat	n/a	151	237	—	74.7	25.3	—	—	n/a	n/a	n/a	n/a	n/a	n/a	n/a	n/a	n/a	—
Kim[108]	韩国	体内	Dinnova	167μm	976	1952	0.7	73.5	25.8	—	—	66.6	19.0	0.3	11.9	2.1	—	—	—	0.1	—
Kim[127]	韩国	体内	Dinnova	167μm	979	1958	n/a	n/a	n/a	n/a	n/a	n/a	n/a	n/a	n/a	n/a	n/a	n/a	n/a	—	2rc, 50.4
Madani[123]	伊朗	体内	NewTom	300μm	110	154	1.2	96.8	2.0	—	—	79.9	10.7	4.7	3.4	1.3	—	—	—	—	—
Martins[87]	葡萄牙	体内	Planmeca	200μm	1044	709	0.7	97.3	2.0	—	—	n/a	n/a	n/a	n/a	n/a	n/a	n/a	n/a	n/a	—
Martins[47]	葡萄牙	体内	Planmeca	200μm	646	450	0.7	97.1	2.2	—	—	70.9	12.4	9.6	2.3	3.2	0.9	—	—	0.7	—
Mokhtari[124]	伊朗	体外	NewTom	150μm	n/a	96	n/a	n/a	n/a	n/a	n/a	90.5	2.1	5.3	2.1	—	—	—	—	—	—
Monsarrat[61]	法国	体内	Carestream	200μm	102	130	1.5	90.0	7.7	0.8	—	n/a	n/a	n/a	n/a	n/a	n/a	n/a	n/a	n/a	—
Mukhaimer[118]	巴基斯坦	体外	MCT-1	n/a	320	320	—	100	—	—	—	57.5	22.5	10.6	8.1	1.3	—	—	—	—	—
Nur[117]	土耳其	体内	i-Cat	300μm	850	966	0.3	99.2	0.5	—	—	59.5	12.6	2.0	19.3	6.6	—	—	—	—	—
Park[71]	韩国	体内	n/a	n/a	430	727	0.3	77.4	22.3	—	—	n/a	n/a	n/a	n/a	n/a	n/a	n/a	n/a	n/a	—
Pérez Heredia[103]	西班牙	体内	Carestream	180μm	112	121	1.7	94.2	4.1	—	—	72.3	18.5	5.9	2.5	—	—	—	—	0.8	—
Plotino[104]	意大利	体内	NewTom	n/a	201	117	—	100	—	—	—	79.5	9.4	6.8	4.3	—	—	—	—	—	—
Rahimi[125]c	伊朗	体内	NewTom	n/a	386	386	n/a	n/a	3.1	n/a	n/a	n/a	n/a	n/a	n/a	n/a	n/a	n/a	n/a	n/a	—

续表

作者	国家	方法	CBCT设备	体素大小	受试者数量	牙齿数量	牙根数量（%）					Vertucci分类（%）									根管数量a（%）（rc）b
---	---	---	---	---	---	---	1	2	3	4	>4	I	II	III	IV	V	VI	VII	VIII	其他	
Shemesh[126]c	土耳其	体内	Alioth	150μm	1020	1229	n/a	n/a	2.6	—	n/a	n/a	n/a	n/a	n/a	n/a	n/a	n/a	n/a	n/a	—
Silva[114]	巴西	体内	i-Cat	200μm	154	234	3.4	96.6	—	—	—	87.6	n/a	n/a	n/a	n/a	n/a	n/a	n/a	n/a	2rc, 12.4
Torres[116]	比利时	体内	Accuitomo	250μm	100	145	0.7	96.5	2.8	—	—	72.9	—	17.1	—	9.3	—	0.7	—	—	—
Torres[116]	智利	体内	Accuitomo	250μm	170	146	—	93.8	6.2	—	—	78.8	—	12.4	—	5.9	—	2.9	—	—	—
Tu[113]c	中国台湾	体内	i-Cat	250μm	123	246	n/a	n/a	25.6	n/a	n/a	n/a	n/a	n/a	n/a	n/a	n/a	n/a	n/a	n/a	—
Wang[109]	中国	体内	Accuitomo	125μm	558	558	0.7	73.5	25.8	—	—	62.9	9.8	0.7	25.1	0.5	—	—	—	1.0	—
Zhang[110]	中国	体内	Accuitomo	125μm	211	232	—	70.3	29.3	0.4	—	77.3	n/a	n/a	n/a	n/a	n/a	n/a	n/a	n/a	2rc, 22.7
Zhang[111]	中国	体内	Galileos	125μm	455	910	—	77.5	22.3	0.2	—	n/a	n/a	n/a	n/a	n/a	n/a	n/a	n/a	n/a	—

n/a：无；rc：根管

a数据关于远中独立中根的下颌磨牙

b如果未提供Vertucci分类

c数据来自原始文章，尽管百分比总和不是100%

表6.20　下颌第二磨牙近中根牙根及根管形态的CBCT研究

作者	国家	方法	CBCT设备	体素大小	受试者数量	牙齿数量	牙根数量（%）					Vertucci分类（%）									根管数量[a]（%）（rc）[b]
							1	2	3	4	>4	I	II	III	IV	V	VI	VII	VIII	其他	
Celikten[121]	塞浦路斯	体内	NewTom	n/a	272	421	3.6	95.7	0.5	0.2	—	7.1	32.3	0.3	60.3	—	—	—	—	—	—
Demirbuga[122]	土耳其	体内	NewTom	n/a	605	925	10.3	85.4	3.4	0.9	—	19.7	36.5	3.5	37.6	1.9	0.5	0.3	—	—	—
Estrela[46]	巴西	体内	PreXion3D	100μm	618	100	7.0	91.0	2.0	—	—	n/a	n/a	n/a	n/a	n/a	n/a	n/a	n/a	n/a	—
Felsypremila[72]	印度	体内	Kodak	n/a	246	322	8.7	88.8	2.5	—	—	9.5	—	—	—	—	—	—	n/a	n/a	2rc, 88.5/3rc, 2.0
Kim[128]	韩国	体内	Dinnova	167μm	960	1920	41.2	58.1	0.7	—	—	14.9	37.3	1.2	43.9	2.6	—	—	—	0.1	—
Madami[123]	伊朗	体内	NewTom	300μm	110	147	17.7	81.6	0.7	—	—	18.3	28.4	5.8	43.4	3.3	0.8	—	—	—	—
Martins[87]	葡萄牙	体内	Planmeca	200μm	1044	1115	12.6	85.2	2.2	—	—	n/a	n/a	n/a	n/a	n/a	n/a	n/a	n/a	n/a	—
Martins[47]	葡萄牙	体内	Planmeca	200μm	646	667	14.2	83.1	2.7	—	—	8.1	63.9	5.3	18.1	0.5	1.6	—	—	2.5	3rc, 2.2
Monsarrat[61]	法国	体内	Carestream	200μm	102	156	1.3	87.2	11.5	—	—	n/a	n/a	n/a	n/a	n/a	n/a	n/a	n/a	n/a	—
Nur[117]	土耳其	体内	i-Cat	300μm	850	1165	10.0	90.0	—	—	—	12.4	2.1	0.7	79.6	5.2	—	—	—	—	—
Park[71]	韩国	体内	n/a	n/a	430	710	43.1	54.5	2.4	—	—	n/a	n/a	n/a	n/a	n/a	n/a	n/a	n/a	n/a	—
Pawar[129]	印度	体内	Planmeca	100μm	1120	983	13.1	79.4	7.5	—	—	8.3	37.4	1.1	52.0	1.2	—	—	—	—	—
Pérez Heredia[103]	西班牙	体内	Carestream	180μm	112	121	16.5	83.5	—	—	—	3.0	78.2	—	14.8	1.0	—	—	—	3.0	—
Plotino[104]	意大利	体内	NewTom	n/a	201	161	8.7	89.4	1.9	—	n/a	12.5	23.6	2.1	61.8	—	—	—	—	—	—
Shemesh[126c]	土耳其	体内	Alioth	150μm	1020	1465	n/a	n/a	1.8	0.6	—	n/a	n/a	n/a	n/a	n/a	n/a	n/a	n/a	n/a	—
Silva[114]	巴西	体内	i-Cat	200μm	154	226	9.7	86.7	3.6	—	—	36.7	n/a	n/a	n/a	n/a	n/a	n/a	n/a	n/a	2rc, 63.3
Torres[116]	比利时	体内	Accuitomo	250μm	100	112	14.3	83.9	0.9	0.9	—	11.7	7.2	37.3	14.9	28.7	—	2.1	n/a	—	—
Torres[116]	智利	体内	Accuitomo	250μm	170	112	8.9	86.6	3.6	0.9	—	17.5	5.3	48.5	4.1	20.6	—	2.1	n/a	—	—
Zhang[110]	中国	体内	Accuitomo	125μm	211	157	22.3	76.4	1.3	—	—	41.7	n/a	n/a	n/a	n/a	n/a	n/a	n/a	n/a	2rc, 58.3

n/a：无；rc：根管

[a] 数据关于有独立近中根的下颌磨牙

[b] 如果未提供Vertucci分类

[c] 数据来自原始文章，尽管百分比总和不是100%

表6.21 下颌第二磨牙远中根牙根及根管形态的CBCT研究

作者	国家	方法	CBCT设备	体素大小	受试者数量	牙齿数量	牙根数量（%）					Vertucci分类（%）									根管数量[a]（%）(rc)[b]
							1	2	3	4	>4	I	II	III	IV	V	VI	VII	VIII	其他	
Celikten[121]	塞浦路斯	体内	NewTom	n/a	272	421	3.6	95.7	0.5	0.2	—	96.3	2.5	—	1.0	—	0.2	—	—	—	—
Demirbuga[122]	土耳其	体内	NewTom	n/a	605	925	10.3	85.4	3.4	0.9	—	96.6	0.5	0.7	1.0	1.0	0.2	—	—	—	—
Estrela[46]	巴西	体内	PreXion3D	100μm	618	100	7.0	91.0	2.0	—	—	n/a	n/a	n/a	n/a	n/a	n/a	n/a	n/a	n/a	—
Felsypremila[72]	印度	体内	Kodak	n/a	246	322	8.7	88.8	2.5	—	—	96.6	n/a	n/a	n/a	n/a	n/a	n/a	n/a	n/a	2rc, 3.4
Kim[128]	韩国	体内	Dinnova	167μm	960	1920	41.2	58.1	0.7	—	—	96.5	2.1	—	0.9	0.5	—	—	—	—	—
Madani[123]	伊朗	体内	NewTom	300μm	110	147	17.7	81.6	0.7	—	—	92.5	3.3	0.8	1.7	1.7	—	—	—	—	—
Martins[87]	葡萄牙	体内	Planmeca	200μm	1044	1115	12.6	85.2	2.2	—	—	n/a	n/a	n/a	n/a	n/a	n/a	n/a	n/a	n/a	—
Martins[47]	葡萄牙	体内	Planmeca	200μm	646	667	14.2	83.1	2.7	—	—	93.5	0.5	4.2	0.4	1.4	—	—	—	—	—
Monsarrat[61]	法国	体内	Carestream	200μm	102	156	1.3	87.2	11.5	—	—	n/a	n/a	n/a	n/a	n/a	n/a	n/a	n/a	n/a	—
Nur[117]	土耳其	体内	i-Cat	300μm	850	1165	10.0	90.0	—	—	n/a	94.1	3.3	—	2.3	0.3	—	—	—	—	—
Park[71]	韩国	体内	n/a	n/a	430	710	43.1	54.5	2.4	—	—	n/a	n/a	n/a	n/a	—	n/a	n/a	n/a	n/a	—
Pawar[129]	印度	体内	Planmeca	100μm	1120	983	13.1	79.4	7.5	—	—	70.3	21.0	—	8.7	—	—	—	—	—	—
Pérez Heredia[103]	西班牙	体内	Carestream	180μm	112	121	16.5	83.5	—	—	—	92.0	2.0	3.0	3.0	—	—	—	—	—	—
Plotino[104]	意大利	体内	NewTom	n/a	201	161	8.7	89.4	1.9	—	—	100	—	—	—	—	—	—	—	—	—
Shemesh[126]c	以色列	体内	Alioth	150μm	1020	1465	n/a	n/a	1.8	0.6	n/a	n/a	—	n/a	n/a	n/a	n/a	n/a	n/a	n/a	—
Silva[114]	巴西	体内	i-Cat	200μm	154	226	9.7	86.7	3.6	—	—	99.0	—	—	—	—	—	—	—	—	2rc, 1.0
Torres[116]	比利时	体内	Accuitomo	250μm	100	112	14.3	83.9	0.9	0.9	—	98.9	—	—	—	1.1	—	—	—	—	—
Torres[116]	智利	体内	Accuitomo	250μm	170	112	8.9	86.6	3.6	0.9	—	99.0	—	—	—	1.0	—	—	—	—	—
Zhang[110]	中国	体内	Accuitomo	125μm	211	157	22.3	76.4	1.3	—	—	96.7	n/a	n/a	n/a	n/a	n/a	n/a	n/a	n/a	2rc, 3.3

n/a：无；rc：根管

a数据关于有独立远中根的下颌磨牙

b如果未提供Vertucci分类

c数据来自原始文章，尽管百分比总和不足100%

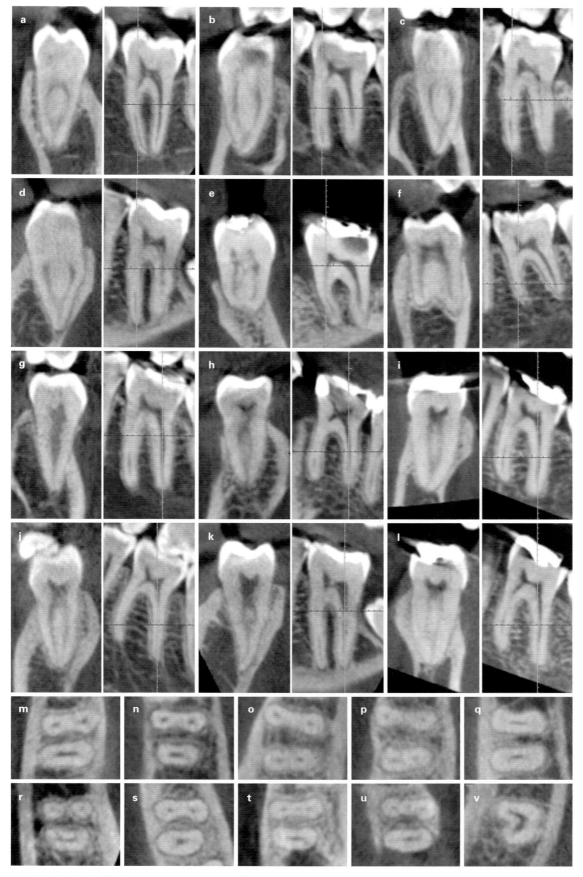

图6.5　下颌磨牙不同根管系统类型的典型CBCT图像。（a~f）近中根；（g~l）远中根；（m~v）不同的轴位图像。

表6.22　C形根管形态的CBCT研究

牙	作者	国家	方法	CBCT设备	体素大小	受试者数量	牙齿数量	C形根管发生率（%）
上颌第一磨牙	Felsypremila[72]	印度	体内	Kodak	n/a	246	367	0.3
	Jo[88]	韩国	体内	CB MercuRay	300μm	911	1786	0.8
	Martins[89]	葡萄牙	体内	Planmeca	200μm	895	928	1.1
上颌第二磨牙	Felsypremila[72]	印度	体内	Kodak	n/a	246	371	0.5
	Jo[88]	韩国	体内	CB MercuRay	300μm	911	1767	2.7
	Martins[89]	葡萄牙	体内	Planmeca	200μm	895	1299	3.8
下颌第一磨牙	Celikten[121]	塞浦路斯	体内	NewTom	n/a	272	384	0.5
	Demirbuga[122]	土耳其	体内	NewTom	n/a	605	823	0.9
	Felsypremila[72]	印度	体内	Kodak	n/a	246	299	0.7
	Madani[123]	伊朗	体内	NewTom	300μm	110	154	1.2
	Martins[131]	葡萄牙	体内	Planmeca	200μm	792	695	0.6
	Martins[87]	葡萄牙	体内	Planmeca	200μm	1044	709	0.6
	Shemesh[132]	以色列	体内	Alioth	155μm	1020	1229	0.2
	Silva[114]	巴西	体内	i-Cat	200μm	154	234	1.7
	Zhang[111]	中国	体内	Galileos	125μm	455	910	0.1
下颌第二磨牙	Celikten[121]	塞浦路斯	体内	NewTom	n/a	272	421	1.9
	Demirbuga[122]	土耳其	体内	NewTom	n/a	605	925	4.1
	Felsypremila[72]	印度	体内	Kodak	n/a	246	322	8.1
	Helvacioglu–Yigit[135]	土耳其	体内	i-Cat	250μm	251	271	8.9
	Kim[128]	韩国	体内	Dinnova	167μm	960	1920	40.1
	Ladeira[130]	巴西	体内	i-Cat	250μm	214	406	15.3
	Madani[123]	伊朗	体内	NewTom	300μm	110	147	17.6
	Martins[131]	葡萄牙	体内	Planmeca	200μm	792	1088	8.5
	Martins[87]	葡萄牙	体内	Planmeca	200μm	1044	1115	8.6
	Park[71]	韩国	体内	n/a	n/a	430	710	41.3
	Pawar[129]	印度	体内	Planmeca	100μm	1120	983	13.1
	Plotino[104]	意大利	体内	NewTom	n/a	201	161	6.2
	Shemesh[132]	以色列	体内	Alioth	155μm	1020	1465	4.6
	Silva[114]	巴西	体内	i-Cat	200μm	154	226	3.5
	Sinanoglu[136]	土耳其	体内	i-Cat	250μm	200	339	8.6
	Torres[116]	比利时	体内	Accuitomo	250μm	100	112	10.71
	Torres[116]	智利	体内	Accuitomo	250μm	170	112	8.93
	von Zuben[115]	巴西	体内	i-Cat	200μm	237	400	6.8
	von Zuben[115]	中国	体内	Kodak	200μm	214	400	44.0
	von Zuben[115]	英格兰	体内	Accuitomo	80μm	400	400	7.8
	von Zuben[115]	印度	体内	NewTom	75μm/150μm	232	400	12.3

续表

牙	作者	国家	方法	CBCT设备	体素大小	受试者数量	牙齿数量	C形根管发生率（%）
下颌第一前磨牙	von Zuben[115]	墨西哥	体内	OP300 Maxio	85μm/250μm	400	400	14.2
	von Zuben[115]	葡萄牙	体内	Planmeca	200μm	259	400	8.3
	von Zuben[115]	南非	体内	Galileos	200μm	217	400	9.3
	von Zuben[115]	西班牙	体内	Planmeca	200μm	362	400	11.0
	von Zuben[115]	美国	体内	Kodak	76μm	400	400	11.3
	Zhang[110]	中国	体内	Accuitomo	125μm	211	157	29.0
	Zheng[133]	中国	体内	Accuitomo	125μm	608	528	38.6
	Arslan[77]	土耳其	体内	NewTom	150μm	88	154	2.5
	Felsypremila[72]	印度	体内	Kodak	n/a	246	447	0.7
	Liao[81]	中国	体内	NewTom	240μm	97	194	4.1
	Martins[73]	葡萄牙	体内	Planmeca	200μm	634	1123	2.3
	Shetty[84]	印度	体外	Kodak	76μm	n/a	1186	0.9
	Yang[85]	中国	体内	Galileos	125μm	238	440	1.1
	Yu[86]	中国	体内	Accuitomo	125μm	149	178	1.1
下颌第二前磨牙	Arslan[77]	土耳其	体内	NewTom	150μm	88	133	1.5
	Felsypremila[72]	印度	体内	Kodak	n/a	246	398	0.8
	Martins[73]	葡萄牙	体内	Planmeca	200μm	634	889	0.6
	Shetty[84]	印度	体外	Kodak	76μm	n/a	814	0.7
	Yu[86]	中国	体内	Accuitomo	125μm	149	178	0.6

结构并不常见。这种形态主要见于Vertucci V型的下颌前磨牙[73]。一项葡萄牙研究发现在第一前磨牙的发生率要高得多[73]，另一项土耳其的研究则指出第一前磨牙和第二前磨牙之间没有发现统计学差异[77]。在上颌磨牙中，C形根管结构并不常见，主要是因为颊根融合形成的[80-81]，不同的牙根融合，则C形根管出现的位置不同（图6.6a~f）。据报道，上颌第一磨牙和第二磨牙C形根管的发生率分别为0.3%[72]~1.1%[89]和0.5%[72]~3.8%[89]。在下颌第一磨牙中，报告的C形根管发生率为0.1%（中国）[111]至1.7%（巴西）[114]，而在下颌第二磨牙中C形根管的发生率在巴西人中有1.7%（图6.6g~l），塞浦路斯人约有1.9%[121]，直到中国人约有44.0%[115]。在第二磨牙中，它的发生率要高得多[89]，可能是因为发生融合牙根较为普遍。据

报道，这种解剖变异有种族影响，在亚洲人群中更高，如在韩国[71,128]和中国[115,133]。来自葡萄牙[131]和以色列[132]的两项研究表明，C形凹陷多朝向舌侧，而巴西的一项研究[115,130]则表明凹陷多朝向颊侧。两项CBCT研究[131-132]报告了根管冠1/3出现Fan C1型和根中1/3区Fan C3型的发生率较高。von Zuben等[115]认为，不同的人群中，Fan C形根管类型在每个根管的各部分（根冠1/3、根中1/3和根尖1/3）发生率并不一致。

在下颌磨牙中经常提及的另一种解剖学变异是存在额外的近颊根，即副磨牙根（Radix Entomdaris）（图6.6s）；或额外的远舌根，即远舌根（图6.6t~x）。CBCT研究报道这些额外根常具有Vertucci Ⅰ型构型[108]。副磨牙根少见，下颌第一磨牙和第二磨牙的发生率分别为1.2%[103]和

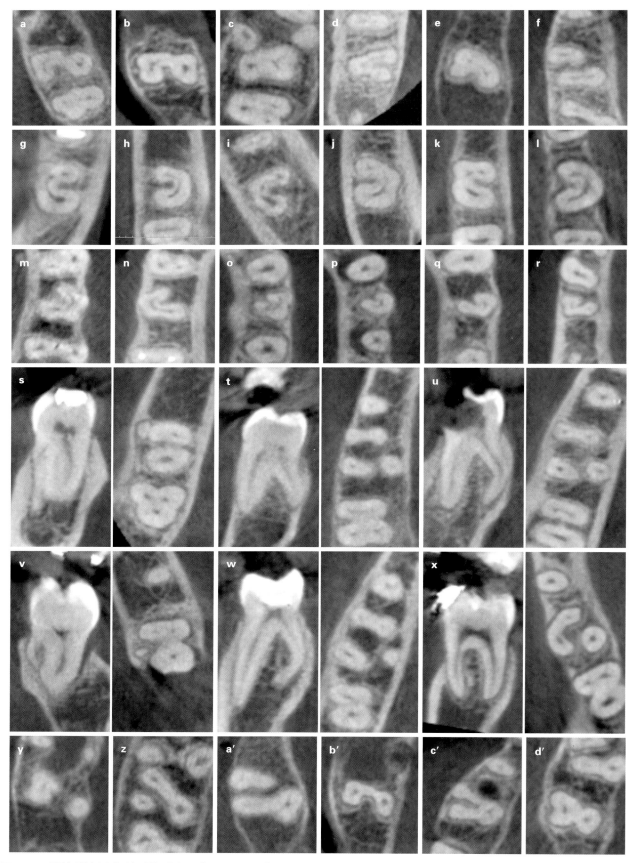

图6.6 不同额外根和根管系统形态的典型CBCT图像。（a~f）上颌C形磨牙；（g~l）下颌C形磨牙；（m~r）下颌C形前磨牙；（s）副磨牙根；（t~x）远舌根；（y~d'）上颌磨牙牙根融合。

1.6%[72]。亚洲人群中，下颌第一磨牙远舌根的发生率高于22%[91,110-111,113]，而非亚洲人群中，发生率通常低于7%。

下颌第二磨牙的这种解剖特征并不常见（3.5%）[114,122]，无种族因素（表6.23）。由于融合根上颌磨牙的根管解剖结构具有复杂性（图6.6y~d'），只有少数CBCT研究按照Zhang等[134]提出的分类讨论了不同根融合类型的发生率（表6.24）。在上颌第一磨牙中，亚洲人群的研究中报告Ⅰ型融合（颊根之间）韩国人占1.6%[88]和中国人占1.7%[42]，一项欧洲高加索人的研究[87]中，Ⅲ型融合（远颊根和腭根之间）的发生率（6.0%）更高。关于上颌第二磨牙的研究结果都认为Ⅱ型融合（近颊根和腭根之间）是最常见的融合类型，发生率为6.8%[87]~8.3%[32]。

6.2 显微计算机断层成像CT（Micro-CT）

6.2.1 定义

在CT断层扫描设备发明10年后，Elliott和Dover[137]研发了第一台高分辨率X射线显微计算机断层扫描设备，重建了分辨率达12μm的光滑双脐螺蜗牛贝壳的图像。在这个新装置中，"微型"指的是它的横截面像素大小在微米范围内，同时也意味着它的设备体积比用于拍摄人体的CT更小，并被用于更小物体的建模[138]。X射线显微计算机断层摄影也被命名为显微计算机断层摄影、高分辨率X射线断层摄影、X射线显微断层摄影、Micro-CT等。如今，虽然Micro-CT不能进行活体人体成像，但它已被认为是研究根管解剖细节的最重要、最准确的研究工具[139-142]。

与传统的医学断层扫描一样，Micro-CT不仅能获得三维对象的横截面图像，还可以在不损坏原始模型[138]的情况下，重建虚拟模型。典型的数字图像是由像素（图像元素）组成，而CT切片图像由体素（体积元素）组成[138,143]。Micro-CT主要

用于非生物物体，扫描仪的设计也基于被研究的物体不会移动，也不会受到X射线伤害。与传统CT相比，该成像技术在以下4个方面进行了优化：①更高能量的X射线，能更有效地穿透致密材料；②更小的X射线焦点，X射线输出后能提供更高的分辨率，但X线输出减少；③更精细和更密集的X射线探测器，能提高分辨率，但扫描效率降低；④更长的曝光时间，提高信噪比，以补偿X射线源和探测器的输出与效率降低造成的信号损失。

在过去的几十年里，Micro-CT在牙髓学中对根管解剖的精细研究中的意义越发重要。它提供了一种无损、准确和可重复性的技术，可以定量及定性地进行根管系统的二维和三维评估[139]。然而，扫描和重建程序需要相当长的时间，该技术不适合临床使用，设备昂贵，需要掌握复杂技术程序和深入了解专用软件。Micro-CT评估根管解剖形态学的技术程序与方法是非常复杂的，深入的讨论超出了本章的范围，而对其基本原理的了解利于更好地理解Micro-CT作为牙髓病学教学和科研工具的潜在价值。

6.2.2 Micro-CT图像采集

典型的Micro-CT扫描仪由微焦点X射线源、电动高精度样品旋转台、探测器阵列、系统控制机构和用于重建、可视化及分析的计算软件资源组成[144]。对于根管解剖学的研究，放射源发射的X射线穿过连接到样本工作台的牙齿到达探测器，探测器阵列与数字电荷耦合设备相机耦合，记录X射线束的衰减强度，同时牙齿绕自身的轴旋转（图6.7）。换句话说，Micro-CT包括从多个方向收集牙齿的投影数据。如果从同一牙齿的不同视角记录多个投影，则每个投影图像将包含关于其内部结构的不同信息。在此阶段扫描过程中要求牙齿无污染、选择适合视野并且在扫描期间不移动[143]。扫描仪的运行过程（包括X射线曝光、滤光片类型、平场校正、分辨率、旋转步长、旋转

表6.23　额外近颊或远舌根牙发生率的CBCT研究

牙	作者	国家	方法	CBCT设备	体素大小	受试者数量	牙齿数量	额外近颊根（%）	额外远舌根（%）
下颌第一磨牙	Beshkenadze[45]	格鲁吉亚	体内	Gendex	n/a	228	247	—	6.9
	Demirbuga[122]	土耳其	体内	NewTom	n/a	605	823	—	2.1
	Felsypremila[72]	印度	体内	Kodak	n/a	246	299	0.7[a]	5.0[b]
	Kim[108]	韩国	体内	Dinnova	167μm	976	1952	0.1[a]	n/a
	Martins[47]	葡萄牙	体内	Planmeca	200μm	646	450	—	2.2[b]
	Nur[117]	土耳其	体内	i-Cat	300μm	850	966	—	0.5
	Park[71]	韩国	体内	n/a	n/a	430	727	—	22.3[b]
	PérezHeredia[103]	西班牙	体内	Carestream	180μm	112	121	1.2[a]	0.8[b]
	Rahimi[125]	伊朗	体内	NewTom	n/a	386	386	—	3.1[b]
	Shemesh[126]	以色列	体内	Alioth	150μm	1020	1229	0.6[a]	2.0[b]
	Tian[91]	中国	体内	NewTom	160μm	844	1558	—	25.8
	Tu[113]	中国台湾	体内	i-Cat	250μm	123	246	—	25.6
	Zhang[110]	中国	体内	Accuitomo	125μm	211	232	—	29.7
	Zhang[111]	中国	体内	Galileos	125μm	455	910	—	22.1
下颌第二磨牙	Demirbuga[122]	土耳其	体内	NewTom	n/a	605	925	—	3.5
	Felsypremila[72]	印度	体内	Kodak	n/a	246	322	1.6[a]	0.9[b]
	Kim[128]	韩国	体内	Dinnova	167μm	960	1920	—	0.4
	Martins[47]	葡萄牙	体内	Planmeca	200μm	646	667	0.4[a]	0.6[b]
	Park[71]	韩国	体内	n/a	n/a	430	710	0.1[a]	2.3[b]
	Shemesh[126]	以色列	体内	Alioth	150μm	1020	1465	1.4[a]	0.4[b]
	Silva[114]	巴西	体内	i-Cat	200μm	154	234	—	3.5[b]
	Zhang[110]	中国	体内	Accuitomo	125μm	211	157	—	1.3

n/a：无
[a]报告额外根为副磨牙根
[b]报告额外根为远舌根

表6.24 上颌第一磨牙和第二磨牙牙根融合类型的CBCT研究报告

作者	国家	方法	CBCT设备	体素大小	样本数量	牙齿数量	I型(%)	II型(%)	III型(%)	IV型(%)	V型(%)	VI型(%)	其他(%)
上颌第一磨牙													
Jo[88]	韩国	体内	CB MercuRay	300μm	911	1786	1.7	0.3	0.6	0.3	0.1	0.1	—
Martins[87]	葡萄牙	体内	Planmeca	200μm	1044	709	0.1	0.2	6.0	0.1	0.3	0.1	0.2
Zheng[42]	中国	体内	Accuitomo	125μm	701	627	1.6	0.2	0.5	0.5	0.1		—
上颌第二磨牙													
Ghobashy[32]	埃及	体内	Cranex	133μm	657	610	n/a	8.3	n/a	n/a	n/a	n/a	n/a
Jo[88]	韩国	体内	CB MercuRay	300μm	911	1767	2.3	7.0	0.3	2.4	4.2	3.3	0.1
Martins[87]	葡萄牙	体内	Planmeca	200μm	1044	1115	4.0	6.8	1.1	4.0	4.4	1.4	3.4
Wu[44]	中国	体内	NewTom	160μm	1294	2412		17.7			23.6		—

n/a无

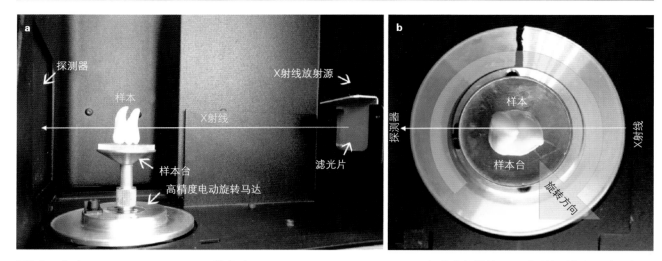

图6.7　（a）SkyScan 1174v2 Micro-CT设备（Bruker MicroCT，Kontich，Belgium）的内部结构，显示了该系统的基本组件；（b）固定在样品台上的样品的俯视图，箭头显示了图像采集过程中的旋转方向。

角度、帧数、数据收集等）由专用软件控制，参数可调节，以便牙齿的三维重建完善。

　　在记录X射线图像后，将牙齿多个方向的投影数据（图6.8a，b）输入进行重建算法。该算法基于二维扫描图像计算牙齿内部解剖的三维图像（图6.8c，d）[145]，然后使用专用软件对得到的体积图像进行图像分割。图像分割是一种手动或自动的过程，可以根据物体密度从图像中去除不需要的结构。分割的目标是将图像内容简化，使其更有意义、更易于分析。更准确地说，图像分割是为图像中的每个像素设定一个标记，使得具有相同标记的像素共享某些视觉特征[146]。牙齿的牙釉质、牙本质和根管等结构影像上密度不同，结构更容易分割。图像分割的结果是获得样本的不同组分的影像，组合起来后能覆盖整个图像。当应用到一组图像时，例如在牙齿内部解剖研究中，图像分割后得到的轮廓可以在插值算法的帮助下创建三维模型，该三维模型可以使用其他软件进行可视化或分析。

6.2.3　Micro-CT伪影

　　Micro-CT获取图像的曝光原理与CBCT相同，采集和重建图像过程中涉及的所有方面都会产生类似的伪影，如本章前面所述。

6.2.4　Micro-CT在评估牙根和根管解剖中的应用

　　Micro-CT技术发展了13年后，在牙髓病学研究中的应用得到认可，并在题为《MicroComputer Tomography：A Advanced System for Detail Endostology Research》[147]的文章中进行了描述。文中，Nielsen等[147]采用127μm的各向同性分辨率，评估了Micro-CT重建上颌第一磨牙内外解剖结构的可靠性，评估了根管预备和充填后的形态变化。作者强调了Micro-CT具有"作为先进的研究系统的潜力，也为成为一种令人振奋的互动教育工具奠定坚实的基础"。在这项研究中，牙齿

图6.8 采用Micro-CT技术的扫描程序和三维重建。（a）通过在由X射线源和探测器组成的系统前面旋转和/或平移物体来获得投影；（b）通过从同一平面以不同角度重复这一过程，获得样品的不同投影；（c）基于所获得的投影，可以使用特定算法创建连续的横截面（切片）来重建内部对象；（d）最后，使用适当的技术按顺序组合切面，形成物体的三维图像。

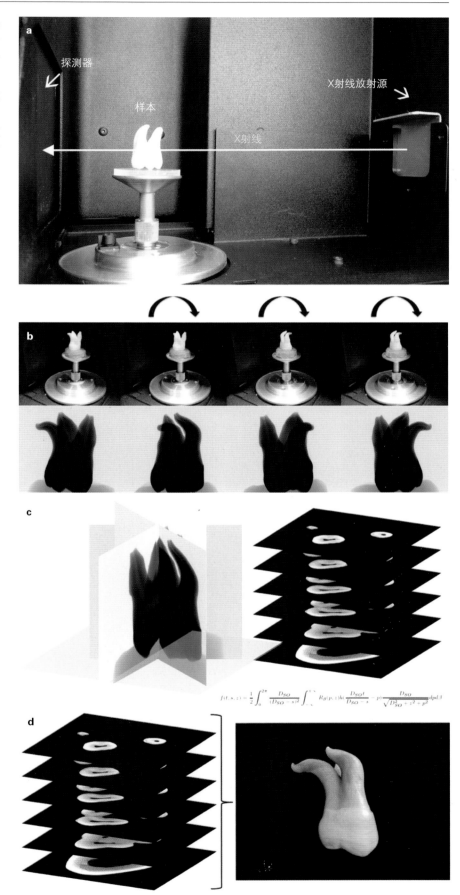

内部和外部结构的三维图像以一种前所未有的方式呈现[147]。

随着Micro-CT技术的进一步发展，与最初使用计算方法相比，数据收集速度、分辨率和图像质量的大大提高，从而获得更高的精确度，体素大小降至40μm以下[148-149]。Dowker等[149]采用38.7μm的分辨率评估根管治疗前后不同阶段的根管形态特征，论证了该技术的可行性。作者认为，Micro-CT技术让人们能通过表面渲染图像和切片的交互研究来学习牙齿形态，有助于虚拟现实技术在根管教学中的发展。但是，首次使用Micro-CT技术对根管解剖进行定量分析的研究是由Bjørndal等完成的[150]。作者将5颗上颌磨牙的根管形状与相应的根面相关联，扫描分辨率为33μm。次年，Peters等[139]采用Micro-CT对12颗上颌磨牙根管几何形态进行详细测量，采用了体积、表面积、直径和结构模型指数等几个定量参数，评估了Micro-CT的潜力及准确性。

最初用常规方法进行的根管解剖学研究[151-152]，是通过测量几个根管横截面获得的面积、直径和周长等参数获得定量形态学数据。相比之下，使用Micro-CT技术，可以使用自动计算机工具一次性对数百或数千个图像切片测量和绘制这些相同的参数（图6.9a，b）。过去，根据牙根划分，髓腔形状被定性地分为圆形、扁平、椭圆形、扁平椭圆形或不规则形[153]。尽管定性评估是适用的，但由于其主观性，可能会导致结果不准确。Micro-CT中使用的算法允许使用两个形态测量参数对这些横截面外观进行数学描述：形状参数和圆度（图6.9c）。圆度定义为$4 \cdot A/[p \cdot (d_{max})^2]$，其中"$A$"是面积，"$d_{max}$"是大直径。圆度的取值范围为0到1，1表示圆。形状参数由公式$(4 \cdot p \cdot A)/P^2$计算，其中"A"和"P"分别是物体面积和周长。物体延长，形状参数值变小。早期采用这些参数研究单根尖牙的结果展示了整个根管中不同的横截面[142]。这是很重要的数据，因为同一牙根的不同根管形态可能会影响根管治疗中化学-机械方案的选择。

形状参数还可以用来描述下颌第二磨牙C形根管内副孔的形状比主孔的形状更圆[154]。

如今，使用Micro-CT算法进行三维分析还可以计算体积和表面积[139]。相关研究强调了这些参数的临床意义在于，相比于根管预备器械对根备前后的形态的改变，根管本身几何形状的差异对根管预备产生的改变的影响更大[155]。此外，由于实验室研究的主要目的是能建立良好的、可控的实验条件，因此在样本选择中需要考虑这些形态学数据，否则研究表明的可能是根管形态差异的影响，而不是兴趣变量的影响[140,142,155-157]。Micro-CT技术能获得的另一个三维参数是结构模型指数（SMI）。SMI的计算公式为$6 \cdot [(S' \cdot V)/S2]$，其中$S$是根管扩大前的目标表面积，"$S'$"是根管扩大引起的表面积变化，"$V$"是初始的未预备的根管体积。一块理想平板、圆柱体和球体的SMI值分别为0、3和4。SMI参数不是使用传统技术（如X射线照相或磨片）获得的，因为它通过物体表面的缩小放大等参数整合来描述物体的三维几何形状，已用于评估不同牙齿根管的三维几何形状[139-142]。一项研究表明对同一颗牙齿的根管，SMI的最小值和最大值之间存在很大的差异[142]。由于会影响治疗的效果，在根管预备过程中应考虑到这些差异。

6.2.5　文献综述

很多根管解剖学的Micro-CT研究评估了特定牙组中的解剖变异，例如上颌第一磨牙近颊根的第二根管[21,158-165]、三根的下颌前磨牙[166-168]和磨牙[169-171]、四根的上颌第二磨牙[141]、双根的下颌尖牙[140]和前磨牙[172]、下颌前磨牙及磨牙的C形根管[169-171]、根面沟[168,173,183-185]和峡部[186-190]。其他作者评估了传统下颌切牙[191-192]、下颌尖牙[142]、下颌第一前磨牙[193]和上颌磨牙[194]的解剖形态。必须要指出的是，由于分辨率高，Micro-CT技术的一

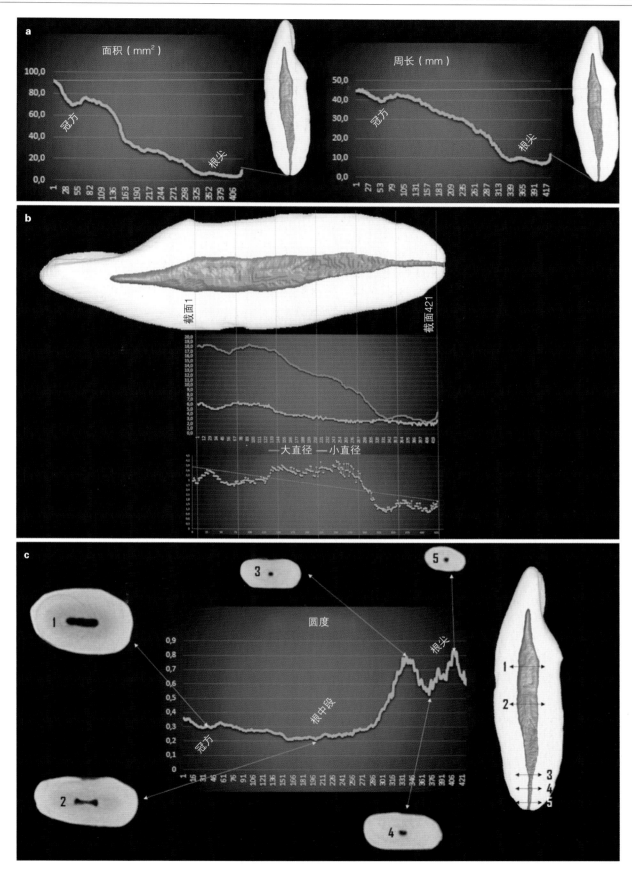

图6.9 下颌切牙上百个横截面的二维定量形态参数，在Micro-CT设备上扫描并绘制成图表。（a）面积和周长；（b）通过计算大直径（蓝色曲线）和小直径（橙色曲线）获得的长径比（b图中最下面一张线形图）；（c）不同根管水平的定量根管横断面外观（圆度）。

直应用于评估牙齿根管解剖学的特定解剖特征，而CBCT研究主要集中在关于特定人群所有组别牙齿的牙根数量和根管形态的流行病学信息。表

6.25 ~ 表6.31显示了从使用Micro-CT技术评估根管解剖的文章中提取的总结数据。

表6.25　上颌切牙牙根及根管形态的Micro-CT研究

作者	国家	Micro-CT设备	体素大小（μm）	目的/样本/结论
Gu[183]	中国	Siemens Inveon	15	目的：研究上颌侧切牙根面沟（RG）的解剖学特征（n=11）。RG分为Ⅰ型（n=3）：短的RG，仅位于牙根的冠1/3；Ⅱ型（n=5）：长而深的RG，长度超过了牙根的冠1/3（在其中一个样本上，横截面可观察到根面沟形成泪滴状的管道）；Ⅲ型（n=3）：长而深的RG合并复杂的根管系统（C形、内陷和附加的牙根/根管）。RG可位于牙根的近中（n=3）、远中（n=6）和两侧（n=1）

表6.26　下颌切牙牙根及根管形态的Micro-CT研究

作者	国家	Micro-CT设备	体素大小（μm）	目的/样本/结论
Almeida 等[192]	巴西	SkyScan 1174v2	19.6	目的：研究340颗下颌切牙的根管解剖。Vertucci Ⅰ型和Ⅲ型结构占样本的92%。根尖1/3处的椭圆形根管并不少见，在Ⅲ型解剖学中更为常见。根尖1/3处有两个或两个以上根管的发生率为3.2%
Leoni 等[191]	巴西	SkyScan 1174v2	22.9	研究下颌中切牙（n=100）和侧切牙（n=100）的根管解剖。Vertucci Ⅰ型和Ⅲ型是最普遍的根管形态；研究中还描述了8种新的类型。副根管仅在根尖1/3处可见，但大多数切牙没有副根管。中切牙和侧切牙的形态测量参数之间没有发现差异。两组牙的根管面积沿冠向逐渐增大。平均圆度显示两组牙齿的根尖1/3处的根管呈扁平或椭圆形

表6.27　尖牙牙根及根管形态的Micro-CT研究

作者	国家	Micro-CT设备	体素大小（μm）	目的/样本/结论
Versiani 等[140]	巴西	SkyScan 1174v2	16.7	目的：研究双根及双根管的下颌尖牙（n=14）的根管解剖。分叉位于根尖（42%）和中段（58%）。从颊侧看，两根均未出现向舌侧或颊侧的弯曲。从邻面观察，无直舌根出现。在这两个切面中，21%的标本都发现了S形的牙根。根尖孔的位置趋向于两根的近颊侧。侧支根管侧管和分叉根管多见于根管的牙颈部1/3颈椎第3段。SMI为1.87 ~ 3.86。根管平均体积为（11.52 ± 3.44）mm³，平均表面积为（71.16 ± 11.83）mm²
Versiani 等[142]	巴西	SkyScan 1174v2	19.6	目的：研究单根下颌尖牙（n=100）的根管解剖。样本中31%无副根管。根尖孔的位置差异较大，其大小为0.16 ~ 0.72mm。根尖至主根尖孔的平均距离为（0.27 ± 0.25）mm。距根尖孔1mm处根管的平均直径的最大值和最小值分别为0.43mm和0.31mm。平均面积、周长、形状系数、圆度、大小径、体积、表面积和SMI分别为（0.85 ± 0.31）mm²、（3.69 ± 0.88）mm、（0.70 ± 0.09）、（0.59 ± 0.11）、（1.36 ± 0.36）mm和（0.72 ± 0.14）mm、（13.33 ± 4.98）mm³、（63.5 ± 16.4）mm²和（3.35 ± 0.64）

表6.28 上颌前磨牙牙根及根管形态的Micro-CT研究

作者	国家	Micro-CT设备	体素大小（μm）	目的/样本/结论
Elnour等[195]	沙特阿拉伯	SkyScan 1172	27.4	研究沙特阿拉伯人（n=100）上颌第二前磨牙的根管形态。最常见的形态是单根（67%），其次是双根（30%）和三根（3%）。在根管形态方面，大多数牙齿（65%）有两个根管，其次是30%有一个根管，5%有三个根管。55%的牙齿有一个根管口，45%的牙齿有两个根管口。根据Vertucci分类，最常见的根管类型是Ⅳ型和Ⅴ型（均见于23%的牙齿），其次是Ⅰ型（17%）、Ⅲ型（9%）、Ⅱ型（7%）和Ⅲ型（2%）。19%的牙齿记录到了与Vertucci分类不一致的其他类型
Hartmann等[196]	巴西	SkyScan 1072	34×34×42	研究上颌三根前磨牙的解剖学特征，包括根管治疗过程中有临床意义的测量参数（n=15）。颊、腭根根尖的根壁厚度分别为0.4mm和0.6mm。在颈部，颊根的根壁（0.817~1.670mm）比腭根（1.361~2.720mm）薄。在整个牙根中，腭根比近颊根管和远颊根管粗。在颊舌方向，所有根的根壁向分叉处较厚，而在近远端方向，近颊根和远颊根分别沿其远中侧及近中侧的根壁最薄。两个颊侧根管均显示牙本质在距管口2mm处堆积，导致颈部狭窄。一般情况下，远颊根的根尖到根尖孔的距离比其他根大，有侧方开口的趋势
Johnsen等[197]	挪威	SkyScan 1172	13.59	比较双侧前磨牙（n=82）的内外形态。双侧前磨牙在样本人群的年龄跨度中表现出高度的相似性，如长度、宽度和厚度等简单的形态测量。根尖部分（根尖孔、C形和副根管）未显示两侧对称性。双侧前磨牙的根尖部之间有差异，也有解剖学上的差异。双侧前磨牙在纳入任何牙髓病学对比研究之前，应进行高分辨率Micro-CT筛查
Li等[185]	中国	Scanco μCT-80	36	观察42颗上颌第一前磨牙颊根分叉沟（FG）。FG发生率为85.7%。大多数（69.4%）位于颊根的冠、中1/3处，平均沟长3.94mm。颊根的根壁厚度在颊侧是不对称的
Marca等[167]	巴西	SkyScan 1072	42	目的：评估Micro-CT和i-Cat CBCT系统在上颌前磨牙三根管解剖研究中的适用性（n=16）。近颊根管（MB）管面积大于远颊根管（DB）管面积。与CBCT相比，Micro-CT图像显示了更多的细节，包括1个样本的MB和DB根管中1/3处有3个和2个根管，根尖1/3处有侧支根管、根管分叉，不同水平的根管横截面形状不同

表6.29 下颌前磨牙的牙根和根管形态Micro-CT研究

作者	国家	Micro-CT设备	体素大小（μm）	目的/样本/结论
Alkaabi等[198]	阿拉伯联合酋长国	SkyScan 1172	11.94	研究阿拉伯联合酋长国人（n=50）下颌第一前磨牙根管形态的变异。根据Vertucci分类观察到不同的根管类型（即Ⅰ型、Ⅲ~Ⅴ型和Ⅶ型）。受检牙齿表现出的两种额外的根管结构，不符合Vertucci的分类：1-2-3型和1-3型。14例（28%）为C形，22例（44%）有侧支根管。根尖三角区25例（50%），根管间交通6例（12%），根尖环2例（4%）。Micro-CT和X线影像分别显示39个（78%）和34个（68%）根尖孔。单个根尖孔33例（66%），2个与3个根尖孔分别为14例（28%）和3例（6%）。18例（37%）根尖孔位于中央，31例（62%）位于旁侧

续表

作者	国家	Micro-CT设备	体素大小（μm）	目的/样本/结论
Chen等[199]	中国	Siemens Inveon CT	14.97	通过对127例下颌第一前磨牙根面沟的定量检测，探讨根面沟与根管类型的相关性。多根管和复杂根管的牙齿根面沟发生率比单根管和单根管更高，并具有更复杂的根管形态。共有40.9%的牙齿有根面沟，多位于牙根近中面（69.5%）。单根管根面沟的发生率（17.4%，15/86）低于多根管和复杂根管的根面沟发生率（90.2%，37/41）。V型根管根面沟的长度和深度［（7.7±2.16）mm和（0.87±0.39）mm］与其他类型根管根面沟的长度和深度［（6.91±2.67）mm和（0.63±0.27）mm］均明显大于I型根管根面沟的长度和深度［（6.06±2.12）mm和（0.43±0.14mm）］
Cleghorn等[166]	加拿大	FeinFocus 160	30	目的：研究下颌第一前磨牙（n=1）和第二前磨牙（n=1）根管形态的异常变化。下颌第一前磨牙有3个分开的牙根，根中部至根尖1/3处分出相应的根管结构，存在一个突出的分叉根管。下颌第二前磨牙为单根、单根尖孔，颊面有明显的垂直根面沟。根管系统大部分呈C形，终止于单个根尖孔
Dou等[200]	中国	Siemens Inveon CT	15	调查178例中国人下颌第一前磨牙的牙根解剖和根管形态。几乎所有的样本都是单根的（99.4%）。I型根管占64.04%，双根管占34.27%，三根管占1.69%。根据ASUDAS系统，0级、1级、2级、3级、4级、5级根面沟的评分分别是56.74%，16.85%，12.36%，10.11%，3.37%和0.56%。有根面沟的牙根（3级或4级）被定义为Tome's畸形牙根，这些牙根的C形管（66.67%）和多根管系统（100%）的发生率高
Fan等[173]	中国	Scanco μCT-80	37	观察下颌第一前磨牙有根面沟（RG）（n=86）无根面沟（n=54）的C形根管口形态。根中和根尖1/3处以双根管和分叉为主。仅凭根冠区根管形态不能确定根中、根尖根管形态；若根尖分叉位于较根向，其检测及预备具有一定难度
Fan等[174]	中国	Scanco μCT-20 / μCT-80	38 / 30	目的：观察C形第一前磨牙有根面沟（n=146）和无根面沟（n=181）牙根和根管形态。不存在无根面沟的C形根管牙根。66.2%的有根面沟的前磨牙出现C形根管。C形下颌第一前磨牙在牙根外表面有沟。C形管形态分为连续型、半月型、连续型伴有半月型及非C形管。共观察到分叉根管70个，其中57个分叉根管位于C形前磨牙内
Gu等[175]	中国	Siemens Inveon	15	目的：研究有根面沟及C形根管的下颌第一前磨牙（n=148）根管的壁厚和根面沟形态。C形根管29个（19.6%），横断面107个。102个切片显示近中沟。根长为9.7~14.9mm。壁厚随着与CEJ距离的增加而减小。颊侧壁和舌侧壁厚于远中壁和近中壁。总体而言，最小厚度出现在舌侧近中（67.3%）和舌侧远中（69.2%）
Gu等[184]	中国	Siemens Inveon	15	目的探讨下颌第一前磨牙（n=148）C形根管与根面沟的关系。平均根长（12.98±1.36）mm。浅层根面沟占37.5%，深层根面沟占18.5%。在140颗前磨牙上观察到155个根面沟。仅存在一个根面沟时（n=125），其主要位于牙根的近舌侧；存在两个根面沟时（n=15），另一个沟位于远颊侧。29例样本（19.6%），共107个横断面中观察到了C形根管。下颌前磨牙根管系统的复杂性可能由根面沟的严重程度决定
Johnsen等[197]	挪威	SkyScan 1172	13.59	定性和定量比较双侧前磨牙的形态（n=82）。对侧前磨牙对在样本人群的年龄跨度中表现出高度的相似性，如长度、宽度和厚度等简单的形态测量。根尖部分（根尖孔、C形和副根管）不显示两侧对称性。双侧前磨牙根尖之间存在差异。在纳入任何牙髓病学对比研究之前，对侧前磨牙应先进行Micro-CT的筛查

续表

作者	国家	Micro-CT设备	体素大小（μm）	目的/样本/结论
Li等[172]	中国	Siemens Inveon	14.97	对26颗的下颌第一前磨牙舌根的Vertucci V型根管进行解剖学研究。舌侧根管开口位于中部/根尖1/3处，角度较大。69%的舌管从根中1/3开始，延续到根尖1/3。最大的"a"角（舌侧根管起始处的弯曲度）和"b"角（舌侧根管的弯曲度）分别为65.24°和43.39°
Liu等[193]	中国	Siemens Inveon	14.97	对115例下颌第一前磨牙进行根管形态观察。根管口形态分为椭圆形（84.3%）、扁平带状（7.0%）、八字形（7.0%）和三角形（1.7%）。根管形态分为Ⅰ型（65.2%）、Ⅴ型（22.6%）、Ⅲ型（2.6%）和Ⅲ型（0.9%）。其中10例标本不符合Vertucci分类。35.7%的牙齿有副根管，其中92.7%的副根管位于根尖1/3处。1个（50.4%）、2个（28.7%）、3个（14.8%）或4个（6.1%）根尖孔多见于侧方（77.4%）。根尖分歧和管内交通支分别占样本的6.1%和3.5%。27.8%的牙齿出现牙根近中凹陷
Ordinola-Zapata等[168]	巴西	SkyScan 1174v2	18	描述下颌前磨牙Vertucci IX型根管（n=16）的内外解剖形态。有根面沟的下颌前磨牙中，15.2%表现为IX型根管。多数髓室呈三角形，其中MB管与L管之间的距离最大。根管系统复杂，有根管分叉、根管融合、根尖水平的椭圆形根管、髓室水平的小孔和根尖三角区域
Ordinola-Zapata等[201]	巴西	SkyScan 1174v2	19.6	巴西亚群（n=83）的C形下颌前磨牙内部解剖的形态计量学研究。根据Vertucci分类，最常见的解剖类型是Ⅰ型（13%）、Ⅲ型（8%）、Ⅴ型（37%）和Ⅶ型（2%）。根分叉处至釉牙骨质界处的平均距离为5.36～5.65mm。根尖分歧36例（43%），根管分叉27例（33%）。横断面显示C形在根中段（56%）和根尖段（81%）更为常见。总体而言，在根尖1/3处，单个根管与Vertucci Ⅴ型分类中颊、舌部的单根管间的二维分析有显著差异

表6.30 上颌磨牙牙根及根管形态的Micro-CT研究

作者	国家	Micro-CT设备	体素大小（μm）	目的/样本/结论
Bjørndal等[150]	丹麦	THX1430GKV	33	分析上颌磨牙根外表面形态与根管形态的相关性（n=5）。根管形态与根部形态有很强的相关性。作者认为，能以Micro-CT的3D容积重建技术建立一种牙髓学的临床前操作训练平台
Briseño-Marroquin等[202]	德国	Scanco μCT-40	20	研究上颌第一磨牙（n=179）的根管系统形态，提出一种根管形态描述方法。上颌第一磨牙根管形态多样。近颊根最常见的根管构型为1-1-1/1型（45.8%）、2-2-2/2（25.1%）、2-2-1/1（10.1%），远颊根（97.2%）和腭根（98.9%）为1-1-1/1。近颊第一根管（MB1根管）有一个副根管占26.3%，远中颊根管占12.3%，腭侧根管占9.5%，第二近颊根管很少有一个副根管。MB1根管、远颊根和腭根根管中有一个副根管的比例分别为26.3%、12.3%和9.5%。MB1根管、远颊根和腭根根管有一个主根尖孔。MB2根管有一个主根尖孔者占39.0%，无主根尖孔者占61.0%
Domark等[21]	美国	Scanco VivaCT 40	20	评估X线片、CBCT和Micro-CT测量上颌第一磨牙（n=13）和第二磨牙（n=14）MB根管数量的可靠性。在人体标本上，验证了Micro-CT观察到的根管数量与数字X线摄影不同，但与使用CBCT系统（Kodak 9000）获得的根管数量相似。在所有上颌第一磨牙中，MB根有2个根管，其中69%（9/13）的根管以2个或2个以上的根尖孔。57%（8/14）的上颌第二磨牙的MB根有两个根管，形成2个或2个以上的根尖孔

作者	国家	Micro-CT 设备	体素大小 （μm）	目的/样本/结论
ElAyouti 等[203]	德国	Siemens Inveon CT	27	验证磨牙根尖狭窄（AC）的存在，并确定其位置和大小（n=90）。根尖狭窄位于根尖孔处或靠近根尖孔处。根尖狭窄距根尖孔为0.2mm（99%可信区间为0.15～0.24；范围为0～0.6mm）；根尖狭窄距根尖为0.9mm（99%可信区间为0.86～1.0；范围为0.1～1.7mm）。根管类型对根尖狭窄距根尖孔和根尖的距离无影响。在所有根管中，76%的根尖狭窄是平行的。磨牙狭窄的平均大小为器械尺寸30号。年龄在30岁或30岁以下的患者有明显更宽的狭窄区
Gu等[158]	韩国	SkyScan 1172	31.8	评估最小强度投影技术辅助对110颗上颌第一磨牙MB根管形态。24个根为单根管。76.2%的近颊根为多根管。15例的近颊根有一个完全独立的第二根管，9例有三根管。53个根有2个根管汇合成1个根管或1个根管分成2个根管，11个根表现出6种新构型。82.2%的根管有多个根尖孔。所有有多个根管的牙根均有管间交通。根冠段（根颈部）、中段和根尖1/3的根管内交通发生率分别为40.6%、49.5%和44.6%
Hosoya等[159]	日本	Hitachi MCT100-MFZ	未报道	评估不同方法检测86颗上颌第一磨牙近颊根内第二根管的可靠性。在60.5%的样本中近颊根中存在第二根管。Ⅰ型、Ⅱ型、Ⅲ型、Ⅳ型（Weine分类）分别占39.5%、15.1%、27.9%和17.5%。Micro-CT和CBCT对第二根管的检出率高于其他的测试诊断工具
Kim等[160]	韩国	SkyScan 1172	15.9	研究上颌第一磨牙MB根管形态（n=154）。73.4%的牙根有额外的根管。94个根有2个根管，19个根有3个或3个以上根管。最常见的构型是Weine的Ⅲ型（32.8%）、Ⅱ型（23%）和Ⅳ型（15%）。按Vertucci分类，最常见的构型为Ⅱ型（23%）、Ⅳ型（19.5%）、Ⅵ型（13.3%）、Ⅲ型（10.6%）、Ⅴ型（9.7%）、Ⅶ型（5.3%）和Ⅷ型（0.9%）。有20个根（17.7%）有12个新类型
Lee等[161]	韩国	SkyScan 1072	39	评估上颌第一磨牙（n=46）的根管弯曲度。弯曲度在MB根管中最明显，在DB根管中表现中等，在P根管中最小。近1/2的MB根管和近1/4的DB根管存在根尖1/3的副根管。当有副根管时，根尖1/3的弯曲度增加，特别是在MB和DB根管中
Lee等[204]	韩国	SkyScan	31.8	比较不同的图像重建技术（n=18）检测上颌第一磨牙近中颊根（MB）。Micro-CT的所有图像重建技术均显示更为详尽的解剖形态和精细结构，单纯的Ⅰ型或Ⅱ型具有复杂性，无法分类；有些技术按Weine分类分为Ⅲ型和Ⅳ型，或根据Vertucci分类分为Ⅳ型、Ⅴ型和Ⅵ型。将2DMinIP和3D容积重建图像相结合显示了最详细的根管形态及精细的解剖结构
Marceliano-Alves等[205]	巴西	SkyScan 1174v2	60	探讨上颌第一磨牙腭根的内部解剖（n=169）。所有根管均为Vertucci Ⅰ型，61%的根管横断面为椭圆形。25%的标本存在侧支根管。95%的病例主根尖孔不位于根尖。只有8%的根管被归类为直的。38%的根有根尖狭窄。根尖附近的小管、大管直径和小牙本质厚度均减小。距根尖孔1mm的小牙本质厚度为0.82mm。腭根根管体积为6.91mm^3，表面积为55.31mm^2，呈杆状
Meder-Cowherd 等[194]	美国	Siemens Micro-CATⅡ	未报道	观察上颌第一磨牙、第二磨牙腭侧根管的根尖形态（n=40）。65%的样本在根尖1～3mm处无狭窄，35%的样本在根尖1～3mm处有狭窄。根尖狭窄的形态发生率为平行型（35%）、单一型（19%）、扩张型（18%）、锥形（15%）和三角型（12%）

续表

作者	国家	Micro-CT设备	体素大小（μm）	目的/样本/结论
Ordinola-Zapata等[206]	巴西	SkyScan 1174v2	19.6	观察牙根融合的上颌第二磨牙（n=100）的内、外形态。最常见的根管融合是Ⅰ型，MB根与DB根融合（32%）；其次是Ⅲ型，DB根与P根融合（27%）；Ⅳ型，MB根与DB根融合，P根与MB或DB根融合（21%）。在接受评估的磨牙中，有22%的人观察到C形根管系统的发生率。根据牙根融合类型的不同，峡部在根尖水平的出现频率为9.3%~42.8%，而根尖三角区的出现频率为18.5%~57.1%
Park等[162]	韩国	SkyScan 1072	19.1×19.1×38	研究上颌第一磨MB根管形态（n=30）。80%的根有两个根管。42%的牙根有独立的根管。管间交通主要见于根管冠1/3和中1/3处，副根管和根管环主要见于根尖1/3处。在5颗牙齿（21%）中，第二根管的起始处位于根管口下方一段距离内。同一根根管的不同部位可见峡部和管间连接。在37%的样本中发现1个根尖孔，而在23%的样本中发现2个根尖孔。20%存在3个独立的根尖孔和根尖三角区
Tomaszewska等[207]	波兰	SkyScan 1172	13.68	分析上颌第三磨牙（n=78）的根管形态。上颌第三磨牙有1个或3个根管，主要向颊、腭侧弯曲（75.9%），有1~4个根管，通常无根尖狭窄（84.4%）。平均根长为（11.89±1.53）mm，根管长度为（10.18±0.35）mm。距根尖1mm的根管直径为（0.37±0.23）mm，与样本供体年龄呈负相关，髓室厚度与年龄呈正相关。分叉根管、根管环和根管钙化偶发
Verma和Love[164]	新西兰	SkyScan 1172	11.6	研究上颌第一磨牙近颊根的根管形态（n=20）。17个根有多根尖孔、多副根管。Ⅱ型和Ⅲ型（Weine分类）是最普遍的根管类型；40%和30%的根无法按Weine's或Vertucci分类系统分类。55%的牙根存在管内交通。18个存在多根管的近颊根中，2个根具有完全独立的多根管。2个根有3个分开的根管口，而14个根有2个根管，融合成1个根管或1个根管分成2个或2个以上根管，以及表现出多个根管间连通
Versiani等[141]	巴西	SkyScan 1174v2	22.6	观察上颌四根第二磨牙（n=25）的根管形态。除近颊根外，大多数根管呈直形，只有一个主根管，24%的样本近颊根有两个根管。未观察到分叉根管。副根管多位于根尖1/3处，根尖分歧占12%。56%的样本根管口构成不规则的四边形结构。髓室底至根分叉处的平均距离为（2.15±0.57）mm。根管长度、根尖1/3处的根管形态、SMI、体积和根管表面积在不同根管之间没有差异
Yamada等[165]	日本	HMX225 ACTIS4	未报道	研究上颌第一磨牙MB根的解剖学特征（n=90）。单根管占44.5%，根管不完全分离占22.3%，完全分离占33.3%。76.6%的样本存在副根管
Zhang等[134]	中国	Scanco μCT-50	30	探讨上颌第二磨牙（n=187）融合根管形态特征与根管解剖的关系。根管融合使上颌第二磨牙的融合根具有复杂的根管系统。108例（57.75%）有3个独立的牙根，79例（42.25%）有融合根。79例融合根中，22例部分融合，6例完全融合。三根融合组比双根融合组更易发生根管融合。在28个融合根管中，16例发生近颊根管和远颊根管融合，9例发生近颊根管、远颊根管和腭侧根管融合

表6.31　下颌磨牙牙根及根管形态的Micro-CT研究

作者	国家	Micro-CT 设备	体素大小 （μm）	目的/样本/结论
Amoroso-Silva 等[208]	巴西	SkyScan 1174v2	19.6	评估下颌第二磨牙C形根管融合根管系统内部解剖的形态计量学特征。C形牙根的三维重建图像按高氏分类呈均匀分布［即Ⅰ型（n=19）、Ⅱ型（n=16）和Ⅲ型（n=17）］。所有被评估的磨牙在牙根的至少一个水平上可被归类为C1型、C2型或C3型。总体而言，C形磨牙在距根尖1mm处主要表现为C3和C4型。在2mm和3mm水平，C1和C3型最普遍。在根中1/3，C3型最普遍，C1型次之，C2则为第三。在根颈1/3，C1和C2构型最常见
Barsness等[209]	美国	X-Tech XT H225	11.41 × 12.21 × 17.53	描述下颌第二磨牙（n=18）的根管形态。最常见的近中根管形态是VertucciⅦ型（1-2-1-2），占33.3%。远中根管最常见的是VertucciⅠ型（单根管），占61.1%。11.1%的样本有两个根管，44.4%的样本有3个根管，33.3%的样本有4个根管，11.1%的样本在牙根某位点有5个根管。近颊根管至分叉处的平均根壁厚度为1.23mm。近舌根管壁厚度平均为1.29mm，远端根分叉壁厚度平均为1.41mm。77.8%的样本在髓腔和根管内都有钙化
Cheung等[154]	中国	Scanco μCT-20	30	观察44颗下颌第二磨牙C形根管的根尖形态。大多数样本有2个（即Ⅱ型、Ⅳ型、Ⅴ型或Ⅵ型）或3个（即Ⅷ型）根管。1/5的标本有4个或4个以上根管。副根管和根管侧支的发生率为11%～41%。共观察到115个主根尖孔和41个副根尖孔。主根尖孔直径为0.19～0.32mm，副根尖孔直径为0.07～0.10mm，平均形状参数为0.73和0.82
ElAyouti等[203]	德国	Siemens Inveon CT	27	目的：验证磨牙根尖狭窄（AC）的存在，并确定其位置和大小（n=90）。根尖狭窄位于根尖孔部或靠近根尖孔部。根尖狭窄距根尖孔约为0.2mm（99%可信区间为0.15～0.24；范围为0～0.6mm）；根尖狭窄距牙根尖约为0.9mm（99%可信区间为0.86～1.0；范围为0.1～1.7mm）。根管类型对AC-根尖孔和AC-根尖距离无影响。在所有根管中，76%的根尖狭窄是平行的。磨牙狭窄的平均大小为器械尺寸30号。年龄在30岁或以下的患者有明显更宽的狭窄区
Fan等[178]	中国	Scanco μCT-20	未报道	探讨疏通下颌C形第二磨牙（n=44）根管系统的有效方法。8颗牙具有连续的C形根管口（Ⅰ型），16颗牙为Ⅱ型，14颗牙为Ⅲ型牙，6颗牙为Ⅳ型牙。根管口总数83个，其中C形根管口8个，近远中向根管口14个，扁平根管口14个，椭圆形根管口41个，圆形根管口6个
Fan等[186]	中国	Scanco μCT-80	37	对70颗下颌第一磨牙和56颗下颌第二磨牙近中根部峡部进行形态学观察。107颗磨牙（85%）近中根尖5mm处有峡部。峡部总数为120个，其中94个样本只有1个峡部，13个样本有2个峡部。下颌第一磨牙峡部较多，形态为独立型和混合型，第二磨牙峡部较多，呈片状连接
Fan等[176]	中国	Scanco μCT-20	未报道	观察54颗下颌第二磨牙C形根管的形态。C形根管在不同层面形状不同。未在CEJ层面发现根管口。1/4的开口位于CEJ下方1mm，98.1%位于CEJ下方3mm以内。17颗牙齿在根尖4mm处显示根管分叉，以距根尖2mm以内最多

作者	国家	Micro-CT设备	体素大小（μm）	目的/样本/结论
Fan等[177]	巴西	Scanco μCT-20	未报道	探讨X线射影技术在下颌第二磨牙（n=54）C形根管检查中的可预测性。C1（不间断的C形）和C2（形状类似分号）结构常在根面沟附近有一个狭窄的峡部。C1和C2构型在Ⅰ型（近远中根管在融合为一个）和Ⅲ型（分离的根管）中普遍存在，这表明这些根管的清创要求比Ⅱ型（根管形态延续至到达根尖）更苛刻。根据X线表现，可以预测下颌磨牙的C形根管系统
Fan等[179]	巴西	Scanco μCT-20	未报道	探讨造影剂在下颌第二磨牙（n=30）C形根管检查中的可预测性。造影剂有助于辨别下颌第二磨牙的C形根管解剖结构。借助研发的装置将造影剂引入解剖复杂的根管系统有利于临床诊断
Fan等[180]	巴西	Scanco μCT-20	未报道	目的：探讨数字减影X线摄影（DSR）对下颌第二磨牙（n=30）C形根管造影剂检查的可预测性。观察到X线投射角度和造影剂在根管系统内的分布程度等因素会改变根管图像的形状和大小，从而影响根管解剖的分类。这种差异可能是因根管融合区清洁不彻底导致，致使造影剂阻滞不能进入该区域
Filpo-Perez等[210]	巴西	SkyScan 1174v2	19.6	评估下颌第一磨牙远中根管解剖的形态学特征（n=100）。76%的远中根管为单根管，分别在13%、8%和3%的样本中发现两个、三个和四个根管。在13例样本中，根管形态不符合Vertucci分类。总体而言，二维参数值在3mm水平显著增加。椭圆形根管的发生率在1mm水平上较高，在5mm水平上有所下降，其中长椭圆形和扁平的根管更为普遍
Gao等[181]	中国	Scanco μCT-20	11和30	目的：观察98颗下颌C形根管第二磨牙不同平面的形态和管壁厚度。C形根管分为Ⅰ型（n=32），根管在根尖孔处汇成一个主根管；Ⅱ型（n=38），分开的近中根管和远中根管分别位于根管的近端和远端（根管近远端对称）；Ⅲ型（n=28），近、远中根管分离明显。远中根管可能有一个横跨分叉区的大峡部，这通常使近中和远中根管不对称。最小管壁厚度在根尖和中段有差异，但在冠1/3无明显差异
Gu等[187]	中国	GE eXplore Locus SP	15	对36例下颌第一磨牙近中根峡部进行研究。峡部的形态包括连接各个根管的鳍状、网状或带状交通支的存在。在根尖1/3区，32颗牙齿沿其长轴方向有峡部。32个牙根中有7个根从根颈至根尖见连续峡部，25个牙根层切面有峡部和无峡部的形态。20～39岁年龄组（高达81%）在距根尖4～6mm处峡部的发生率较高
Gu等[169]	中国	GE eXplore Locus SP	21	对20颗三根下颌第一磨牙和25颗双根下颌第一磨牙进行根管形态学研究。髓室底常见有2个近中和2个远中根管口（n=16）。第三根在近侧通常严重弯曲。根管口舌侧边缘可能形成一个牙本质架，视野上会遮挡根管。相邻的根管口之间可见根面沟。在65%的三根磨牙中，近中根具有2-2型根管，1-1型根管多见于DL和DB根管。三根的磨牙近中和远中根管发生率分别为65%和40%。未观察到分叉根管

作者	国家	Micro-CT 设备	体素大小 （μm）	目的/样本/结论
Gu等[170]	中国	GE eXplore Locus SP	21	目的研究三根（n=20）和双根（n=25）下颌第一磨牙的根管弯曲度。在三根磨牙中，MB和ML根管的平均弯曲度分别为24.34°和22.39°（Schneider法）。近中根较少出现二次弯曲。S形根管占DB根管的60%。第二弯曲度的平均角度大约是第一弯曲度的2倍。近侧位DL管弯曲程度最大（32.06°）。采用Pruett法测量DL管的近位角度为59.04°，平均半径为6.17mm，中位角度为26.17°，平均半径为20.99mm。矢状面上DL管的弯曲角度较大，半径较小
Gu等[171]	中国	GE eXplore Locus SP	21	对20颗三根下颌第一磨牙和25颗双根第一磨牙的根管形态进行了研究。DL根的长度明显短于DB和近中根。MB、ML和DB根管的颊侧和舌侧壁厚于远中侧。MB/ML管的远中壁和DB、DL管的近中壁是最薄的区域。DL根管的初尖锉应该比DB根管小两个尺寸；DB、DL和MB/ML根管应该分别预备至平均ISO尺寸55号、40号和45号。MB、ML和DB根管更偏椭圆形，而DL根管相对较圆
Harris等[188]	美国	未报道	11.41 × 12.21 × 17.53	观察下颌第一磨牙（n=22）的根管形态。髓底近远中根管口的平均距离为4.35mm。在远中根的根尖1/3处，分叉侧的牙本质厚度平均为0.25～1.47mm。V型和Ⅰ型分别是近中和远中根管最常见的形态。峡部沿所有近中根的长轴分布（100%），在远中根的9.1%范围内可见峡部。在近、远侧根中，距根尖0.5mm处平均有3.73和3.36个开口
Keleş和 Keskin[211]	土耳其	SkyScan 1172	10	对下颌第一磨牙近中根尖1/3处的带状峡区（n=269）进行定量和定性分析。在269个样本中，有带状峡区的根的百分比为15%，底部位于根尖1/3处。其中，75%有两个根管口，15%和10%分别有三个和一个根管口。峡部的小径、大径和圆度值对根管口的数量没有影响。峡部的顶壁和底壁在圆度值方面没有发现差异。峡部顶壁的小径、大径、面积和周长值明显高于峡部底壁
Keleş和 Keskin[212]	土耳其	SkyScan 1172	10	评估根尖解剖特征及其与下颌第一磨牙近中根Vertucci Ⅱ型根管类型的两个独立根管汇合水平的关系（n=83）。两个独立根管融合的水平距离0平面的平均值和标准差为（4.20±1.64）mm。在距0水平3mm以内的每毫米，长椭圆形横截面的比例分别为46.9%、50.9%、75.9%和80.5%。根管在距根尖孔3～9mm交汇处的圆度值显著高于根管在距根尖孔0～3mm融合处的圆度值，后者的根管横断面大径值明显高于前两例样本
Keleş和 Keskin[213]	土耳其	SkyScan 1172	10	用于测量近中根中间根管（MM根管）的根管口深度和评估根管预备后根管口的可探测性（n=85）。77.41%的MM根管开口位于CEJ水平，5.38%和9.69%的MM根管开口在距离CEJ 1mm和2mm的范围内可探测到。7.52%的样本MM根管开口位于CEJ以下超过2mm。融合是最常见的解剖形态。未检测到根管口深度与MM根管形态之间的显著关系
Kim等[214]	韩国	SkyScan 1172	15.91	目的：研究下颌第一磨牙近中根管形态的二维和三维Micro-CT图像，并与透明牙方法进行对比研究，为下颌第一磨牙近中根管形态的研究提供参考。与透明牙技术相比，二维和三维联合成像能更清晰地观察到根管的形态和细微解剖结构。不可分类类型的发生率显示了下颌第一磨牙近中根管解剖的复杂性

作者	国家	Micro-CT设备	体素大小（μm）	目的/样本/结论
Lamia和McDonald[215]	美国	Scanco μCT-100	18	评估下颌磨牙近中根管在同一根尖孔汇合的发生率，记录相连的近中根管以及独立分开的上中根管的根管口间的距离，并确定近中根管汇合的位置水平（n=206）。62.6%的样本显示单出口的连体近中根管，37.4%的样本为Vertucci Ⅳ型解剖构型。近中联合根管的牙齿中，第二磨牙71颗（55.0%），第一磨牙58颗（45.0%）。第一磨牙和第二磨牙分别有67.2%和46.5%在根尖1/3，22.4%和31%在根中1/3，10.3%和22.5%在冠1/3汇合。第一磨牙近中根管9个，第二磨牙近中根管6个，均观察到副根管。下颌第一磨牙、第二磨牙联合根管口间平均距离分别为2.34mm和2.37mm
Lee等[216]	韩国	SkyScan 1172	31.8	评估37颗下颌磨牙近颊根管（MB）和近中舌根管（ML）的三维弯曲度和牙本质厚度。在所有水平上，牙本质侧壁厚度都明显高于近中和远中牙本质厚度。在两根管的根颈1/3处，近侧厚度明显高于远侧厚度。最薄的牙本质厚度主要位于两根管的远端。MB根管最窄宽度为（0.24±0.10）mm，ML根管最窄宽度为（0.22±0.09）mm。根管弯曲度在两个根管的根尖1/3处最大，且MB根管大于ML根管
Mannocci等[189]	美国	GE	12.5×12.5×25.0	研究下颌第一磨牙近中根尖1/3处的峡部（n=20）。17个根在根尖1/3的1个或1个以上处有峡部。17个根中只有4个牙根从根冠至根尖有连续峡部。其余3个根从横截面观察分别显示有峡部和无峡部。根管根尖5mm处有峡部的比例占17.25%~50.25%。峡部的形态在不同牙齿之间和同一牙齿内各不相同
Min等[182]	中国	Scanco μCT-20	未报道	观察44颗C形下颌第二磨牙髓室底形态。90.91%的髓室底位于CEJ以下3mm。根面沟的位置通常在CEJ下方4mm。8颗牙呈连续的C形根管口和根管型（Ⅰ型），Ⅱ型16颗，Ⅲ型14颗。6颗C形根管系统的牙齿显示为非C形的髓室腔底。在Ⅱ型牙齿中，根管形态与传统下颌磨牙分离的根管结构相似。在Ⅲ型牙齿中，有一个大的MB-D根管口和一个小的根管口孔
Min等[217]	中国	Scanco μCT-50	30	目的：探讨中国人（n=152）下颌第一磨牙不同根尖解剖特征以及临床疏通情况。大多数样本有两个分离的根（94.1%）；大约6%的样本有第三个根。有3个主根管者占62.0%，有4个根管者占32.2%，有5个根管者占5.9%。解剖类型以Ⅰ型最多（68.5%），Ⅱ型最多（13%）。根尖解剖和临床疏通之间有显著的关联，表明可疏通性和解剖学分类之间有很高的一致性
Ordinola-Zapata等[218]	巴西	SkyScan 1174v2	19.6	目的：比较透明牙技术与CBCT对32颗下颌磨牙近中根管形态的评估准确性。评估方法和解剖类型对准确性有很大影响。在透明牙中，Ⅰ型根管的检出率明显较低，而这两种方法在所有标本中都检出了Ⅱ型根管。在具有不同解剖结构的近中根中，CBCT和牙齿透明法都不能准确检测真实的根管解剖

作者	国家	Micro-CT 设备	体素大小（μm）	目的/样本/结论
Rodrigues 等[219]	巴西	SkyScan 1174v2	19.6	目的：对55颗三根下颌第一磨牙进行解剖学研究。在巴西的一个亚群中，下颌磨牙三根的发生率为2.58%。与远中颊根和近中根相比，远舌根长度短，弯曲严重，根尖直径小。与近中根更复杂的解剖结构相比，单根管在两个远中根中的比例都很高
Souza-Flamini 等[220]	巴西	SkyScan 1174v2	22.9	观察下颌第一磨牙（n=19）多生第三根（远舌根）的形态。近中根、远中根和远舌根的平均长度分别为（20.36±1.73）mm、（20.0±1.83）mm和（18.09±1.68）mm。远舌根位于远舌侧16例，近舌侧1例，远颊侧2例。矢状面观大多数根管具有严重的弯曲且颊侧朝向，根尖孔颊侧移位。髓室底壁的根管口空间形态多为梯形。根管开口通常被牙本质突起覆盖。在三维评估参数中，舌根与近中根和远中根有显著差异，根管在根尖1/3处呈圆形，小径距小孔1mm，平均大小为（0.25±0.10）mm
Versiani等[221]	巴西	SkyScan 1172	9.9	描述从巴西和土耳其两个群体样本（n=48）采集的下颌第一磨牙近中根第三根管（MMC）的形态学特征。MMC的发生率为18.6%（48/258颗磨牙），巴西人（n=30，22.1%）明显高于土耳其人（n=18，14.8%）。在这两个群体中，MMC的融合是最常见的解剖结构。大多数MMC标本有三个独立的根管口（n=26，54.2%）和三个根尖孔（n=21，43.8%）。MMC根管口的平均小径（0.16mm）比其他孔（0.50mm）小3倍。在独立型的近中根（n=3，6.3%）中，MMC、近颊（MBC）和近舌（MLC）的平均体积分别为（0.20±0.10）mm^3、（0.75±0.28）mm^{3}和（0.88±0.19）mm^3。MMC与MBC融合8例（16.7%），MLC融合4例（8.3%），MBC+MLC融合14例（29.2%），仅1例样本可见双侧近中根管。主要在巴西群体中观察到具有独立根尖孔的MMC
Villas-Boas 等[190]	巴西	SkyScan 1076	18	观察下颌第一、第二磨牙近中根尖1/3根管的形态及峡部的存在情况（n=60）。在1mm、2mm、3mm和4mm水平，MB根管的近远中径分别为0.22mm、0.23mm、0.27mm和0.27mm，ML根管的近远中径分别为0.3mm、0.3mm、0.36mm和0.35mm；MB根管的颊舌直径分别为0.37mm、0.55mm、0.54mm和0.54mm，ML根管的颊舌直径为0.35mm、0.41mm、0.49mm和0.6mm。峡部在3～4mm的水平更为常见。27颗牙齿在根尖水平1mm处有完整或不完全的峡部。根尖1/3的体积为0.02～2.4mm^3
Wolf等[222]	德国	Scanco μCT-40	20	观察118例下颌第一磨牙的根管系统形态。下颌第一磨牙的根管形态差异很大。近中根最常见的根管类型是2-2-2/2（31.4%）、2-2-1/1（15.3%）和2-2-2/3（11.9%），另外还有24种不同类型。远中根根管类型则为1-1-1/1（58.5%），1-1-1/2（10.2%），以及16种其他根管类型。近颊根管有1～4个根尖孔占24.6%，近舌根管有1～3个根尖孔占28.0%。近中根管间有一根交通支连接占30.5%，两个交通支连接占3.4%。远舌根管有1～4个根尖孔者占23.7%，远颊根管有1个根尖孔者很少（3.4%）。近颊根管、近舌根管和远舌根管至少有1个副根管（分别为14.3%、10.2%和4.2%），而远颊根管没有副根管

6.2.5.1　前牙

只有几项研究使用Micro-CT技术研究前牙（表6.25～表6.27）。Gu等[174]评估了来自中国人群的上颌侧切牙的根面沟，这种解剖学特征不常见但很重要，在这类牙中很容易出现。作者得出结论，这种形态变异在腭根表面的远中更常见。Almeida等[183]以及Leoni等[182]评估的下颌切牙的根管形态证实了CBCT研究的结果，报告了Vertucci Ⅰ型和Ⅲ型的组合比例很高。副根管主要发现在根尖1/3，但其发生率很低。Versiani等研究了单根和双根下颌尖牙根管系统的二维和三维形态学[131,133]。在双根尖牙中，分叉出现在根中和根尖的1/3处，在21%的样本中发现了S形牙根[131]，单根尖牙在整个根管的二维结构中表现出变异[133]。

6.2.5.2　前磨牙

许多研究对前磨牙进行了牙根及根管解剖的不同方面的评估（表6.28和表6.29）。Elnour等[186]观察到上颌第二前磨牙最常见的根管形态是Vertucci Ⅳ型和 Ⅴ型，而Li等[176]发现上颌第一前磨牙颊根腭侧分叉沟的发生率较高（85.7%）。关于三根的上颌前磨牙，Hartmann等[187]的研究表明：颊、腭根根尖段根管壁厚度为0.4～0.6mm，Marca等[158]观察到近颊根管的面积高于远颊根管。

Johnsen等[188]对双侧上颌前磨牙的根管系统进行了形态计量分析，发现除根尖区外，其余均有很高的相似性。

下颌前磨牙的形态特征研究最多的是根面沟[166,175,190]和C形根管形态[157,164-166,175,192]。综上研究表明，下颌前磨牙内部形态的复杂性可能由根面沟的严重程度决定，其中包括多个复杂的根管系统、根分叉区的副根管以及C形结构的高发生率（66.2%）。此外，据Ordiona-Zapata等[192]报道，C形下颌前磨牙根管系统更容易出现Vertucci Ⅴ型。对下颌前磨牙牙根和根管形态的研究[189,191]表明，Vertucci Ⅰ型是最常见的解剖结构，而三根形态是不常见的。Li等[163]对Vertucci Ⅴ型下颌第一前磨

舌侧根管的解剖学特征进行了研究，认为舌侧根管与主颊根分叉的位置多在根中1/3处，并伴有急弯。Johnsen等[188]对双侧下颌前磨牙的根管系统进行了形态计量分析，发现两侧的同名下颌前磨牙的根管形态有差异，建议在牙髓病学研究中慎选下颌前磨牙作为研究对象。

6.2.5.3　上颌磨牙

大多数上颌第一磨牙的Micro-CT研究都涉及近颊根的内部和外部形态[21,149-151,153,155-156,193,195]（表6.30），根管常明显的弯曲[152]，有多个根管、管间连通[149,155]和多个根尖孔[153,193]，发生率高于70%[149,151,153,155]，仅有两项研究观察到单根管系统的发生率为45%[156,193]。另外，远颊根和腭根一般呈轻度到中度弯曲[152]，单个根管只有一个主孔，发生率分别为97.2%和98.9%[193]。腭根根管横截面呈椭圆形，有侧支根管，没有明确的根尖狭窄[185,194,196]，有一个位于根侧方的根尖孔[196]。

Ordinola-Zapata等[197]和Zhang等[125]对具有融合牙根的上颌第二磨牙的研究表明，这类牙齿可能呈现复杂的根管系统，包括峡部、根尖分歧，且C形根管发生率可高达22%[197]。对于四个牙根的上颌第二磨牙，除了近颊根外，其他三个牙根都表现为单一的根管系统[132]。另外两项研究[21,150]以Micro-CT为金标准，比较X线片和CBCT在检测上颌磨牙近颊根第二根管的准确性的研究中，Micro-CT和CBCT对第二根管的检出率较高。

6.2.5.4　下颌磨牙

下颌磨牙的Micro-CT研究主要集中于评估牙根及根管形态[160-162,179,200,206,208,213]（表6.31）。在近中根和远中根中，Vertucci Ⅴ型和 Ⅰ型是下颌第一磨牙最常见的根管类型[179]，而Vertucci Ⅶ型和 Ⅰ型在下颌第二磨牙中出现频率较高[200]。Min等[208]报道，下颌第一磨牙3个根管（62%）和4个根管（32.2%）的发生率，而Wolf等[213]的研究中显示了这组牙齿的根管形态的高度变异性。在根尖1/3

处，近中根管弯曲较严重[161,207]，而下颌第一磨牙、第二磨牙峡部的发生率高达85%[177-178,180-181,202]。近中根管中第三根管称为近中中间根管的发生率高达18.6%，融合结构是最常见的解剖结构[212,214]。在远中根管中，单个椭圆形根管的发生率很高（76%），但也有2个（13%）、3个（8%）和4个（3%）根管[201]。下颌第一磨牙第三个牙根（远舌根）[160,210-211]的根部通常严重的弯曲。

由于下颌第二磨牙中C形根管形态的发生率很高，使用Micro-CT技术的研究最多[145,167-173,199]。一些作者试图根据它的轴向外观将这一不寻常的解剖分类为不同的类别[145,167-169,172]有：C1型呈现一个不间断的C形，没有分隔；C2型管形类似于C形轮廓中断而成的分号；C3型，具有2个或3个分离的管道[167]。总体而言，C1型主要出现在根管的冠部，在根中部和根尖时，分别转变为C2型和C3型[169,199]。然而，"C"形通常会随着根管长度的变化而变化，因此牙冠形态、根管口的形态或牙根的X线影像可能无法很好地预测实际的根管解剖[168,170-171]。综上研究表明，下颌第二磨牙的C形根管可能表现出非常复杂的根管系形态，髓室底深[173]，副根管和峡部发生率高[145,172]，以及根管多终止于多个根尖孔[145]。

6.3 年龄对根管系统形态的影响

由于生理或病理方面的原因，根管解剖结构容易随时间发生变化。自然生理老化倾向于改变根管系统的形态，随着年龄的增长，牙齿萌出并建立咬合，继发性牙本质不断沉积，会改变根管系统的形态[223]。因此，年轻患者会出现大的单根管和牙髓腔[224-225]，而老年患者根管则会显示更锐利的边界且更狭窄[224]。其他病理或医源性因素也可以改变牙本质的沉积，包括咬合创伤、牙周病、龋病或接近牙髓的修复治疗[36]。

Gani等[224]研究了下颌第一磨牙近中根管的变化：在13岁以下的儿童中，根管趋向于单一的、大的、三角形的，终止于单个根尖孔，轴向切面呈带状。年轻人（20～39岁）由于钙化和牙本质沉积，根管变得更加复杂，而老年人（40岁以上）根管变得更加清晰和狭窄。Peiris等[226]发现了类似的结果。其他研究者对下颌磨牙近中中间根管（MM）[227]和上颌第一磨牙近中第二根管（MB2根管）[228]的研究表明，20岁以下患者更容易出现MM根管，而20～40岁的患者更易出现MB2根管。

在文献中，CBCT成像技术也被用来研究在体内环境下，年龄引起的根管形态学变化[31,33,35-36,38,40,42,55,65]（表6.32～表6.35）。研究结果虽然有些出入，但均显示上颌前牙组和下颌前牙组之间在年龄上没有显著差异。下颌前牙老年患者多根管的发生率较低[55,65]，上颌前磨牙、下颌前磨牙[34]和下颌磨牙[225,229]Vertucci Ⅰ型随着年龄的增长而逐渐减少。上颌第一磨牙和第二磨牙的MB2根管在老年患者中的发生率很低[31,36,38-40,42,44]。

表6.32　各年龄段上颌前牙和前磨牙的根管形态

年龄组 (n) 根管类型	牙齿组														
	上颌中切牙			上颌侧切牙			上颌尖牙			上颌第一前磨牙			上颌第二前磨牙		
	≤40岁 (230)	41~60岁 (407)	≥61岁 (270)	≤40岁 (265)	41~60岁 (408)	≥61岁 (264)	≤40岁 (292)	41~60岁 (440)	≥61岁 (255)	≤40岁 (266)	41~60岁 (298)	≥61岁 (150)	≤40岁 (227)	41~60岁 (270)	≥61岁 (121)
I型 (1-1)	230 100%	407 100%	270 100%	265 100%	408 100%	264 100%	290 99.3%	431 98.0%	252 98.8%	11 4.1%	9 3.0%	4 2.6%	107 47.1%	98 36.3%	41 33.9%
II型 (2-1)	—	—	—	—	—	—	2 0.7%	6 1.3%	3 1.2%	53 19.9%	40 13.4%	29 19.3%	58 25.6%	75 27.8%	44 36.3%
III型 (1-2-1)	—	—	—	—	—	—	—	2 0.5%	—	—	2 0.7%	—	4 1.8%	8 3.0%	1 0.8%
IV型 (2-2)	—	—	—	—	—	—	—	1 0.2%	—	171 64.3%	216 72.5%	100 66.7%	32 14.1%	56 20.7%	18 14.9%
V型 (1-2)	—	—	—	—	—	—	—	—	—	6 2.3%	1 0.3%	—	11 4.8%	12 4.4%	6 5.0%
VI型 (2-1-2)	—	—	—	—	—	—	—	—	—	13 4.9%	14 4.7%	6 4.0%	9 4.0%	20 7.4%	11 9.1%
VII型 (1-2-1-2)	—	—	—	—	—	—	—	—	—	—	—	—	—	—	—
VIII型 (3-3)	—	—	—	—	—	—	—	—	—	1 0.4%	4 1.4%	—	—	—	—
其他 (2-1-2-1)	—	—	—	—	—	—	—	—	—	—	2 0.7%	1 0.7%	3 1.3%	1 0.4%	—
其他 (1-3)	—	—	—	—	—	—	—	—	—	6 2.3%	—	—	—	—	—
其他 (2-3)	—	—	—	—	—	—	—	—	—	—	3 1.0%	6 4.0%	1 0.4%	—	—
其他 (2-1-3)	—	—	—	—	—	—	—	—	—	—	1 0.3%	—	—	—	—
其他 (2-3-2)	—	—	—	—	—	—	—	—	—	4 1.5%	5 1.7%	4 2.7	2 0.9%	—	—
其他 (2-3-2-1)	—	—	—	—	—	—	—	—	—	—	1 0.3%	—	—	—	—

来自Martins等[229]

表6.33　各年龄段上颌第一磨牙、第二磨牙的根管形态

根管形态	上颌第一磨牙									上颌第二磨牙ᵃ								
	近中颊			远中颊			腭侧			近中颊			远中颊			腭侧		
年龄组 样本(n)	≤40岁 (202)	41~60岁 (214)	≥61岁 (100)	≤40岁 (202)	41~60岁 (214)	≥61岁 (100)	≤40岁 (202)	41~60岁 (214)	≥61岁 (100)	≤40岁 (205)	41~60岁 (262)	≥61岁 (131)	≤40岁 (205)	41~60岁 (253)	≥61岁 (131)	≤40岁 (205)	41~60岁 (253)	≥61岁 (131)
I型 (1-1)	58 28.7%	59 27.5%	31 31.0%	198 98.0%	209 97.6%	99 99.0%	197 97.5%	211 98.6%	99 99.0%	126 61.5%	138 54.6%	67 51.1%	205 100%	252 100%	131 100%	202 98.5%	249 98.4%	130 99.2%
II型 (2-1)	86 42.6%	97 45.3%	47 47.0%	3 1.5%	4 1.9%	—	—	2 0.9%	—	41 20.0%	77 30.4%	39 29.8%	—	—	—	—	1 0.4%	1 0.8%
III型 (1-2-1)	1 0.5%	4 1.9%	—	—	1 0.5%	—	5 2.5%	1 0.5%	—	1 0.5%	3 1.2%	1 0.8%	—	—	—	3 1.5%	3 1.2%	—
IV型 (2-2)	44 21.8%	28 13.1%	11 11.0%	—	—	—	—	—	—	23 11.2%	11 4.3%	11 8.4%	—	—	—	—	—	—
V型 (1-2)	1 0.5%	7 3.3%	2 2.0%	1 0.5%	—	—	—	—	—	6 2.9%	11 4.3%	5 3.8%	—	—	—	—	—	—
VI型 (2-1-2)	9 4.5%	15 7.0%	7 7.0%	—	—	1 1.0%	—	—	1 1.0%	7 3.4%	12 4.8%	6 4.6%	—	—	—	—	—	—
VII型 (1-2-1-2)	—	—	1 1.0%	—	—	—	—	—	—	1 0.5%	—	—	—	—	—	—	—	—
VIII型 (3-3)	—	—	—	—	—	—	—	—	—	—	—	—	—	—	—	—	—	—
其他 (2-1-2-1)	3 1.4%	3 1.4%	—	—	—	—	—	—	—	—	1 0.4%	1 0.8%	—	—	—	—	—	—
其他 (3-1-2)	—	1 0.5%	1 1.0%	—	—	—	—	—	—	—	—	—	—	—	—	—	—	—
其他 (3-2-1)	—	—	—	—	—	—	—	—	—	—	—	1 0.8%	—	—	—	—	—	—

来自Martins等[229]

ᵃ只有上颌磨牙有三个独立的牙根

表6.34　各年龄段下颌前牙和前磨牙根管形态的研究

根管类型	下颌中切牙 ≤40岁 (316)	下颌中切牙 41~60岁 (562)	下颌中切牙 ≥61岁 (325)	下颌侧切牙 ≤40岁 (315)	下颌侧切牙 41~60岁 (582)	下颌侧切牙 ≥61岁 (337)	下颌尖牙 ≤40岁 (317)	下颌尖牙 41~60岁 (581)	下颌尖牙 ≥61岁 (346)	下颌第一前磨牙 ≤40岁 (299)	下颌第一前磨牙 41~60岁 (500)	下颌第一前磨牙 ≥61岁 (290)	下颌第二前磨牙 ≤40岁 (264)	下颌第二前磨牙 41~60岁 (395)	下颌第二前磨牙 ≥61岁 (199)
I型 (1-1)	215 68.0%	413 73.5%	245 75.4%	222 70.5%	408 70.1%	235 69.7%	291 91.8%	522 89.9%	309 89.3%	241 80.6%	377 75.4%	228 78.6%	257 97.3%	380 96.2%	184 92.5%
II型 (2-1)	9 2.9%	13 2.3%	7 2.2%	16 5.1%	34 5.9%	25 7.4%	7 2.2%	19 3.3%	15 4.4%	5 1.7%	12 2.4%	10 3.5%	—	5 1.3%	2 1.0%
III型 (1-2-1)	89 28.2%	131 23.3%	69 21.2%	76 24.1%	134 23.0%	75 22.3%	7 2.2%	20 3.4%	5 1.4%	9 3.0%	31 6.2%	18 6.2%	2 0.8%	5 1.3%	4 2.0%
IV型 (2-2)	1 0.3%	—	—	—	—	—	6 1.9%	6 1.0%	5 1.4%	2 0.7%	7 1.4%	7 2.4%	—	1 0.2%	3 1.5%
V型 (1-2)	1 0.3%	3 0.5%	—	1 0.3%	2 0.3%	—	6 1.9%	13 2.2%	12 3.5%	39 13.0%	68 13.6%	26 9.0%	3 1.1%	3 0.8%	6 3.0%
VI型 (2-1-2)	—	—	—	—	—	—	—	—	—	—	—	—	—	—	—
VII型 (1-2-1-2)	—	2 0.4%	4 1.2%	—	1 0.2%	2 0.6%	—	—	—	—	1 0.2%	1 0.3%	—	—	—
VIII型 (3-3)	—	—	—	—	—	—	—	—	—	—	—	—	—	—	—
其他 (1-2-1-2-1)	1 0.3%	—	—	—	—	—	—	—	—	—	—	—	—	—	—
其他 (2-1-2-1)	—	—	—	—	—	—	—	—	—	—	1 0.2%	—	—	—	—
其他 (1-3)	—	—	—	—	2 0.3%	—	—	1 0.2%	—	—	3 0.6%	—	—	—	—
其他 (1-3-1)	—	—	—	—	1 0.2%	—	—	—	—	2 0.7%	—	—	2 0.8%	1 0.2%	—
其他 (1-3-2)	—	—	—	—	—	—	—	—	—	1 0.3%	—	—	—	—	—

来自Martins等[229]

表6.35　各年龄段下颌第一磨牙、第二磨牙根管形态的研究

年龄组(n)	下颌第一磨牙[a]						下颌第二磨牙[a]					
	近中			远中			近中			远中		
	≤40岁 (176)	41~60岁 (188)	≥61岁 (99)	≤40岁 (176)	41~60岁 (188)	≥61岁 (99)	≤40岁 (217)	41~60岁 (268)	≥61岁 (104)	≤40岁 (217)	41~60岁 (268)	≥61岁 (104)
根管外形												
Ⅰ类 (1–1)	1 0.6%	3 1.6%	1 1.0%	126 71.6%	143 76.0%	59 59.6%	17 7.8%	21 7.8%	9 8.6%	204 94.0%	248 92.6%	95 91.3%
Ⅱ类 (2–1)	81 46.0%	95 50.5%	41 41.4%	16 9.1%	16 8.5%	23 23.2%	131 60.4%	173 64.5%	66 63.4%	2 0.9%	2 0.7%	1 1.0%
Ⅲ类 (1–2–1)	—	—	—	17 9.6%	19 10.1%	8 8.1%	8 3.7%	14 5.2%	8 7.7%	5 2.3%	11 4.1%	7 6.7%
Ⅳ类 (2–2)	76 43.2%	72 38.3%	46 46.6%	3 1.7%	5 2.7%	5 5.1%	52 23.9%	46 17.2%	16 15.4%	1 0.5%	2 0.7%	—
Ⅴ类 (1–2)	—	—	—	11 6.2%	2 1.1%	1 1.0%	1 0.5%	1 0.4%	1 1.0%	5 2.3%	5 1.9%	1 1.0%
Ⅵ类 (2–1–2)	8 4.5%	7 3.7%	3 3.0%	1 0.6%	2 1.1%	2 2.0%	4 1.8%	6 2.2%	—	—	—	—
Ⅶ类 (1–2–1–2)				1 0.6%								
Ⅷ类 (3–3)												
其他 (1–2–1–2–1)									1 1.0%			
其他 (2–1–2–1)	1 0.6%	2 1.1%	1 1.0%	1 0.6%	1 0.5%	—	—	1 0.4%	1 1.0%			
其他 (3–2)	—	5 2.7%	4 4.0%				1 0.5%	1 0.4%				
其他 (2–3–2)	—	1 0.5%										
其他 (3–2–1)	9 5.1%	3 1.6%	3 3.0%				2 0.9%	4 1.5%	2 1.9%			
其他 (2–3–2–1)							1 0.5%	1 0.4%				
其他 (3–2–3–2–1)												1 1.0%

来自Martins等[229]

[a]仅两个独立牙根的下颌磨牙

第7章　上颌牙与下颌牙的根管解剖

Root Canal Anatomy of Maxillary and Mandibular Teeth

Marco A. Versiani, Mário R. Pereira,
Jesus D. Pécora, Manoel D. Sousa-Neto

摘要

众所周知，全面了解牙齿内部解剖的复杂性对于确保根管治疗的成功至关重要。许多研究都强调了根管解剖的重要性，在进行根管清理、根管成形和根管充填等操作之前，相比根管治疗过程中的技巧本身，根管形态的变异性对于根管治疗的结局有更显著的影响。近年来CBCT和Micro-CT等技术的引入，使得牙齿成像的技术有了显著的革新。这些新技术具有无创性，使得大样本量的体内解剖学研究成为现实，从而探究种族、年龄、性别等多种因素对根管解剖形态的影响，同时，还能对不同牙位的细微解剖结构进行定性/定量的评估。本章节的目的主要是总结已发表文献中报道的各个牙位根管解剖特征，并提供Micro-CT技术重建的三维图像以供参考。

7.1　概述

Guido Fisher在1907年通过胶体溶液填充了大约700颗牙齿，第一次证实了根尖解剖结构的复杂性[1]。基于根管形态复杂多变的特性，他引进了"Kanalsystem"这一术语，翻译成中文即目前已经被广为使用的"根管系统"的概念。因此，以往的"一个根管，一个根尖孔"的概念是错误的[2]。根管系统常常是一个复杂的三维空间，其中可能发现根管的分叉和融合、峡部、鳍状结构、多根管的吻合、侧支根管和根尖三角区。综上所述，应将根管解剖结构理解为一个系统，而该系统的复杂性已经被多个研究证实。考虑到根管治疗的目标是从根管系统中去除所有有活力的及已经坏死的组织、微生物及其代谢产物[2]，充分掌握不同牙位的根管解剖结构及其可能出现的变异是根管治疗成功的基础。

在掌握牙体解剖并将其应用于临床工作数据记录之前，需要先学习不同的牙位标记系统。在

Electronic supplementary material The online version of this chapter (https://doi.org/10.1007/978-3-319-73444-6_7) contains supplementary material, which is available to authorized users.

M. A. Versiani, D.D.S., M.Sc., Ph.D. (✉) J. D. Pécora, D.D.S., M.Sc., Ph.D. · M. D. Sousa-Neto, D.D.S., M.Sc., Ph.D.
Department of Restorative Dentistry, Dental School of Ribeirão Preto, University of São Paulo, São Paulo, Brazil
e-mail: marcoversiani@yahoo.com

M. R. Pereira, D.D.S., M.S.
Faculty of Dental Medicine, Department of Endodontics, University of Lisbon, Lisbon, Portugal

Department of Endodontics, ISCSEM, Almada, Portugal

本章中，使用通用编号系统、Palmer记录系统和国际编号系统作为牙位记录方法[3]。为了更好地理解并更详细的学习牙根及根管解剖，本章介绍了许多重要的解剖特征，并提供了引用文献以便获取更多的信息，包括了对牙齿的总体描述[3]、牙齿长度及根管长度[4]、牙根形成的时间表[5]、牙长轴角度[6-7]、牙根数量[8]、根尖弯曲[6]、根面沟[4]、根管数量及结构[8-9]、根管横截面形态[4,6]、根管锥度[10]、根管横向吻合和分叉的发生率[9]、根尖孔位置[9]、副根管及根尖分歧[8-9,11]、根管弯曲度[12]、距根尖孔1mm处的根管直径[10]。此外，还介绍了各牙位的解剖变异发生率以及牙齿内外解剖结构的临床意义（表7.1～表7.13）。最后，本章还对近期使用CBCT进行流行病学研究（第6章）所获取的关

表7.1　上颌中切牙牙根及根管解剖的形态学特征

牙位记录法（右/左）	（8和9）、（1⌐和⌐1）或（11和21）
牙齿总长度	23.6mm（16.5～32.6mm）
牙根长度	13.0mm（6.3～20.3mm）
牙根发育完成年龄	9.3～10.6岁（男–女）
牙长轴角度	3°～5°（颊面观）和15°～20°（邻面观）
牙根数量	1（100%）[a] 1（99.94%）；2（0.06%）[b]
根尖弯曲	直型（75%）、颊侧弯曲（9.3%）、远中弯曲（7.8%）、近中弯曲（4.3%）、腭侧弯曲（3.6%）
根面沟	无显著发育沟
根管数量	1（100%）[a] 1（99.2%）；2（0.8%）[b]
根管结构	Ⅰ型（100%）[a] Ⅰ型（99.2%）、Ⅳ型（0.5%）、Ⅱ型（0.1%）、Ⅲ型（0.1%）和Ⅴ型（0.1%）[b]
根管横截面形态	冠部：近中段略长于远中段的三角形；中段：椭圆形；根尖部：圆形
根管锥度	颊舌向：0.11mm/mm；近远中向：0.06mm/mm
根管横向吻合	—
根管分叉	—
根尖孔位置	中央（12%），侧方（88%）
副根管	18.9%～42.6%（冠部1%、中段6%、根尖部93%）
根尖分歧	8.1%～27.9%
根管弯曲度	临床视角0°～26°；邻面视角0°～18°
根管直径	颊舌向：0.34mm（0.15～0.69mm）；近远中向：0.30mm（0.14～0.59mm）
根管变异	双根管[13-15]、三根管[16]、四根管[17]、双根[13-15]、根面发育沟[18]、融合牙/双生牙[19]
临床意义[c]	如果有大量的反应性牙本质生成，髓室可能会缩小或者消失；79.9%的根尖孔定位在距离根尖0.5mm以内，而94.9%的根尖孔定位在距根尖1mm以内；56.4%的侧支根管平均直径要小于一个10#K锉；为了得到根管的直线通路应去净舌侧牙本质肩领，否则可能预备过程中器械偏移，导致出现台阶或侧穿；老年患者中，髓室顶通常在平牙颈部处，因此开髓洞型应该更靠近切端以便获得根管的直线通路

[a]Vertucci[9]
[b]CBCT研究（第6章）
[c]临床意义[2,20]

表7.2　上颌侧切牙牙根及根管解剖的形态学特征

牙位记录法（右/左）	（7和10），（2和2）或（12和22）
牙齿总长度	22.5mm（17.7~28.9mm）
牙根长度	13.4mm（9.6~19.4mm）
牙根发育完成年龄	9.7~11.1岁（男–女）
牙长轴角度	5°~6°（颊面观）和17°~20°（邻面观）
牙根数量	1（100%）[a] 1（99.94%）；2（0.06%）[b]
根尖弯曲	远中弯曲（49.2%）、直型（29.7%）、腭侧弯曲（3.9%）、颊侧弯曲（3.9%）、近中弯曲（3.1%）、S形牙根（1.6%）、其他（8.6%）
根面沟	近中根面中段可见浅凹陷
根管数量	1（97%），2（3%）[a] 1（98.5%）；2（1.5%）[b]
根管结构	Ⅰ型（100%）[a] Ⅰ型（98.5%）、Ⅱ型（0.8%）、Ⅴ型（0.4%）、Ⅲ型（0.2%）和Ⅳ型（0.1%）[b]
根管横截面形态	冠部，卵圆形或偏椭圆形；中段，椭圆形；根尖部，圆形
根管锥度	颊舌向，0.08mm/mm；近远中向，0.04mm/mm
根管横向吻合	—
根管分叉	—
根尖孔位置	中央（22%），侧方（78%）
副根管	5.5%~26%（冠部1%；中段8%；根尖部91%）
根尖分歧	3.9%~23.6%
根管弯曲度	临床视角0°~74°；邻面视角0°~55°
根管直径	颊舌向：0.45mm（0.27~0.83mm）；近远中向：0.33（0.19~0.54mm）
根管变异	双根管[21-23]、三根管[24-25]、四根管[26]、双根[27]、根面发育沟[18]、融合牙/双生牙[28]、牙中牙/牙内陷[29]、牙外凸[30]、C形根管[31]、畸形舌侧尖[32]、根尖急弯[33]
临床意义[c]	该牙位常出现根管的变异并且容易出现远中腭侧向的根尖部弯曲；为了得到根管的直线通路应去净舌侧牙本质肩领，否则可能预备过程中器械偏移，导致出现台阶或侧穿；根管通常偏椭圆形，牙根通常向颊侧或远中弯曲；所以X线片上的根管影像可能显得比实际长度要短

[a]Vertucci[9]
[b]CBCT研究（第6章）
[c]临床意义[2,20]

于牙根数量以及根管数量和最常见的根管结构的相关信息进行了汇总，编辑成表7.14和表7.15。由于上下颌第三磨牙的解剖结构变异程度较大，没有比较统一的解剖形态，所以该类牙齿不纳入本章的讨论范围。

在本章所提及的文献报告中，各牙位的牙根及根管解剖存在较大的差异，这些差异性与不同的研究方法、样本量和研究对象的种族、人种、性别等相关。基于以上情况的限制，本章旨在总结各牙位牙根及根管最主要的解剖特征，从当前和经典的文献中提取数据以表格的形式呈现，并采用Micro-CT三维重建图像加以说明。

表7.3 上颌尖牙牙根及根管解剖的形态学特征

牙位记录法（右/左）	（6和11）、（3|和|3）或（13和23）
牙齿总长度	26.4mm（20.0~38.4mm）
牙根长度	16.5mm（10.8~28.5mm）
牙根发育完成年龄	11.9~13.7岁（男–女）
牙长轴角度	6°（颊面观）和17°（邻面观）
牙根数量	1（100%）[a,b]
根尖弯曲	直型（38.5%）、远中弯曲（19.5%）、颊侧弯曲（12.8%）、近中弯曲（12%）、腭侧弯曲（6.5%）、其他（10.7%）
根面沟	牙根近，远中面均可见发育沟
根管数量	1（100%）[a] 1（97%），2（3%）[b]
根管结构	I型（100%）[a] I型（98.5%）、III型（1.2%）、II型（0.8%）、V型（0.7%）、IV型（0.2%）、其他（0.1%）[b]
根管横截面形态	冠部：颊舌向较宽，偏椭圆形；中段：椭圆形；根尖部，圆形
根管锥度	颊舌向：0.08mm/mm；近远中向：0.05mm/mm
根管横向吻合	—
根管分叉	—
根尖孔位置	中央（14%），侧方（86%）
副根管	3.4%~30%（冠部0；中段10%；根尖部90%）
根尖分歧	15%~33.8%
根管弯曲度	临床视角0°~29°；邻面视角0°~33°
根管直径	颊舌向：0.31mm（0.16~0.58mm）；近远中向：0.29mm（0.11~0.50mm）
根管变异	双根管[34-36]；牙中牙/牙内陷[37]
临床意义[c]	根管直径在中段较大，在根尖1/3处出现缩窄；根管横切面通常是椭圆形，临床操作中应重视唇腭侧的环形切削以成形和预备根管；为获得根管的直线通路应去净舌侧牙本质肩领

[a]Vertucci[9]
[b]CBCT研究（第6章）
[c]临床意义[2,20]

表7.4 上颌第一前磨牙牙根及根管解剖的形态学特征

牙位记录法（右/左）	（5和12），（4|和|4）或（14和24）
牙齿总长度	21.5mm（15.5~28.9mm）
牙根长度	13.4mm（8.3~19.0mm）
牙根发育完成年龄	11.8~13.5岁（男–女）
牙长轴角度	7°（颊面观）和11°（邻面观）
牙根数量	双根（颊根和腭根：21.9%独立双根；32.7%根尖1/3处分叉）；单根（43%）；三根（2个颊根和1个腭根：2.4%）[a] 双根（55.3%）、单根（43.1%）、三根（1.6%）[b]

根尖弯曲	颊根：腭侧弯曲（36.2%）、直型（27.8%）、远中弯曲（14%）、颊侧弯曲（14%）、S形弯曲（8%）；腭根：直型（44.4%）、颊侧弯曲（27.8%）、远中弯曲（14%）、腭侧弯曲（8.3%）、S形弯曲（5.5%）
根面沟	颊根腭侧面有明显的近中发育凹陷和发育沟（据报道发生率为62%～100%）
根管数量	2（84.2%）、1（8.3%）、3（7.5%）[c] 2（77.3%）、1（20.1%）、3（1.2%），其他（1.3%）[b]
根管结构	Ⅳ型（62%）、Ⅱ型（18%）、Ⅰ型（8%）、Ⅴ型（7%）、Ⅷ型（5%）[c] Ⅳ型（50.1%）、Ⅰ型（20.1%）、Ⅱ型（17.4%）、Ⅵ型（4.9%）、Ⅴ型（3%）、Ⅲ型（1.5%）、Ⅷ型（1.2%）、Ⅶ型（0.4%）、其他（1.3%）[b]
根管横截面形态	单根：冠部为椭圆菜、中段和根尖部为圆形 双根：冠部为椭圆形至峡部相连的两个圆形、中段为卵圆形、根尖部为圆形 三根：冠部为椭圆形、中段及根尖部为圆形
根管锥度	颊根：颊舌向，0.03mm/mm；近远中向，0.02mm/mm 腭根：颊舌向，0.05mm/mm；近远中向，0.04mm/mm
根管横向吻合	34.2%（冠部16.4%；中段58%；根尖部25.6%）
根管分叉	11%
根尖孔位置	中央（12%）、侧方（88%）
副根管	17.8%～49.5%（冠部4.7%；中段10.3%；根尖部74%）
根尖分歧	20%～35.5%
根管弯曲度	颊根：临床视角0°～35°；邻面视角0°～32° 腭根：临床视角0°～37°；邻面视角0°～68°
根管直径	颊根：颊舌向0.30mm（0.23～0.33mm）；近远中向0.23mm（0.20～0.27mm） 腭根：颊舌向0.23mm（0.17～0.29mm）；近远中向0.17mm（0.17～0.19mm）
根管变异	三根管[38]、根分叉沟[39]、双生牙/融合牙[40]、牙外突[41]
临床意义[d]	在釉牙本质界处的横切面，由于根面的近中凹陷，腭侧根管口在颊舌向更宽大，呈肾型；这种根面凹陷导致预备过程中出现根管带状侧穿的风险；腭侧根管通常比颊侧根管稍粗；在颊根腭侧面较容易出现分叉型的凹槽；该牙牙根相比尖牙更短、更细；在开髓时，高耸的髓角可能被误认为是根管口

[a]Bramante等[6]
[b]CBCT研究（第6章）
[c]Vertucci[9]
[d]临床意义[2,20]

表7.5　上颌第二前磨牙牙根及根管解剖的形态学特征

牙位记录法（右/左）	（4和13）、（ 5│和│5 ）或（15和25）
牙齿总长度	21.2mm（15.2～28.4mm）
牙根长度	14.0mm（8.0～20.6mm）
牙根发育完成年龄	12.6～13.8周岁（男–女）
牙长轴角度	7°（颊面观）和7°～10°（邻面观）
牙根数量	单根（90.3%单根；7.7%存在根尖分歧），双根（2%）[a] 单根（86.2%）、双根（13.5%）、三根（0.3%）[b]

续表

根尖弯曲	直型（37.4%）、远中弯曲（29.5%）、颊侧弯曲（15.7%）、S形弯曲（13%）、远中弯曲（4.4%）
根面沟	牙根近中面可见较浅的发育沟
根管数量	1（53.7%）、2（46.3%）[c] 2（56.7%）、1（42.7%）、3（0.4%）、其他（0.3%）[b]
根管结构	Ⅰ型（48%）、Ⅱ型（22%）、Ⅲ型（5%）、Ⅳ型（11%）、Ⅴ型（6%）、Ⅵ型（5%）、Ⅶ型（2%）、Ⅷ型（1%）[c] Ⅰ型（42.7%）、Ⅱ型（18.7%）、Ⅳ型（17.6%）、Ⅴ型（9.6%）、Ⅵ型（6.3%）、Ⅲ型（4%）、Ⅶ型（0.5%）、Ⅷ型（0.4%）、其他（0.3%）[b]
根管横截面形态	冠部和中段：椭圆形；根尖部：圆形
根管锥度[d]	颊舌向：0.19mm/mm；近远中向：0.03mm/mm
根管横向吻合	30.8%（冠部18.8%；中段50%；根尖部31.2%）
根管分叉	1.6%
根尖孔位置	中央（22.2%）、侧方（77.8%）
副根管	12.9%~59.5%（冠部4%、中段16.2%、根尖部78.2%）
根尖分歧	22.2%~32.2%
根管弯曲度	临床视角0°~53°；邻面视角0°~40°
根管直径	颊舌向：0.37mm（0.16~1.35mm）；近远中向：0.26mm（0.14~0.37mm）
根管变异	三根管[38]、牙中牙/牙内陷[42]
临床意义[e]	最常见的是单牙根及单根管，其次是双根，每个牙根有一独立根管；根管颊舌径比近远中径大；根尖弯曲常见；该牙位置靠近鼻窦，若发生根尖周脓肿可能出现从鼻窦内破溃引流的情况；髓角和髓室顶的高度随着年龄的增长而降低（继发性牙本质的形成），但其髓室底的位置不变，一般与牙颈部等高；上颌前磨牙的牙根可能出现各个方向的弯曲，也经常出现两次弯曲

[a]Bramante等[6]
[b]CBCT研究（第6章）
[c]Vertucci[9]
[d]单根牙
[e]临床意义[2,20]

表7.6　上颌第一磨牙牙根及根管解剖的形态学特征

牙位记录法（右/左）	（3和14），（6⌋和⌊6）或（16和26）
牙齿总长度	20.1mm（17.0~27.4mm）
牙根长度	MB：12.9mm（8.5~18.8mm）；DB：12.2mm（8.9~15.5mm）；P：13.7mm（10.6~17.5mm）
牙根发育完成年龄	9.2~10.1周岁（男–女）
牙长轴角度	0°（颊面观）和15°（邻面观）
牙根数量	3（2个颊根和1个腭根；100%）[a] 3（97.7%），2（1.8%），4（0.3%），1（0.2%）[b]
根尖弯曲	MB：远中弯曲（78%），直型（21%），S形弯曲（1%） DB：直型（54%），近中弯曲（19%），远中弯曲（17%），S形弯曲（10%） P：颊侧弯曲（55%），直型（40.7%），近中弯曲（3.2%），远中弯曲（1.1%）
根面沟	MB：近中面和远中面凹槽；P：腭侧面长轴方向上的轻微凹陷

续表

根管数量	3（30%～40%）、4（60%～70%）[a] MB：2（60.4%）、1（29.3%）、3（0.1%）、其他（0.4%）；DB：1（98.6%）、2（1.4%）；P、1（99.26%）、2（0.7%）、其他（0.04%）[b]
根管结构	MB：Ⅰ型（45%）、Ⅱ型（37%）、Ⅳ型（18%）a；Ⅰ型（39.1%）、Ⅱ型（29.3%）、Ⅳ型（26%）、Ⅴ型（2%）、Ⅲ型（1.6%）、Ⅵ型（1.4%）、Ⅶ型（0.1%）、Ⅷ（0.1%）、其他（0.4%）[b] DB：Ⅰ型（100%）a；Ⅰ型（98.6%）、Ⅱ型（0.4%）、Ⅴ型（0.4%）、Ⅲ型（0.3%）、Ⅳ型（0.2%）、Ⅵ型（0.1%）[b] P：Ⅰ型（100%）a；Ⅰ型（99.26%）、Ⅱ型（0.3%）、Ⅲ（0.2%）、Ⅳ型（0.1%）、Ⅴ（0.1%）、其他（0.04%）[b]
根管横截面形态	MB：冠部和中段（椭圆或扁椭圆形），根尖部（圆形） DB和P：圆形或椭圆形
根管锥度	MB1根管：颊舌向，0.07mm/mm；近远中向，0.05mm/mm MB2根管：颊舌向，0.05mm/mm；近远中向，0.00mm/mm DB：颊舌向，0.07mm/mm；近远中向，0.04mm/mm P：颊舌向，0.07mm/mm；近远中向，0.10mm/mm
根管横向吻合	52%（仅发生于近颊根）（冠部10%；中段75%；根尖部15%）
根管分叉	18%
根尖孔位置	MB：中央（24%）、侧方（76%）；DB：中央（19%）、侧方（81%）；P：中央（18%）、侧方（82%）
副根管	MB：51%（冠部10.7%；中段13.1%；根尖部58.2%） DB：36%（冠部10.1%；中段12.3%；根尖部59.6%） P：48%（冠部9.4%；中段11.3%；根尖部61.3%）
根尖分歧	32.3%～86.3%
根管弯曲度	临床视角：MB1根管，0°～42°；MB2根管，23°～49°；DB，0°～48°；P，0°～47° 邻面视角：MB1根管，0°～54°；MB2根管，0°～36°；DB，0°～41°；P，0°～38°
根管直径	颊舌向：MB1根管，0.19mm（0.12～0.26mm）；MB2根管，0.19mm（0.14～0.23mm）；DB，0.22mm（0.07～0.73mm）；P，0.29mm（0.09～0.45mm） 近远中向：MB1根管，0.13mm（0.08～0.18mm）；MB2根管，0.16mm（0.15～0.16mm）；DB，0.17mm（0.07～0.39mm）；P，0.33mm（0.11～0.72mm）
C形根管[b]	0.83%（0.3%～1.1%）
融合根[b]	Ⅰ型（1.13%）、Ⅲ型（7.1%）、Ⅱ型（0.23%）、Ⅳ型（0.2%）、Ⅴ型（0.2%）、Ⅵ型（0.1%）
变异根管	单根管[43]；5个根管[44]；6个根管[45]；7个根管[46]；8个根管[47]；C形根管[48]；4牙根[49]；牛牙症[50]
临床意义[c]	在大部分情况下，一般存在2个近颊根管；MB2根管的位置变化较大，但多位于MB1根管腭侧近中；16%的MB2根管无法进行有效的预备和充填，因为相比MB1根管，MB2根管通常存在急弯或高度钙化，难以达到工作长度，尤其在年纪较大的患者中；腭根通常在根尖向颊侧弯曲；腭根及近颊根可存在1个、2个或3个根管，而远颊根通常只有1个或2个根管；在中老年患者的患牙或者三期牙本质增生的患牙中，髓室体积缩小，可使开髓定位根管口变得困难；髓室底的发育沟和颜色变化应被视为临床指导

MB：近颊根/根管；DB：远颊根/根管；P：腭根/根管

[a]Vertucci[9]

[b]CBCT研究（第6章）

[d]单根牙

[c]临床意义[2,20]

表7.7　上颌第二磨牙牙根及根管解剖的形态学特征

牙位记录法（右/左）	（2和15），（⌐7 和 7⌐）或（17和27）
牙齿总长度	20.0mm（16.0~26.2mm）
牙根长度	MB，12.9mm（9.0~18.2mm）；DB，12.1mm（9.0~16.3mm）；P，13.5mm（9.8~18.8mm）
牙根发育完成年龄	13.6~14.6周岁（男–女）
牙长轴角度	0°~5°（颊面观）和11°（邻面观）
牙根数量	3（2颊根和1腭根；53.7%独立牙根；19.5%颊根融合；8.5%近颊根和腭根融合；5.8%远颊根和腭根融合；12.5%全牙根融合）[a] 3（73.7%），2（14.9%），1（10.7%），4（0.7%）[b]
根尖弯曲	MB：远中弯曲（54%），直型（22%），其他（24%） DB：直型（54%），近中弯曲（17%），其他弯曲（29%） P：直型（63%），颊侧弯曲（37%）
根面沟	MB，近中面和远中面凹陷 P，腭侧面长轴方向上的轻微凹陷
根管数量	3（50%~70%），4（30%~50%）[c] MB：1（66.1%），2（33.7%），3（0.05%），其他（0.2%） DB：1（99.6%），2（0.4%） P：1（99.67%），2（0.35%），3（0.01%），其他（0.01%）
根管结构	MB：Ⅰ型（71%）、Ⅱ型（17%）、Ⅳ型（12%）[c]；Ⅰ型（39.1%）、Ⅱ型（29.3%）、Ⅳ型（26%）、Ⅴ型（2%）、Ⅲ型（1.6%）、Ⅵ型（1.4%）、Ⅶ型（0.1%）、Ⅷ（0.1%）、其他（0.4%）[b] DB：Ⅰ型（100%）；Ⅰ型（98.6%）、Ⅱ型（0.4%）、Ⅴ型（0.4%）、Ⅲ型（0.3%）、Ⅳ型（0.2%）、Ⅵ型（0.1%）[b] P：Ⅰ型（100%）[c]；Ⅰ型（99.26%）、Ⅱ型（0.3%）、Ⅲ（0.2%）、Ⅳ型（0.1%）、Ⅴ（0.1%）、其他（0.04%）[b]
根管横截面形态	MB：冠部和中段为椭圆形或扁椭圆形，根尖部为圆形 DB和P：圆形或椭圆形
根管锥度	MB1根管：颊舌向，0.07mm/mm；近远中向，0.05mm/mm MB2根管：颊舌向，0.05mm/mm；近远中向，0.0mm/mm DB：颊舌向，0.07mm/mm；近远中向，0.04mm/mm P：颊舌向，0.07mm/mm；近远中向，0.10mm/mm
根管横向吻合	21%（仅发生于近颊根）（冠部8%；中段72%；根尖部20%）
根管分叉	10%
根尖孔位置	MB，中央（12%）、侧方（88%）；DB，中央（17%）、侧方（83%）；P，中央（19%）、侧方（81%）
副根管	MB：50%（冠部10.1%；中段14.1%；根尖部65.8%） DB：29%（冠部9.1%；中段13.3%；根尖部67.6%） P：42%（冠部8.7%；中段11.2%；根尖部70.1%）
根尖分歧	20%~38.8%
根管弯曲度	临床视角：MB，0°~49°；DB，0°~64°；P，0°~41° 邻面视角：MB，0°~33°；DB，0°~40°；P，0°~42°
根管直径	颊舌向：MB1根管，0.19mm（0.12~0.26mm）；MB2根管，0.19mm（0.14~0.23mm）；DB，0.22mm（0.07~0.73mm）；P，0.29mm（0.09~0.45mm） 近远中向：MB1根管，0.13mm（0.08~0.18mm）；MB2根管，0.16mm（0.15~0.16mm）；DB，0.17mm（0.07~0.39mm）；P，0.33mm（0.11~0.72mm）

续表

C形根管[b]	2.88%（0.5%~3.8%）
融合根[b]	Ⅰ型（6.3%），Ⅱ型（7.4%），Ⅵ型（4.7%），Ⅴ型（4.3%），Ⅳ型（3.2%），Ⅲ型（0.7%），其他（3.5%）
变异根管	单根管或双根管[51]；5个根管[52]；双生牙或融合牙[53]；4个牙根[54]；牛牙症[55]
临床意义[d]	上颌第二磨牙与上颌第一磨牙相似，但体积更小且根分叉较小；总的来说，三个牙根彼此靠近，有时候出现融合；上颌第二磨牙一个牙根里通常有一个根管；但仍有可能出现两个或三个近颊根管，一个或两个远颊根管，或者三个腭侧根管；牙根融合的情况偶有发生，这种情况下可能仅有等长等直径的一个颊侧根管和一个腭侧根管；相比上颌第一磨牙，上颌第二磨牙的远颊根管更靠近近中

MB：近颊根/根管；DB：远颊根/根管；P：腭根/根管

[a]Bramante等[6]

[b]CBCT研究（第6章）

[c]Vertucci[9]

[d]临床意义[2,20]

表7.8　下颌切牙牙根及根管解剖的形态学特征

牙位记录法（右/左）	C：（24和25），（⌐1和1⌐）或（31和41） L：（23和26），（⌐2和2⌐）或（32和42）
牙齿总长度	C：20.8mm（16.9~26.7mm）；L：22.1mm（18.5~26.6mm）
根管长度	C：12.6mm（7.7~17.9mm）；L：13.5mm（9.4~18.1mm）
牙根发育完成年龄	C：8.1~9.2周岁（男–女）；L：8.8~9.9周岁（男–女）
牙长轴角度	C：0°（颊面观）和15°（邻面观）；L：0°（颊面观）和10°（邻面观）
牙根数量	C：1（100%）[a,b] L：1（100%）[a]；1（99.92%），2（0.08%）[b]
根尖弯曲	C：直型（66.7%），颊侧弯曲（18.8%），远中弯曲（12.5%），S形弯曲（2%） L：直型（54%），远中弯曲（33.3%），颊侧弯曲（10.7%），S形弯曲（2%）
根面沟	近中面及远中面均有一牙长轴方向凹陷
根管数量	C：1（73.4%），2（26.6%）[a]；1（86.5%），2（14.4%），其他（0.1%）[b] L：1（84.6%），2（15.4%）[a]；1（79.7%），2（20.2%），其他（0.1%）[b]
根管结构	C：Ⅰ型（70%），Ⅱ型（5%），Ⅲ型（22%），Ⅳ型（3%）[a]；Ⅰ型（86.5%），Ⅲ型（8.1%），Ⅴ型（2.8%），Ⅱ型（2%），Ⅳ型（1.4%），Ⅶ型（0.1%），其他（0.1%）[b] L：Ⅰ型（75%），Ⅱ型（5%），Ⅲ型（18%），Ⅳ型（2%）[a]；Ⅰ型（79.7%），Ⅲ型（11.9%），Ⅴ型（3.8%），Ⅱ型（2.6%），Ⅳ型（1.8%），Ⅶ型（0.1%），其他（0.1%）[b]
根管横截面形态	卵圆形，颊舌径较近远中径大
根管锥度	颊舌向：0.11mm/mm；近远中向：0.01mm/mm
根管横向吻合	—
根管分叉	—
根尖孔位置	C：中央（25%），侧方（75%）；L：中央（20%），侧方（80%）
副根管	C：0~20%（冠部3%；中段12%；根尖部85%） L：0.9%~18%（冠部2%；中段15%；根尖部83%）
根尖分歧	3.2%~7.8%
根管弯曲度	C：临床视角0°~17°　邻面视角0°~35° L：临床视角0°~31°；邻面视角0°~33°

续表

根管直径	颊舌向0.37mm（0.13～0.80mm）；近远中向0.25（0.12～0.33mm）
变异根管	三根管[56]，融合牙/双生牙[57]，牙内陷/牙中牙[58]，双根[59]
临床意义[c]	大部分切牙仅有一个单根；髓室内可见牙本质桥，将牙根分为双根管；两个根管通常融合至一个根尖孔进出髓腔；但也有可能存在两个独立的根管的情况；如果存在第二个根管，它通常定位在舌侧且弯曲度较大；所以应重视去除舌侧牙本质肩领的重要性；根管横切面呈椭圆形，其唇舌向较近远中向宽大

C：中切牙；L：侧切牙
[a]Vertucci[9]
[b]CBCT研究（第6章）
[c]临床意义[2,20]

表7.9　下颌尖牙牙根及根管解剖的形态学特征

牙位记录法（右/左）	（22和27），（⌐3 和 3⌐）或（33和43）
牙齿总长度	25.9mm（16.1～34.5mm）
根管长度	15.9mm（9.5～22.2mm）
牙根发育完成年龄	11.4～13.5周岁（男–女）
牙长轴角度	3°（颊面观）和2°（邻面观）
牙根数量	1（94%），2（6%）[a]；1（98.57%），2（1.43%）[b]
根尖弯曲	直型（68.2%），远中弯曲（19.6%），颊侧弯曲（6.8%），近中弯曲（0.8%），S形弯曲（1.5%），其他（3.1%）
根面沟	牙根近远中面均可见牙体长轴方向的凹陷
根管数量	1（88.2%），2（11.8%）[a]；1（92.4%），2（7.3%），其他（0.3%）[b]
根管结构	Ⅰ型（78%），Ⅱ型（14%），Ⅲ型（2%），Ⅳ型（6%）[a]；Ⅰ型（92.4%），Ⅲ型（2.7%），Ⅱ型（1.9%），Ⅳ型（1.5%），Ⅴ型（1.2%），其他（0.3%）[b]
根管横截面形态	冠部和中部颊舌向较宽；根尖部，圆形
根管锥度	颊舌向：0.07mm/mm；近远中向：0.05mm/mm
根管横向吻合	—
根管分叉	—
根尖孔位置	中央（30%），侧方（70%）
副根管	4.5%～30%（冠部4%；中段16%；根尖部80%）
根尖分歧	2.2%～46.9%
根管弯曲度	临床视角0°～23°；邻面视角0°～37°
根管直径	颊舌向0.47mm（0.18～0.75mm）；近远中向0.36mm（0.18～0.72mm）
变异根管	双根管[60]；三根管[61]；双根[60]
临床意义[c]	根管在近远中向狭窄但在颊舌向却很粗大；在双根下颌尖牙中，应去除舌侧颈部牙本质肩领以获得第二根管的通路；与较大的颊侧牙本质壁不同，舌侧牙本质壁呈裂隙状

[a]Vertucci[9]
[b]CBCT研究（第6章）
[c]临床意义[2,20]

表7.10　下颌第一前磨牙牙根及根管解剖的形态学特征

牙位记录法（右/左）	（21和28），（⌐4 和 4⌐）或（34和44）
牙齿总长度	22.4mm（17.0～28.5mm）
根管长度	14.4mm（9.7～20.2mm）
牙根发育完成年龄	11.9～13.3周岁（男–女）
牙长轴角度	5°（颊面观）和3°（邻面观）
牙根数量	1（86.6%；根尖分歧2.8%；中段或根尖三根分歧10.6%）[a]；1（97.5%），2（2.5%）[b]
根尖弯曲	直型（47.5%），远中弯曲（34.8%），舌侧弯曲（7.1%），颊侧弯曲（2.1%），S形弯曲（6.4%），其他（2.1%）
根面沟	近远中面均可见牙体长轴方向的凹槽，在远中面更深。有时凹陷可能相当深，使根尖区形成颊舌向根尖分叉
根管数量	1（66.6%），2（1颊侧根管和1舌侧根管；31.3%），3（2颊侧根管和1舌侧根管；2.1%）[a]；1（71.3%），2（27.9%），3（0.1%），其他（0.7%）[b]
根管结构	Ⅰ型（70%），Ⅴ型（24%），Ⅲ型（4%），Ⅳ型（1.5%），Ⅷ型（0.5%）[a]；Ⅰ型（71.3%），Ⅴ型（18.7%），Ⅳ型（3.5%），Ⅲ型（2.8%），Ⅱ型（2.3%），Ⅵ型（0.5%），Ⅶ型（0.1%），Ⅷ型（0.1%），其他（0.7%）[b]
根管横截面形态[c]	冠部和中部呈宽大的卵圆形，在颊舌向最宽大；根部呈圆形
根管锥度[c]	颊舌向：0.10mm/mm；近远中向：0.05mm/mm
根管横向吻合	32.1%（冠部20.6%；中段52.9%；根尖部26.5%）
根管分叉	0.7%
根尖孔位置	中央（15%），侧方（85%）
副根管	8.8%～44.3%（冠部4.3%；中段16.1%；根尖部78.9%）
根尖分歧	21.7%～44.7%
根管弯曲度	临床视角0°～30°；邻面视角0°～57°
根管直径	颊舌向0.35mm（0.20～0.80mm）；近远中向0.28mm（0.16～0.54mm）
C形根管[b]	1.56%（0.7%～4.1%）
变异根管	3个根管[62]，4个根管[63]，根面沟[64]，C形根管[65]，畸形中央尖[66]，牙内陷/牙中牙[67]，双生牙/融合牙[68]
临床意义[d]	该牙根管系统较可能出现不同的分型；当只有一个根管时，其颊舌向通常较近远中向更宽大；在颈部1/3处根管横切面呈椭圆形，而越靠近中1/3和根1/3则更趋向于圆形；若存在舌侧根管，通常以大角度从主根管分出；由于下颌牙舌倾，而前磨牙的舌尖又较小，故开髓洞型应注意从颊侧往中央沟的方向进行设计

[a]Vertucci[9]
[b]CBCT研究（第6章）
[c]单根牙单根管
[d]临床意义[2,20]

表7.11 下颌第二前磨牙牙根及根管解剖的形态学特征

牙位记录法（右/左）	（20和29），（⌐5 和 5⌐）或（35和45）
牙齿总长度	22.1mm（16.8～28.1mm）
根管长度	14.7mm（9.2～21.2mm）
牙根发育完成年龄	12.8～14.0周岁（男–女）
牙长轴角度	5°（颊面观）和9°（邻面观）
牙根数量	单根（92%），双根（8%）[a]；单根（98.5%），双根（1.5%）[b]
根尖弯曲	远中弯曲（39.8%），直型（38.5%），颊侧弯曲（10.1%），舌侧弯曲（3.4%），S形弯曲（6.8%），其他（1.4%）
根面沟	较易出现在远中根面的中1/3
根管数量	1（89.3%），2（10.7%）[a]；1（84.7%），2（15.05%），3（0.05%），其他（0.2%）[b]
根管结构	Ⅰ型（97.5%），Ⅴ型（2.5%）[a]；Ⅰ型（84.7%），Ⅴ型（13.44%），Ⅱ型（0.7%），Ⅲ型（0.5%），Ⅳ型（0.3%），Ⅵ型（0.07%），Ⅷ（0.05%），Ⅶ（0.04%），其他（0.2%）[b]
根管横截面形态[c]	冠部和中部呈颊舌向宽大的卵圆形；根尖部呈圆形
根管锥度[c]	颊舌向，0.10mm/mm；近远中向0.05mm/mm
根管横向吻合	30%（冠部0；中段66.7%；根尖部33.3%）
根管分叉	0.3%
根尖孔位置	中央：16.1%，侧方：83.9%
副根管	4%～48.3%（冠部3.2%；中段16.4%；根尖部80.1%）
根尖分歧	14.8%～80.4%
根管弯曲度	临床视角0°～29°；邻面视角0°～42°
根管直径	颊舌向0.35mm（0.20～0.80mm）；近远中向0.28mm（0.16～0.54mm）
C形根管[b]	0.72%（0.6%～1.5%）
变异根管	三根管[69]，四根管[70]，五根管[71]，双根[72]，C形根管[73]畸形中央尖[74]，牛牙症[71]，双生牙/融合牙[75]
临床意义[d]	根管椭圆形较圆形居多；若存在舌侧根管，通常以大角度从主根管分出；虽然该牙根管系统也可能出现多种变异，但其出现概率要低于下颌第一前磨牙；应注意避免过度切削以获取根管直线通路和过度预备根管，以保护其根尖1/3较为脆弱的结构

[a]Vertucci[9]
[b]CBCT研究（第6章）
[c]单根牙单根管
[d]临床意义[2,20]

表7.12 下颌第一磨牙牙根及根管解剖的形态学特征

牙位记录法（右/左）	（19和30），⌐6 和 6⌐）或（36和46）
牙齿总长度	20.9mm（17.0～27.7mm）
根管长度	近中，14.0mm（10.6～20.0mm）；远中，13.0mm（8.1～17.7mm）
牙根发育完成年龄	9.2～10.0周岁（男–女）
牙长轴角度	10°（颊面观）和13°（邻面观）
牙根数量	2（独立牙根，92.2%；融合根，5.3%），3（2.5%）[b]；2（86.9%），3（12.5%），1（0.55%），4（0.05%）[c]

续表

根尖弯曲	近中根：远中弯曲（84%），直型（16%）；远中根：直型（73.5%），远中弯曲（18%），近中弯曲（8.5%）
根面沟	近中根的近中面和远中面均有较深的发育沟
根管数量	2（8%），3（56%），4（36%）[b] 近中根，1（单根管12.8%，根尖分歧6.6%），2（独立根管40.3%，根尖1/3处融合30.2%）[d]；1（2.37%），2（96.59%），3（0.03%），其他（1.01%）[c]；远中根，1（单根管73%，中段根管分叉2%），2（独立根管3.7%，根尖1/3处融合12.7%）[d]；1（70.3%），2（29.56%），其他（0.14%）[c]
根管结构	近中根，I型（12%），IV型（43%），II型（28%），VI型（10%），V型（8%），VIII型（1%）[b]；IV型（71.3%），II型（19.9%），III型（2.9%），I型（2.37%），V型（2.1%），VI型（0.3%），VII型（0.09%），VIII（0.03%），其他（1.01%）[c] 远中根，I型（70%），II型（15%），IV型（5%），V型（8%），VI型（2%）b；I型（70.3%），II型（13%），IV型（10.1%），III型（3.6%），V型（2.7%），VI型（0.08%），其他（0.14%）[c]
根管横截面形态[e]	近中根：冠部和中部（椭圆或扁椭圆），根尖部（圆形） 远中根：冠部和中部（颊舌向的椭圆或扁椭圆），根尖部（圆形）
根管锥度	近颊根管：颊舌向，0.06mm/mm；近远中向，0.03mm/mm 近舌根管：颊舌向，0.06mm/mm；近远中向，0.02mm/mm 远中根管：颊舌向，0.15mm/mm；近远中向，0.06mm/mm
根管横向吻合	近中根：63%（冠部12%；中段75%；根尖部13%） 远中根：55%（冠部10%；中段72%；根尖部18%）
根管分叉	23%
根尖孔位置	近中根，中央（22%），侧方（78%）；远中根，中央（20%），侧方（80%）
副根管	近中根，45%（冠部10.4%；中段12.2%；根尖部54.4%）； 远中根，30%（冠部8.7%；中段10.4%；根尖部57.9%）
根尖分歧	19.4%~30.9%
根管弯曲度	临床视角：近颊，9°~48°；近舌，0°~44°；远中，0°~75° 邻面视角：近颊，0°~59°；近舌，0°~59°；远中，0°~44°
根管直径	颊舌向：近颊，0.40mm（0.20~0.52mm）；近舌，0.38mm（0.32~0.67mm）；远中，0.46mm（0.28~1.69mm） 近远中向：近颊，0.21mm（0.19~0.39mm）；近舌，0.28mm（0.23~0.37mm）；远中，0.35mm（0.18~0.69mm）
C形根管[c]	0.53%（0.1~1.7%）
副根[c]	近颊根，0.37%（0.11~1.21）；远舌根，12.19%（0.5%~29.7%）
变异根管	5个根管[76]；6个根管[77]；7个根管[78]；副根[79]；牛牙症[80]；根尖弯曲[12]；双生牙/融合牙[81]；根管峡部[82]；3个牙根[83]；C形根管[84]；近中中央根管[85]；远中中央根管[86]
临床意义[f]	下颌第一磨牙通常有两个牙根，但也可能有三个牙根，近中根内通常有两个或三个根管，而远中根内通常有一个或两个根管；近中根的远中面和远中根的近中面均有一凹陷，该处的牙本质壁较薄；55%的近中根和20%的远中根存在根管峡区，而在远中根内根管峡部出现的平均概率有20%；副根尖孔可能出现在根管分叉的区域；在近中根管口处的牙本质三角应去除，避免发生根管侧穿

[a]牙齿总长度为近中根尖至近颊尖的距离；牙根长度：从颈缘线到根尖的距离

[b]Vertucci[9]

[c]CBCT研究（第6章）

[d]Bramante等[6]

[e]有三个独立根管的双根牙

[f]临床意义[2,20]

表7.13 下颌第二磨牙的牙根及根管解剖的形态学特征

牙位记录法（右/左）	（18和31），（ ⌐7 和 7⌐ ）或（37和47）
牙齿总长度[a]	20.6mm（15.5～25.5mm）
根管长度	近中，13.9mm（9.3～18.3mm）；远中，13.0mm（8.5～18.3mm）
牙根发育完成年龄	13.8～14.8周岁（男–女）
牙长轴角度	15°（颊面观）和12°（邻面观）
牙根数量	2（独立牙根39.2%；在中1/3处分叉31.8%；融合根26.7%），3（2.3%）[b]；2（78.6%），1（19%），3（2.2%），4（0.2%）[c]
根尖弯曲[a]	近中根：远中弯曲（60.8%），直型（27.2%），颊侧弯曲（4%），S型弯曲（8%） 远中根：直型（57.6%），远中弯曲（18.4%），近中弯曲（13.6%），颊侧弯曲（4%），S型弯曲（6.4%）
根面沟	近中根的近中面和远中面均有较深的发育沟
根管数量	2（16.2%），3（72.5%），4（11.3%）[d] 近中根：2（87.1%），1（12.5%）；远中根：1（92.56%），2（7.44%）[c]
根管结构	近中根，Ⅱ型（38%），Ⅰ型（27%），Ⅳ型（26%），Ⅴ型（9%）[d]；Ⅳ型（47.8%），Ⅱ（32.8%），Ⅰ型（12.5%），Ⅲ型（3.27%），Ⅴ型（3%），Ⅵ型（0.2%），Ⅶ型（0.1%），其他（0.33%）[c]； 远中根，Ⅰ型（92%），Ⅱ型（3%），Ⅳ型（4%），Ⅴ型（1%）[d]；Ⅰ型（92.56%），Ⅱ型（4.4%），Ⅳ型（2%），Ⅲ型（0.5%），Ⅴ型（0.5%），Ⅵ型（0.04%）[c]
根管横截面形态[e]	近中根：冠部和中段为椭圆形或扁椭圆形，根尖部为圆形 远中根：冠部和中段为颊舌向的椭圆或扁椭圆形，根尖部为圆形
根管锥度	近颊根管：颊舌向，0.06mm/mm；近远中向，0.03mm/mm 近舌根管：颊舌向，0.06mm/mm；近远中向，0.02mm/mm 远中根管：颊舌向，0.15mm/mm；近远中向，0.06mm/mm
根管横向吻合	近中根：31%（冠部10%；中段77%；根尖部13%） 远中根：15%（冠部11%；中段74%；根尖部15%）
根管分叉	11%
根尖孔位置	近中根：中央（19%），侧方（81%）；远中根：中央（21%），侧方（79%）
副根管	近中根，49%（冠部10.1%；中段13.1%；根尖部65.8%）； 远中根，34%（冠部9.1%；中段11.6%；根尖部68.3%）
根尖分歧	17.5%～35.7%
根管弯曲度	临床视角：近颊，0°～50°；近舌，0°～51°；远中，0°～67° 邻面视角：近颊，0°～69°；近舌，0°～50°；远中，0°～35°
根管直径	颊舌向：近颊，0.40mm（0.20～0.52mm）；近舌，0.38mm（0.32～0.67mm）；远中，0.46mm（0.28～1.69mm） 近远中向：近颊，0.21mm（0.19～0.39mm）；近舌，0.28mm（0.23～0.37mm）；远中，0.35mm（0.18～0.69mm）
C形根管[c]	16.33%（1.9%～44%）

副根[e]	近颊根，0.93%（0.11%～1.61%）；远舌根，1.25%（0.4%～3.5%）
变异根管	单根管[87]；双根管[88]；5根管[89]；根尖弯曲[12]；双生牙/融合牙[90]；根管峡部[82]；C形根管[91-92]；近中中央根管[93]
临床意义[f]	下颌第二磨牙与下颌第一磨牙非常类似；但是其牙根更短，根管更弯曲，根管变异的可能性更大；虽然最常出现3根管或4根管，但一个至五个根管的可能性均存在；两近中根管根管口相互靠近；该牙位常出现的根管解剖变异是C形根管；C形根管存在的临床指征包括根管内持续性疼痛，反复性出血和根管融合；近中根管和远中根管在X线片上呈锥形或融合根；该牙的根尖孔与下颌管的解剖位置相毗邻

[a]牙齿总长度为近中根尖至近颊尖的距离；牙根长度：从颈缘线到根尖的距离
[b]Bramante等[6]
[c]CBCT研究（第6章）
[d]Vertucci[9]
[e]有三个独立根管的双根牙
[f]临床意义[2,20]

表7.14　上颌恒牙的牙根与根管解剖CBCT资料

牙位	样本量	牙根数（%）				Vertucci分类（%）								
		1	2	3	4	I	II	III	IV	V	VI	VII	VIII	其他
中切牙	3125	**99.94**	0.06	0	0	**99.20**	0.1	0.1	0.5	0.1	0	0	0	0
侧切牙	3068	**99.94**	0.06	0	0	**98.50**	0.8	0.2	0.1	0.4	0	0	0	0
尖牙	3148	**100**	0	0	0	**97.0**	0.8	1.2	0.2	0.7	0	0	0	0.1
第一前磨牙	2575	43.1	**55.3**	1.6	0	**20.10**	17.4	1.5	**50.1**	3.0	4.9	0.4	1.2	1.3
第二前磨牙	2345	**86.2**	13.5	0.3	0	**42.70**	18.7	4.0	**17.6**	9.6	6.3	0.5	0.4	0.3
第一磨牙	8934	0.2	1.8	**97.7**	0.3									
近颊根	8934					**39.10**	29.3	1.6	**26.0**	2.0	1.4	0.1	0.1	0.4
远颊根	7473					**98.60**	0.4	0.3	0.2	0.4	0.01	0	0	0
腭根	8445					**99.26**	0.3	0.2	0.1	0.1	0	0	0	0.04
第二磨牙	9570	10.7	14.9	**73.7**	0.7									
近颊根	9353					**66.10**	15.3	2.8	13.0	1.9	0.6	0	0.05	0.2
远颊根	9570					**99.60**	0.2	0.07	0.1	0.03	0	0	0	0
腭根	9570					**99.67**	0.1	0.1	0.1	0.05	0	0	0.01	0.01

粗体字母突出显示每组牙位中牙根数和根管形态的最高百分比。参考文献：中切牙和侧切牙[94-99]；尖牙[94,95,97,99-101]；第一前磨牙[97,102-105]；第二前磨牙[97,102-104,106]；第一磨牙近颊根[97,107-124]；第一磨牙远颊根[97,107-108,111-112,114,116-124]；第一磨牙腭根[97,107-112,114,116-124]；第二磨牙远颊根和腭根[97,108-110,112,114,117-123,125-126]；第二磨牙近颊根[97,108,110,112-114,117-123,125-126]

表7.15 下颌恒牙的牙根与根管解剖CBCT资料

牙位	样本量	牙根数（%）				Vertucci分类（%）								
		1	2	3	4	I	II	III	IV	V	VI	VII	VIII	其他
中切牙	11860	**100**	0	0	0	**86.5**	2.0	**8.1**	1.4	2.8	0	0.1	0	0.1
侧切牙	11805	**99.92**	0.08	0	0	**79.7**	2.6	**11.9**	1.8	3.8	0	0.1	0	0.1
尖牙	10009	**98.57**	1.43	0	0	**92.4**	1.9	2.7	1.5	1.2	0	0	0	0.3
第一前磨牙	6043	**97.5**	2.5	0	0	**71.3**	2.3	2.8	3.5	**18.7**	0.5	0.1	0.1	0.7
第二前磨牙	6350	**98.5**	1.5	0	0	**84.7**	0.7	0.5	0.3	**13.4**	0.07	0.04	0.05	0.2
第一磨牙	7388	0.55	**86.9**	12.5	0.05									
近中根	7388					2.37	**19.9**	2.9	**71.3**	2.1	0.3	0.09	0.03	1.01
远中根	6712					**70.3**	13.0	3.6	10.1	2.7	0.08	0.08	0	0.14
第二磨牙	7439	19.0	**78.6**	2.2	0.2									
近中根	6734					12.5	**32.8**	3.27	**47.8**	3.0	0.2	0.1	0	0.33
远中根	7439					**92.56**	4.4	0.5	2.0	0.5	0.04	0	0	0

粗体字母突出显示每组牙位中牙根数和根管形态的最高百分比频率。参考文献：中切牙和侧切牙[94,97,99,127-134]；尖牙[94,97,99-100,127,129,133-135]；第一前磨牙[97-98,103,104,136-142]；第二前磨牙[96-98,103,104,109,137-140,142-144]；第一磨牙（近中根）[97,118-119,145-154]；第一磨牙（远中根）[97,118-119,145-153,155]；第二磨牙（近中根）[97,118-119,146-147,149,151-152,156-157]；第二磨牙（远中根）[97,109,118-119,146-147,149,151-152,155-158]

7.2 上颌牙

7.2.1 上颌中切牙

上颌中切牙位于上颌牙槽骨的中分，在中线各一颗，两颗中切牙的近中面相互接触。上颌切牙的髓腔与其牙冠和牙根有大致相同的轮廓，这使得上颌切牙的髓腔在切端十分狭窄，近远中向相比唇舌向较宽大[3]。上颌中切牙牙根及根管的解剖特征见表7.1，图7.1～图7.3则提供了不同视角的三维模型图。

7.2.2 上颌侧切牙

上颌侧切牙在功能上是对上颌中切牙的辅助，两者牙冠也十分相似，除了根长以外，上颌侧切牙在各维度上均小于上颌中切牙。上颌侧切牙的髓腔在切端处狭窄，而在牙颈部可能变得十分宽大，通常髓角也比较突出[3]。其牙根及根管的

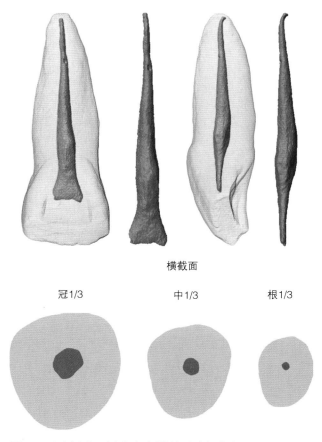

正面观　　　　侧面观

横截面

冠1/3　　　　中1/3　　　　根1/3

图7.1 上颌中切牙内部解剖结构（多视角）。

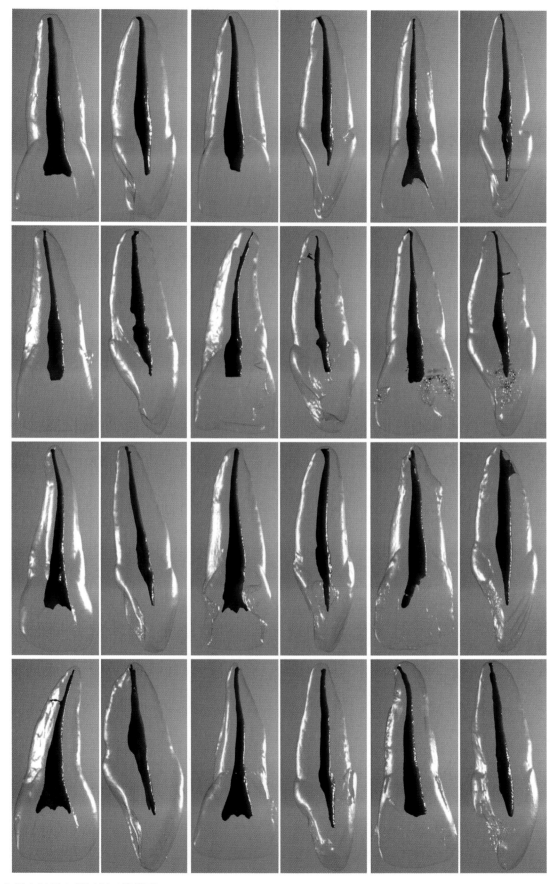

图7.2 上颌中切牙内部解剖三维模型-1。

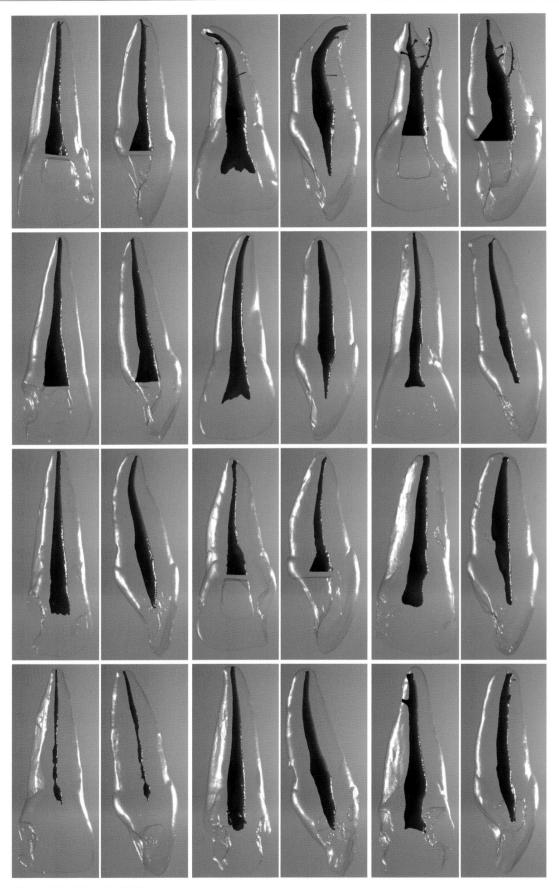

图7.3　上颌中切牙内部解剖三维模型–2。

解剖特征见表7.2；图7.4～图7.6则提供了不同视角的三维模型图。

7.2.3 上颌尖牙

上颌尖牙是口内最长的牙齿，其牙冠通常与上颌中切牙牙冠长度相同，但其牙根则比其他任何牙齿的单个牙根都长。在口内，上颌尖牙牙根有最大的颊舌向宽度，而由于髓腔与牙齿轮廓外形相符，因此该牙的髓室也可能是口内各牙位中最大的[3]。上颌尖牙牙根及根管的解剖特征见表7.3；图7.7～图7.9则提供了不同视角的三维模型图。

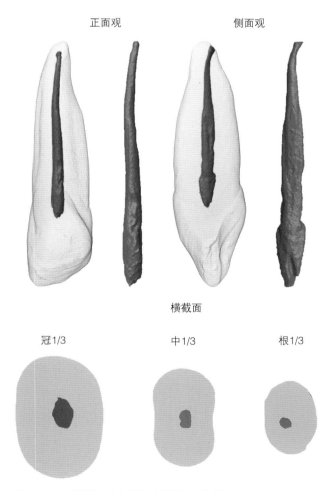

正面观　　　　　侧面观

横截面

冠1/3　　　　中1/3　　　　根1/3

图7.4 上颌侧切牙内部解剖结构（多视角）。

7.2.4 上颌第一前磨牙

前磨牙由于在恒牙列中位于磨牙的前方，因得此名。上颌第一前磨牙具有两个牙尖，一个颊尖和一个舌尖，两者之间边界清楚。其颊尖通常比舌尖高1mm，而其髓腔的颊侧髓角相比舌侧髓角也更高。上颌第一前磨牙可能有两个发育完整的独立牙根、两个部分融合的牙根或者一个宽大的牙根。大部分的上颌第一前磨牙有两个根管，然而在一小部分上颌第一前磨牙中可能存在难以被X线发现的第三个根管。其髓室底在各种根管变异类型中均位于颈缘水平以下[3]。上颌第一前磨牙牙根及根管的详细解剖特征见表7.4和图7.10～图7.14则提供了不同视角的三维模型图。

7.2.5 上颌第二前磨牙

上颌第二前磨牙与上颌第一前磨牙承担相同的功能并且具有类似的形态。上颌第二前磨牙的牙冠相比上颌第一前磨牙可能在牙颈部-咬合面方向和近远中向更小，但也有可能更大。通常上颌第二前磨牙的牙根与上颌第一前磨牙的牙根长度相同或者略长1mm左右。大部分的上颌第二前磨牙仅有一个牙根和一个根管，但同时存在双根或者一个牙根内双根管的可能性。上颌第二前磨牙的髓腔可见发育良好的髓角，也可能髓角圆钝或者无髓角，其髓室和根管在唇舌向非常宽大[3]。上颌第二前磨牙牙根及根管的详细解剖特征见表7.5和图7.15，图7.11～图7.14则提供了不同视角的三维模型图。

7.2.6 上颌第一磨牙

由于在牙槽骨中具有较大体积和稳固性，上颌第一磨牙是上颌牙齿中最坚固的牙齿，其牙冠在颊舌向要大于近远中向。上颌第一磨牙通常是上颌牙弓中最大的牙齿，它有4个发育良好的功能

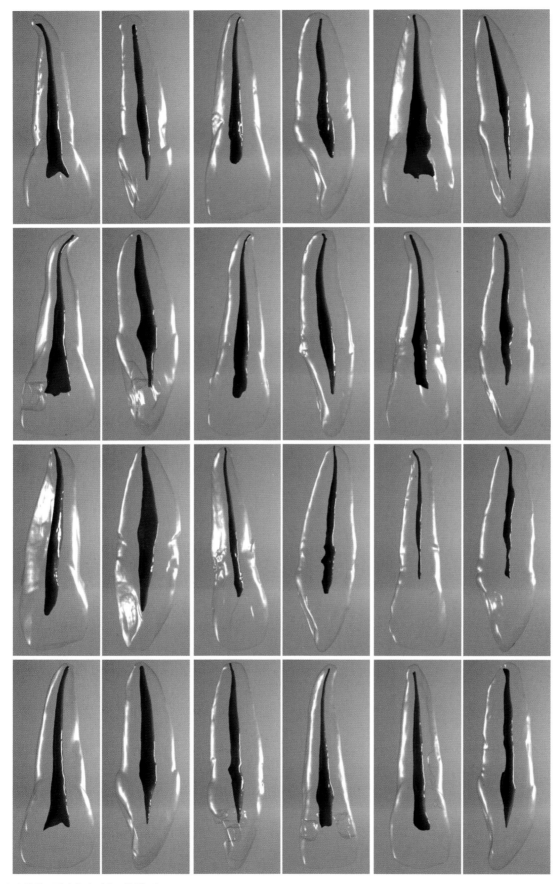

图7.5　上颌侧切牙内部解剖三维模型-1。

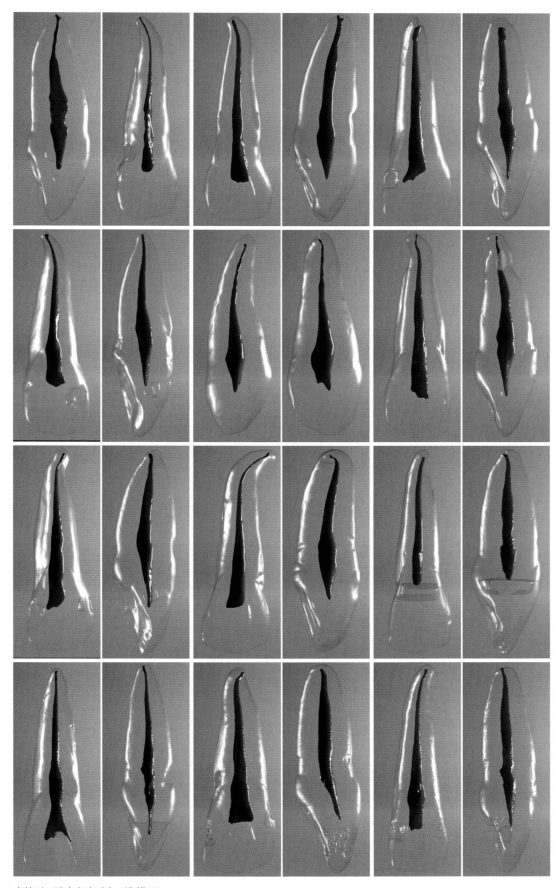

图7.6 上颌侧切牙内部解剖三维模型-2。

正面观　　　　　　侧面观

横截面

冠1/3　　　　中1/3　　　　根1/3

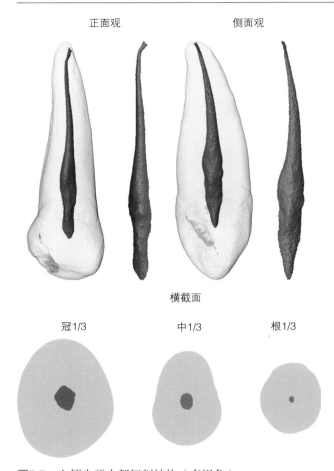

图7.7　上颌尖牙内部解剖结构（多视角）。

性牙尖和一个实际功能不大的补充性牙尖。上颌第一磨牙通常有3个牙根和4个根管，其腭根通常是最粗大的，其次是近颊根，最后是远颊根。近颊根的颊舌径较宽并且常有一个被称为MB2的副根管，一般是上颌第一磨牙中最细小的根管[3]。上颌磨牙是牙体牙髓治疗中最具挑战性的牙齿，这是因为它们的根管系统相比恒牙列中其他牙位的根管系统更加复杂。在临床工作中，显微镜的广泛使用，有助于发现上颌磨牙中不止有第4个MB2根管，其他位置的额外根管也有可能存在。上颌第一磨牙牙根及根管的详细解剖特征见表7.6和图7.16，图7.17～图7.20则提供了上颌磨牙不同视角的三维模型图。

7.2.7　上颌第二磨牙

上颌第二磨牙在功能上与上颌第一磨牙相互协同。上颌第二磨牙牙根与上颌第一磨牙等长或者略长，且上颌第二磨牙牙根融合的可能性相比上颌第一磨牙牙根更大，但通常仍会有一个独立的腭根。上颌第二磨牙通常有3个牙根和3个根管，其近颊根管的结构不如上颌第一磨牙近颊根管复杂，也没有非常宽大的近远中径[3]。上颌第二磨牙牙根及根管的详细解剖特征见表7.7、图7.21和图7.22，图7.17～图7.20则提供了上颌磨牙不同视角的三维模型图。

7.3　下颌牙

7.3.1　下颌切牙

下颌中切牙位于下颌骨的中心，中线现两侧各一颗，两颗下颌中切牙的近中面相互接触。而左右下颌侧切牙位于两侧下颌中切牙的远中。下颌切牙的近远中径相比口内其他牙齿更小。与上颌切牙的情况相反，下颌侧切牙常常比下颌中切牙体积更大。下颌切牙之间的形态相似，牙冠表面光滑，很少会留下生长线的痕迹。下颌中切牙是口内最小的牙齿，但其唇舌径相较于牙根来说却较为宽大。下颌中切牙髓角发育良好，通常是单根管，也有可能存在双根管的情况，但是较少见。下颌侧切牙在各个维度上都略大于下颌中切牙，其髓腔也更大。其根管从髓腔到根尖逐渐变细，或在根尖3～4mm突然缩窄[3]。下颌切牙牙根及根管的详细解剖特征见表7.8，图7.23～图7.25则提供了不同视角的三维模型图。

7.3.2　下颌尖牙

下颌尖牙牙冠的近远中径较上颌尖牙狭窄，但其牙冠大多数情况下与上颌尖牙一样长，甚至

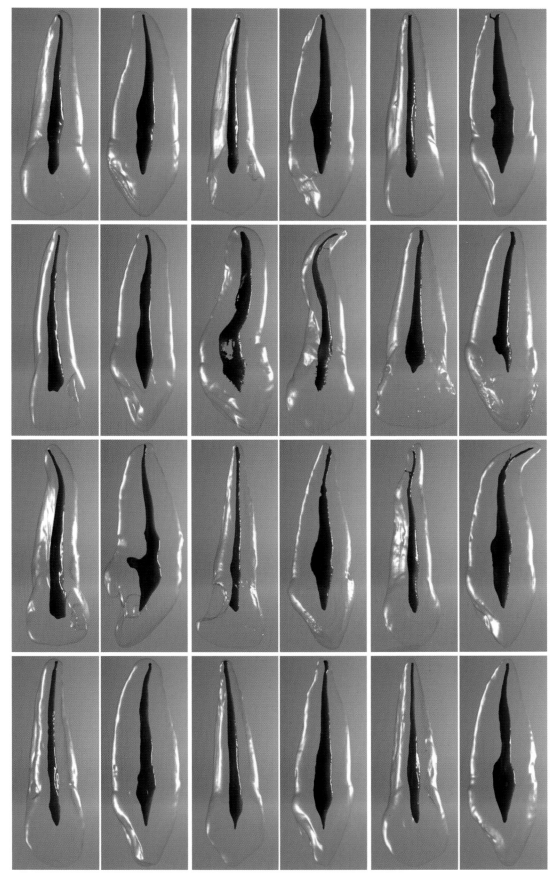

图7.8 上颌尖牙内部解剖三维模型-1。

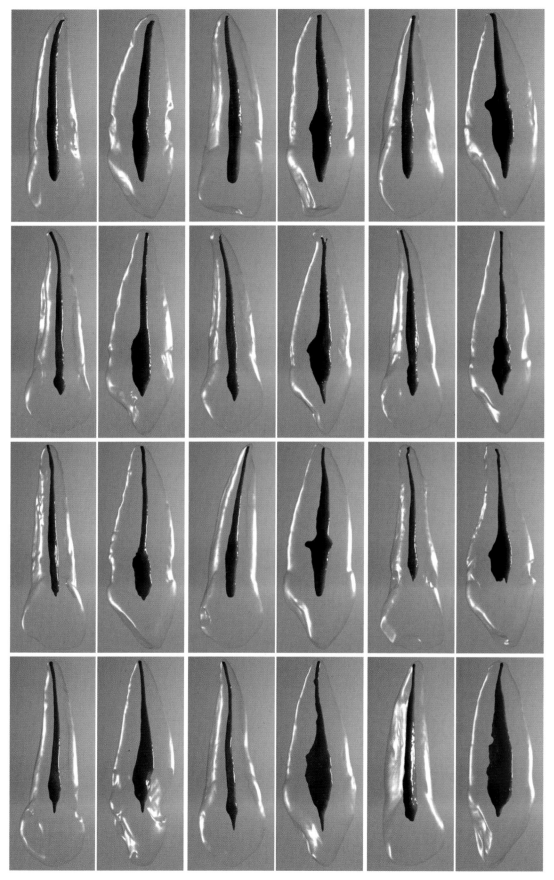

图7.9   上颌尖牙内部解剖三维模型-2。

图7.10　上颌第一前磨牙内部解剖结构（多视角）。

正面观　　　　　侧面观

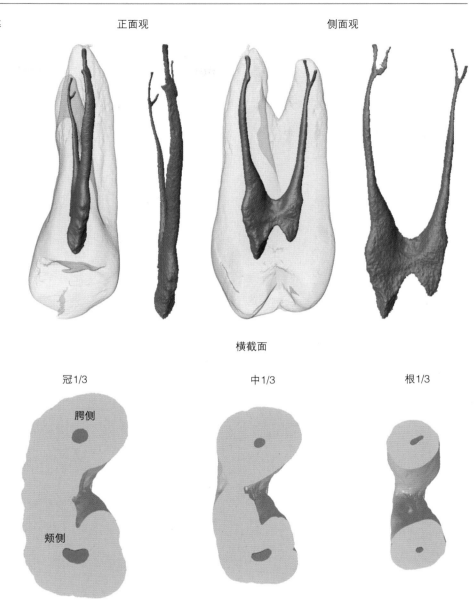

横截面

冠1/3　　　　　中1/3　　　　　根1/3

腭侧

颊侧

比上颌尖牙长0.5～1mm。下颌尖牙牙根可能与上颌尖牙一样长，但通常情况下会稍短一些。下颌尖牙髓腔相比上颌尖牙略短。在下颌尖牙的解剖变异中，根管分叉并不少见，出现两个牙根或两个及以上根管的情况也并不罕见。因为X线检查难以发现双根管的存在，所以在临床中应注意排除双根管的可能性。一些下颌尖牙的髓腔内，可能在髓室到根管移行的部分出现突然的缩窄，还有可能在根尖区出现突然的缩窄[3]。下颌尖牙牙根及

根管的详细解剖特征见表7.9，而图7.26～图7.28则提供了不同视角的三维模型图。

7.3.3　下颌第一前磨牙

下颌前磨牙中，下颌第一前磨牙总是小于下颌第二前磨牙，然而在大多数上颌前磨牙中情况恰恰相反。下颌第一前磨牙大多只有一个根管，但双根管及三根管的情况也有可能出现。该牙髓

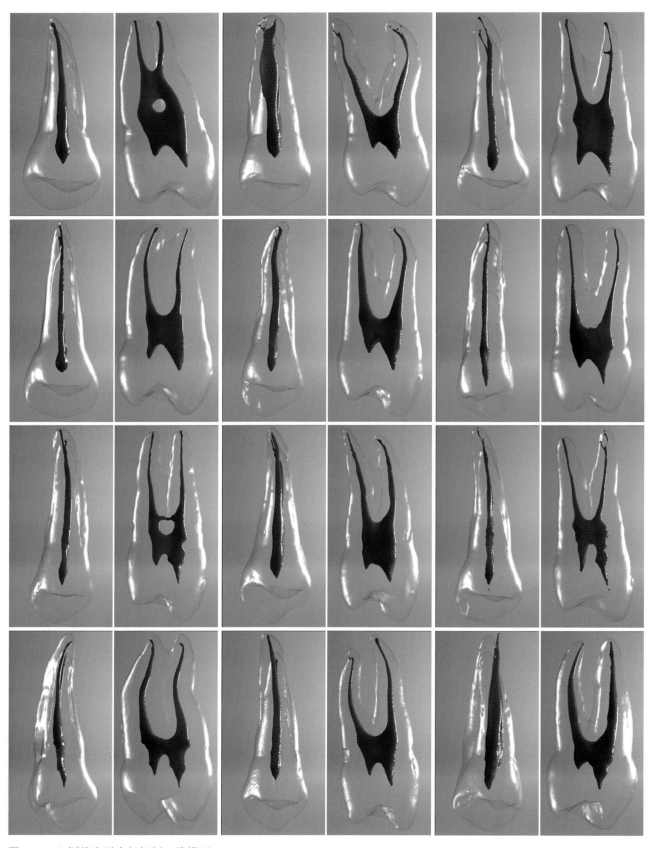

图7.11   上颌前磨牙内部解剖三维模型–1。

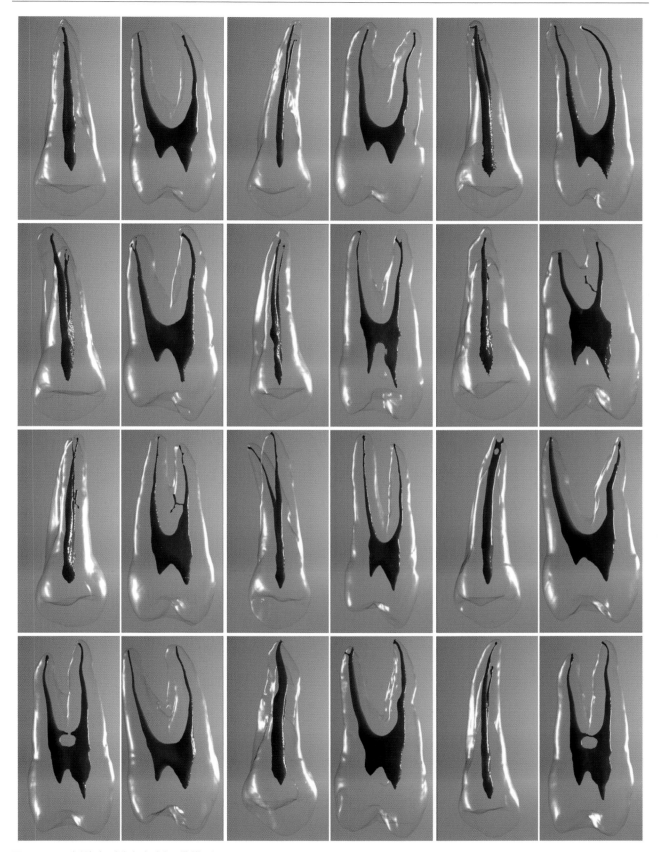

图7.12 上颌前磨牙内部解剖三维模型–2。

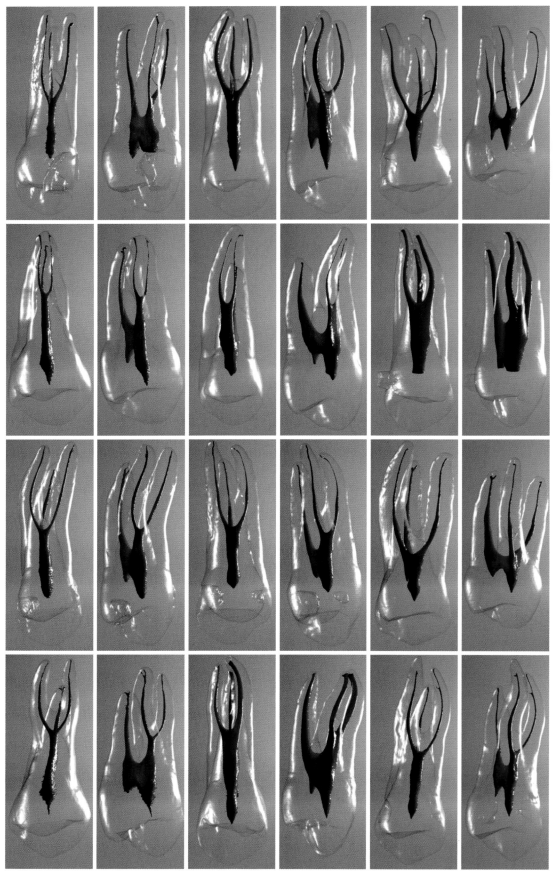

图7.13 上颌前磨牙（三根）内部解剖三维模型–1。

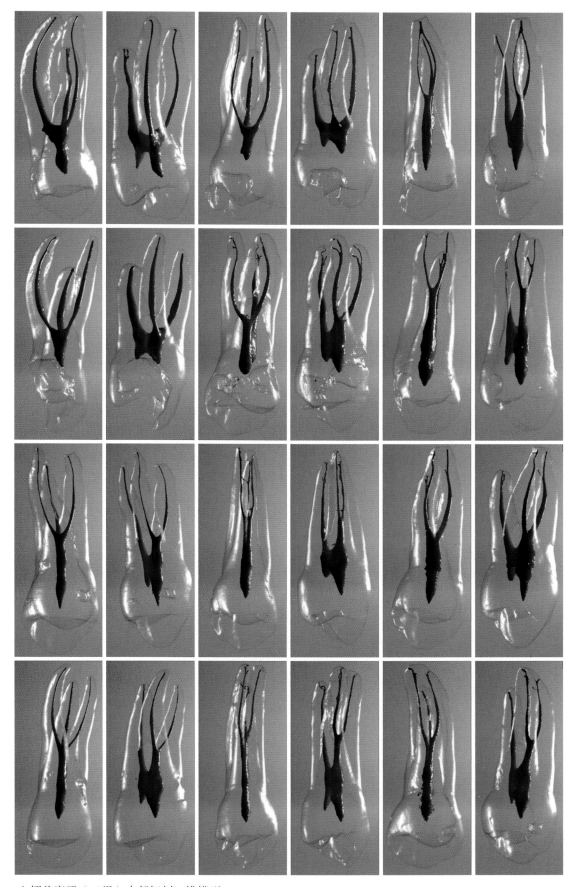

图7.14 上颌前磨牙（三根）内部解剖三维模型–2。

图7.15 上颌第二前磨牙内部解剖结构（多视角）。

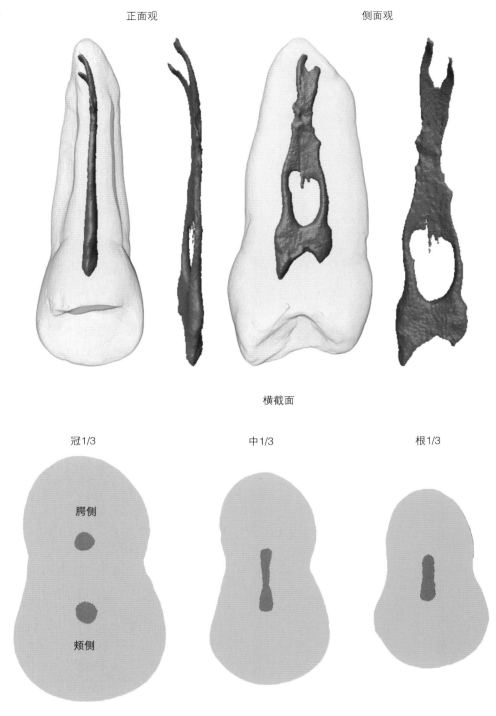

正面观　　　　　　　　　　　　　侧面观

横截面

冠1/3　　　　　　　　　　中1/3　　　　　　　　　　根1/3

腭侧

颊侧

腔通常很宽大，根管系统从根管口到根尖逐渐变细，也有可能在根管口处突然出现狭窄。下颌第一前磨牙的牙根通常可见一个较深的发育沟，这与许多复杂的根管变异有关，包括C形根管或者额外的独立根管[3]。下颌第一前磨牙牙根及根管的详细解剖特征见表7.10和图7.29，而图7.30～图7.32则提供了下颌前磨牙不同视角的三维模型图。

7.3.4　下颌第二前磨牙

下颌第二前磨牙在大多数情况下拥有三个发育完好的牙尖，其中包括一个巨大的颊尖和两

正面观　　　　　　　　　　　　　　　　　侧面观

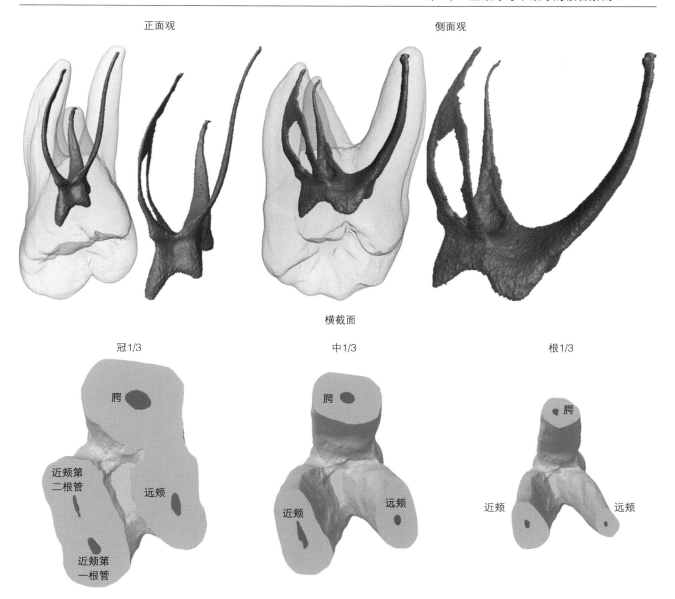

横截面

冠1/3　　　　　　　　　　中1/3　　　　　　　　　　根1/3

腭　　　　　　　　　　　腭　　　　　　　　　　腭

近颊第
二根管　　　　　远颊　　　　近颊　　　　远颊　　　近颊　　　远颊

近颊第
一根管

图7.16　上颌第一磨牙内部解剖结构（多视角）。

个较小的舌尖，通常是单根并单根管，向远中弯曲。其髓角突出，髓室及根管沿根尖方向逐渐变细。第二前磨牙的单根比第一前磨牙体积更大，牙根也更长。下颌第二前磨牙的牙根极少出现根管分叉，尽管在一些离体牙切片上牙根颊面上可见一较深的发育沟[3]。下颌第二前磨牙牙根及根管的详细解剖特征见表7.11和图7.33，而图7.30～图7.32则提供了下颌前磨牙不同视角的三维模型图。

7.3.5　下颌第一磨牙

下颌第一磨牙通常是下颌牙弓中最大的牙齿，它有5个发育完好的牙尖和2个发育完好的牙根，包括一个近中根和一个远中根，这两个根通常在颊舌向上较为宽大且根分叉明显。下颌第一磨牙的颊舌向横切面上可见一个较大的髓室并且其髓室底较低，可延伸至牙根水平。由于存在两

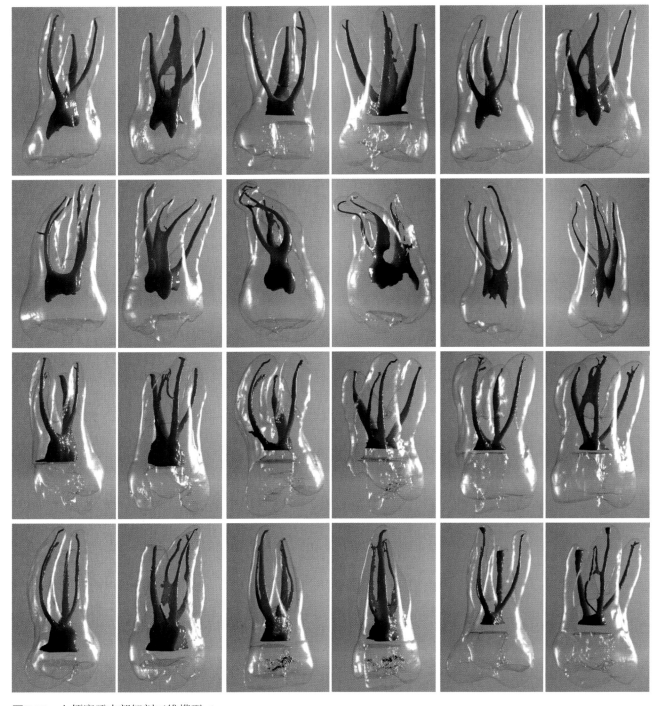

图7.17　上颌磨牙内部解剖三维模型–1。

个根管，下颌第一磨牙的近中根中通常有较复杂的根管系统；其远中根通常只有一个粗大的单根管，但也存在双根管的情况；有时可能会有第4个根管并且有其独立的牙根[3]。下颌第一磨牙牙根及根管的详细解剖特征见表7.12和图7.34，而图7.35～图7.40则提供了下颌磨牙不同视角的三维模型图。

7.3.6　下颌第二磨牙

下颌第二磨牙一般有4个发育完好的牙尖，包括2个颊尖和2个舌尖，它们的发育程度往往相差不多。该牙具有2个发育良好的牙根，包括一个近中根和一个远中根，这两个牙根的颊舌径均较宽

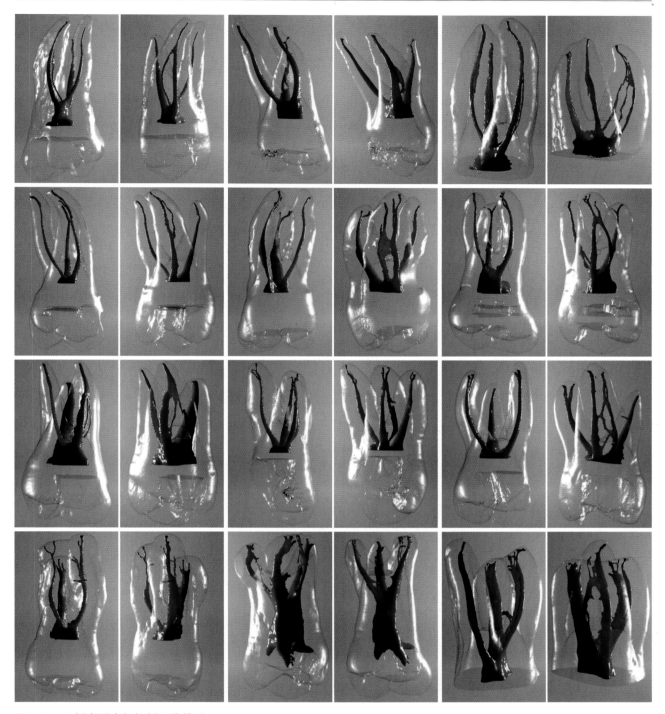

图7.18 上颌磨牙内部解剖三维模型-2。

大，但都不如下颌第一磨牙宽，牙根尖端的分叉程度也不如下颌第一磨牙。下颌第二磨牙的颊舌向切片显示其髓室和根管相比下颌第一磨牙存在更多的变异，形态也更加复杂[3]。下颌第二磨牙牙

根及根管的详细解剖特征见表7.13和图7.41，而图7.35～图7.40则提供了下颌磨牙不同视角的三维模型图。

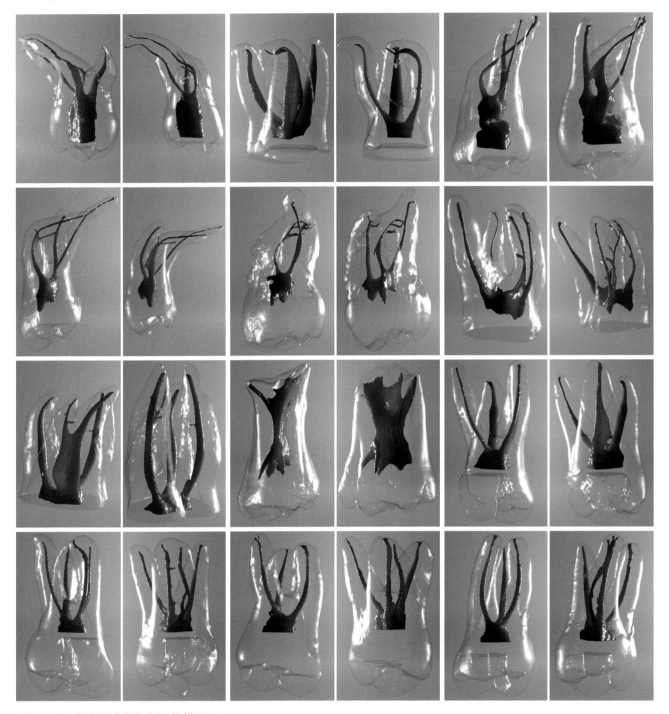

图7.19　上颌磨牙内部解剖三维模型–3。

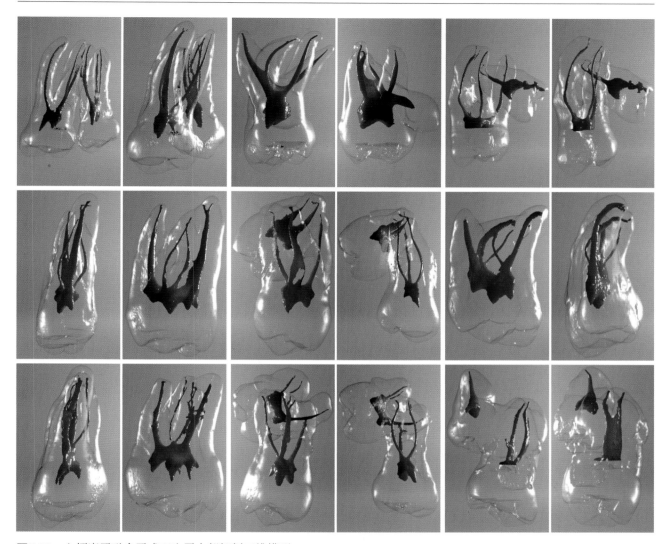

图7.20 上颌磨牙融合牙或双生牙内部解剖三维模型。

7.4 根管结构的流行病学研究

　　牙齿透明化技术目前被广泛运用在牙根及根管系统解剖特征的研究中,该技术对揭示根管系统的复杂性和根管形态的解剖学分类有重要意义。许多文献使用了该技术研究牙齿解剖形态,在本章前面部分详述了这些研究成果。但是牙齿透明化需要长时间地对样本进行处理,同时该技术具有一定的破坏性,导致最终的样本可能会出现人为的、不可逆的特征改变。因此,以往使用该技术的研究在样本量上常受到限制,并且研究方法本身也存在缺陷。为了克服这些缺点,一些非破坏性的成像技术被运用到了牙根及根管系统的解剖研究中,比如Micro-CT、CBCT。CBCT成像技术最重要的优势在于能进行大样本量的体内研究,以满足对多个变量的研究需求,比如种族

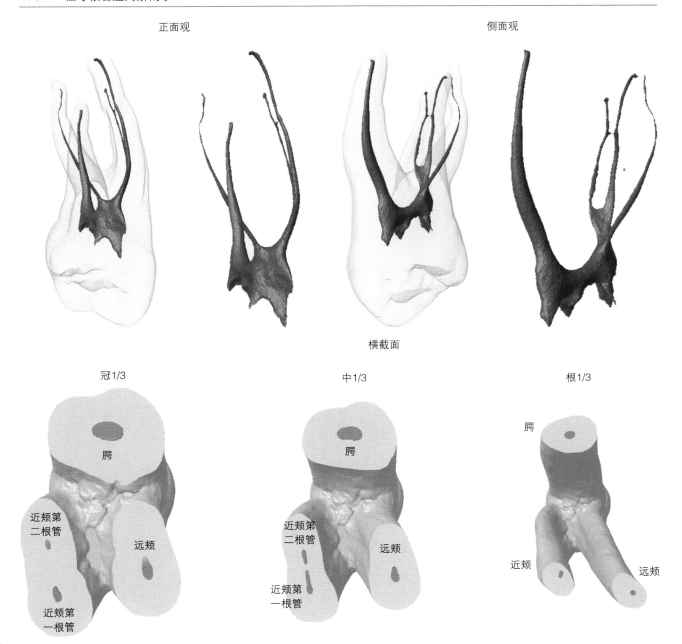

正面观

侧面观

横截面

冠1/3

中1/3

根1/3

图7.21 上颌第二磨牙内部解剖结构（多视角）。

差异，性别差异、年龄差异等。在第6章中详细地记录了各组牙齿使用CBCT或Micro-CT研究的资料，包括了体内研究和离体牙研究。在本章的编写中，作者选择了大样本的CBCT流行病学研究并将各研究中的结果进行归纳整合，主要内容包括牙根的解剖以及根管的解剖，其目的是为了得出一个较完整的不同牙位牙根数和根管系统的分型，及其出现概率的百分比（表7.14和表7.15）。尽管这些研究中发现高频出现的分型与使用传统研究方法所得的结论相同，但在根管形态的研究中仍发现了许多新的内容。

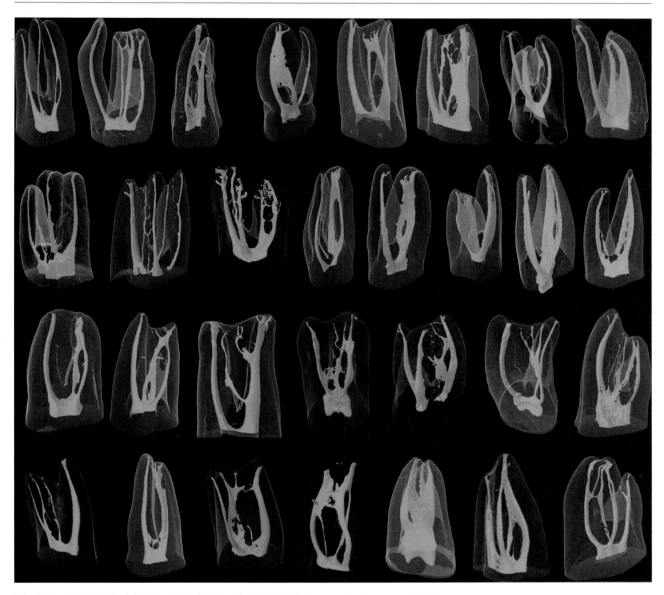

图7.22 有融合根的上颌第二磨牙内部解剖三维模型（由Dr. Ordinola–Zapata提供）。

图7.23 下颌切牙内部解剖结构（多视角）。

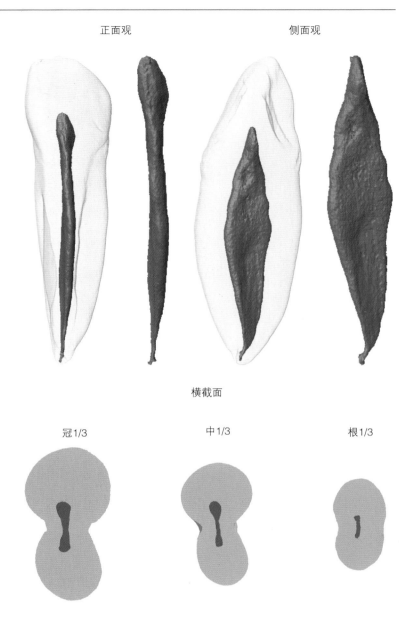

正面观   侧面观

横截面

冠1/3   中1/3   根1/3

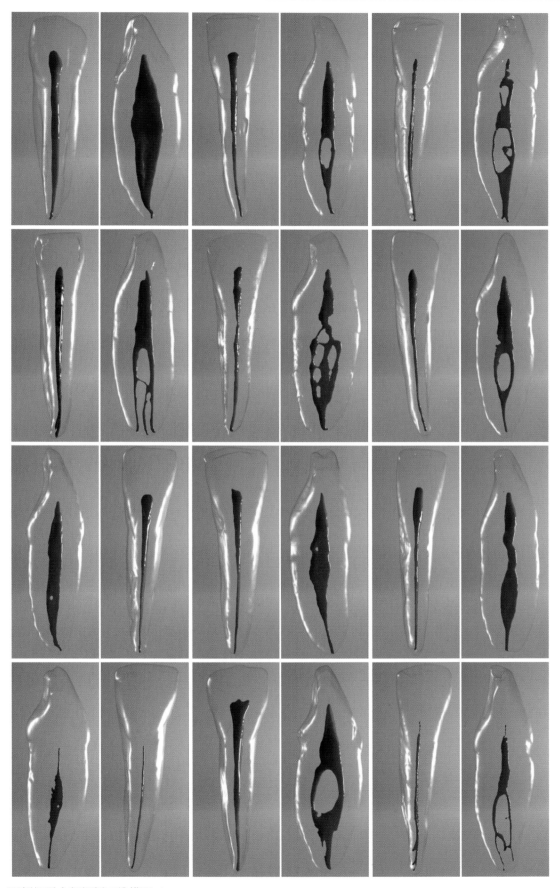

图7.24 下颌切牙内部解剖三维模型–1。

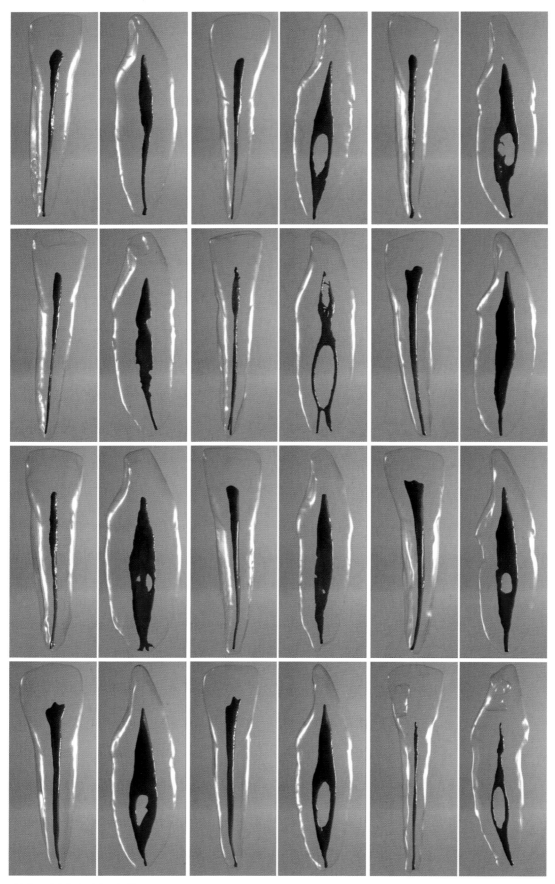

图7.25　下颌切牙内部解剖三维模型-2。

图7.26 下颌尖牙内部解剖结构（多视角）。

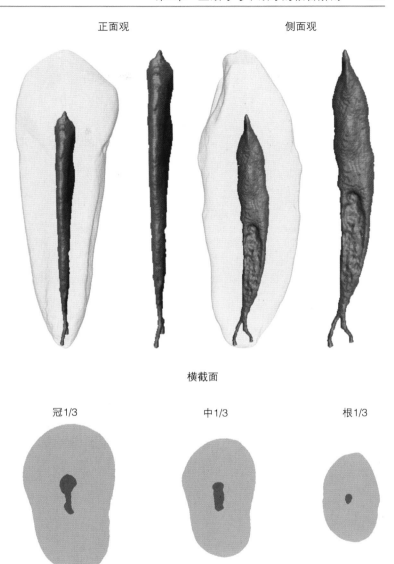

正面观　　　侧面观

横截面

冠1/3　　　中1/3　　　根1/3

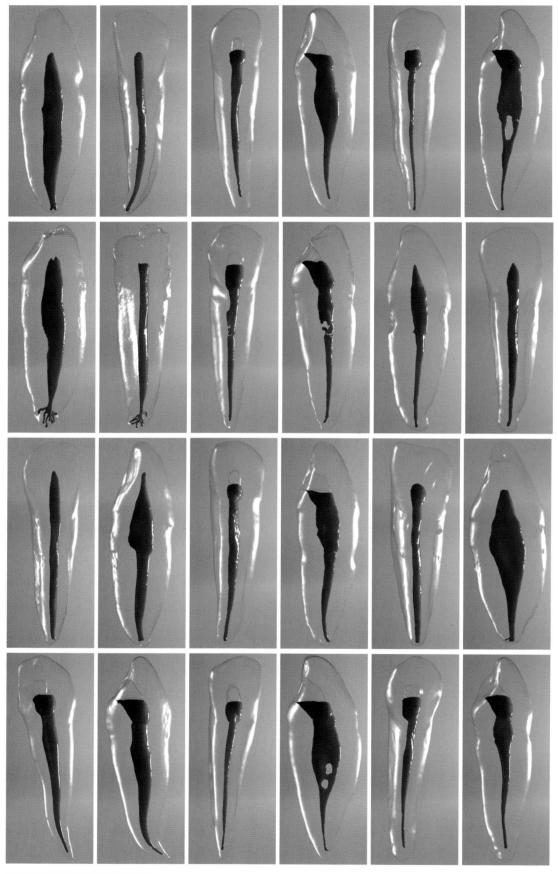

图7.27 下颌尖牙内部解剖三维模型。

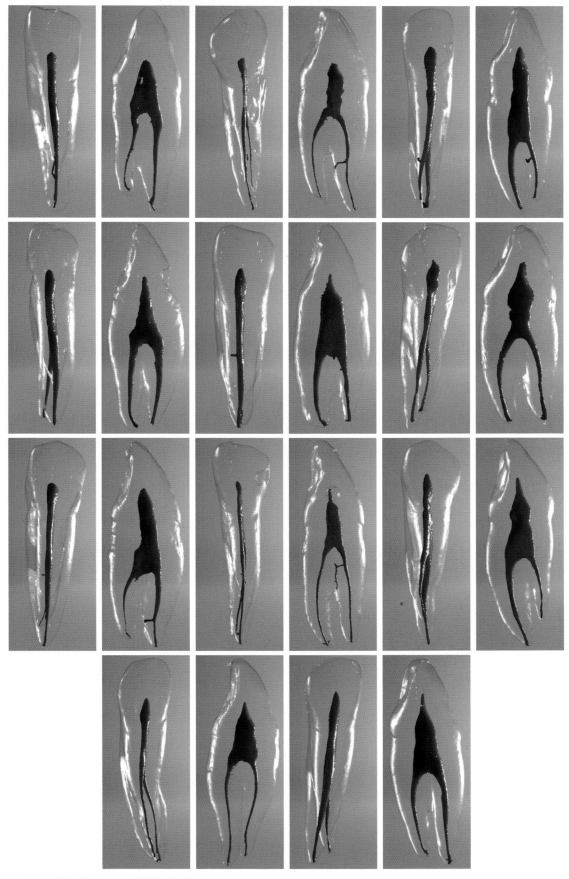

图7.28　下颌尖牙（双根）内部解剖三维模型。

图7.29　下颌第一前磨牙内部解剖结构（多视角）。

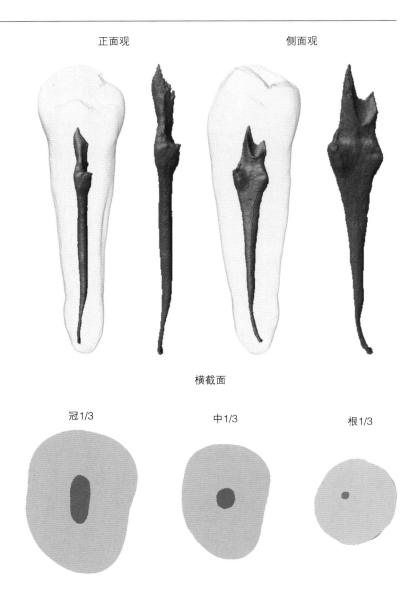

正面观　　　　　　　　侧面观

横截面

冠1/3　　　　　　中1/3　　　　　　根1/3

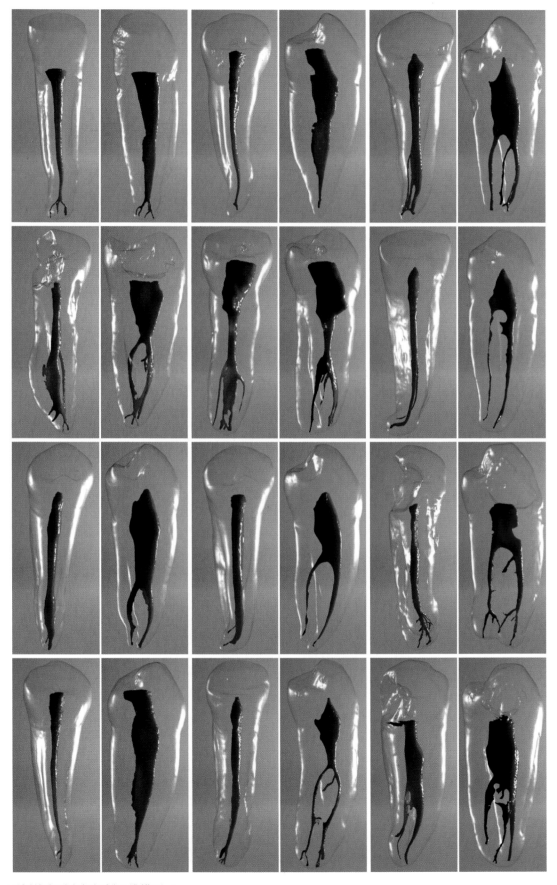

图7.30 下颌前磨牙内部解剖三维模型-1。

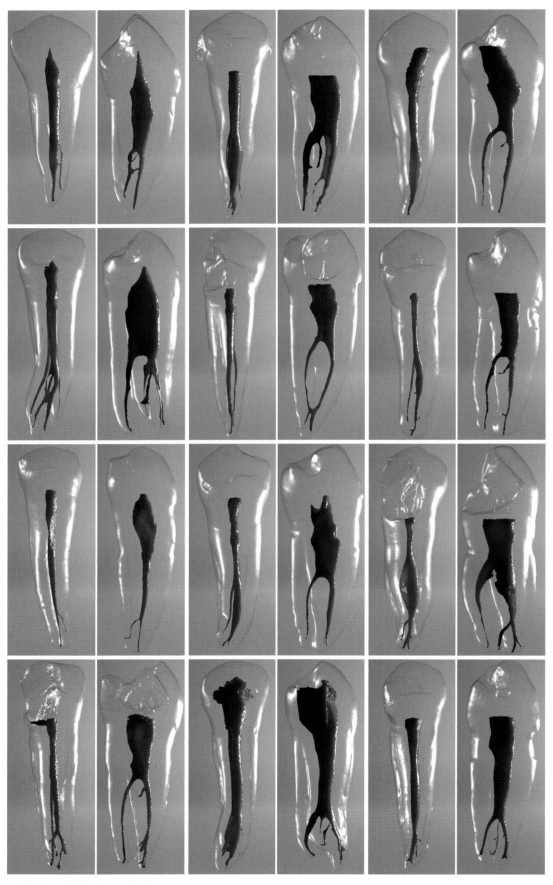

图7.31 下颌前磨牙内部解剖三维模型-2。

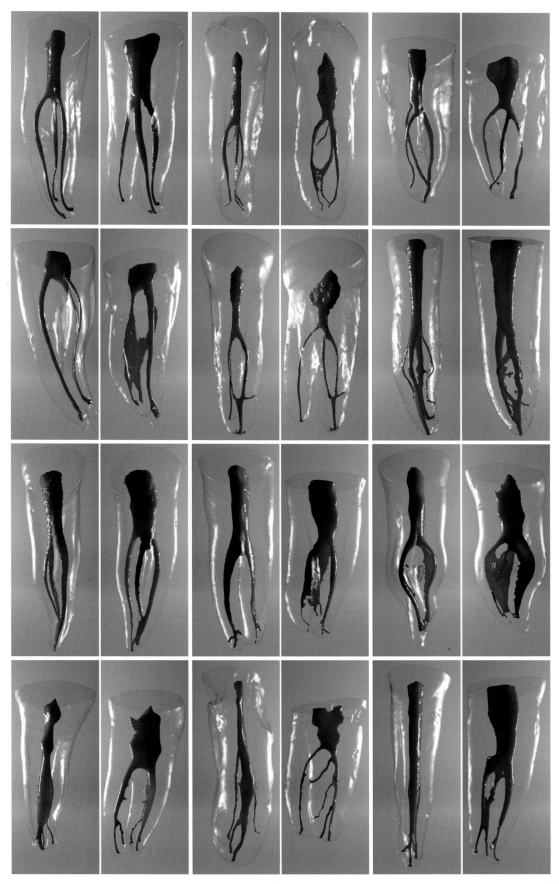

图7.32 下颌前磨牙内部解剖三维模型-3。

图7.33 下颌第二前磨牙内部解
剖结构（多视角）。

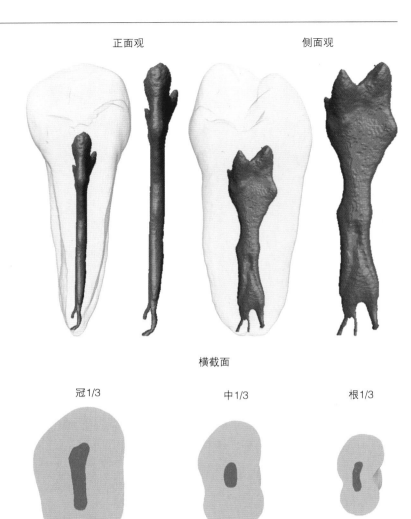

正面观   侧面观

横截面

冠1/3   中1/3   根1/3

正面观　　　　　　　　　　　　　　　　侧面观

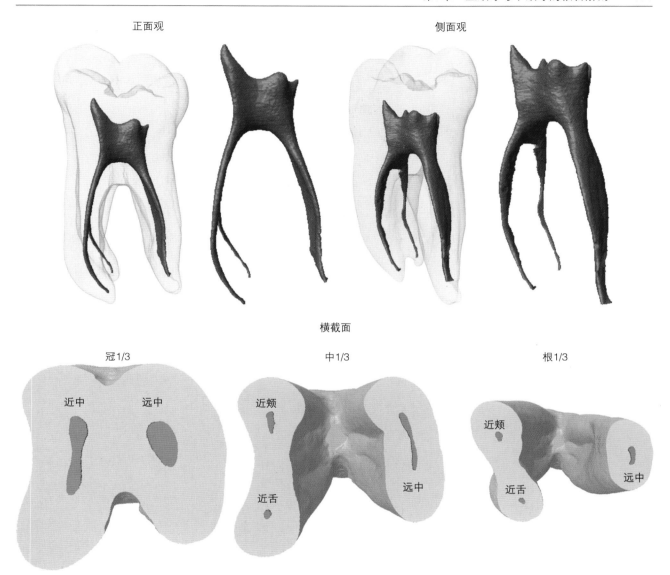

横截面

冠1/3　　　　　　　　　　中1/3　　　　　　　　　　根1/3

图7.34　下颌第一磨牙内部解剖结构（多视角）。

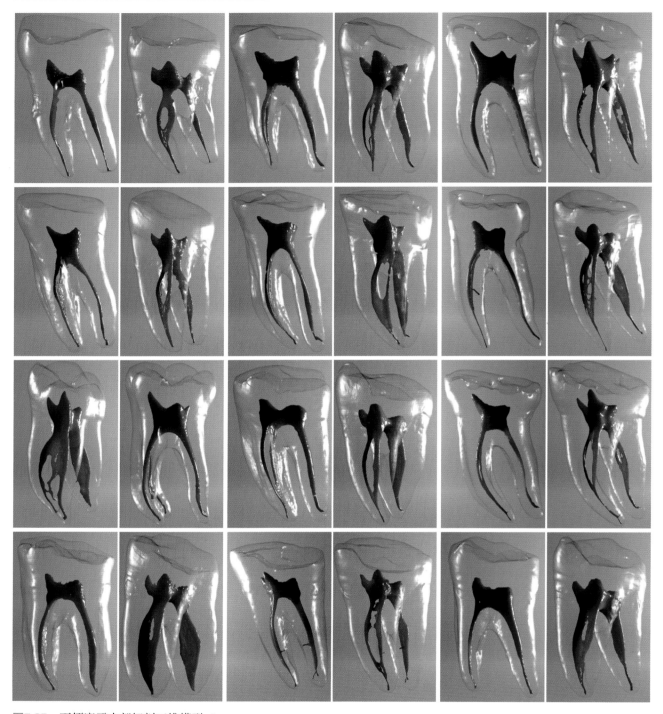

图7.35　下颌磨牙内部解剖三维模型–1。

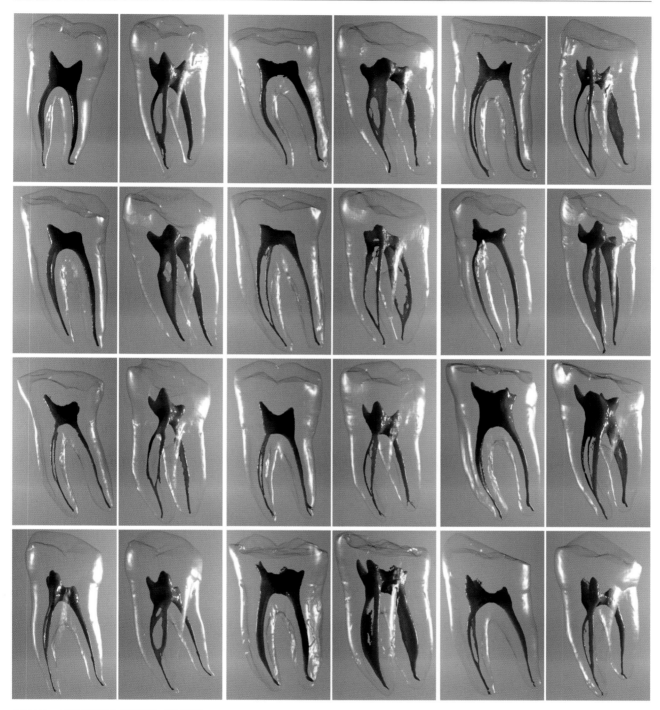

图7.36 下颌磨牙内部解剖三维模型-2。

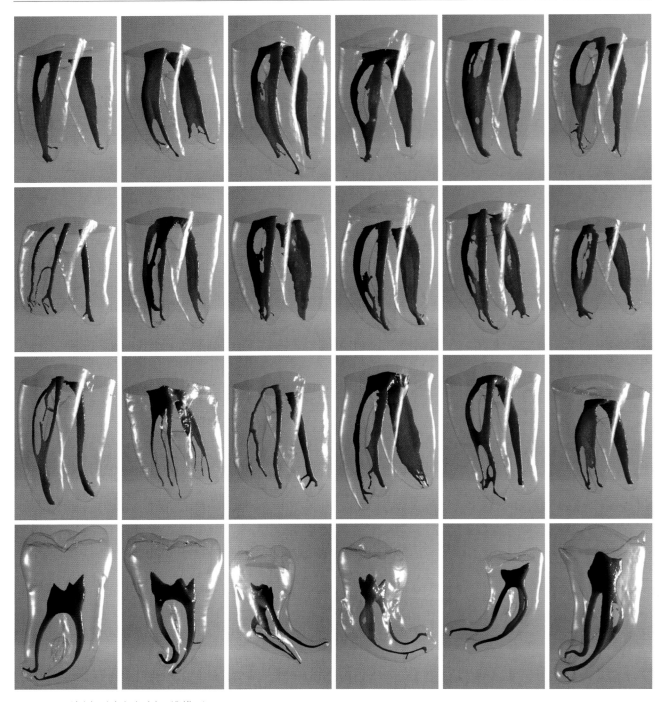

图7.37　下颌磨牙内部解剖三维模型-3。

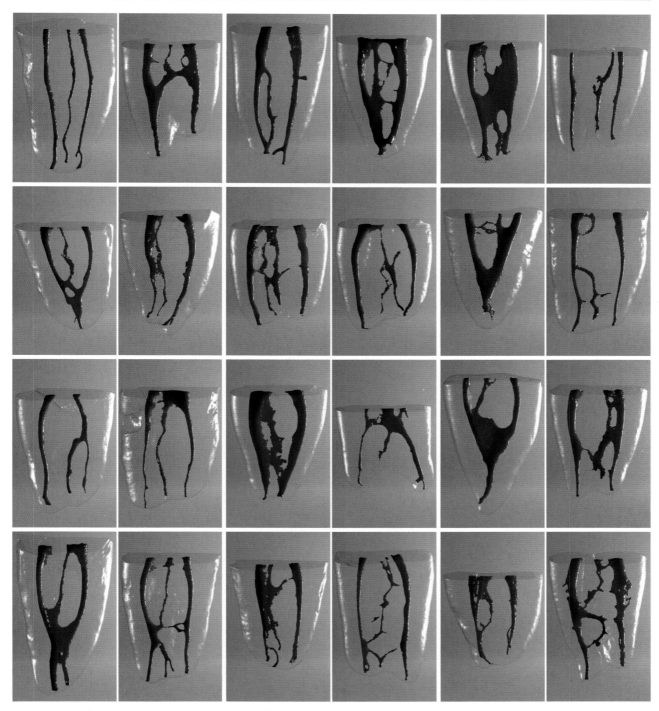

图7.38　下颌磨牙近中根（含近中中央根管）内部解剖三维模型。

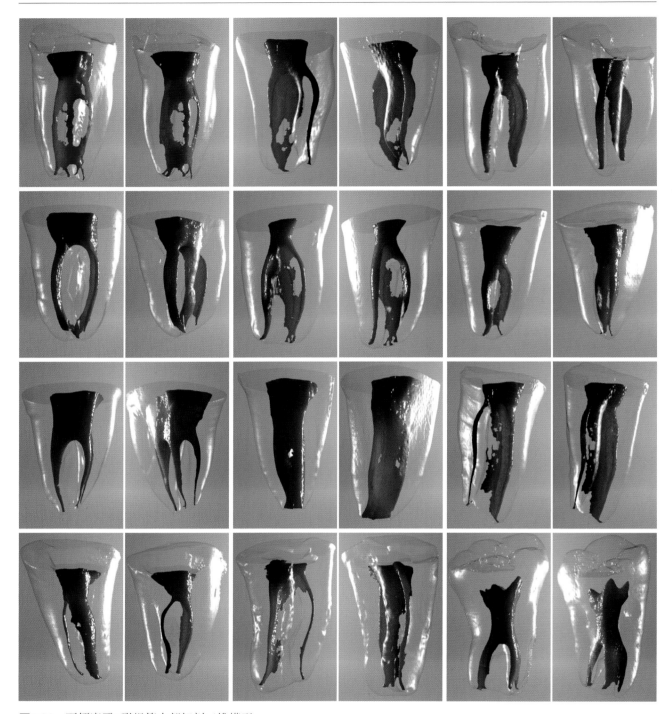

图7.39　下颌磨牙C形根管内部解剖三维模型。

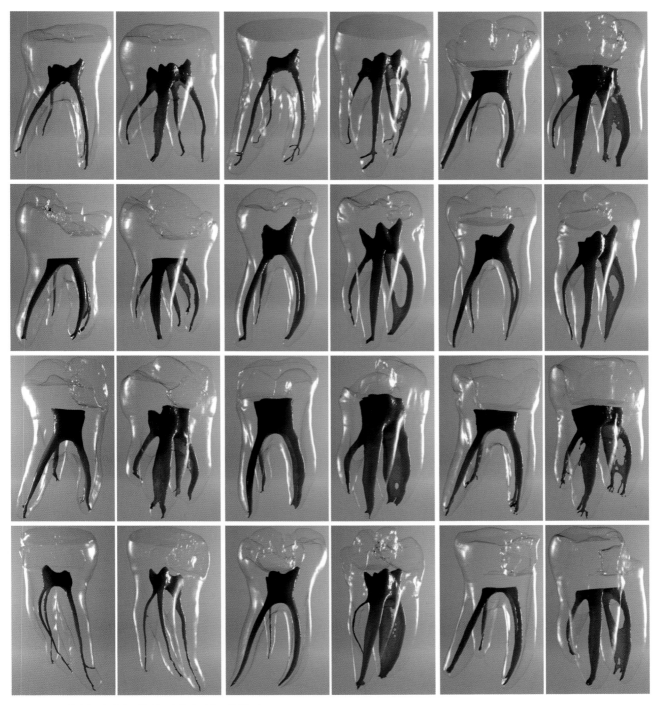

图7.40 下颌磨牙（含副根）内部解剖三维模型。

图7.41 下颌第二磨牙内部解剖结构（多视角）。

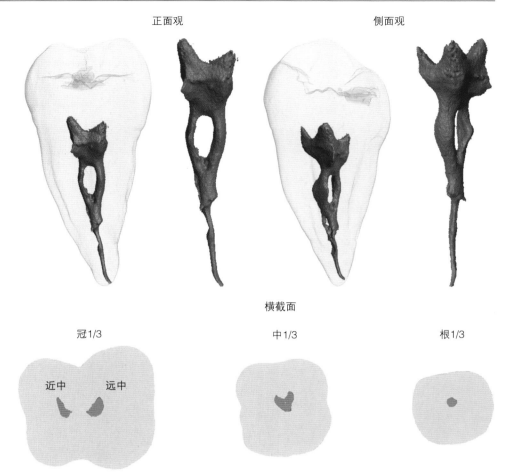

第8章 根尖解剖的复杂性

The Complexity of the Apical Anatomy

Domenico Ricucci, Elizeu A. Pascon, José F. Siqueira Jr.

摘要

根管系统的根尖段具有复杂而多变的解剖特征。主根管在靠近主根尖孔的位置形成一个伴随很多根尖分歧的缩窄。牙髓因龋坏暴露后，坏死和感染缓慢地向根尖方向发展，甚至在牙髓完全坏死和感染之前就发展成为根尖周炎。根管系统根尖段的细菌感染是根管治疗后继发根尖周炎的主要原因。在牙髓治疗过程中，理想的根尖止点是根尖狭窄，但这种结构并不总是存在。很多病理改变（如根尖吸收和根管钙化），可能导致在根管治疗中难以确定合适的工作长度。在牙髓坏死或牙髓感染时，考虑到根尖周牙髓组织的组织学和微生物学状况，疏通根尖的治疗理念似乎是有道理的。

8.1 概述

目前的共识是，应用传统的根尖片或CBCT的方法，很难完全显示根尖区根管系统的解剖形态及其生理病理变化，例如常出现在根尖1/3的根尖分歧和侧支根管、根尖孔位置的细微变化，以及感染或炎症的后遗症（如吸收和钙化）。

根管系统在根尖1/3的解剖复杂性，以及术前牙髓组织的组织学和微生物学状况是影响牙髓治疗成功率的两个主要因素[1-2]。继发于龋齿、创伤或牙周病的牙髓组织炎症甚至坏死，可能会大大改变根尖牙本质和牙骨质，导致形态学改变，最终影响根管治疗的预备和充填。

8.2 根尖区根管系统的解剖学特征（非病理状态下）

根管通常向根尖方向缩窄，然后扩展形成根尖孔，根管最狭窄的部分组成了根尖狭窄，常位于略短于根尖孔的位置。在不同年龄的个体中，牙齿根尖狭窄与根尖孔的距离为0.5 ~ 1mm[3-5]。无分支、且止于牙根解剖学根尖的单根管形式（图8.1）相对少见。超过60%的牙齿，其根尖孔并不位于牙根的尖端，根尖孔与根尖之间的影像

D. Ricucci, M.D., D.D.S. (✉)
Private Practice, Cetraro, Italy
e-mail: dricucci@libero.it

E. A. Pascon, D.D.S., M.Sc., Ph.D.
Private Practice, São Paulo, SP, Brazil

J. F. Siqueira Jr., D.D.S., M.Sc., Ph.D.
Department of Endodontics, Faculty of Dentistry,
Estácio de Sá University, Rio de Janeiro, RJ, Brazil

© Springer International Publishing AG, part of Springer Nature 2019
M. A. Versiani et al. (eds.), *The Root Canal Anatomy in Permanent Dentition*,
https://doi.org/10.1007/978-3-319-73444-6_8

学距离为0 ~ 3mm[3,6]。Kuttler[3]观察到，年轻人根尖–根尖孔之间的平均距离为0.48mm，老年人为0.6mm，而Dummer等[4]报道，前牙的平均根尖–根尖孔距离为0.36mm。主根尖孔常常终止于略短于根尖的位置（图8.2），这对牙体牙髓科医生来说是一个难题，因为只有当根尖孔位于牙根[7]的近中面或远中面时，才能在X线片中被识别到[7]。

对根尖区的矿化组织，即牙本质和牙骨质的形态学及其相互关系的分析十分重要。附着在根尖外表面的牙骨质沿着冠状面方向延伸至根尖区域并折叠形成根尖孔开口，牙骨质在根管末端的止点称为牙骨质牙本质界（CDJ）。过去人们认为CDJ就是根尖狭窄，意味着根管在此处直径最小[8-9]，故而也将此处定为根管预备和充填的推荐止点[10]。然而，目前的组织学观察表明，CDJ很少与根尖狭窄出现在同一位置，在根管的纵剖面中，经常观察到一侧根管壁上的CDJ位点比另一侧壁上的位点要高几毫米[1,11-12]（图8.3）。

同样重要的是弄清楚根尖软组织的特点。根尖区域呈漏斗状，不含成牙本质细胞，它与邻近的牙周膜无法区分，因此位于根管末端的那一部分组织不能被称作"牙髓组织"。事实上，该区域主要由成纤维细胞和胶原束组成，伴有大量的血管及神经经过此区域进入髓腔。

然而，必须记住有关根管根尖段组织结构的讨论可能纯粹是学术性的，对临床几乎没有实际的影响。事实上，以下情况十分常见：主根管根尖1/3处分为两个或两个以上分支，每个分支都止于牙根外表面，各形成一个明显的根尖孔。

自20世纪初以来，很多牙科文献探讨了根管系统（尤其是根尖1/3）的解剖复杂性。其中多项研究描述了根管系统吻合的多变性[13-14]。Kuttler[3]

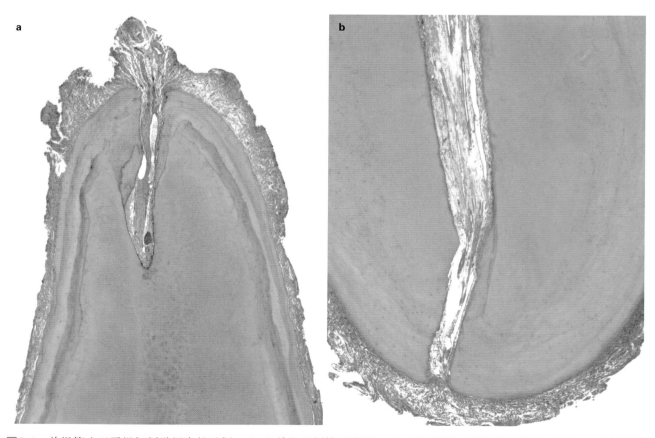

图8.1　单根管止于牙根解剖学根尖的示例。（a）单根上颌第三磨牙；（b）下颌第一磨牙远中根（HE染色，放大倍数×16）。

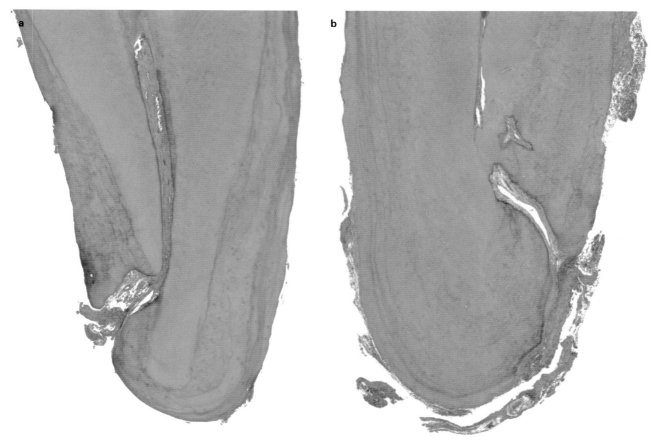

图8.2　（a，b）下颌第一磨牙近中根。切片显示根尖孔止于稍短于影像学根尖处（HE染色，放大倍数×16）。

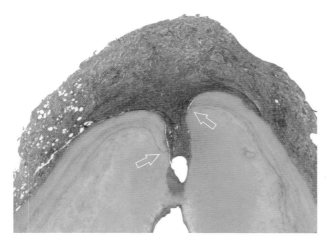

图8.3　患有根尖周炎的上颌前磨牙。牙骨质牙本质界位于根管两侧壁的不同位置，同时也与根尖狭窄的位置不一致（HE染色，放大倍数×16）。

更是对根尖区进行了深入的形态学分析。

过去，常常利用透明牙技术研究根管的解剖形态，用于确定主根管是否有根尖分歧以及根尖孔的位置和数量[15-16]。从图片可以观察到，多数情况下，所有牙齿的根尖解剖形态都是非常复杂的，因为主根管分为两个或两个以上分支形成了一个错综复杂的系统（图8.4）。这些现象引发了一个临床问题的思考，那就是牙髓治疗所使用的根管锉与根管的根尖形态是无法匹配的[16]（图8.4）。

扫描电镜（SEM）也被广泛应用于研究根尖孔开口的形态、位置和数目[17]（图8.5）。但是该技术的局限性在于电镜只能扫描到牙体结构的外表面，因此只能分析牙根尖外表面和根尖孔的外部形态。

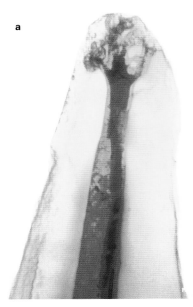
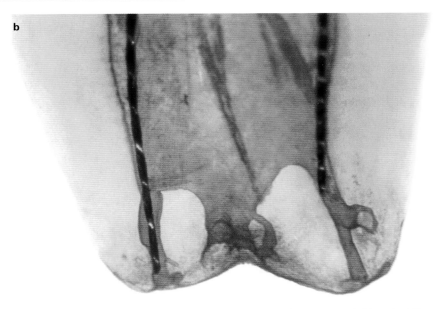

图8.4　根部根管清理后注入染料。（a）上颌尖牙。根尖末端有根尖三角区，并形成数个分支；（b）下颌第一磨牙的近中根，其根尖解剖结构非常复杂（由Dr. G.Riitano提供。来自Dr. F.Riitano的收藏）。

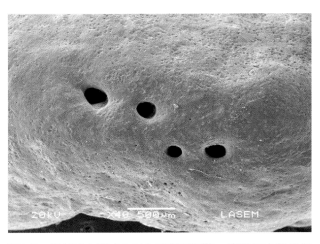

图8.5　用扫描电镜（SEM）观察下颌第一磨牙远中根的根尖，发现4个根尖孔（由Dr. Pablo Ensinas博士提供）。

三维（3D）成像，特别是显微计算机断层扫描（Micro-CT）技术的出现，克服了以往研究技术的局限性。这种技术是无创的，其最大的优势是可以从多个角度观察和重建牙齿内部解剖[18-20]。

需要特别关注的是根尖分歧的发生率。Ricucci和Siqueira[21]利用光学显微镜观察了493颗人类牙齿，研究发现，侧支根管和/或根尖分歧的总体比例约为75%。有文献报道，根尖分歧在根尖1/3和后牙中更为多见[15]。Vertucci[22]的研究则表明，根尖1/3存在根尖分歧的比例占73.5%，根中1/3占11%，根颈1/3占15%。

运用一项包含中心线拟合算法的Micro-CT技术，Xu[23]等总结评价了204颗恒牙根尖3mm处侧支根管的形态学特征。他们发现共有178例根管有侧支根管，其中93例在根尖部。每个根管的侧支根管数量为1~7。同时，这些侧支根管直径的中位数是67.0μm（数据范围是16.7~238.4μm）。

以下是侧支根管和根尖三角区的鉴别：侧支根管是发自主根管的分支，主根管结构依然能够明显辨别。而根尖三角区则是当根管在根尖附近分成3个或3个以上分支后，主根管形态变得模糊不清[24]。因此，根尖三角区可以定义为位于根管内的一个复杂空间系统，它是允许血管和神经从根尖周到牙髓组织的自由通道[24]。

Gao等[24]开展了一项基于中国人的大样本研究（一共1400颗恒牙；除第三磨牙外各类型恒牙各100颗），通过应用Micro-CT和中心线拟合算法，研究探索了人类牙齿中根尖三角区发生率和形态学特征。结果共检出136个根尖三角区，其总发生率为9.7%（前牙、前磨牙和磨牙的发生率分别为6.3%、8.8%和15.8%）。在136个根尖三角区中，共检出634个根尖三角区分歧，每个根尖三角区的根尖分歧数量范围为3～18。从临床角度来看，根尖三角区向根尖方向垂直延伸的相关数据尤为重要。从第一个根尖三角区分支开始到根尖末端的垂直距离，其中位数为1.87mm（0.62～5.08mm），13%（18/136）的长度超过3mm。根据这个数据，如果在手术过程中切除3mm的根尖结构，87%的病例中受细菌生物膜感染的根尖三角区都将被完全清除。但是，另外还有13%的病例，其根尖三角区存在更长的根尖垂直向延伸，这些分支将为生物膜感染提供栖身之所。因此，为了能彻底清除感染，建议在手术显微镜下用染料染色仔细观察切除的表面，以找到残留的根尖分歧，并相应地延长切除长度[24]。

已报道的根尖三角区在恒牙中的发生率受研究的地理区域、牙齿类型和分析方法的影响研究结果差异很大，在土耳其人中，根尖三角区的比例在下颌侧切牙中高达23.5%，而在下颌中切牙中为9.8%，在下颌尖牙中为7.8%[25]。

8.3　影响根尖区牙髓牙本质复合体的组织病理学因素

根管内坏死牙髓和细菌定植对根尖周系统的状况有着深远的影响，这可能会对根管治疗的结果产生不利的影响。接下来将讨论牙髓变性过程中发生的连续性变化。

当牙髓因龋坏而暴露时，通常会发生急性炎症，从而导致冠髓出现坏死区域。致龋生物膜的细菌侵入并定植于组织的坏死区。炎症、坏死和感染通过牙髓组织向根尖方向进展，通常是一个缓慢的过程。在早期阶段，坏死所涉及的组织范围很小。在坏死组织中可以观察到细菌，周围有大量的多形核白细胞（PMNs）。慢性炎症细胞聚集在急性炎症区周围，而剩余的牙髓仍具有活力，没有明显的病理变化。随着时间的推移，冠方牙髓的坏死和感染面积逐渐扩大侵入根管口到达根髓组织，并逐渐向根管根尖部推进。

与普遍的观点相反，根尖周炎的发生并不需要整个牙髓坏死，只要感染的前沿到达根尖孔，根尖周炎就形成了。即使坏死仍局限于髓腔，也可观察到根尖周组织的早期炎症性变化。在此阶段的许多病变牙齿，可以在X线片上观察到牙周膜间隙增宽。

从临床角度来看，必须认识到大部分存在于侧支根管和根尖分歧的组织是活的，并且无细菌定植[2,12,26-28]（图8.6和图8.7）。这些根尖分歧内的牙髓组织不太可能被现有的器械设备和方法所清除。相反，保持这些区域内牙髓组织的活力是有利的（图8.8）。因此，针对根管内存在活髓组织的病例，当其根管工作长度通过根尖定位仪和X线定位于根尖狭窄附近后，建议根管预备时勿使用高浓度次氯酸钠溶液，更不应试图挤压封闭材料进入根管分歧，意图"填充它们"。事实上，这可能会造成不必要的更大的创伤。

在后期，组织坏死和细菌感染向根尖方向发展的过程中，经常可以观察到坏死组织和活髓组织之间存在一个明显的过渡区域。该区域的特点是组织反应呈如下形式渐变：坏死/感染→急性炎症→慢性炎症→未感染的组织。

尽管根尖处有炎症，但仍可观察到根管根尖处有活髓组织（图8.9）。在一项组织学研究中，Ricucci等[28]在50个根尖病变的连续切片中观察到18例根尖部分存在不同程度的炎性活髓组织，约占标本总数的1/3。这从炎症和免疫学的角度，很容易讲得通：当感染前沿向根尖方向推进时，炎症组织也会退缩。炎症组织的范围个体差异性很大，但不会局限于感染前沿附近的一个小区域。细菌毒力因子可沿组织扩散，引起大面积的炎症，而不仅仅局限于最先与细菌直接接触的狭小区域。

临床上有个很重要的认知：许多病例的细菌感染前沿会局限于主根管中偏冠方的位置（图

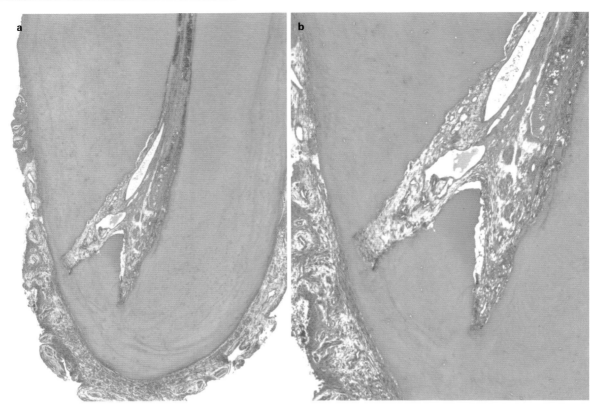

图8.6 （a，b）临床诊断为不可逆性牙髓炎的下颌第一磨牙的近中根根尖，在主根管和根尖分歧中可以看到活髓组织（HE染色，放大倍数×25和×50）。

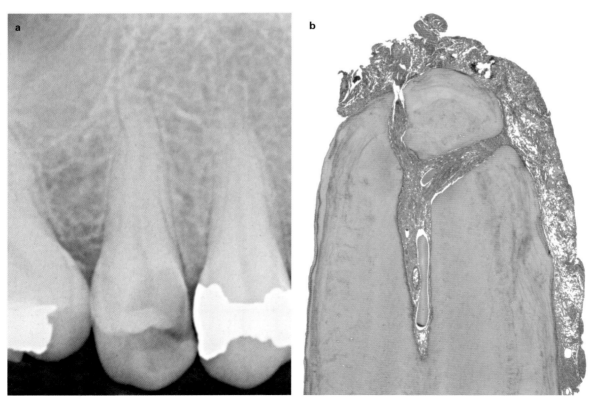

图8.7 （a）临床诊断为不可逆性牙髓炎的上颌第二前磨牙，其龋坏已抵达髓腔。X线片显示根尖周的牙周膜间隙增宽；（b）主根管的正中切片，可见一巨大的根尖分歧，且可观察到活髓组织。注意，在拔除时牙根面仍有增厚的牙周组织附着（HE染色，放大倍数×16）。

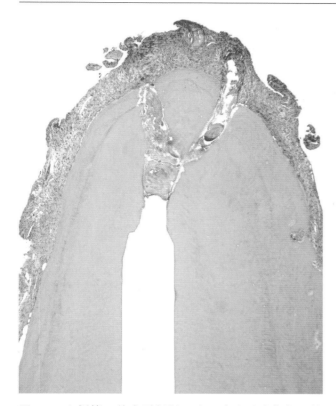

图8.8 上颌第一前磨牙颊根，由于病变无法恢复而拔除。牙髓为活髓，在拔牙前根管经镍钛锉预备。其工作长度比影像学根尖短1.5mm。切片显示根管预备时选择一个稍短的工作长度，可以保护那些在根尖三角区、有牙周膜连接的活髓组织（HE染色，放大倍数×25）。

8.9b）。因此，残留在最根尖部分的炎症结缔组织可能不会被细菌定植，这与根尖周炎组织相似。这种情况被称为部分坏死，并能够解释为什么根尖周炎的根管预备长度限制在距根尖孔1mm处会有较高的治疗成功率[29]。

为什么根尖区的牙髓组织可以免于牙髓坏死的结局呢？答案可能存在于根管系统根尖区的循环系统中。根尖1/3是主根管分歧丰富的区域，神经血管束从丰富的牙周膜循环网络进入。这些结构为营养、氧气、防御细胞和防御分子的持续送达提供了条件，以此保证根尖牙髓的存活，抵抗细菌的进一步侵蚀。

然而，如果不提供治疗，随着时间的推移，根尖组织的最后一部分（包括根管分歧中的组织）可能也会不可避免地因感染而坏死（图8.10）。当整个根管系统的感染直达根尖孔（有时可能略超出），根尖分歧也有可能被感染。此时，彻底的根管消毒就成为临床医生的一个巨大挑战。这一观点在对外科手术中获得的根尖和根尖周病理组织的活检标本进行组织病理学和组织细菌学检

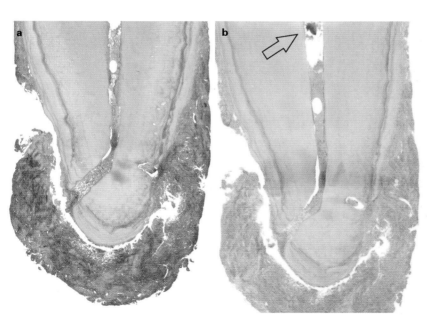
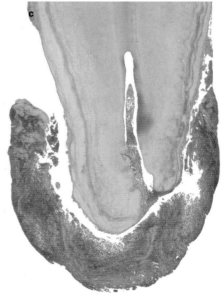

图8.9 诊断为牙髓坏死的下颌前磨牙，拔除后发现伴有根尖周病变组织附着。（a）切片显示根管止于左侧，而右侧存在根管分歧。根管中有活髓组织（HE染色，放大倍数×25）；（b）切片近似于（a）：根尖处活髓组织没有细菌，而在冠方的根管坏死部位可以观察到细菌生物膜（箭头所示）（Taylor改良Brown-Brenn革兰氏法染色，放大倍数×16）；（c）切片是从该标本的50个连续切片中挑选出来的，图中显示根尖有第三个根尖孔（放大倍数×16）。

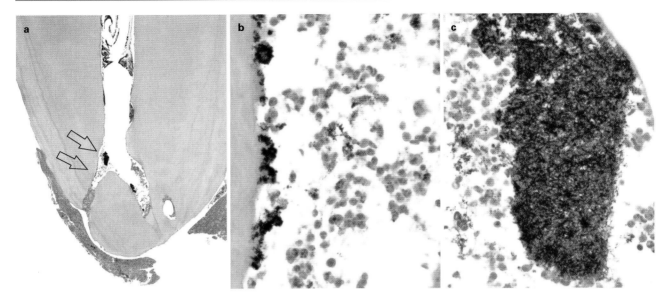

图8.10 牙髓坏死的下颌前磨牙。（a）切片沿根管正中切开，显示该牙存在一个根尖三角区，在根尖分歧可以观察到坏死组织和细菌聚集（Taylor改良Brown–Brenn革兰氏法染色，放大倍数×16）；（b）为（a）中下方箭头所示区域的放大图像，在根管壁的不规则处可观察到有细菌生物膜滞留，管腔中可见大量中性粒细胞与分散的细菌细胞交织混合（放大倍数×400）；（c）为（a）中上方箭头所示区域的放大图像，可见被中性粒细胞包裹的大型细菌生物膜（放大倍数×400）。

测时也被验证了。结果显示，位于根管系统根尖复杂区域的生物膜不受化学机械预备及长期氢氧化钙药物治疗的影响[30]。即使在同一根管中使用不同的冲洗剂并且每种冲洗剂都经过超声冲洗，仍能观察到根尖区的持续性感染[31]。组织学研究也不支持目前的共识："用根充材料填充根尖分歧，能够杀死细菌"[21]。一项基于人类牙齿的体内研究表明，将封闭材料挤入侧支根管和根管分歧不会产生显著的抗菌作用，也不会干扰这些空间中细菌生物膜的滞留[32]。

8.4 病理条件引起的根尖结构的改变

牙髓组织的炎症/感染可能会产生两种相反的现象，分别是矿化组织的吸收和沉积（即钙化）。

破牙细胞是导致牙齿吸收的细胞。它们是移动的多核巨细胞，由单核巨噬细胞系的单核前体细胞融合而成，形态与破骨细胞相似。这些细胞

被细菌产物或宿主细胞产生的促炎细胞因子释放吸引到损伤部位。破牙细胞附着在牙根表面，溶解矿化组织，降解有机基质，并在牙齿表面形成吸收凹陷，称为Howship陷窝。组织学上，当根尖组织仍存活时，可在牙根尖根管壁上观察到吸收腔隙和部分牙髓坏死。当坏死到达根管的根尖段时，先前吸收的区域可视为根管壁的不规则区域，上面通常会有细菌生物膜定植[2]。

在根尖周炎的牙齿中，牙骨质和牙本质都可能有不同程度的吸收，直至X线片上能观察到吸收点。组织学切片显示硬组织丧失，孔间区增大（图8.11a），根尖结构缩短，根尖狭窄丧失（图8.11b）。

在根管的根尖1/3处，也可以观察到营养不良性钙化，如髓石嵌入在根尖管壁或游离在管腔内。此外，牙骨质有时会增厚，这种情况称为牙骨质增生。吸收和钙化都可能影响正常的根尖区预备，包括难以确定适当的工作长度及根尖段的清理/消毒。

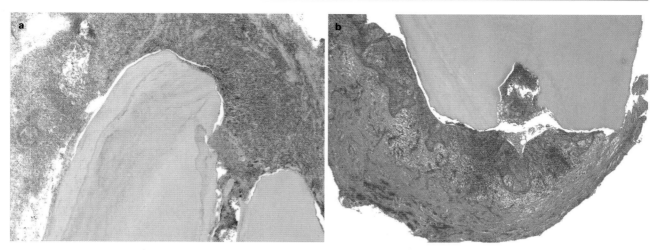

图8.11 （a）牙髓坏死并伴有大面积根尖周病变的上颌第二前磨牙。根管的切片显示根尖孔壁的吸收。注意管腔内的细菌生物膜（Taylor改良Brown–Brenn革兰氏法染色，放大倍数×16）；（b）牙髓坏死并伴有大面积根尖周病变的下颌第二前磨牙。切片沿根尖孔切开。根尖矿化组织被吸收消失使得根尖端变圆钝（HE染色，放大倍数×25）。

8.5 根管预备和充填的根尖止点：仍有争议

确定准确的工作长度是根管治疗的必要步骤。正确的根管预备和充填的工作长度是根管治疗获得成功的一个重要前提条件[29,33-34]。然而，鉴于健康牙齿的正常解剖变异很大，且由于牙髓炎症/坏死可导致的根管形态学改变，根管治疗过程的根尖止点问题还未达成共识。正如Glukin[35]所言，我们唯一能说的是"……解剖形态是不可预测的……所以我们选择填充根管的止点位置也是不恒定的"。

有个普遍的共识是：最初由Schilder推荐使用影像学根尖作为实际的预备与充填止点[36-37]，这个观点是有悖于牙髓的生物学理论和证据的。事实上，Schilder的建议会导致器械超出根尖止点进入邻近的牙周膜[11-12]。绝大多数牙学院教授的牙髓治疗都会局限在稍短于影像学根尖的根管范围内[38]。

尽管CDJ与根尖狭窄的位置并不一致[11,12]（图8.3），许多人仍然认为CDJ是根管治疗的理想终止点[10]。CDJ的位置和解剖结构可能因牙齿、牙根和根管的不同而有很大的差异，但仍有不少专业人士错误地认为这一点与根尖狭窄是一致的[39]。

根尖狭窄是根管最窄的部分，血供直径最小，在此进行预备可以产生较小的创面并获得最佳的愈合条件[11]。不管根尖侧壁上对应的组织类型如何[2,11-12]，许多学者认为根尖狭窄是理想可行的根管治疗止点[4,6,39]（图8.3）。然而，必须考虑到，在牙髓坏死和根尖周炎病变的情况下可能并不存在根尖狭窄，因为此时已经发生了不同程度的根尖吸收[27-28,40]（图8.11）。所以，在这种情况下，必须努力将牙髓治疗限制在根管范围内。

使用常见的临床手段定位根尖狭窄，或者在没有根尖狭窄的情况下定位根管治疗止点，并不是一项简单的任务。仔细分析X线片、根据手感和根尖解剖知识并使用电子根尖定位仪作为辅助，以确定每个根管的长度，将有助于临床医生建立正确的工作长度。在1962年[41]引入第一个电子根尖定位仪（EAL）后，发现与X线片相比前两代EAL并不可靠，其中许多读数明显长于或短于实际的工作长度[10]，尤其是在根管内有导电液体时，这种情况更加常见。多频率的应用同时引入"比率法"克服了早期根尖定位仪的主要缺点[42]。

大多数现代根尖定位仪都能记录牙周膜在根管外的起始点[43]。然而，必须谨记，虽然报道称现代根尖定位仪具有90%以上的准确性，但它们仍然有一些局限性。另外，没有一种单一的技术能够真正令人满意地确定根管工作长度[10]。

从创面愈合的角度来讲，当根管治疗被限制在根管系统范围内，即限制在根尖狭窄处或接近根尖处，并且感染得到有效控制时，其治疗效果是非常好的（图8.12a，b）。在大多数情况下，根

管根尖段的组织以及接触充填材料的组织可以保持活性且不发炎（图8.12c，d）。这一段组织与牙周组织是连续的，它的起源可以是预备后残留在根尖端的组织，也可以是嵌入根管的牙周组织。根尖孔可能因为周围牙骨质的沉积而变窄（图8.12c，d），但完全闭合的情况很少见[44]。

残留在根尖分歧或根尖三角区内的牙髓组织的状态与临床治疗相关。对于那些治疗时根尖分歧内仍有无感染活髓的病例（图8.6，图8.7和图

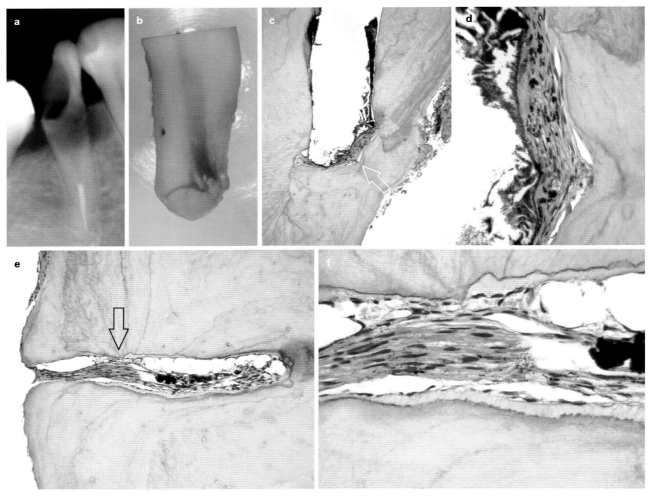

图8.12   13年前行牙髓治疗的下颌第二前磨牙，牙髓治疗时仍存在活髓组织。（a）X线片显示龋损波及牙冠和牙根冠方，根尖周状态正常，拔出患牙并进行组织学检查；（b）脱矿完成后根尖1/3的照片，此时标本浸泡在透明试剂中。可以很明显得观察到根管已充填，而根尖分歧显然未被充填；（c）大约在根管正中位置切取的根尖切片，包括了根充物的根尖段（在组织学处理中几乎被完全移除）。根尖区可见软组织。此切片中，根尖孔被矿化组织完全封闭，但根尖孔中活组织的存在，表明相邻切片中一定有血管开口于此（HE染色）；（d）为（c）中箭头所示区域的放大图像。与充填材料相邻的无炎症结缔组织（放大倍数×400）；（e）为（b）中根尖分歧开口处的横断面切片（放大倍数×100）；（f）为（e）中箭头所示区域的高倍镜视图。可见由成纤维细胞和胶原纤维组成的无炎症结缔组织，与小块的根充材料相邻（放大倍数×400）。

8.9），牙髓组织如果被切断，机械预备不会干扰根尖分歧中剩余组织活力的水平（图8.8），且没有任何填充材料填入这些空间，牙周膜中丰富的血管循环网络将维持这些牙髓组织的活力，并最终成为含有大量成纤维细胞和胶原纤维束的健康的结缔组织（图8.12e，f）[21]。与此相反，在长期牙髓坏死的病例中，坏死物和细菌大量定植在根尖分歧中（图8.10）。根管器械和冲洗液无法有效到达和消毒这些部位。根管内封药也常常无法显著改善这些部位的消毒效果。因此，如果感染蔓延至根管侧支或根尖分歧可能会引发根尖周炎，短期内难以治疗并出现持续症状[30]，从长期的效果看，在随访检查中[31]病变范围会变大。对于这样的病例，研究者们将牙髓外科手术中获得的根尖周病理组织进行组织细菌学分析，证实了细菌/细菌生物膜的存在，并且根管治疗对于这些生物膜没有产生影响[30-31]。另外，长期以来认为热牙胶和封闭剂填充根管侧支和根尖分歧可以杀死感染细菌的观念已经被证实是不正确的[32]。

8.6　根尖解剖结构的复杂性及根尖疏通的概念

是否需要根尖疏通是牙髓学争论的另一个焦点。在最初的定义中，疏通是指将一根小而灵活的K锉通过根尖狭窄，而不使之扩大[45]。其目的是保持根管的根尖部分无碎片堆积，同时有利于抗菌冲洗液冲洗到根管全长。这一概念在临床医生和牙科院校中得到了广泛的认同[38]，并且被美国

牙髓病学会纳入了牙髓术语词汇表[46]。

总体来说，人们在探讨根尖疏通的优缺点时，似乎并没有考虑根尖牙髓组织的不同组织学和微生物学条件。事实上，在牙髓坏死的牙齿中，感染前沿可能已经抵达根尖孔区，在理论上使用疏通锉可能会有利于生物膜的机械性破坏，且有助于冲洗液能扩散到根管最末端[47]。然而，对失败病例的组织细菌学分析表明，尽管使用了疏通锉，在所有的根尖分歧中（包括那些较直的根尖分歧），仍然有生物膜滞留[31]。另外，疏通锉可能会挤压碎屑和冲洗液到根尖周区域，从而导致术后疼痛。从文献分析来看，尚不清楚使用疏通锉是否会挤压碎屑出根尖孔。临床研究表明，维持根尖通畅不会增加术后疼痛的发生和发作[48-49]。对于所有存在根尖分歧或根尖三角区的病例，需要考虑的关键点是，即便疏通了根尖，疏通锉也仅仅是进入了根尖分歧中较直的那部分，对其余的分歧并没有影响（图8.4～图8.7和8.10a）。而因为侧支根管和根尖三角区很少在X线片上显示出来，临床医生并不能发现它们的存在，更不要说疏通了。一项研究表明，无论是初次治疗还是再治疗病例，保持根尖段的通畅都能获得更好的疗效[50]。

对于所有术前有活髓的病例，从牙髓生物学的角度考虑都是禁止使用疏通锉的[12]。如图8.8所示，在根尖区未感染的情况下，使用疏通锉随机通过1个或2个根尖分歧意味着切割未感染组织，这会造成更大的创伤。

第9章　C形根管系统

C-Shaped Root Canal System

James L. Gutmann

摘要

虽然C形根管的发生率在世界许多地区都很低，但在特定的国家和种族人群中发生率可能很高。仅靠根尖片来确定C形根管的存在具有一定难度，常常会掩盖这种解剖变异的详细信息。虽然有大量的文献表明，下颌第二磨牙和第一前磨牙最可能发生这种变异，但其他牙齿，如上颌磨牙也可能存在这种复杂的解剖结构。

9.1　概述

历史上记载在西班牙布尔戈斯附近阿塔普埃尔卡山脉（Sierra de Atapuerca）的米拉多尔洞穴（El Mirador cave）内17个人的遗骸中，发现12.5%的牙齿具有C形根/C形根管结构。这些遗骸可以追溯到4400年前（青铜器时代），如果不是第一个，也应该是欧洲关于这种解剖结构最早的记载之一。近几个世纪以来，Malpighii在1743年[2]、John Hunter在1778年[3]、Thomas Bell在1831年[4]提出了C形根管解剖的概念。Keith和Knowles在1911年[5]描述了C

形根管的解剖结构，而在1913年，Keith更清楚地描述了Brelade牙列磨牙的定义[6]（图9.1）。Hess在1917年[7]，Keller在1928年[8]，和Nespoulos[9]1929年的出版物，以及Mayer在1960年进行的形态学重建[10]（图9.2a~c）都为这个解剖结构的存在提供

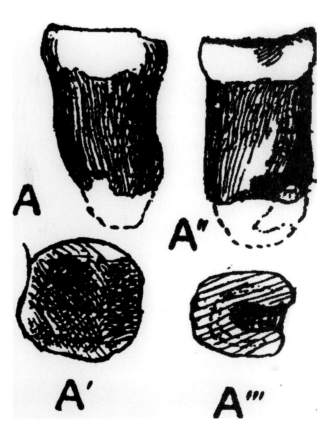

图9.1　（A）Brelade 牙列下颌第二磨牙的唇面；（A′）咬合面；（A″）远中面；（A‴）牙根的横截面（转载自Keith[6]）。

J. L. Gutmann, D.D.S., Cert. Endo., Ph.D.
Texas A&M University College of Dentistry,
Dallas, TX, USA
e-mail: jlg@histden.org

© Springer International Publishing AG, part of Springer Nature 2019
M. A. Versiani et al. (eds.), *The Root Canal Anatomy in Permanent Dentition*,
https://doi.org/10.1007/978-3-319-73444-6_9

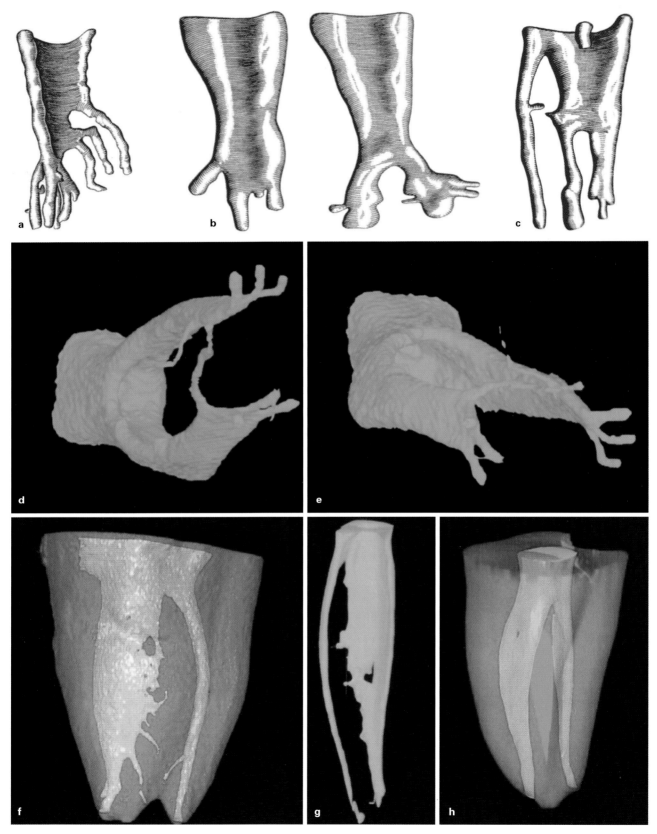

图9.2 （a～c）Mayer对两颗C形磨牙和一颗前磨牙分别进行形态学重建［转载经Nicola Perrini（根管系统解剖史，意大利牙髓病学学会，2010年）许可］；（d～e）下颌第二磨牙C形根管的重建（由中国武汉范兵教授提供）；（f～h）C形根管示例（由中国武汉范兵教授提供）。

了进一步的证据。最早，Keith[6]形容这种解剖变异是牛牙症的一种形式。Kato等[11]发现，Nakayama和Toda[12]在1941年对C形变异的研究中将这种解剖结构称为沟状根管，而1950年Tratman[13]则将这种形态称为马蹄形类型。

尽管Pineda、Kuttler[15]和Waikai[16]早在数年前就对C形根管从临床的角度进行了描述，Cooke和Cox在1979年[14]又加以突出强调。随着时间的推移，这些文章又重新引起了人们对C形根管系统各个阶段临床处理的兴趣（图9.2d~h）。

9.2　文献资料

现在的文献大多数是描述特定人群中C形根管发生率的研究，其中许多研究在最近的系统综述中得到了强调[11, 17-19]。多数研究在亚洲人中发现了C形根管，但不同国家的人群也可能有所不同。尽管大多数发表的研究认为这种解剖异常发生于下颌第二磨牙[20-55]（图9.3a~d），但是大量近期研究[83-84]和系统综述[85]关注到其也存在于其他牙齿，如包括第三磨牙[56-70]在内的上颌磨牙（图9.3e，f）和下颌前磨牙（表9.1）[71-82]。

9.3　C形根管形态分类

由于下颌第二磨牙C形根管形态的发生率很高，因此主要采用它们的特征来进行分类。C形根管的解剖特征是由于牙根分离不完全所致，据推

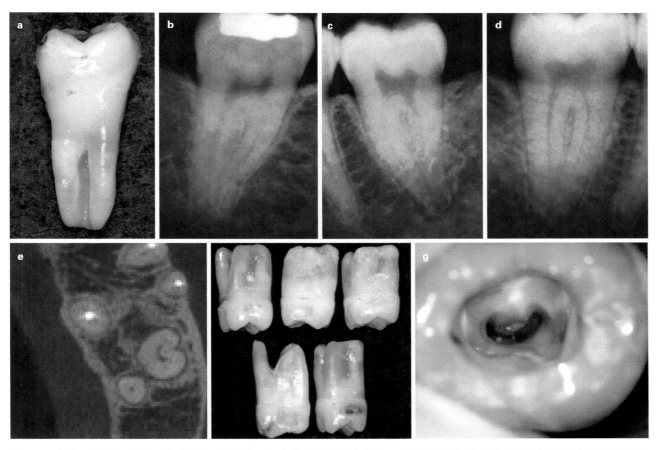

图9.3　（a）下颌第二磨牙C形牙根和C形根管。这个磨牙的独特之处在于根管的"C"在朝向舌侧。这种解剖最常见的是向颊侧或前庭侧开口；（b~d）3颗下颌第二磨牙在二维影像上可见C形牙根/根管；（e）上颌磨牙C形根管形态的CBCT影像（转载自Siqueira Lopes等 2016）；（f）上颌磨牙牙根融合（主要在第二磨牙）的邻面观。这些牙齿通常会存在C形的根管系统；（g）髓腔入口处可见C形的偏心带状根管。

表9.1　下颌第一前磨牙C形根管的发生率

研究者	国家	样本数	C形牙根/根管数量	百分率（%）	研究方法
Baisden等[71]	美国	106	15（根）	14	切片法
Sikri和Sikri[72]	印度	112	11（根管）	10	偏角度X线法
Lu等[73]	中国	82	15（根管）	18	切片法
Rahimi等[74]	伊朗	163	4（根管）	2.4	墨水/透明法
Fan等[75]	中国	358	86（根）	24	Micro-CT
Velmurugan等[76]	印度	100	1（根管）	1	透明法
Sandhya等[77]	印度	100	2（根管）	2	螺旋CT
Fan等[78]	中国	534	97（根管）	18	Micro-CT
Yu等[79]	中国	178	2（根管）	1.1	CBCT
Yang等[80]	中国	440	5（根管）	1.14	CBCT
Gu等[81]	中国	148	29（根管）	20	Micro-CT
Arsian等[82]	土耳其	110	4（根管）	2.5	CBCT

测是由于Hertwig's上皮根鞘未能在舌或颊侧融合而引起的[17,86]。这会形成一个偏向C形根面牙本质舌侧的带状管腔[28,32]（图9.3g）。C形形态的概念是基于牙根和根管的横截面形态提出的。C形牙根的髓室底通常呈现一个单一的带状开口，呈180°或大于180°的弧形，该开口可从近舌线角开始，沿颊侧延伸向髓腔的远中末端（图9.3g）。如同冰山的7/8位于水面之下，C形根管的解剖在整个根长中有很大的变化，这在过去通过切片可观察到，如今通过Micro-CT都可以观察到。

在过去的10年里，很少有研究对C形根管结构进行全面的评估[11,17-19]。然而，Melton在1991年首次尝试对这种不寻常的解剖学发现及其特殊的不规则性进行分类，其特征如下[87]（图9.4a）：

- Ⅰ类：连续的C形管从髓腔直达根尖，形成C形轮廓，而无任何分离。
- Ⅱ类：分号形根管口，其中牙本质将C形主根管与一个独立的近中根管分开。
- Ⅲ类：具有两个或两个以上独立根管的解剖结构。

（1）Ⅰ亚类，冠1/3的C形根管口分为两个或两个以上独立的根管，在根尖融合。

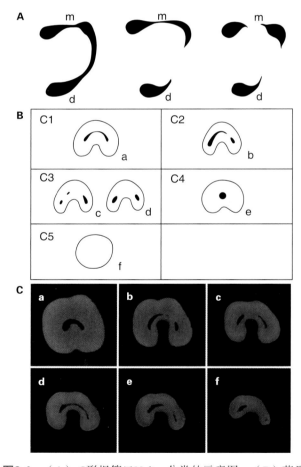

图9.4　（A）C形根管口Melton分类的示意图；（B）范兵教授对C形根管的分类（经范兵等[28]许可转载）；（C）C形根管系统Micro-CT图像示例。a：根管口；b：冠方1/3；c：根管中段；d：根尖1/3；e：距根尖2mm；f：距根尖1mm；m：近中；d：远中（经范兵等[28]许可转载）。

（2）Ⅱ亚类，冠1/3的C形根管口在根中段至根尖分为两个或两个以上独立的根管。

（3）Ⅲ亚类，C形根管口在冠1/3分为两个或两个以上独立的根管。

在Melton的分类中，只选择了3个任意的截面，舍弃了其中所有关于根管解剖结构如何从根管口到根尖的变化信息。更不用说，当时还没有Micro-CT来更好地阐释这种解剖变异。

下一个主要的分类系统利用了广泛使用的Micro-CT新技术。在新的解剖学信息的支持下，范兵等[28]对Melton分类进行修改如下（图9.4b）：

- Ⅰ类：根管形状为一个不间断的C形，无分离或断裂。
- Ⅱ类：由于C形轮廓的不连续，根管形状类似一个分号；但是形成的任何一个角都应不小于60°。
- Ⅲ类：两个或三个独立的根管，所有的角度都小于60°。
- Ⅳ类：在横截面上只有一个圆形或椭圆形根管。
- Ⅴ类：未见管腔（通常只在靠近根尖的地方看到）。

范兵和合作的研究者认为，尽管C形根管口看起来像两个或三个独立的开口，但连接它们的峡部清晰可见。在根尖附近发现的单根、圆形或椭圆形根管应视为一种变异，因为根管的其他部分呈C形。此外，他们注意到C形随根长发生变化，因此临床冠的形态或根管口的外观可能并不能很好地预测实际的根管解剖情况（图9.4c）。在这个分类中，C2类中的一个根管可能会以弧形的形式出现（即C2根管更有可能延伸到牙根的融合区，那里的牙本质壁可能很薄）[17]。

为了建立更强的临床相关性，范兵等[29]将C形根管在影像学上分为以下3种类型（图9.5）：

- Ⅰ型：圆锥形或方形根，一条模糊、透射的纵线将牙根分为远中和近中部分。近中和远中根管在根尖孔处融合为一个（图9.6A）。
- Ⅱ型：圆锥形或方形根，一条模糊，透射的纵线将牙根分为远中和近中部分。有一个近中和一个远中根管，两个根管沿各自的方向走行至根尖（图9.6B）。
- Ⅲ型：圆锥形或方形根，一条模糊，透射的纵线将牙根分为远中和近中部分。有一个近中和

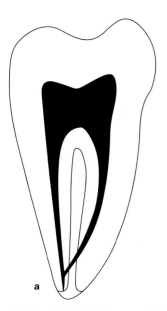
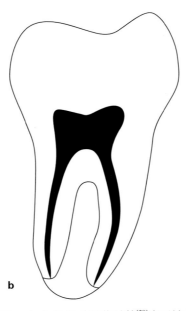
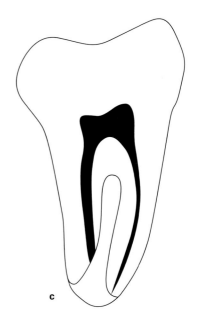

图9.5　影像学分类：（a）Ⅰ型；（b）Ⅱ型；（c）Ⅲ型（经范兵等[29]许可转载）

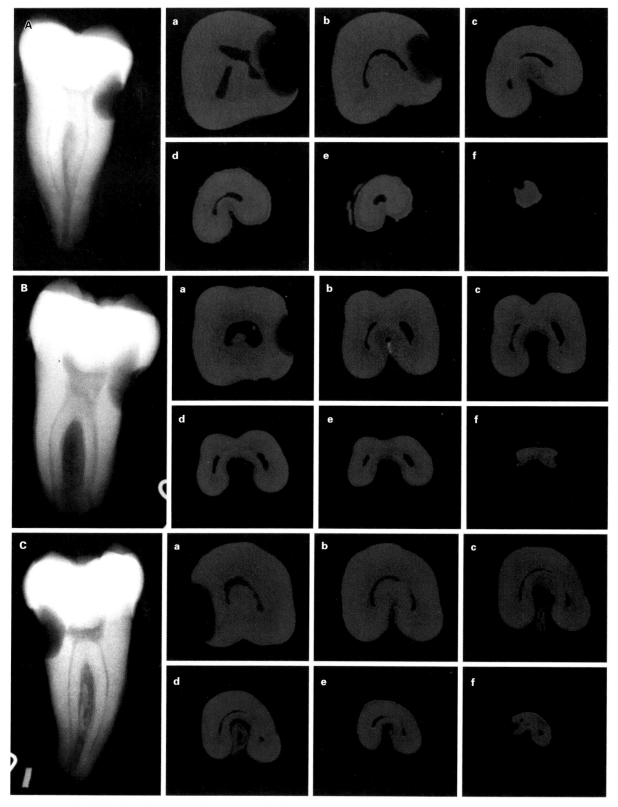

图9.6 （A）Ⅰ型根管的X线片和相应的Micro-CT横截面：（a）根管口；（b）根管口下方1.5mm；（c）根管冠1/3；（d）根管中段；（e）根尖1/3；（f）距根尖0.5mm。（B）Ⅱ型根管的X线片和相应的Micro-CT横截面：（a）根管口；（b）根管口下方1.5mm；（c）根管冠1/3；（d）根管中段；（e）根尖1/3；（f）距根尖0.5mm。（C）Ⅲ型根的管X线片及相应的Micro-CT横截面：（a）根管口；（b）根管口下方1.5mm；（c）根管冠1/3；（d）根管中段；（e）根尖1/3；（f）距根尖0.5mm（经范兵等[29]许可转载）。

一个远中根管，其中一个根管在根尖方向走行时弯曲并与透射线重叠，而另一个根管则沿自己的方向走行至根尖（图9.6C）。

虽然二维放射成像让我们合理地评估了C形根管系统的存在（图9.3b~d），但是骨图像的叠加会显著降低根管识别[38]的准确性。因此，为了加强对解剖细节的深入了解和识别，范兵等[34]使用根管内造影剂和Micro-CT进行评估（图9.7和图9.8），更好地描述了这种分类。此外，最近Amoroso-Silva及其同事[47]对C1~C4形态进行了更深入的分析（图9.9和图9.10），发现C1形态和C2形态的远中部分面积最大、圆度值较低并且根尖直径较大。此外，通过对不同横截面形态的分析发现，距根尖1mm处主要是C4和C3形态，而在颈1/3处主要是C1和C2形态。

为了评估C形根管的三维形态，高原及合作者[32]使用Micro-CT和三维重建技术将根管分为3种类型（图9.11和图9.12）：

- Ⅰ型（融合型）：根管在出根尖孔前融合到一个主根管；在根管系统的冠方和/或中段可见部分牙本质的融合区域。

- Ⅱ型（对称型）：单独的近中根管和远中根管可分别位于牙根的近中和远中。从颊舌向观察，近中根管和远中根管沿牙根纵轴呈现明显的对称。

- Ⅲ型（非对称型）：近中和远中根管明显分开。从颊舌向来看，远中根管可能在根分叉区有较大的峡区，通常会导致近中根管和远中根管的不对称。

9.4 磨牙C形根管的解剖特征

9.4.1 髓室底

闵艺等[31]对根管口上方约3mm处的髓室底形态进行了详细描述（图9.13a）。对扫描的横截面进行重建，对生成的图像进行评估，并将其划分为以下4种类型中的一种（图9.14）：

- Ⅰ型：带有连续C形根管口的半岛样髓室底。
- Ⅱ型：在半岛状髓室底和髓室的颊侧壁之间存在一个带状牙本质连接，它将C形沟分为近中根管口和远中根管口。有时近中根管口被另一

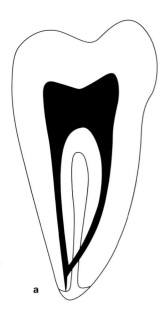 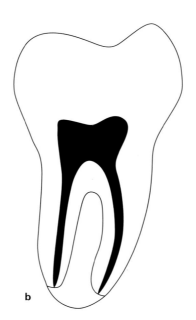 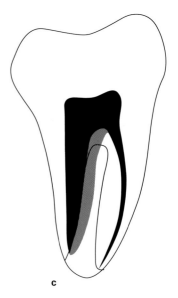

图9.7 加入造影剂后影像学图像的分类。（a）Ⅰ型；（b）Ⅱ型；（c）Ⅲ型（经范兵等[34]许可转载）。

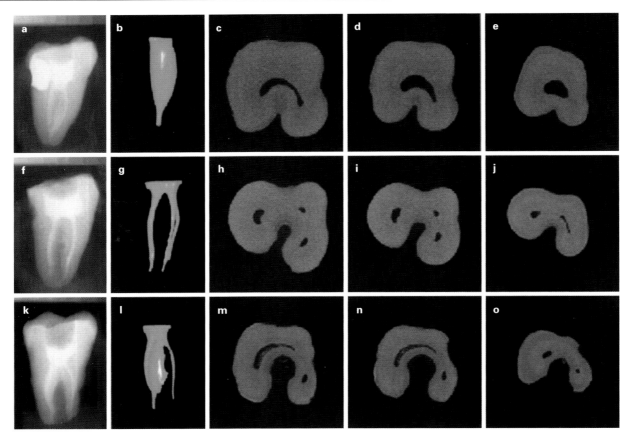

图9.8 三种影像学类型的根管变异及根管形态的三维重建。（a~e）Ⅰ型：a，X线片；b，根管重建图像；c，根管冠1/3；d，根管中段；e，根尖1/3。（f~j）Ⅱ型：f，X线片；g，根管重建图像；h，根管冠1/3；i，根管中段；j，根尖1/3。（k~o）Ⅲ型：k，X线片；l，根管重建图像；m，根管冠1/3；n，根管中段；o，根尖1/3（经范兵等[34]许可转载）。

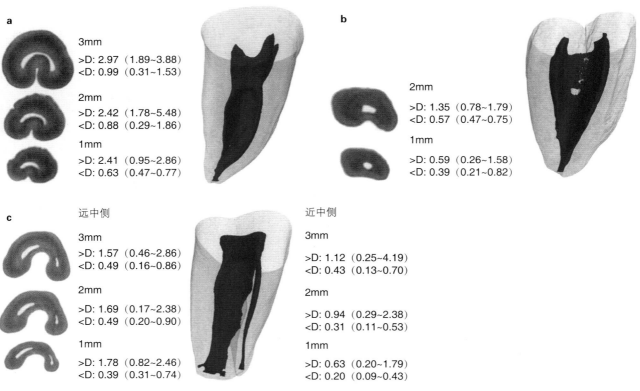

图9.9 在（a）C1、（b）C4和（c）C2形态中，根尖1/3处根管直径的中位数和最大（＞）及最小值（＜）范围（经Amoroso-Silva等[47]许可转载）。

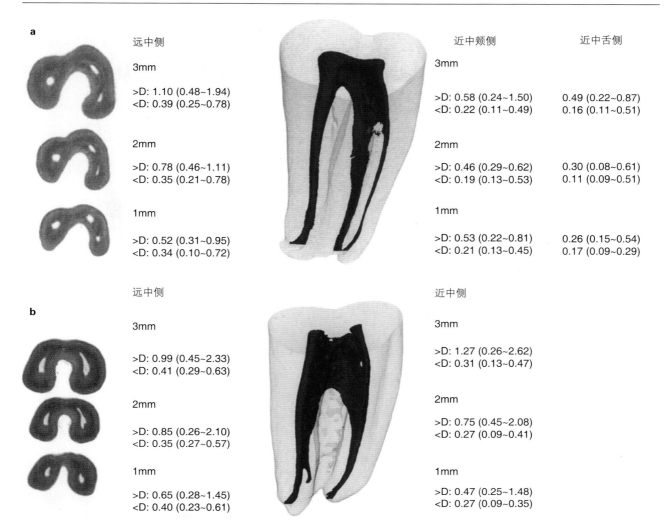

图9.10　C3形态中根尖1/3处不同横截面根管直径的中位数和最大（＞）及最小值（＜）范围（a）两个近中及（b）一个近中根管系统（经Amoroso-Silva等的许可转载[47]）。

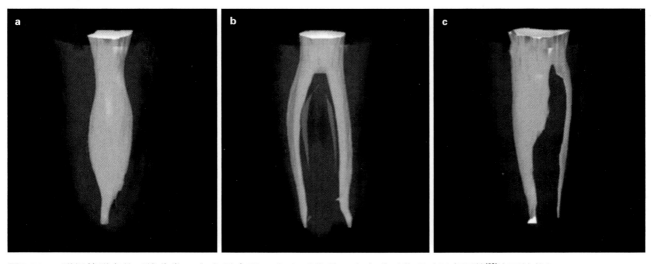

图9.11　C形根管形态的三维分类。（a）融合型；（b）对称型；（c）非对称型（经高原等[32]许可转载）。

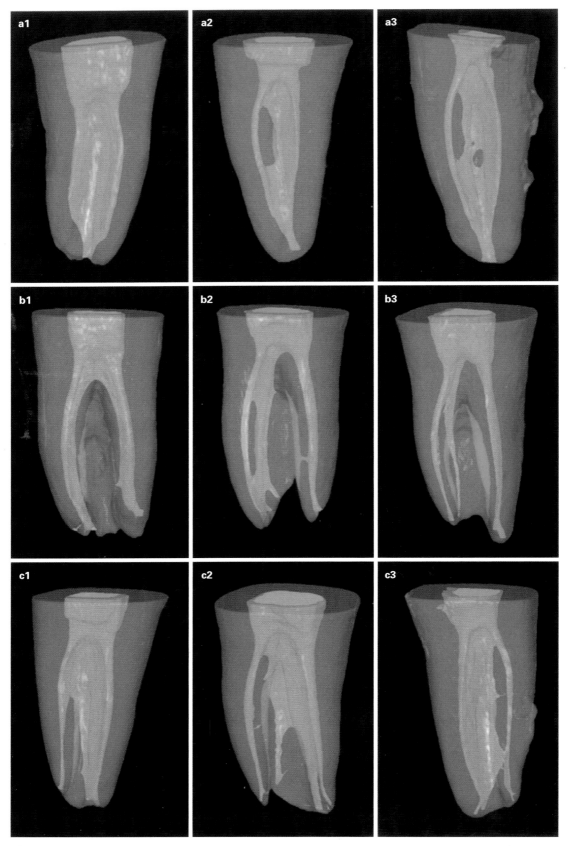

图9.12 C形根管形态的三维重建。（a1～a3） Ⅰ型：根管在出根尖孔前合并成一个主根管；（b1～b3） Ⅱ型：近中根管和远中根管大小几乎相等，在根尖处分别有独立的开口；（c1～c3） Ⅲ型：远中根管有一个横跨融合区的较大的峡部或鳍部。近中根管和远中根管在根尖处分别有独立的开口（经高原等[32]许可转载）。

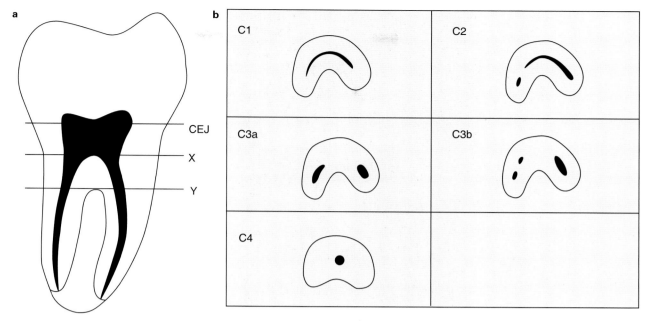

图9.13 （a）下颌第二磨牙C形根管系统的测量位置；（b）2006年闵艺等对根管形态的分类（经闵艺等[31]许可转载）。

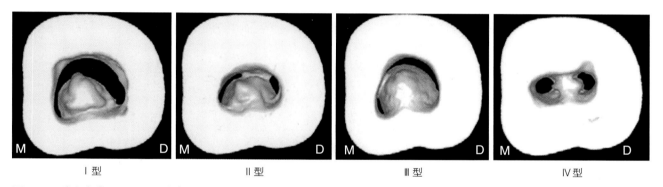

图9.14 髓室底类型：M：近中侧；D：远中侧（经闵艺等许可转载）。

个于半岛状髓室底和髓腔近中壁之间的带状牙本质分隔为近中颊（MB）和近中舌（ML）根管口。

- Ⅲ型：在半岛状髓室底和近中壁之间只有一个近中带状牙本质连接，将C形根管分成一个小的近舌（ML）根管口和一个大的近颊（MB）–远中根管口。近颊–远中根管口由近颊根管口与远中根管口融合而成。
- Ⅳ型：非C形髓室底。可见1个远中根管口和1个椭圆形或2个圆形近中根管口。

9.4.2　根管形态的走行

为了确定从根管口到根尖3mm处的根管形态，Min等[31]在根管口下2mm处（C1）、根管口到解剖学根尖的1/3距离处（C2）、根管口到根尖的中点（C3a和C3b）和距根尖3mm处制作切片，对根管形态进行分析和分类，如下（图9.13b和图9.15）：

- C1：连续的C形根管。
- C2：近颊远中根管和一个近舌根管。

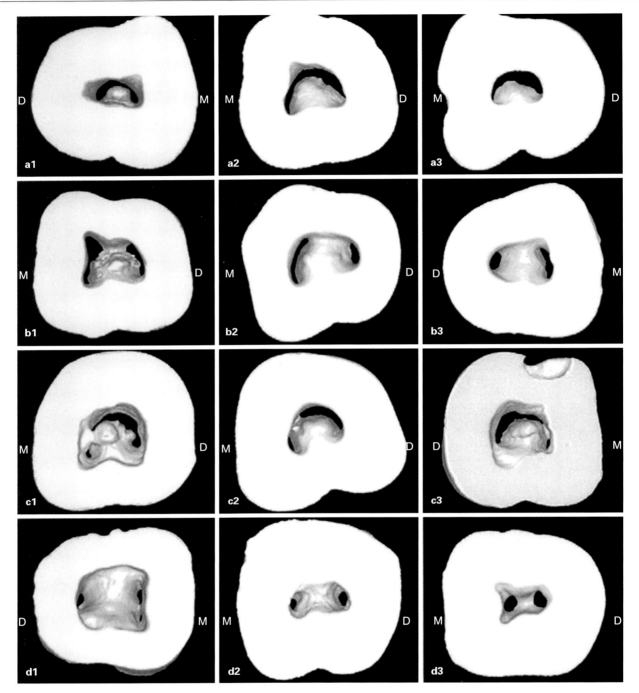

图9.15　髓室底的三维重建（M：近中侧；D：远中侧）。（a1～a3）Ⅰ型；（b1～b3）Ⅱ型；（c1～c3）Ⅲ型；（d1～d3）Ⅳ型。图中所有牙齿上方为颊侧，下方为舌侧（经Min等许可转载）。

- C3a：近中根管和远中根管。
- C3b：近颊根管、近舌根管，远中根管。
- C4：单独的圆形或卵圆形根管。

　　Amoroso-Silva及其同事[47]对下颌第二磨牙C形根管系统的走行进行了更详细的描述（图9.9和图9.10）。详细的测量以及特定的形状，有助于阐明这种解剖结构在不同的分类中从根管口到根尖的确切特征。

9.4.3 根尖止点

许多学者认为C形根管的根尖止点距离根尖约1.0mm[28-29,32,34,47]。然而，如果观察根尖可能会得到不同的答案，因为许多根管在根尖区形成"三角洲"，多个副根管，出口位于牙根根尖止点的冠方，并且牙骨质牙本质界深入牙根结构的内部（图9.16）。

9.5 前磨牙C形根管的解剖特征

9.5.1 根面沟

多个研究发现，前磨牙中亦存在C形根管（表9.1），其比例为10.7%~24%，在蒙古人中报道的比例最高[75,78,85,88]。除了根管内部解剖结构从根管口到根尖止点发生显著的变化以外（图9.17），

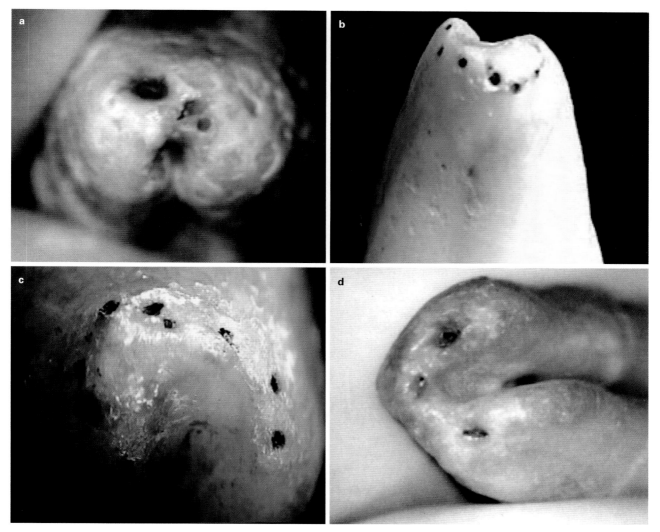

图9.16 （a）C形根的根尖视图。注意根尖止点的种类、大小和位置。实际的牙骨质牙本质界位于根尖孔内侧深处；（b,c）C形根管系统的根尖止点具有显著的解剖复杂性（由中国武汉的范兵教授提供）；（d）可见3个根尖孔的C形根的根尖。根管器械在每个根管中都可到达根面；然而，每个大约都会超出牙骨质牙本质界。这是根管治疗过程中临床处理的主要问题。

位于近中的根面沟[73,75]（图9.18）从釉牙骨质界下3mm延伸直到根尖（图9.19），也被认为是一种独特的外部结构。虽然不是所有的牙根都存在根

面沟，但是这些沟可能造成显著的临床问题[81]：①在根管扩大和成形的过程中，邻近根面沟的根管壁较为薄弱；②在牙齿修复时，需要放置根管

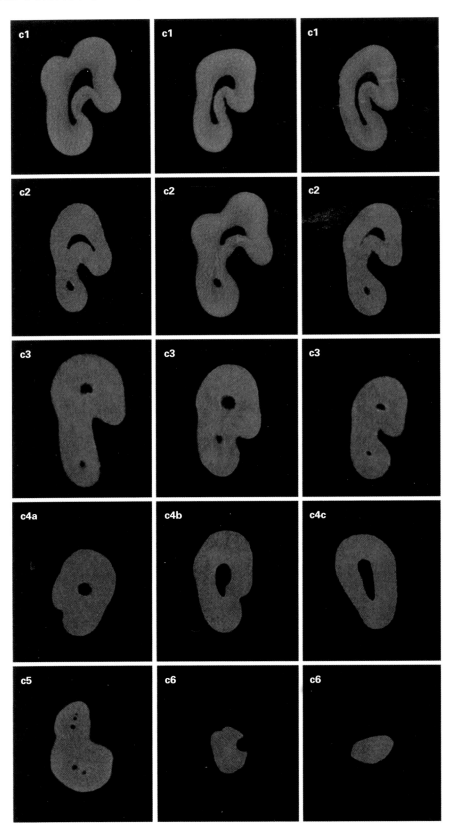

图9.17　前磨牙Micro-CT图像示例，展示了根管形态的分类（经Fan等许可转载[75]）。

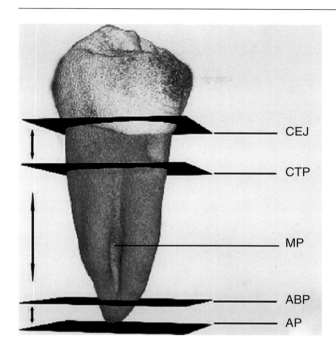

图9.18　用于观察和测量的平面。CEJ：釉牙骨质界；CTP：根面沟的冠顶平面；MP：根面沟中平面；ABP：根面沟根尖平面；AP：根尖平面（经Fan等许可转载[75]）。

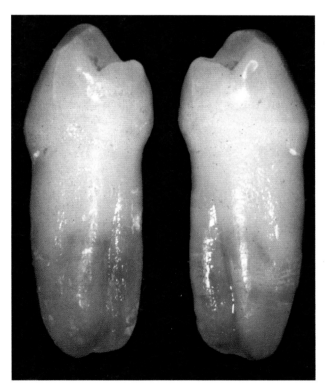

图9.19　如Fan等[75]所述，两颗双侧对称的下颌前磨牙都具有近中沟。

桩；③根面沟可能使牙菌斑和牙石聚积，引起牙周问题。但是，当未发现根面沟时，牙齿内则不

存在C形根管系统[78]（注意：此处只讨论了下颌前磨牙的解剖结构，因为这类牙齿的外观最不规则，是大多数研究的焦点）。

9.5.2　根管解剖与根尖止点

如图9.20所示，下颌第一前磨牙的根管解剖在牙长轴方向上变化显著[75,78]，实际上C形根管可在多个水平面上存在，但不一定存在于整个根管系统中。Fan等[78]将这些形状分为：①一个连续的C形；②一个半月形的颊侧根管；③连续C形与颊侧半月形相结合；④被非C形根管中断的C形根管。

在327个重建的根管系统模型中，发现有57个起始于半月形颊侧根管的根分叉区的副根管，且开口于近中根面沟（图9.21）。这一发现可能会使牙髓和牙周治疗进一步复杂化。

Yang等[80]研究了这些复杂前磨牙根管的根尖止点，发现大多数根管的根尖止点距离根尖0～2mm。在所研究人群的335颗牙齿中，有72颗牙齿该距离为0～1mm；192颗牙齿该距离为2mm；61颗牙齿为3mm；5颗牙齿为4mm；5颗牙齿为5mm。此外，Fan等[78]对根尖解剖变异进行的研究（图9.20）也支持上述发现。

9.6　临床处理中的问题

在C形根管清理和成形时遇到的主要问题包括：牙髓组织和坏死碎片难以清除、大量出血、工作长度确定以及患者在器械预备过程中感到持续的不适。由于C形根管系统体积大，有横向吻合支[32]和其他不规则的形态，人们提倡使用多种技术对根管系统进行扩大、成形、清理、消毒及充填[89-95]。

致谢　感谢中国武汉大学口腔医学院范兵教授对C形根管相关资料的慷慨支持。

图**9.20**　下颌第一前磨牙根管形态。绿色：非C形根管；红色：连续的C形根管；黄色：半月形颊侧根管。（a）Ⅰa型（1-1）；（b）Ⅰb（1-1）型；（c，d）Ⅲb型（1-2-1）；（e，f）Vb（1-2）型；（g）Ⅶb型（1-2-1-2）；（h）未分类根管（经Fan等许可转载[78]）。

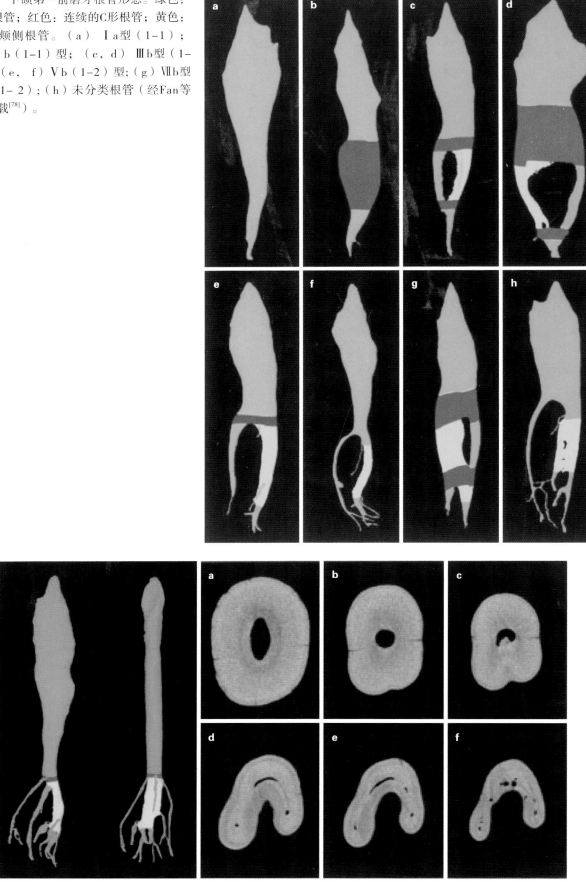

图**9.21**　复杂的下颌第一前磨牙根管系统。绿色：非C形根管；红色：连续的C形根管；黄色：半月形颊侧根管。（a~f）距釉牙骨质界3.30mm、6.29mm、8.55mm、10.58mm、11.01mm和12.42mm处的横截面（经范兵等许可转载[781]）。

第三部分

根管解剖对临床实践的影响
Influence of Root Canal Anatomy in Clinical Practice

第10章　根管解剖和根管预备

Internal Tooth Anatomy and Root Canal Instrumentation

José F. Siqueira Jr., Isabela N. Rôças,
Domenico Ricucci

摘要

根管预备是根管治疗中最重要的一步。根管预备的主要目的是清理、消毒和成形根管。然而，在弯曲根管或解剖结构复杂的根管中很难实现这些目标。细菌和碎屑会残留在预备不到的根管壁、峡区、侧支根管、根尖分歧、牙本质小管以及椭圆形或扁根管的凹槽内，从而影响根管治疗的效果。因此，学者们提出一些策略，以改善弯曲根管或复杂根管的化学机械预备的效果。

10.1　根管预备的目标

根管预备是为了清理、消毒和成形根管。这些目标虽然不同，但通过根管预备的机械作用及冲洗的机械和化学作用可以同时实现。因此，根管机械预备/冲洗过程通常也被称为化学机械预备过程。

临床医生在进行根管治疗时，通常会遇到3种情况：有活力的不可复性牙髓炎、伴有或不伴有原发性根尖周炎的牙髓坏死以及因根管治疗后根尖周炎而再治疗的病例。不可复性牙髓炎患牙的感染通常局限于根管冠方，开髓后，使用次氯酸钠（NaClO）溶液大量冲洗髓室即可控制感染。随后，在严格的无菌条件下，医生需尽可能地清除炎性的活髓组织。这是因为根管内残留的牙髓组织可能会影响根管充填的质量，还可能会成为继发感染的底物，持续感染，导致术后疼痛。

在未经治疗的牙髓坏死患牙和因根管治疗后根尖周炎需要再治疗的患牙中，都存在根管系统感染，即：牙髓坏死患牙中的原发性感染及再治疗患牙中的持续感染或继发感染。在这些病例中，临床医生除了要清理根管内坏死的牙髓组织或者原根充材料外，更要注意清除感染（消毒），治疗能否成功将取决于临床医生如何有效地实现这些目标[1]。

因此，化学机械预备可以说是根管治疗中最重要的步骤。这是因为根管清理和感染控制有助于提供一个利于根尖周组织愈合的环境。此外，将根管预备成连续锥度也有利于根管充填。

J. F. Siqueira Jr., D.D.S., M.Sc., Ph.D. (✉)
Department of Endodontics, Faculty of Dentistry,
Estácio de Sá University, Rio de Janeiro, RJ, Brazil
e-mail: jf_siqueira@yahoo.com

I. N. Rôças, D.D.S., M.Sc., Ph.D.
Molecular Microbiology Laboratory,
Faculty of Dentistry, Estácio de Sá University,
Rio de Janeiro, RJ, Brazil

D. Ricucci, M.D., D.S.
Private Practice, Cetraro, Italy

© Springer International Publishing AG, part of Springer Nature 2019
M. A. Versani et al. (eds.), *The Root Canal Anatomy in Permanent Dentition*,
https://doi.org/10.1007/978-3-319-73444-6_10

大量研究表明，根管治疗预后不良（以持续存在或出现根尖周炎为特征）的主要因素是既往根管治疗质量欠佳[2-5]。这意味着临床医生没有彻底清理、成形和消毒根管，以至于不能促进或恢复根尖周组织的健康。除了根管治疗的操作技术难度大（这需要大量的专业训练）外，大多数牙齿根管解剖形态复杂，这为根管清理、消毒和成形带来了巨大的挑战。本章将详细讨论这个问题。

10.2　根管预备的挑战

临床医生在根管治疗时会遇到诸多挑战，例如控制感染对于获得最佳疗效至关重要，但目前没有一种技术、器械或药物可以彻底清除根管内的所有细菌。需要清理和消毒根管到何种程度才能实现完全愈合，目前还是未知。但是，不充分的清理和消毒可能使残留的细菌量足以引起持续的临床症状和根尖周炎症。另外，根管过度预备可能去除过多牙本质，使患牙更易折裂。

根管解剖变异包括侧支根管、根尖分歧、峡区、弯曲根管、椭圆形或扁根管，这些变异为根管系统的彻底清理和消毒带来巨大挑战。为了能最大限度地清除这些解剖结构中的组织与细菌，临床医生要依靠冲洗液和诊间消毒药物的化学作用，并尽可能将这些药物放置于那些难以到达的解剖区域。这个问题将在下一节中详细讨论。

根管治疗的另一个挑战是如何在治疗过程中建立和维持根管工作长度。这对保证理想的根管清理和消毒效果，以及预防根尖区堵塞或过度机械预备至关重要。正如下文中"根管预备的根尖止点"那一节所讨论的内容，需要将根尖定位仪以及根尖片结合起来确定更准确的工作长度。

多根牙中额外根管定位困难可能会导致持续的临床症状和/或降低治疗效果。这在根尖周炎的患牙中更为复杂，因为遗漏的根管很可能已经被感染了。掌握牙体及根管解剖对避免遗漏根管来说极为重要，因此建议至少在疑难病例中，通过

使用手术显微镜或带光源的手术放大镜放大手术视野并改善照明，从而提高在开髓和根管预备过程中定位所有根管的成功率。

10.3　根管系统的复杂解剖结构

根管治疗器械基本是为了预备主根管而设计的，也就是根管系统中最主要、空间最大的部分。主根管内有大量的牙髓组织，在感染情况下，还包含了细菌及其产物。然而，根管系统中也存在其他细菌感染扩散的潜在结构，包括峡区（图10.1）、侧支根管、根尖分歧、根管不规则区域和牙本质小管（图10.2）。

不管是原发性根尖周炎还是根管治疗后根尖周炎，感染根管中定植的细菌通常会形成附着于根管壁的生物膜结构[6-12]。除了主根管外，细菌生物膜还会在根管解剖变异结构，例如侧支根管、根尖分歧（图10.3）以及峡区（图10.4）等地方附着[13-16]。生物膜底部的细菌还会侵入并定植于邻近的牙本质小管中[8,17-18]。

峡区在一些牙齿中非常常见，尤其是磨牙。例如下颌磨牙近中根常常会出现峡区，很少有例外。有研究表明，70%～88%下颌磨牙的两个近中根管通过峡区相通[13,19]。同一组样本中，Mannocci等[20]在17%～50%的牙齿根尖5mm发现峡区，峡区发生率最高的部位在根尖3mm处。还有一些学者报道，高达80%的磨牙根尖3～5mm的位置存在峡区[21-23]。

分歧包括副根管、侧支根管和根尖分歧（图10.5）。这些结构可以发生在任何牙位以及牙根任何位置，但更常见于根尖段以及后牙中[15,24]。一般来说，在75%的牙齿中可以观察到分歧[15]。具体来说，分歧在根尖1/3的发生率为73.5%，在根中1/3为11%，在根冠1/3为15%[25]。

分歧的发生率高，但为什么根侧病损在临床上并不常见。这可能与分歧的尺寸、通畅性以及其微生物情况相关。分歧越大，细菌定植

图10.1　成年男性下颌第一磨牙牙髓坏死伴根尖周炎。近中根根中1/3的横截面上可见细长且不规则的峡区连通两个主根管（Taylor's modified Brown & Brenn；原始放大倍数×16）。

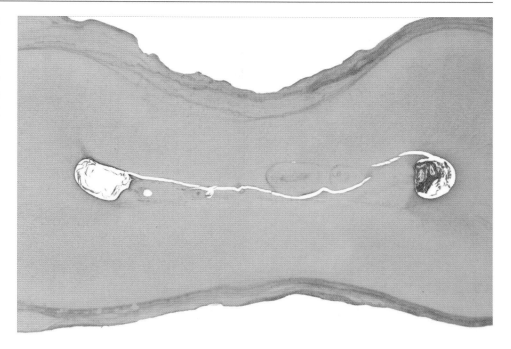

和细菌毒力因子积累的空间越大。磨牙侧副孔径是10～200μm[26]。侧副孔的最大直径比报道的主根尖孔的平均直径小2～3倍[27-29]。这有助于解释为什么牙髓源性病损在根尖区比牙根侧方更常见。

在有根尖周炎的患牙中，70%～80%根管的牙本质小管中有细菌入侵[17,30]。尽管在体内，细菌入侵牙本质小管的深度通常较浅，但在有些患牙中可观察到细菌可到达约300μm的深度[8]。仅用化学机械预备不太可能清理掉牙本质小管深处的细菌（图10.6）。

椭圆形根管及扁形根管对实现理想的机械预备是一种挑战，尤其是当使用旋转器械时。这是因为旋转器械进行的是圆形预备，根管长径的边缘凹陷部位往往预备不到（图10.7）。根据定义，椭圆形、长椭圆形和扁平根管分别是指根管横截面的最大直径和最小直径比<2：1，2～4：1及>4：1的根管[31]（图10.8和图10.9）。根尖1/3处长椭圆形根管的总发生率约为25%，其在下颌切牙及上颌第二前磨牙中发生率更高（>50%）[32]。下颌磨牙远中根根管通常也是椭圆形或扁平状。

对于根管治疗后持续性根尖周炎为特点的根管治疗失败病例，进行形态学研究，结果发现患牙峡区[6,10-11]、侧支根管和根尖分歧[6,10,14,33-35]、根管凹陷[10]、牙本质小管[6,10,18]中存在持续感染。该研究强调了感染控制的必要性，不仅要对主根管，还要对整个根管系统进行感染控制。

10.4　弯曲根管：根管预备的巨大挑战

根管弯曲度是影响根管预备的另一个解剖因素。直根管的预备通常无特殊之处，但弯曲根管的预备成形通常具有挑战性。当器械通过根管弯曲部位时，通常会倾向于变直而恢复其原始形态。这导致器械在切削根管壁时，会对根管弯曲内壁以及根尖段外壁产生更大的压力（图10.10）。在弯曲度更大的根管以及在使用较大号/材质较硬的器械时，这种影响会更加明显，并使

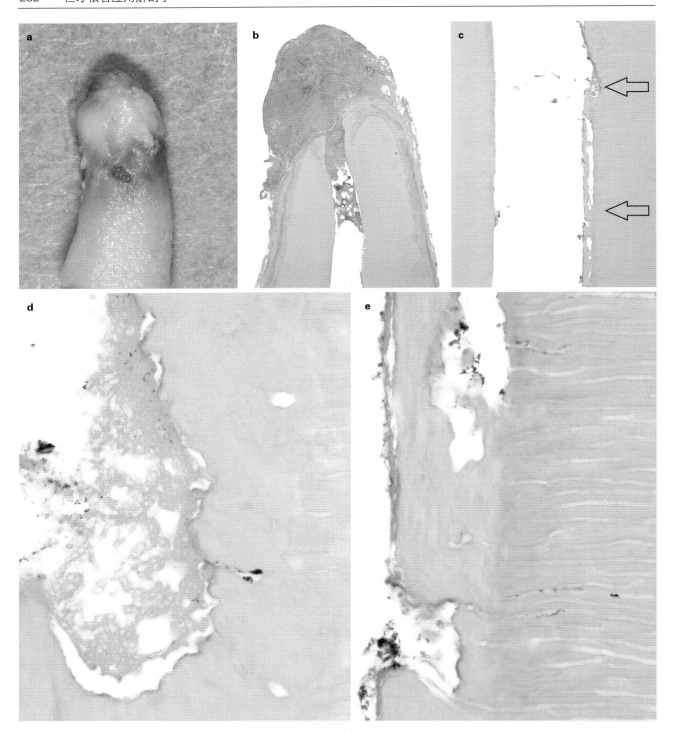

图10.2　（a）32岁男性上颌第一磨牙的腭根牙髓坏死且无法修复。拔除该牙后可见根尖周病损组织附着在牙根尖；（b）约从主根管及根尖孔的中心切开（Taylor's modified Brown & Brenn; 原始放大倍数×16）；（c）根管中1/3的局部，也是图b的冠方部分。根管几乎是空的，碎屑极少（原始放大倍数×50）；（d）图c上方箭头所示区域的高倍视图。先前根管内吸收的部位已经形成了管状第三期牙本质。该区域充满坏死组织碎屑和细菌（原始放大倍数×400）；（e）图c下方箭头所示区域的高倍视图。无管状第三期牙本质经过吸收过程形成"隧道"。偏冠方区域存在不规则的吸收。这些部位会藏匿细菌。可以注意到一些牙本质小管中有细菌定植（原始放大倍数×400）。

图10.3　20岁男性下颌第一磨牙的远中根尖，该牙4年前有牙髓治疗史。影像学检查显示根尖周病变没有愈合，有临床症状，有根尖切除指征。组织切片显示患牙有多个根尖分歧，有的根尖分歧中可见厚厚的细菌生物膜（箭头所示）（Taylor's modified Brown & Brenn；原始放大倍数×16）。

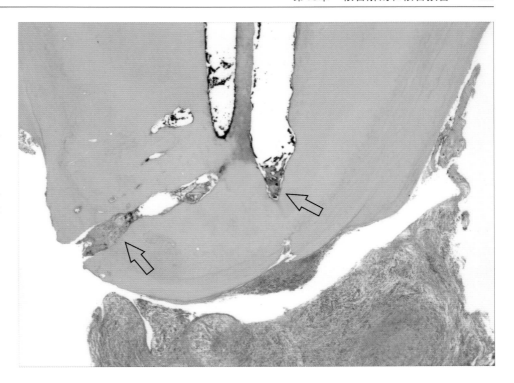

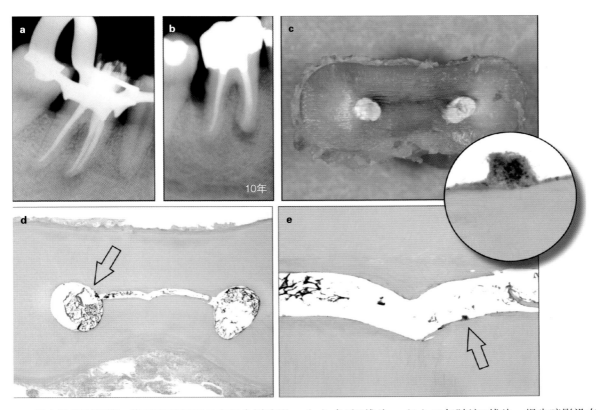

图10.4　42岁女性的下颌第一磨牙牙髓坏死且有根尖周暗影。（a）术后X线片；（b）10年随访X线片。根尖暗影没有变化，并出现了严重的牙周问题，决定拔除患牙；（c）近中根被截成3个部分。根中1/3横截面可见峡区；（d）平行于图c的横切面。可见峡区连通两个近中根管（Taylor's modified Brown & Brenn；原始放大倍数×16）；（e）峡区中倍视图（原始放大倍数×100）。箭头所示部分被放大。生物膜附着在峡区根管壁上（原始放大倍数×630）；（f）图d箭头所示左侧根管区域的中倍视图（原始放大倍数×100）；（g）图f中箭头所示高倍视图。根充材料和根管壁之间可以观察到细菌生物膜。

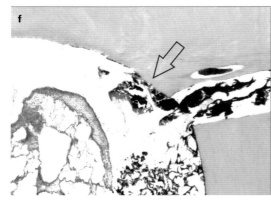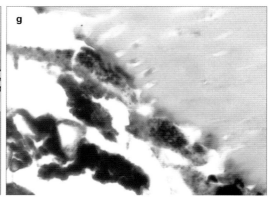

图10.4（续）

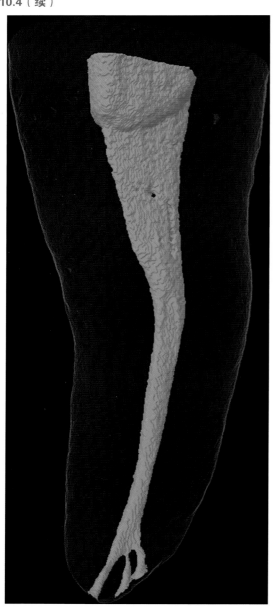

图10.5　下颌前磨牙显微计算机断层扫描的三维重建图像，可见根尖分歧（三角区）。（由Estácio de Sá大学，牙髓病科，Micro-CT实验室的José C. Provenzano和Marília Marceliano-Alves提供）。

根管预备的最终形态不规则，容易产生医源性失误，包括台阶、穿孔、根管偏移（根尖拉开）、根尖孔偏移及碎屑堵塞。事实上，因为根管弯曲的复杂性，目前根管机械预备的理念及器械生产的进步都是基于弯曲根管的处理策略。

过去由于不锈钢器械的物理性能限制，通常推荐对弯曲根管进行小根尖直径预备。减小弯曲根管根尖预备直径的主要原因是：①较小的机械预备可以减少对根管壁的切削从而减少不受控制的切削动作；②小号器械更柔软而不易产生医源性失误[36]。然而，小号器械预备的最大问题是可能会影响化学机械预备的清理和消毒效果以及根管充填的质量。

为了提高弯曲根管成形的可预见性和安全性，根管预备器械的制造和设计以及预备技术都在不断进步。使用镍钛（NiTi）合金制造根管治疗器械是牙髓病学最大的突破。镍钛合金的弹性模量比以往使用的不锈钢器械更低，使器械弹性及抗塑性变形能力更强。与不锈钢器械相比，镍钛器械在预备弯曲根管时，可以将根尖预备的更大且不易偏移，并减少失误的发生[37-40]。

镍钛合金的超弹性及抗循环疲劳特性使其可以沿着根管弯曲连续旋转。因此，目前用于根管预备的大多数镍钛器械都是由马达驱动的，可连续或往复旋转运动。螺旋轴及尖端的创新设计、不同横截面形状和大锥度或变锥度的设计也都提高了器械预备弯曲根管的能力。通过电抛光的表

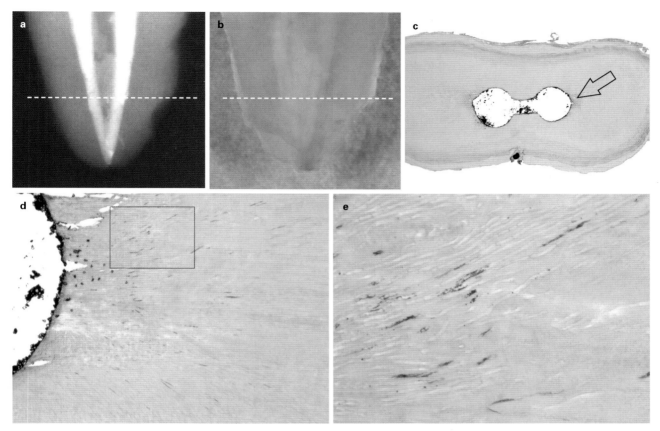

图10.6 实验病例：镍钛机用器械预备不可保留的下颌第一磨牙的近中根管，5%次氯酸钠溶液冲洗，机械预备过程中仔细冲洗根管45分钟，使用热牙胶技术及根管封闭剂同期进行根管充填，7天后拔除患牙。（a）近中根的近远中向影像学检查；（b）牙根脱矿处理后浸泡在清亮溶液中的照片；（c）图a和图b中虚线位置的横切面。两个近中根管在这个水平通过一个较宽的峡区相交通（Taylor's modified Brown & Brenn；原始放大倍数×16）；（d）图c中箭头所示区域的中倍视图，许多牙本质小管相当深的位置中都有细菌定值（原始放大倍数×100）；（e）图d中矩形所示区域的高倍视图，可以看到牙本质小管里的细菌（原始放大倍数×400）。

面处理也可以消除器械的表面缺陷，提高其抗疲劳性能[41-45]。

多年来，为了提高根管器械的柔韧性和抗疲劳折断的能力，人们采用了很多方法，包括不同的热机械处理和镍钛合金的化学成分改进。这种情况下，镍钛合金有两个重要的改进——M-wire合金[46-47]和R相（处于不同晶体结构的镍钛合金）[48]。一些制造商对马氏体含量高的器械进行热处理，生产出更柔韧的器械（由于存在氧化层，器械呈金色或蓝色）。

此外，不同设计概念的器械预备有挑战性的复杂解剖结构根管，包括椭圆形和扁根管。这些特殊器械包括自适应锉系统（SAF，ReDentNOVA，Ra'anana, Israel）、TURShape（Dentsply Sirona, Tulsa, OK, USA）和XP-endo Shaper（FKG, La Chaux-de-Fonds, Switzerland）。

尽管过去数十年市场上出现了很多不同品牌的器械，但对这些器械治疗效果的评价研究少之又少。事实上，许多器械在评估其临床效果的研究发表之前就已经被市场淘汰了。

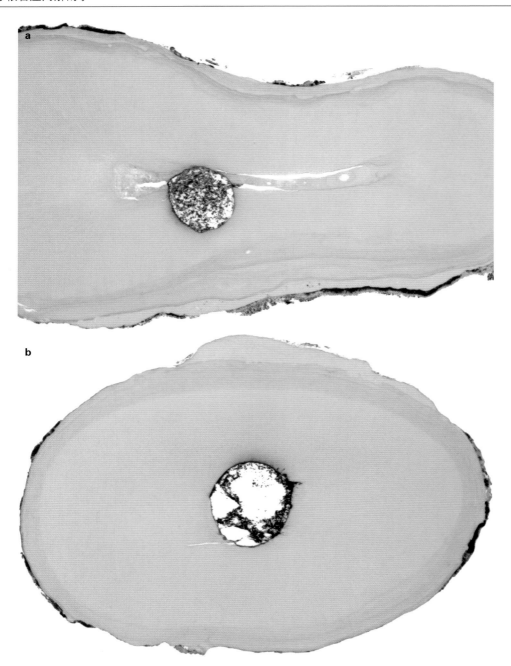

图10.7　7年前，上颌第一磨牙行根管治疗术。使用镍钛旋转器械进行根管预备，5%次氯酸钠溶液冲洗，热牙胶充填技术进行根管充填。尽管使用了手术显微镜，但是近颊根只找到一个根管口。患牙因为无法治疗的牙周疾病被拔除。（a）近颊根根中1/3的横切面。旋转器械仅仅预备到了长椭圆形近颊根管的一小部分。注意，尽管进行了大量冲洗，根管未预备到的部分还是充满了坏死组织（Taylor's modified Brown & Brenn; 原始放大倍数×16）；（b）远颊根根中1/3的横切面。不同于其他牙根，原始形态为圆形的根管可以使器械预备到整个根管（原始放大倍数×16）。

图10.8　长椭圆形根管。牙髓坏死的下颌第一磨牙远中根根中1/3的横切面。根管管腔内充满坏死组织碎屑及细菌生物膜（Taylor's modified Brown & Brenn；原始放大倍数×16）。

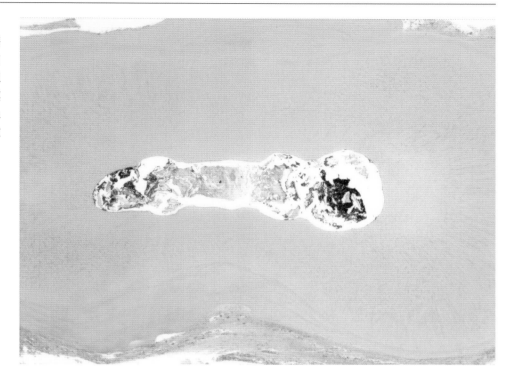

图10.9　扁根管。活髓下颌第一磨牙近中根根中1/3的横切面（HE染色；原始放大倍数×16）。

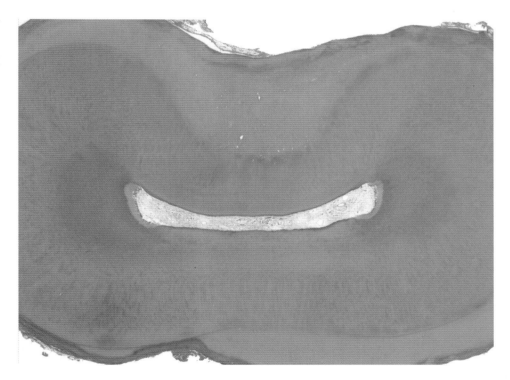

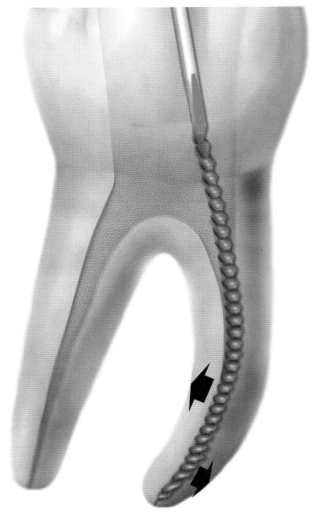

图10.10 弯曲根管使根管预备变得更加复杂，并且使器械对特定根管壁产生更多的切割（箭头）。

10.5 根管预备的根尖止点

根尖周组织对根管治疗的反应与治疗中器械到根尖的长度有关。这对术后疼痛的发展和远期预后有重要影响。

对于术后疼痛，许多研究表明，在根管预备不超出根尖孔的情况下，一般没有或仅有轻微疼痛，且通常在1周内减轻[49-51]。然而，根管预备时有意或无意超出了根尖孔，如过度预备的病例中会出现严重的不适感，这种情况在感染牙齿中尤为严重。研究发现，根管治疗过程中有意扩大根尖孔会增加术后疼痛的发生率及程度[52-53]。

根管预备的根尖止点对根管治疗远期预后的影响被广泛研究。影像学检查发现预后较好的牙齿根管治疗后往往没有明显的根尖周病损，没有感染的体征和症状，包括疼痛、肿胀和窦道[54-56]。

只要在根管治疗过程中保持无菌状态，防止细菌进入根管，活髓牙根管治疗的预后似乎不受根尖止点的影响[57]。但是很显然，应避免过度预备根管，因为它会导致术后疼痛。对于活髓牙，通常推荐工作长度比影像学根尖短1~2mm。

因为感染、牙髓坏死伴或不伴根尖周炎的根管，以及有根管治疗后疾病的患牙是另外截然不同的情况。在上述多数病例中，细菌到达根管根尖处，有可能定植在根尖孔及根尖分歧或其附近，与根尖周组织密切接触[6,35,58-59]。

因为根管根尖区残留的细菌可能会影响治疗效果，所以化学机械预备的长度最好不短于根尖感染的水平。但问题是，根尖感染的水平可能在根管中段到根尖段之间的任何位置[60-62]，临床上并不能准确定位这个位置。因此，建议机械预备的根尖止点应尽可能接近根管末端。然而，我们仍要注意，根管机械预备到达此点时会存在过度预备的风险，可能会将感染的碎屑和原根管充填材料推出根尖孔，导致术后疼痛和治疗失败。

为了有效清理和消毒感染根管的大部分根尖段，建议使用疏通锉。基于这个理念，在机械预备前和每更换一个型号器械后用小号锉超出根管末端1mm来疏通根管。小号器械应该被动地通过而不扩大根尖狭窄处。使用疏通锉是为了：①破坏根尖的细菌生物膜，使其更容易受冲洗液和宿主防御影响；②将抗菌冲洗液带到根管根尖段，可能加强该区域的消毒作用；③保持根尖孔通畅，减少操作失误的风险及术后疼痛[63]。研究报道，使用通畅锉可使根管治疗及再治疗效果更佳[64]。

感染根管根尖段的根管工作长度是如何确定呢？一项研究表明，当感染患牙行根管治疗，工作长度短于影像学根尖0～2mm时，可以取得最佳的成功率[54]。Ricucci等[65]研究了由同一医生治疗的1300多个根管后发现，牙髓坏死患牙根管工作长度短于根尖1～1.5mm时预后最好。

由于通常可以在根尖片上看到根尖的位置，所以根尖片常常被用来作为确定工作长度的一个参考。但是，通过根尖片只能大概确定根尖止点的位置。根管电子长度测量仪已被用来确定根尖止点，并有很好的准确度和可靠度[66-68]。据报道，无论牙髓处于何种状态，在90%～100%的病例中，目前市场在售的根管长度测量仪都可以精确到距根尖孔±0.5mm范围内[68-74]。但是，也应拍摄X线片来确认根管电子长度测量仪的结果。

10.6　根管预备的工作宽度

临床工作中，通常不能十分确定是否进行了足够的根管清理和消毒以便确定预备终点。目前已提出的标准如下：

（1）肉眼所见，器械上收集的牙本质碎屑是干净的。

（2）根管冲洗后纱布上收集的冲洗液是干净的。

（3）根管壁上有玻璃般光滑的触感。

（4）根据不同牙位的平均根尖孔直径大小预先确定根管预备尺寸。

（5）根管扩大到比初尖锉（与根管壁有摩擦感的第一根锉为初尖锉）大2～4个号。

然而，这些标准还远远不够精确。满足所有这些标准的根管仍然可能包含组织碎屑和残留细菌。因此，在缺少可靠方法的情况下，只有当根管扩大到一定尺寸，与根管解剖和体积相匹配，且足够大到能安全有效地减少细菌时，才能认为根管的化学机械预备是彻底的。

市场上已经出现了一些现成的器械套装。这意味着预备的根尖直径不是由临床医生治疗的某个根管决定的，而是由他正在使用的器械型号决定的。每个个体的根管系统解剖结构都是独一无

二的，个体间差异较大，这使得任何标准化的操作都易出错。一刀切的方法肯定不能彻底清理、成形和消毒所有根管。

也许，将每个根管视作独立的个体，通过初尖锉（标准"5"）来确定最终根尖机械预备大小更能接近实际情况。不考虑在非圆形（椭圆形、扁平）或冠方钙化的根管中预期存在的误差，这至少是一种衡量初始根尖直径的方法，然后把这个测量结果作为决定最终根尖预备宽度的参考。因此最终根尖宽度可能比初尖锉大3个或4个号，但同时也要考虑文献中提到的在距根尖孔1mm处的平均初始直径[32,75-77]（标准"4"）。

可想而知，在进行感染患牙治疗时，根管预备的工作宽度与根尖止点同样重要。研究表明，感染根管根尖预备尺寸越大，根管内细菌减少的越多[78-86]。另外，在根尖预备较大的根管中，次氯酸钠（NaClO）溶液的消毒效果比生理盐水好[83,86]。根尖预备的越大，根尖清理的越干净[87-88]。

一项关于治疗效果的随机前瞻性研究评估了与初尖锉相关的根尖预备尺寸的影响[89]。作者发现，根尖周炎的治愈率随着治疗器械尺寸增加而逐渐提高：48%（大2个号）、71%（大3个号）、80%（大4个号）、92%（大6个号）。然而，统计结果显示，只大2个号的组的治愈率明显低于其他组。一篇系统性综述根据目前最佳临床证据建议较大的根尖预备尺寸，可以改善根尖周炎治疗效果[90]。

根尖段根管预备的宽度必须足够以加强清理和消毒效果，同时需要与根管解剖结构相适应以免过度预备导致台阶形成或穿孔。此外，还应注意避免根管冠方过度预备，后者将会带来不必要的牙根削弱及根折风险[91]。

连续大锥度器械的缺点是器械进入根管越深，不必要的冠方牙本质切割越多。所以，建议使用大锥度小尖端直径的器械预备根管冠方，使用小锥度大尖端直径的器械预备根管根尖[92]。为

了解决这个问题，已出现了广泛使用的变锥度器械（Reciproc、WaveOne、ProTaper等）。

近年来，引入了微创牙髓治疗的理念。该理念强调在可行的情况下尽可能多的保留牙本质结构，保护牙齿避免折裂。这个理念包括保守的髓腔入路预备和更小的根尖预备。微创治疗对根管清理、成形和消毒以及根尖周炎治愈率及患牙生存率的影响还没有得到统一结论。尽管如此，如上所述，还是建议在预备过程中尽量避免过度切削牙本质，如使用冠方直径较小的旋转器械，在减少冠方牙本质损失的同时可以保证较大的根尖尺寸，以控制感染。

10.7 根管冲洗：加强清理和消毒

根管冲洗是根管预备过程中必不可少的步骤。其主要目的如下[63]：

（1）通过冲洗，机械性地去除细菌及其产物，还有牙髓和牙本质碎屑。

（2）化学消毒。

（3）溶解软组织。

（4）清除玷污层。

（5）在器械疏通和预备根管时起到润滑作用。

在根管清理和消毒过程中，冲洗的机械化学作用起着至关重要的作用。不管是在根尖正压或负压情况下，冲洗的机械作用都与根管内冲洗液的流量有关。任何冲洗液［如生理盐水、次氯酸钠（NaClO）溶液、氯己定（CHX）等］均能产生物理作用。生理盐水冲洗根管产生的物理作用确实可以显著减少细菌数量[78,85-86]。然而，具有抗菌作用的冲洗液（NaClO、CHX）的化学作用可以显著提高感染根管内细菌清理效果[83,96,93-97]。

有几种物质已被提议作为根管预备过程中的主要冲洗液。次氯酸钠（NaClO）溶液是使用最广泛的冲洗液，并经受住了时间的考验。目前它的使用浓度范围为0.5%～6%。次氯酸钠具有很强的广谱抗菌活性，可在短时间接触后杀死大多数口腔细菌[98-99]。次氯酸钠还具有组织溶解的作用，可以提高根管清理效果[100-102]。

有人建议用氯己定（CHX）替代次氯酸钠，主要是因为次氯酸钠具有强烈的气味和组织毒性。氯己定是一种阳离子双胍类物质，对多种口腔菌属有良好的抗菌作用[98-99,103-104]。它对牙本质有亲和力并表现出良好的组织相容性[107-108]。

一些临床研究比较了次氯酸钠和氯己定作为主要根管冲洗液时根管内的抗菌效果，未见明显差异[109-112]。临床医生在选择根管冲洗液时也应考虑一些其他特性。氯己定比次氯酸钠的毒性低[108,113]，并且表现出亲牙本质特性，这可能会延长其抗菌作用[105-106]。另外，氯己定缺乏组织溶解能力，但这是次氯酸钠的最大优势之一[101,114]。为了同时利用这两种冲洗液的优势，一些临床医生在机械预备过程中使用次氯酸钠作为主要冲洗液，然后辅助使用氯己定用作终末冲洗[115-116]。该方法在加强根管消毒方面显现出了良好的效果[115,117-118]。必须指出的是，在次氯酸钠和氯己定之间必须使用生理盐水或蒸馏水等冲洗液，以避免次氯酸钠和氯己定发生化学反应生成含对氯苯胺的棕红色色素沉淀[119-120]。

根管预备过程中器械对牙本质壁的切割作用会形成$1\sim2\mu m$厚的玷污层，玷污层也会被挤压进入牙本质小管深达$40\mu m$[121]。为了加强根管消毒和根管充填材料的适应性，建议去除玷污层[122-124]。玷污层中的无机成分可以通过脱矿物质或产品去除，包括乙二胺四乙酸（EDTA）[125]、柠檬酸[126]和含多西环素的产品（BioPure MTAD, Dentsply, Tulsa, OK, USA和Tetraclean, OgnaLaboratoriFarmaceutici, Milano, Italy）[127-128]。

10.8 根管解剖对根管成形的影响

如前文所述，解剖因素可能为根管成形带来巨大挑战。根管弯曲度、椭圆形或扁根管以及其他病理性或医源性原因都可能会影响在机械预备过程中获得一个合适的连续锥形根管。

　　根管弯曲给根管预备带来了极大的复杂性，因为器械在弯曲根管内做切割运动时更倾向于切割某部分根管壁。一些使用显微计算机断层扫描（Micro-CT）[129-132]和组织细菌学方法[16]的研究表明，即使采用现代旋转镍钛器械预备根管，主根管仍有部分根管表面没有被预备到。这主要是因为：

（1）根管预备的尺寸小于原始根管直径。大于原始根管直径的预备更有可能清理到不规则区域并接触所有根管壁。

（2）根管弯曲和/或根管横截面形态为不规则、椭圆形、扁形或C形。在弯曲根管中，器械倾向于预备特定的根管壁而接触不到其他地方。对于横截面不规则的根管，器械可能不能接触到所有不规则区域。

　　不同的预备技术会遗留有10%～50%的根管面未接触[132-135]（图10.11）。在椭圆形或扁形根管中根管未预备面积甚至更大。一项组织学研究发现，使用旋转器械预备椭圆形根管时，仅有40%的根尖段根管壁被接触到[136]。Micro-CT研究发现，使用不同的机械预备技术预备椭圆形根管后，未接触面积范围为5%～80%[132,135,137-142]。使用SAF系统预备椭圆形根管，未预备的根管壁较少，这是因为SAF系统的设计主要是为了能更好地适应横截面形态不规则的根管[132,139-142]。

10.9　根管解剖对根管清理和消毒的影响

　　根管治疗中感染控制的主要步骤是化学机械预备及根管内封药。前者对根管清理和消毒至关重要，因为器械和冲洗液主要作用于主根管，而

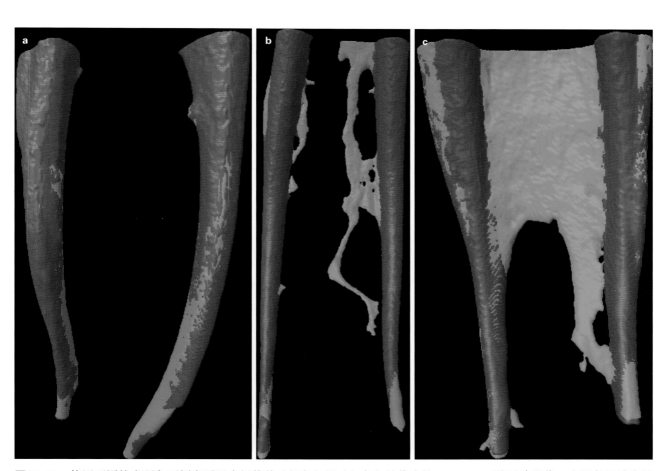

图10.11　使用不同技术预备下颌磨牙近中根管前（绿色）后（红色）的代表性Micro-CT三维重建影像。未预备区域为绿色。（a）Self-adjusting File；（b）Reciproc；（c）Twisted File（TF）。

主根管的牙髓组织最多，细菌密度最高。

大量研究表明，机械预备和冲洗能高效减少根管内细菌量[83-84,144-148]。临床研究[83,86]及体外研究[95-96,119]明确表明，与生理盐水相比，预备根管时使用抗菌冲洗液（如次氯酸钠）可显著增强消毒作用。大多数根管经机械预备并配合使用2.5%次氯酸钠溶液冲洗后，细菌数量可减少102～105倍，细菌总量减少95%～99%[95,97,149-150]。有规律的液体交换和大量冲洗应该能维持次氯酸钠溶液最佳抗菌效果，以补偿冲洗液浓度的影响[95]。据报道，与生理盐水相比，使用次氯酸钠的好处只有在根尖明显扩大后才能观察到[83,86]。

无论使用次氯酸钠或氯己定作为冲洗液进行化学机械预备，均可获得显著的抗菌效果，但临床细菌学研究发现，在机械预备后30%～60%的既往感染根管仍可检测到细菌[83-84,111-112,145,150-157]。

化学机械预备后细菌仍残留的主要原因是细菌对治疗有抵抗力，或是它们不受器械/冲洗液的影响。虽然一些微生物已被证实对一些根管抗菌药物具有耐药性[158-159]，但很少见其对机械清理和次氯酸钠溶液有抵抗性。细菌在治疗后仍存活不是因为它们有更强的抵抗能力，而是因为它们未受到器械和冲洗液的影响。

细菌持续未受影响是因为治疗不充分（机械预备程度小、预备水平未达根尖、冲洗不足等），或是因为细菌藏匿在一些难以到达的区域。事实上，即使经过精细完善的牙髓治疗后，后者仍是根管内细菌残留的主要原因。

解剖结构的复杂性表现为物理限制，是根管充分消毒需面对的巨大挑战。主根管管腔与小的不规则解剖区域通常均被纳入预备范围并被次氯酸钠作用到，但仍有一些细菌和有机组织会残留在器械及冲洗液无法到达的区域[10,13,16,160-161]。未受影响区域包括器械未接触到的根管壁、根管不规则区域、牙本质小管、峡区、侧支根管、根尖分歧[13-16,18,129,132,137]。这些区域通常不受影响是由于器械固有的物理限制及根管内冲洗液短暂的作用时间。若细菌生物膜持续在这些未接触到和未受影响的根管区域，治疗效果则会受到威胁[1]。

目前使用的手用或机用旋转镍钛器械通过扩孔运动对椭圆形或扁根管进行预备时常常达不到最佳清理和消毒效果[136-137,162-166]。根管最大直径（通常是颊舌向）的末端凹陷往往不能被清理到（图10.12）。这些凹陷除了藏匿残留的牙髓组织或细菌生物膜外，旋转器械机械预备时产生的牙本质碎屑也会被推入填塞到这些区域[167-169]。堆积的碎屑会影响根管充填质量[170]，而且在感染根管中，这些碎屑可能藏匿细菌，成为持续感染的潜在来源[10]。

图10.12　机用旋转器械预备后的椭圆形根管。根管长径末端的凹槽没有被预备到（箭头）。

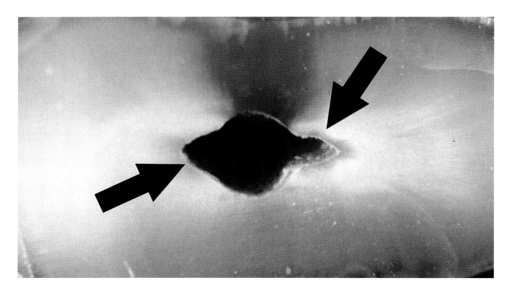

10.10 加强根管消毒的必要性

虽然机械预备和冲洗可显著清除感染根管内的细菌，但很多病例中仍能发现细菌残留。这意味着一些根管在存有可检测细菌的情况下就被充填。研究表明残留的感染会造成不良后果[171-174]。因此，在30%~60%的病例中，需要使用一些辅助消毒手段以创造一个利于根尖周组织愈合的生物学环境。

在器械和冲洗液的作用下，细菌仍然存活，且通常位于根管机械预备难以或不可能到达的区域，所以提出了在根管机械预备/冲洗后加强根管消毒的方法[175]。诊间封抗菌药物（如氢氧化钙糊剂），在大多数情况下能获得可预见的、更好的效果[16,83-84,118,157]。

学者们提出一些策略以改善单次诊疗消毒效果，从而避免为完成根管治疗而对诊间封抗菌药物及后续再次就诊的需求。最佳单次诊疗消毒（Optimized Single-visit Disinfection，OSD）的方法包括可替代传统化学机械预备或补充消毒效果的新系统和药物[175]。OSD措施包括为适应根管解剖形态而专门设计的器械、负压冲洗的EndoVac系统、氯己定或MTAD（Dentsply Sirona）作为根管终末冲洗液、声波或超声波激活次氯酸钠溶液、光动力疗法（PDT）、利用亚消融功率水平的Er:YAG激光的光子诱导光声流（PIPS）（Fotona, Ljubljana, Slovenia），以及GentleWave多声波系统（Sonendo, Laguna Hills, CA, USA）。

为处理不规则形态的根管而设计的一些新器械包括SAF、TURShape和XP-endo Shaper系统。后两者是最新推出的系统，仍需要研究其在椭圆形或扁根管中的清理和消毒能力，而SAF系统已经被广泛研究。SAF是一种中空的柔韧器械，旨在适应根管横截面的形状[176]。器械表面略粗糙，像砂纸一样刮除牙本质并扩大根管。SAF系统的一大优点是，在整个机械预备过程中，可以源源不断地输送冲洗液。研究表明，与传统器械相比，SAF在处理椭圆形根管时表现出更好的清理、成形和消毒能力[139,177-179]。然而，在圆形或窄小根管中，SAF与传统旋转镍钛器械相比没有明显优势[132,180]。

除了特殊器械外，处理椭圆形或扁根管的策略还包括：①在整个预备过程中或作为旋转器械的辅助，使用手用器械做圆周运动清理根管；②使用旋转器械时，将扁根管视作2个或3个独立根管进行预备[137]；③通过超声活化次氯酸钠溶液和将氯己定作为终末冲洗来加强清理和消毒[117]。

超声活化冲洗液，特别是次氯酸钠溶液，已经被广泛推荐用于根管消毒，并被称作"被动超声冲洗"（Passive Ultrasonic Irrigation，PUI）[181-182]。超声的抗菌和清洁作用通常与声流现象和空穴作用有关[183-185]。此外，超声还具有加热作用，并可能会将冲洗液带到复杂的解剖结构中。体外研究评估了在化学机械预备后使用次氯酸钠进行PUI冲洗的根管内抗菌效果，结果并不确定[94,117,186-187]。一些临床实验和分子微生物学研究表明，PUI没有显著的抗菌优势[180,188]。一项使用根尖片和CBCT的研究比较了使用或不使用额外超声活化冲洗的根管治疗效果，结果显示两组间并无明显差异[189]。

至于其他OSD方法，临床研究显示，使用EndoVac冲洗系统[190]、EndoActivator声波活化冲洗液[157]或使用MTAD作终末冲洗[191]时，消毒效果没有明显改善。使用氯己定作为终末冲洗液的效果也不确定[115,118,156]。目前为止，还没有关于PDT、PIPS、GentleWave系统抗菌效果的临床研究。

因此，尽管一些OSD方法在单次诊疗中有可能会提高根管清理和消毒作用的潜能，但是大部分结果来自体外研究，属于低水平证据研究。与传统机械预备/冲洗相比，没有统一的临床证据表明OSD可显著降低根管内微生物水平。因此，尽管研究表明其可以加强消毒效果，但目前的证据表明，原发性或根管治疗后根尖周炎都需要通过诊间封抗菌药物来加强根管系统消毒。

10.11　使用Micro-CT和其他分析方法进行根管机械预备的相关评估

目前，已有多种方法被用来研究化学机械预备的根管清理、成形和消毒效果。近年来评估根管成形效果最常用的方法之一是Micro-CT。Micro-CT最大的优点是无创，可以比较离体牙根管治疗前后形态的变化。

Micro-CT研究中一个常用参数是根管未预备表面积量。多项研究表明，不管使用什么预备器械和技术，主根管内都有相当大的表面积没有被预备到，在弯曲根管或椭圆形/扁根管中尤甚[132-135]。这些研究结果的临床意义在于，未预备的根管壁上可能有细菌生物膜和牙髓组织残留[132,192]。另外，考虑到次氯酸钠溶液具有抗菌和组织溶解作用，人们可能会期望次氯酸钠冲洗液可以到达并清洁和消毒这些根管壁。

因此，评估未被预备的根管壁表面形态是很重要的。这只有通过将Micro-CT和其他分析方法结合才能实现。一项结合Micro-CT和微生物学方法的研究对不同机械预备系统的化学机械预备效果进行了相关评估，结果显示根管未预备表面积与残留细菌量没有相关性[132]。但是，这些研究方法尚不能评估未机械预备区域的具体情况。

在另一项Micro-CT/微生物学相关研究中，Alves等[193]评价了两种OSD方法——PUI和XP-endo Finisher对下颌磨牙近中根管的消毒作用。基于Micro-CT结果对牙齿进行解剖学配对，制作感染根管模型并机械预备根管，使用次氯酸钠溶液作为冲洗液，辅助使用OSD方法。使用Micro-CT计算根管未预备表面积。从根管内及Micro-CT识别的峡区中取样并冷冻研磨处理。定量分子微生物学研究发现，OSD使得少量的细菌量减少，但只有XP-endo Finisher组有明显影响。相关分析再次证明了细菌数量的减少和根管未预备表面积百分比之间无统计学相关性。根据Micro-CT、冷冻研磨技术及分子微生物学相关分析方法研究表明，

没有任何一种方法可以有效地消毒峡区[193]。

一项使用了Micro-CT和显微镜［光学显微镜及扫描电镜（Electron Microscopy, SEM）］的相关研究描述了活髓牙及死髓牙中未被预备的根管壁形态[194]。研究中使用往复旋转镍钛系统进行机械预备并结合次氯酸钠溶液冲洗。通过Micro-CT确定出未被预备的根管表面后，用显微镜观察是否有残留的牙髓组织、细菌及牙本质碎屑。除了活髓牙的根管冠方部位，大部分未被预备的根管壁上都有组织残留和/或细菌（图10.13）。

10.12　我们为什么会成功呢

在文献中，有一些研究分析了根管治疗失败的原因。然而，大多数牙齿的根管解剖形态十分复杂，机械预备、冲洗液和相关技术均无法彻底清理和消毒整个根管，这就引发了一个问题：那么非手术根管治疗为什么会成功呢？

这个问题没有明确的答案，但是对于根尖周炎患牙，按照可接受的标准进行根管治疗后获得了较高的成功率，或许可以解释如下：

（1）最初的细菌感染局限于主根管。而机械预备和冲洗主要作用在主根管。当感染没有扩散到其他难以到达的区域，并且通过化学机械预备得到了有效控制时，许多感染牙齿的治疗可能会成功。

（2）整个根管系统的细菌感染都被有效地清除了。如果治疗遵循可接受的标准，并包含可处理到峡区、根管凹陷、分歧和牙本质小管内感染的措施，则整个根管系统被成功消毒且根尖周炎愈合的概率更大。

（3）残余细菌量处于亚临界负荷。众所周知，为了根尖周炎愈合，根管无须灭菌（杀死所有细菌）。事实上，细菌数量应该减少到与组织愈合相适应的水平[1]。因此，在许多病例中存在这样一种可能性，根管难以到达的区域里存在的细菌量很少，或是通过治疗细菌

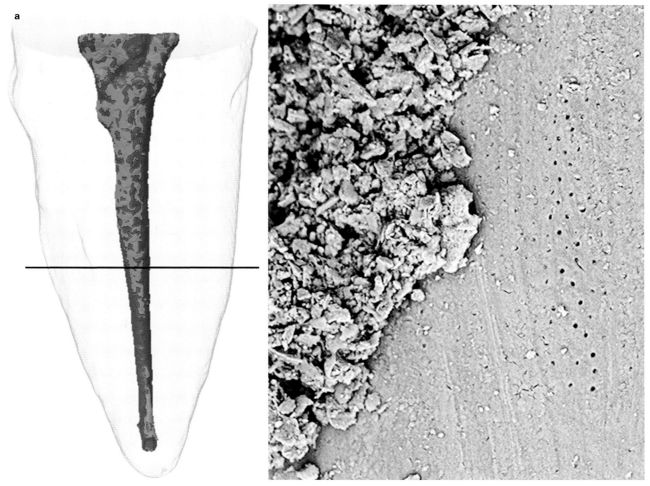

图10.13 （a）下颌前磨牙根管预备前（绿色）后（红色）代表性的Micro-CT三维重建影像；（b）图a标记部分的扫描电镜图像，可以看到未预备根管壁上的碎屑。

量减少了。

（4）残留的细菌不能直接进入根尖周组织。细菌需要不受限制地通过根尖或侧方开孔或穿孔进入根尖周组织才能引起根尖周炎。根管中/冠1/3部分存在很多复杂的解剖结构。这些部位的细菌可能不能受到治疗的影响而持续存在。然而，如果它们不能接触到根尖周组织，就不太会影响根管治疗的效果。

第11章 根管解剖与根管冲洗

Internal Tooth Anatomy and Root Canal Irrigation

Christos Boutsioukis

摘要

复杂的牙内解剖结构无疑是冲洗液在清洁和消毒根管系统时的主要障碍之一。无论使用何种根管冲洗方法，冲洗液所能到达区域的直径以及冲洗液的黏度似乎都限制了大部分冲洗液在相对宽阔的区域内流动；因此，冲洗液分子/离子向狭窄区域的流动主要依赖于扩散，这是一个慢得多、效率低得多的过程。只要冲洗针头插入根管的长度接近工作长度，且根管充分预备，那么冲洗针头冲洗主根管的效果与其他冲洗方法相似，但是需要额外使用输送与激活冲洗液的方法来清洁根管鳍部、未预备的椭圆根管延伸区域、峡部和侧副管。应避免减小开髓孔尺寸或主根管的大小，否则会使这项操作难上加难。

11.1 概述

复杂的根管系统形态无疑是治疗过程中的主要限制性因素之一[1-2]。在初次根管治疗和非手术根管再治疗后，器械和冲洗液难以到达的区域中留存的微生物是治疗失败的主要原因[2-3]，因此有必要努力改善整个根管系统的清理和消毒。为了实现这些目标，有必要对根管内部解剖结构进行轻微的调整；首先必须预备一个开髓孔，在大多数情况下，还需要扩大主根管，以使冲洗液能够到达根尖解剖结构[4]；未实施这一关键步骤似乎会大大阻碍冲洗液发挥作用[5]。尽管如此，即使在根管充分扩大之后，冲洗液在清理根管前还必须进一步克服一些障碍，才有可能对整个根管系统进行消毒。

本章讨论了目前可用的根管冲洗方法在根管系统各个部分的表现以及根管解剖结构带来的局限性，并尝试根据现有的证据强调影响冲洗液在这些区域渗透的关键参数。

C. Boutsioukis, D.D.S., M.Sc., Ph.D.
Department of Endodontology, Academic Centre for Dentistry Amsterdam (ACTA), University of Amsterdam and Vrije Universiteit Amsterdam, Amsterdam, The Netherlands
e-mail: c.boutsioukis@acta.nl

© Springer International Publishing AG, part of Springer Nature 2019
M. A. Versiani et al. (eds.), *The Root Canal Anatomy in Permanent Dentition*,
https://doi.org/10.1007/978-3-319-73444-6_11

11.2 冲洗液在根管系统内的运输

冲洗液，特别是其化学活性粒子（分子/离子），理想情况下必须到达根管系统的所有区域以破坏生物膜、杀死微生物、溶解牙髓组织残留物，并清除牙本质碎屑[1,4,6]。最快、最有效的运输机制是冲洗液输送或在激活过程中产生的大量液体运动（冲洗液流动），这个过程被称为对流[7]。在流动的冲洗液与上述目标直接接触的区域，冲洗液流除了促进粒子的传输外，还有助于根管系统的机械清理。然而，大量冲洗液的流动主要局限于根管系统较宽大的部分。

在流体不能到达的区域，粒子仍然可以通过扩散（流体中随机的粒子运动）来传输，但这种机制明显慢于对流，其速率进一步受到粒子大小、温度和浓度梯度的影响[7]。此外，扩散也不利于机械清理。鉴于根管系统的解剖复杂性和常规治疗时长的限制，强烈建议使用对流作为一种主要的冲洗液输送方式，以确保充足的冲洗液至少能够到达主根管全长，并仅依靠扩散来到达那些由于大规模流体运动本身受限而较难触及的区域。

11.3 冲洗液的表面张力与黏度

通常认为，降低冲洗液的表面张力可以增强冲洗液在根管系统内的渗透，特别是在侧副根管和牙本质小管等狭窄空间中的渗透[8-11]。然而，表面张力只在两种不相容流体之间的界面上才重要[12-13]；例如，在冲洗液和气泡之间存在这种界面，但不存在于冲洗液和组织液或牙本质小管液之间，因为这些液体是可混溶的。根管壁是亲水性的，很容易被冲洗液润湿[14-16]，因此目前没有证据表明这种界面有规律地存在于根管系统中从而限制了冲洗液在根管内的渗透。

最近的研究证实，向普通冲洗液中添加润湿剂（表面活性剂）以降低其表面张力，并不能增强次氯酸钠对牙本质小管的渗透[17-18]。此外，较低的表面张力似乎不会增强次氯酸钠对浮游细菌[19]或牙本质小管内细菌[17]的抗菌效果，也不会增强其组织溶解能力[20-22]。相反，表面活性剂的加入似乎加速了游离有效氯的流失[23]。通常使用的螯合剂对牙本质中钙的去除和对玷污层的清理似乎也不受其表面张力的影响[16,24]。

值得注意的是，在离体或体外实验中，如果使用非常干燥的标本或由疏水材料制成的人工根管，或者根管是用非水液体（如某些油基造影剂）冲洗的，那么冲洗液的表面张力确实可能成为一个重要的因素。然而，应该忽略这样的情况，因为它们是由不切实际的实验条件造成的假象。此外，表面活性剂本身除了降低表面张力的作用，还可能会发挥一些抗菌效果[25]，因此需要进行适当的对照实验来排除这种可能性。

虽然冲洗液在根管系统内的流动不受表面张力的影响，但它仍受到冲洗液黏度的影响，这种特性描述了冲洗液的内耗和流动阻力[12,26-27]；黏度较低的液体会更容易流动。次氯酸钠溶液的黏度与蒸馏水的黏度相似[28-29]，似乎随液体浓度的升高略有增加，随温度的升高而降低[19]。它对冲洗液渗透的影响在牙髓医学文献中很大程度上被忽视了，但有一些迹象表明，较低的冲洗液黏度确实可以提供一种优势[30]。此外，据报道，在次氯酸钠溶液中添加表面活性剂实际上可以在一定程度上增加溶液的黏度，从而阻碍而不是促进冲洗液在根管系统中的渗透。

11.4 髓室

在根管治疗过程中，髓室是进入根管系统的第一个部分。髓室的清理和消毒通常被认为是一个简单的过程，因为器械和冲洗液都很容易接触到这个区域，而且牙科手术显微镜提供了最佳的能见度。然而，根据微创牙髓学的原则预备保守的、甚至是超保守的"忍者"开髓孔[31-35]可能会影响根管清理，同时其在牙齿抗折方面的优势也存疑。

11.5 主根管

除了髓室，主根管可能是根管系统中最容易到达的部分，它可以被预备扩大且至少可以用器械进行部分清理[36-37]。对主根管的最佳清理与有效的冲洗液渗透和交换，是对其他较难到达的根管区域进行清理及消毒的先决条件。就像开髓孔和髓室在机械预备过程中起到冲洗液储存库的作用一样，主根管也起到储存冲洗液的作用，使粒子能够扩散到更偏远的区域。此外，在冲洗液输送或激活过程中，主根管中产生的水流可能会驱动其他区域的水流。

主根管内的一个重要阻碍是冲洗液不能畅通无阻地流过根尖孔，因此从流体力学的角度来看，根管表现为一个根尖封闭系统[38-42]。与两端开放的系统相比，在这样的系统中进行有效的冲洗液交换和清洗更具挑战性[12,43-44]，而且离体和体外冲洗实验的指南已经发布，并重现了这些临床实际条件[41-42]。当冲洗液通过根尖孔挤出时会出现一个偏差[45]，但在大多数情况下，与用于主根管冲洗的大量液体相比，这只是一个非常小的量[46-48]，因此根尖封闭系统的概念仍然有效。

使用注射器和大针头（21～23G）仅在髓室或根管的冠1/3处输送冲洗液（表11.1），这是过去提倡的一种技术[30,49]，这意味着冲洗液只能通过锉或扩散作用向根尖1/3输送。目前，细针针管冲洗广泛应用[1,50-55]，但其效果取决于根管扩大程度和针头与根管工作长度（WL）的距离[52-53,56-61]。

在相同条件下，末端封闭式针头在根尖冲洗液交换方面总是不如开口式针头有效[39,44,53,60-64]。由于其产生了非常低强度的射流及部分侧方作用，即使在理想条件下，冲洗液的渗透性也被限制在末端封闭式针头根尖方向的1mm或更小范围内[62]，并且只有通过增加根尖尺寸、锥度或冲洗液流速（图11.1和图11.2）[39,44,60-61,63,65]才能实现轻微的改善。因此，根管根尖需要预备至允许将冲洗针头插入到距工作长度1mm的范围内，同时在冲洗针周围提供足够的空间，让冲洗液反向流向根管口；对于广泛使用的30G针头，若要满足这些要求，最小的根尖尺寸30～35号（取决于锥度）似乎是必需的（表11.1）[66-67]。

表11.1 符合ISO 9626:1991/Amd. 1:2001[66]的医用针头规格和相应的牙髓器械尺寸

ISO 9626:1991/Amendment.1:2001（医用针头）				
规格尺寸	公制尺寸（mm）	外径（mm）		内径（mm）	相应的器械尺寸*
		最小	最大	最小	
21	0.80	0.800	0.830	0.490	90
23	0.60	0.600	0.673	0.317	70
25	0.50	0.500	0.530	0.232	55
26	0.45	0.440	0.470	0.232	50
27	0.40	0.400	0.420	0.184	45
28	0.36	0.349	0.370	0.133	40
29	0.33	0.324	0.351	0.133	35
30	0.30	0.298	0.320	0.133	35
31	0.25	0.254	0.267	0.114	30
32	0.23	0.229	0.241	0.089	25

*将不存在的器械尺寸四舍五入为下一个器械尺寸

末端开口式针头在针尖端产生更强烈的冲洗液射流，这在冲洗液贯穿主根管方面是一个明显的优势[62-63,65]。然而，冲洗液的渗透力还取决于根管的根尖尺寸和锥度以及冲洗液的流速[44,53,62-63,65]。在根尖尺寸小于30号的根管中，冲洗液不能到达超过针尖外1mm的地方（图11.1）[59-60]，在距工作长度 1mm处宽松地插入30G的末端开口式针头是不可行的；将末端开口式针头卡在非常靠近工作长度的地方可能导致冲洗液挤出根尖孔[47]。在较大的根管中冲洗液渗透性大大提高，此时将这

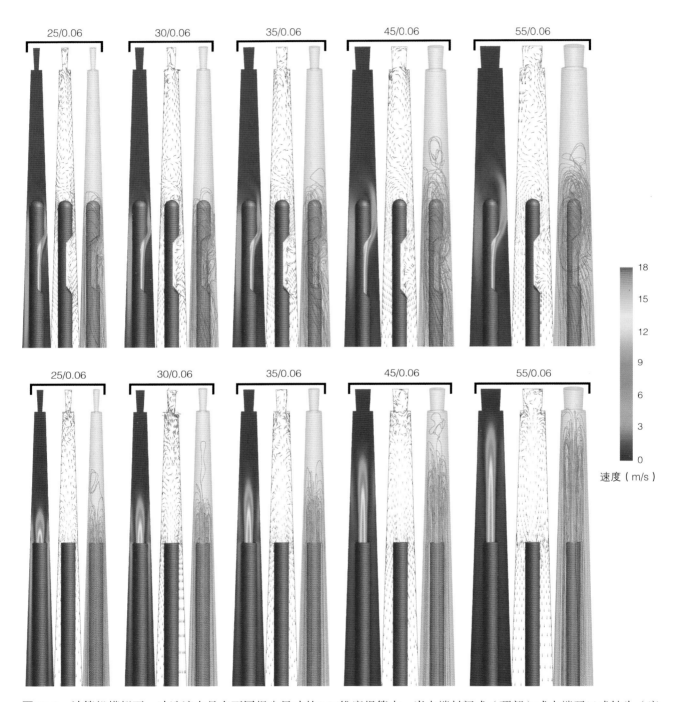

图11.1 计算机模拟下，冲洗液在具有不同根尖尺寸的0.06锥度根管中，当末端封闭式（顶部）或末端开口式针头（底部）放置在距工作长度短3mm处，液体流动的时间平均冲洗速度等值线（左）、矢量（中）和流线（右）三联图。红色的是针头。随着根尖尺寸的增加，冲洗液向根尖方向的渗透力也随之提高，这种影响在末端开口式针头上表现得更为明显（经许可转载和修改[60-61]）。

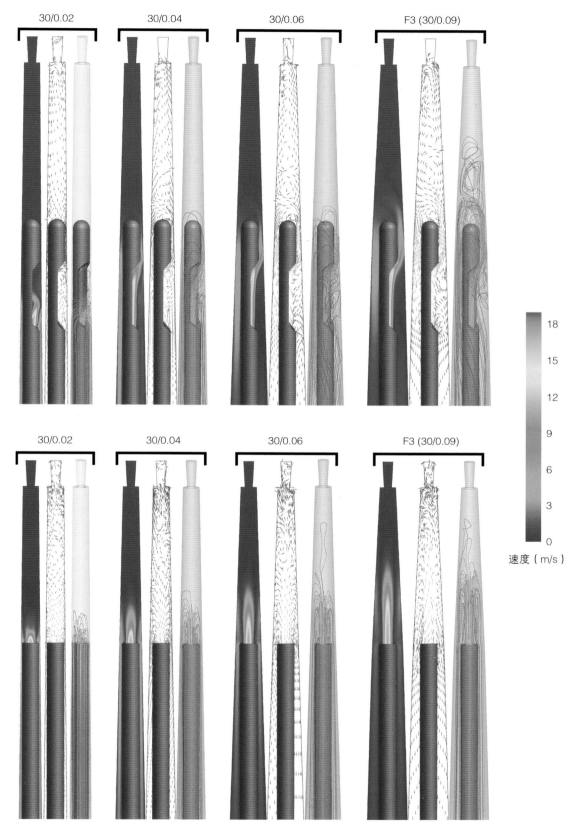

图11.2　计算机模拟下，冲洗液在根尖尺寸为30不同锥度根管中，当末端封闭式（顶部）或末端开口式针头（底部）放置在距工作长度短3mm处，液体流动的时间平均冲洗速度等值线（左）、矢量（中）和流线（右）三联图。第四种情况涉及ProTaper Universal F3锉的形状（Dentsply Tulsa Dental，Tulsa，Ok，USA）。红色的是针头。锥度的增加提高了冲洗液的渗透能力，这种影响对于开端开口式针头更为明显（经许可转载和修改[61]）。

些针放置在距工作长度2~3mm的位置，不会影响冲洗液交换（图11.1~图11.3）[44,53,60-61,63,65]，同时降低冲洗液超出根尖孔的风险[47]。因此，与末端封闭式针头相似，要使末端开口式针头冲洗到主根管的全部范围，也需要最小根尖尺寸为30~35

号[53,60-62]。

几项体外研究发现当根管充分扩大并且针头放置在距离工作长度推荐的距离内时，未能检测到注射器冲洗与其他几种冲洗液输送或激活方法（包括负压冲洗、声波和超声激活）在去除主

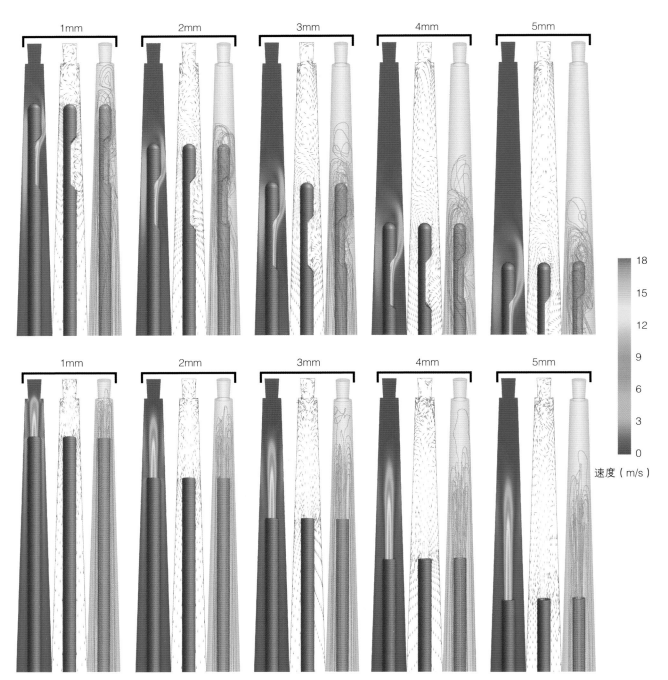

图11.3　计算机模拟下，冲洗液在尺寸为45/0.06的锥形根管中，当末端封闭式（顶部）或末端开放式针头（底部）放置在距工作长度1~5mm处，液体流动的时间平均冲洗速度等值线（左）、矢量（中）和流线（右）三联图。红色的是针头（经许可转载和修改[53]）。

根管内软组织残留物、硬组织碎屑、细菌或生物膜方面的显著差异[68-75]。一项随机对照临床试验评估了单根管和解剖形态相对简单的牙齿患根尖周炎的愈合情况，结果也表明注射器冲洗和超声波激活没有区别[76]，这似乎与前述研究一致。同时，也有几项研究没有发现注射器冲洗和其他方法之间的显著差异，尽管还不清楚这些研究是否确实满足了根尖扩大和针头插入靠近工作长度的要求[54,77-83]。相反，研究表明与其他方法相比，注射器冲洗对主根管的清理和消毒效果较差，而这些研究一般没有将根管扩大到足够的尺寸和/或针头插入距离工作长度太远[38,52,84-86]，但也有少数例外[87-88]。

这些对根尖预备尺寸的要求与旨在保存尽可能多的牙体硬组织的最小根管机械预备的新兴趋势不一致[31]。即使没有具体的指导原则，根管预备时通常将较小的根尖尺寸（≤25）和较大的锥度（≥6%）结合在一起。然而，没有证据表明在冲洗液渗透方面增加锥度可以补偿根尖尺寸减少带来的影响；相反，根尖尺寸的影响似乎比锥度的影响更明显[60-61]。

在注射器冲洗过程中，只要根管能够充分扩大，并且针头可以插入到接近工作长度的位置，根管弯曲似乎不会阻碍冲洗液的渗透[51,64]。然而，重度弯曲可能会限制根尖扩大。更细、更灵活的冲洗针头（31~32G）可能能在这样的根管中更接近工作长度，但关于它们输送冲洗液的能力、流量以及根管清理方面的信息非常有限。此外，与30G针头相比，使用这些针头时需要对注射器施加3~6倍的力，才能达到相同的流速[89]。其他冲洗方法（如根尖负压冲洗和激光活化冲洗），也需要插入非常接近工作长度的套管或工作尖，这些也受到较小根尖尺寸的限制[90-92]。

基于根管内锉/尖横向振荡（如声波或超声波激活）的任何方法都不太可能在最小限度预备成形的根管内或极度弯曲的根管内表现出显著的优势；这种摆动的锉/尖即使在足够大的直根管中也

会频繁地与根管壁接触，这似乎会抑制锉/尖的振动[93-94]；在狭窄而弯曲的根管内多点接触根管壁可能会更多地抑制这种振动[95]。一项小型体外研究观察到超声激活性能在直根管和弯根管[87]中的差异可归因于根管壁接触和阻尼作用。然而，另一项体外研究发现使用超声锉时，根管曲率对冲洗液向根尖方向的渗透没有任何影响[96]，但人工根管是由一种非常软的材料制成的，与牙本质不同，这种材料可能无法提供强大的阻尼。

尽管光子诱导光声流（PIPS）的性能没有明显的缺陷，但针对根尖尺寸<30的根管中的微生物，PIPS似乎也没有明显的优势[97]。因此，根据目前现有的证据，狭窄和弯曲根管中的主要替代方案是使用合适的牙胶尖手动动态激活[52]或采用多声波激活系统[83]冲洗根管。

正如非常小的根管很难冲洗一样，根管冲洗在非常大的根管中也会出现局限性。在这种情况下，冲洗液可以很容易地渗透到主根管的所有地方[60-61]，但其速度会降低，因为有更多的空间可供流动，从而降低了由壁面剪切力产生的机械清洁效果（图11.4）[60-61]。由于在注射器冲洗过程中，高壁面剪切力只影响针尖附近主根管的有限区域[52-53,60-62]，在这种情况下可能改善机械清理的一种方法是在冲洗过程中沿根管上下移动针头，使高剪切力作用到尽可能多的根管壁上；即使在较小的根管中，这种纵向针头移动也可能提供优势。

在冲洗过程中，气泡可能被困在主根管的根尖部分，并可能阻碍冲洗液的渗透，这种现象被称为根尖气锁[42,98-101]。气泡在狭窄的根管中似乎更常见，但早期的研究可能也高估了它出现的频率，因为这些研究将针头插入的位置远离工作长度，以非常低的流速冲洗（图11.5），或使用疏水材料制成的人工根管[101]。与广泛研究持有的观点[42,98,102]相反，在冲洗过程中，根尖气锁似乎不是一个主要问题。通过将根管扩大到最小根尖尺寸35号，并在非常接近工作长度的位置插入冲洗针

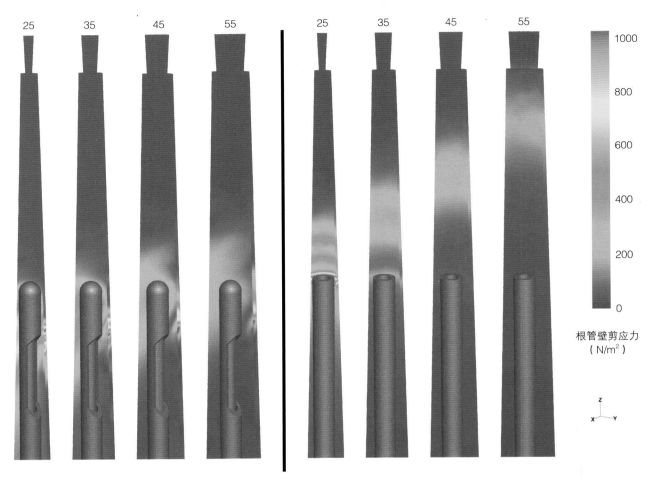

图11.4　计算机模拟下，在具有不同根尖尺寸的0.06锥度根管中，末端封闭式（左）或末端开口式针头（右）放置在距工作长度短3mm处冲洗根管时，根管壁上剪切力的时间平均分布图。为了同时评估针头的位置只展示了一半根管壁。红色的是针头（经许可转载和修改[60]）。

头，即使是短暂的，也可以容易地去除气泡或防止气泡被卡住，而不需要任何辅助的冲洗方法[101]。

这些操作同样适用于去除金属器械切割牙本质后主根管壁上形成的玷污层[103-104]。根管内偏远区域和相当一部分主根管仍未被器械预备到[36]，因此也没有玷污层。故它的清理只涉及主根管的一部分，而且应该可以使用注射器冲洗，但最有可能需要冲洗液的联合使用[1]。然而，使用超声锉来激活螯合剂并改善玷污层的清理效果似乎甚至适得其反，因为由此导致的温度升高实际上会降低螯合剂的钙结合能力[2]。

最后，超声激活冲洗液可以在某种程度上去除少量牙本质并导致根管偏移，从而改变主

根管的解剖结构，特别是当使用超声K锉时（图11.6）；这已在离体和体外直根管[105]和弯曲根管[106-107]中得到证明。

11.6　未被机械预备到的椭圆形根管延伸部和鳍部

大多数现有的器械和技术不能完全预备到椭圆形根管和从主根管侧向延伸的鳍部[108-112]。因此，这些非机械预备区域的清理和消毒需要由冲洗液从主根管内进入来完成。除了生物膜和牙髓组织残留物之外，在机械预备过程中，牙本质碎屑也可能会堆积在这些区域，这可能会阻碍冲洗

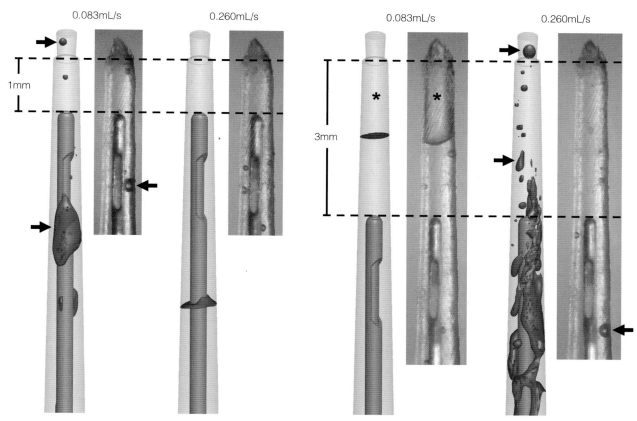

图11.5 根据计算机模拟和体外实验，在尺寸为50/0.04的锥形根管根尖部分发生气泡滞留（根尖气锁）。冲洗液以0.083或0.260mL/s的流速通过插入到距工作长度1mm或3mm处30G末端封闭式针头导入。蓝色表面为计算机模拟气泡与冲洗液界面。只有完全占据根管内一部分根尖区域的大气泡才会形成根尖气锁（＊）。漂浮在冲洗液（箭头）中的较小气泡是次要的，因为它们不能阻止冲洗液渗透到根管的任何部分（经许可转载和修改[101]）。

图11.6 Micro-CT的三维重建图像显示预备后的根管壁（黄色）和不同超声锉激活30秒和60秒后去除的牙本质量（红色）（经许可转载和修改[107]）。

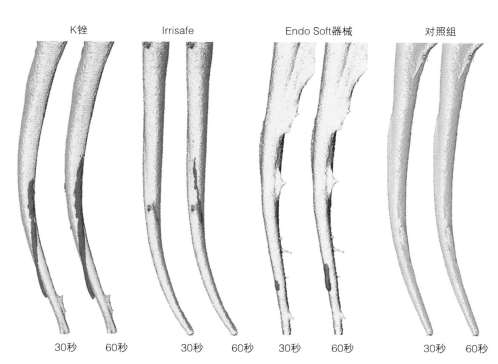

液的进入[113]。目前的证据大多局限于离体或体外关于去除根管壁人工沟槽和凹陷中牙本质碎屑的研究，这一清理过程可能主要依赖于机械清洁效果，而关于牙髓组织残留物和更重要的生物膜的去除方面的研究非常有限。将根尖大小从30增加到40或50，通过各种方法似乎都不会影响对这些区域的冲洗作用[114]，但30号可能已经为冲洗液提供了一条足够的通路。当结合较小的根尖尺寸（20号）时，主根管的锥度似乎对人工沟槽和凹陷的清理过程有显著影响（20号）[115]。此外，这些空间的长度、宽度和深度可能会影响它们的清理效果。

几项研究一致认为，额外补充的冲洗方法在去除鳍部和未机械预备的椭圆根管延伸部位的牙本质碎片[29,87,90,93,114,116-118]或软组织残留物[119]方面比注射器冲洗效果更好，但每种方法的相对效果尚不清楚。激光激活冲洗似乎是最有效的方法，其次是超声激活[90]，至少在直根管中是如此，但这两种方法的效果可能取决于一些操作参数。例如，使用高功率[120]以及使锉/尖向目标区域摆动[121]时，通过超声激活的清理效果改善显著，这是临床使用期间可能不满足的条件。短时间间断超声激活（≤20秒）结合激活期之间反复新鲜冲洗液的导入比起持续更长时间的激活（≤3分钟）更有效[122-123]，重复这一过程似乎会产生累积效应[29]。事实上，重复次数比激活持续时长更重要[29,116]，这可能与在每个激活期[123]启动时产生的不稳定振荡和由此产生的强烈流动有关。超声锉的清理效果似乎可以从工作尖向根尖方向扩展3mm，至少在直根管中和使用高功率时是如此[96]。

通过摆动工作尖持续输送冲洗液和超声激活似乎也比注射器冲洗和其他几种方法更有效，但没有与更广泛使用的间断超声激活进行直接的比较[118]。自动正压脉冲输送系统似乎不如超声激活有效，至少在直根管中是如此[87,114]，但有一些迹象表明，在弯曲的根管中，它可能优于超声激活[87]。在某些条件下，塑料头或金属针的声波激活效果不如超声激活，但仍优于注射器冲洗[93,117]，同样的情况似乎也适用于牙胶尖的手动动态激活和根尖负压冲洗[118]。然而，这些结论是基于有限数量的研究得到的。

11.7　峡部

峡部是同一牙根中两个相邻根管之间的狭窄带状连接，可能包含生物膜、牙髓组织残留物和牙本质碎屑[124]。峡部的清理比主根管的清理更具挑战性[72-74,125]，其局限性类似于椭圆形根管延伸部和鳍部。然而，冲洗液可以从两个侧面进入峡部，即从与之相连的每个主根管进入，这可能是一个优势。如果峡部向冠方延伸至髓室，则可能存在冲洗液额外的入口。

两项研究没有检测到注射器冲洗和其他几种辅助方法（包括间断超声激活、持续冲洗液导入、摆动针头超声激活、声波激活和根尖负压冲洗）在清除峡部牙本质碎屑方面的显著差异[70-71]，但他们的研究结果可能受二维评估方法灵敏度较低的影响。最近使用Micro-CT的研究表明，与注射器冲洗相比，超声激活、根尖负压冲洗和附加的终末成形旋转NiTi锉机械预备可以清除峡部中更多的牙本质碎屑[75,113,126]。在间断超声激活或持续冲洗液导入和摆动针头超声激活去除牙髓组织残留物方面也获得了类似的结果；这两种方法都比注射器冲洗效果更好[72,77,127-128]，尽管使用大针头可能会阻碍其插入深度，但这一参数对于峡部的清理也仍然很重要[55]。研究还发现，在清除峡部中部和根尖1/3区域的牙髓组织残留物方面，多声波激活系统比注射器冲洗更有效[83]，但两种方法使用冲洗液的量有很大的不同。

联合评估主根管、峡部、所有侧副根管和牙本质小管的细菌清除效果时发现超声激活及附加的终末成形旋转NiTi锉机械预备之间没有显著差异[129]。然而，其他方法似乎也没有那么有效；用牙胶尖进行手动动态激活比根尖负压冲洗留下的牙髓组织残留物更多[125]，而在去除人为放置的胶原方面，只在冠方到工作尖顶端之间的某些区域，声波激活的表现优于注射器冲洗[73]。此外，注射器导入和排空装置的联合使用在去除牙髓组织残留物方面的效果与注射器冲洗相比，效果相当或更差[74]。

从流体力学的角度来看，开放的峡部可以解决根尖闭合系统的主要问题，为冲洗液渗透提供明显的优势[130]；冲洗液可以沿着一个根管到另一个根管的连续路径通过峡部，而不需要在同一根管内产生反向流动。峡部连接距离根尖越近，冲刷主根管的效果就越好。最近的一项研究将注射器放在其中一个相连的根管中导入冲洗液，在第二个根管中进行根尖负压排空，两者结合以迫使冲洗液通过峡部，结果显示与单独进行注射器冲洗或根尖负压冲洗相比，可更有效地清除牙本质碎屑，与超声激活相比结果一致[131]。当两个通畅的根管在根尖附近融合时，即使没有开放的峡部连接，也可能存在类似的优势。

11.8 侧副根管和牙本质小管

在根管冲洗方面，侧副根管和牙本质小管面临相似的挑战，但为不同宽度级别的挑战。侧副根管直径比主根管小，但比牙本质小管大；对副孔的形态学研究报告直径为 $10 \sim 200\mu m$ [132]。相比之下，牙本质小管的直径仅为 $0.5 \sim 3.2\mu m$ [133]。在冲洗过程中，侧副根管和牙本质小管都表现为末端封闭的空腔，与主根管相似，因此也存在同样的冲洗限制。然而，使用器械或冲洗系统通常不可能进入侧副根管，更不用说牙本质小管了。化学机械预备只能部分去除侧副根管入口的组织残留物[134]，这对牙本质小管也可能是一样的。

侧副根管和牙本质小管内的冲洗液流动是由主根管内的水流驱动的，并且似乎仅限于大约其直径2倍的深度内（图11.7），在此之后扩散成为冲洗液运输的主要方式[135]。因此，为了保持良好

的浓度梯度，需要主根管中的最优冲洗液更替方案，任何冲洗液温度的升高和更长的使用周期都可以加强粒子的运输[135]。这三个参数对次氯酸钠溶液在牙本质小管内渗透的重要性及其在牙本质小管内的抗菌作用已在体外研究中得到证实[136-138]，但缺乏关于侧副根管的类似研究。然而，在活体根管内很难将冲洗温度维持在 $35 \sim 37\,^{\circ}\mathrm{C}$ 以上，除非不断输送预热的冲洗液[139]或原位加热冲洗液[140-141]，因此温度驱动的扩散加速通常是短暂的。显然，玷污层似乎降低了牙本质小管内冲洗液的抗菌效果，但它不会产生不透水的屏障[142]。

关于侧副根管的冲洗，人们似乎一致认为，间断超声激活、持续冲洗和摆动针头超声激活是最有效的方法；而注射器冲洗、根尖负压冲洗和声波激活效果较差[141,143-145]。这些发现可以由超声激活期间在主根管内产生的强烈水流[146]（这也可以确保最佳浓度梯度）和温度升高[140-141]来解释。只要侧副根管入口可以通过主根管内的水流到达，侧副根管的位置水平和角度似乎不影响冲洗液的渗透和清理效果[106,141,143-145]。

与声波激活法、牙胶尖手动动态激活法和注射器冲洗相比（声波激活法比后两种方法稍微有效一些），超声激活似乎也能在牙本质小管中实现更深的冲洗液渗透[147]。自动正压脉冲输送系统似乎也比注射器冲洗更有效[148]。然而，值得注意的是，除了主根管的扩大和冲洗针的插入深度不足之外，这两项研究都使用了染料作为标记物来量化渗透性，而它的表现可能与常用的冲洗液不同[142]。在注射器冲洗1分钟后，染料的渗透深度可达 $2.3\mathrm{mm}$ [148]，这比报道的次氯酸钠溶液在 $2 \sim 20$ 分钟后最大渗透深度（$300\mu m$）要深得多[136,138]。另一项研究发现当同时检测主根管与牙本质小管时，注射器冲洗和激光激活冲洗的抗菌效果没有任何差异[149]。

然而，侧副根管和牙本质小管的清理对于根管治疗成功的重要性仍存在争议[134,150]。尽管在清理侧副根管方面存在局限性，而且它们的内容物

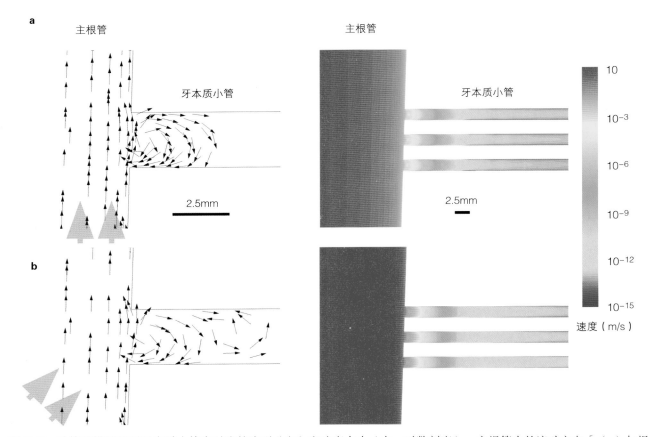

图11.7　计算机模拟得到牙本质小管内对流的流型（左）和速度大小（右，对数刻度）。主根管内的流动方向［（a）与根管壁平行；（b）与根管壁成45°）］由蓝色的大箭头表示。在靠近小管口的地方，水流总是平行于管壁的。冲洗液速度在牙本质小管内迅速减慢（经许可转载和修改[135]）。

基本上不受治疗流程的侵扰，但在许多情况下，根尖周炎症似乎并未持续存在于它们周围[134]。此外，牙本质硬化症是一种生理过程，大约在生命的第三个10年，始于根管的根尖部分并逐渐向冠方发展，逐渐阻塞许多牙本质小管[151]，从而阻止细菌和冲洗液的渗透。这是牙本质小管感染和消毒研究中经常被忽视的一个重要混杂因素[152]。

11.9　结论

尽管新的冲洗方法不断发展，但复杂的解剖结构仍将是根管冲洗的终极挑战。无论采用何种方法，冲洗液的黏度及其需要到达区域的直径似乎都是限制流量的主要参数。另外，治疗时间可能是粒子扩散到根管偏远区域的主要限制。我们目前对冲洗液在根管系统内的传输和作用的了解显然不完整，需要进一步的研究来确定这些问题的潜在解决方案。然而，必须记住根管系统的清理和消毒是一项本质上要求很高的任务，应该避免通过预备超保守的开髓孔或最小根管成形来增加更多的阻碍，特别是在没有证据表明这些做法具有优势的情况下。

第12章　根管解剖与根管充填

Internal Tooth Anatomy and Root Canal Obturation

Arnaldo Castellucci

摘要

根管治疗的最终目的是在根管得到彻底的清理、成形和消毒后对其进行三维的严密充填。根管充填的目的是封闭根管系统和根尖周组织之间所有的"通道"，以阻碍两者间任何形式的交通。因此，根管系统必须被完全且彻底的充填，并且不留有任何空隙。大多数根管治疗失败的案例已经被反复证实与根管充填不完全有关。另外，众所周知根管系统可以进行消毒，但不能进行灭菌操作。所以根管充填作为中和残留在根管壁和牙本质小管中细菌的唯一方式，被认为是根管清理措施的最后一步。了解根管清理成形后进行充填的生物学因素，将指导我们在临床上选择最佳的充填材料和充填技术。

A. Castellucci, M.D., D.D.S.
Private Practice Limited to Endodontics,
Florence, Italy

Endodontics, University of Cagliari Dental School,
Cagliari, Italy

Micro-Surgical Endodontics, Specialty of Oral
Surgery, University Federico II of Naples,
Naples, Italy

12.1　根管充填的生物学考量

1931年，Rickert和Dixon[1]提出了"空管"理论，认为活体组织内的空隙往往会在短时间内被组织液充满。这一理论是基于研究者们观察到植入实验动物体内的空心注射针的末端周围出现炎症反应，而如果植入物是实心无孔材料时则不会发生这种反应[1]。2年后，Coolidge[2]得出结论，在未充填或充填不完全的根管中，细菌会通过"引菌作用"快速地在这些空隙中积聚的组织液中定植。换言之，细菌通过血液循环到达并定植在这些空隙中，此时它们仍然受到机体防御系统的保护，不受吞噬作用的侵袭。这些细菌以聚集在空隙中的组织液作为营养来源。组织液中的有机物分解和细菌代谢所产生的刺激性物质被认为是周围炎症反应产生的原因。

多年来，受到这一理论的影响，人们普遍认为根管必须填充至根尖，任何根管系统内的空隙都必须被完全消除，否则根管的未充填部分将会积聚组织液和炎性渗出物。这将使得细菌可以通过引菌作用快速定植，从而阻止或延缓根尖周病变的愈合。

然而，近期的一些研究反驳了"空管"理论[3-7]。研究显示，在动物实验中，将无菌空玻璃管[3]或聚乙烯管[4,8]或者甚至是未充填根管[6]植入新鲜的牙槽窝内，在管子开口端周围不会引起炎症或仅引起轻微的炎症。其他作者[7]的动物实验研究表明，将具有空管的塑料牙植入新鲜牙槽窝后，管子的开口端周围没有产生任何炎症，而且在许多案例中，这些空隙随后被纤维组织或骨组织填满。后者多发生在根尖开口较大的根管[6]。因此，这些研究有力地推翻了先前的"空管"理论并可能得出如下结论：活体组织内的空隙不一定伴随着炎症或组织破坏；相反，它们可能与生理性修复有关（图12.1a，b）。

1981年，Delivanis等[9]通过动物实验研究否认了在仅充满组织液的空管内或在牙髓摘除后的根管内存在引菌作用的可能性。实验证明，血源性细菌（引菌作用）在慢性炎症区域的选择性定位是一种众所周知的现象[10-15]。例如，它可以解释为什么受到创伤的牙髓未暴露于口腔环境之中但却已有细菌的存在。该理论表明，血管的存在是引菌作用发生的必要条件：细菌可以很容易地定植在组织存在的部位，甚至可以定植在已发炎或正在坏死但仍存在血液循环的组织，而不是简单地定植在只有组织液而不存在血液循环的空间里。基于上述研究可以得出，对已经完成清理和成形的根管进行完全充填并不是为了防止组织液中的细菌定植，而是为了抑制残留在根管中的细菌存活和繁殖，因为即使经过最彻底的根管消毒，根管系统中仍然可能有细菌残留。

人们普遍认为，彻底清除感染根管中的牙髓组织碎屑并对根管系统进行灭菌是难以实现的[16-21]（图12.1c，d）。在大多数情况下，能达到的就是对根管系统进行消毒。微生物仍可能被隔离在已被切削成形的牙本质壁更深层的牙本质小管内[22]。因此，它们超出了机体吞噬细胞防御的范围，而且坏死的残留牙髓组织和渗出物可作为微生物的营养来源，有助于维持它们的活力。然而，如果根管系统在三维空间上被严密充填，细菌所在的牙本质小管的一侧被牙骨质封闭，另一侧被充填材料封闭，则其无法获得营养而增殖或存活[23-27]（图12.1e，f）。Moawad[29]证实了Morse等的发现[28]，其研究表明处于完全充填根管内的细菌在根管充填后5天内无法存活。

Peters等[27]的研究显示，没有证据表明应该采取特殊处理方法（氢氧化钙或碘仿糊剂）来杀灭牙本质小管中的细菌。这些细菌要么在治疗过程中不能生存，随后被灭活；要么数量不足以引起或维持病变过程。当然，这一结论从大量的经完善处理的根管治疗成功案例中得到了佐证[30-32]。这显然不是因为治疗后的牙髓牙本质复合体几乎达到了无菌状态，而是因为根管充填前的残留细菌数量已经明显减少。另有体外研究表明，牙本质小管中的大多数细菌在去除营养供给后24小时内便会死亡[33]。

Sjøgren等[34]研究了根尖周炎患牙在存在感染时行根管充填对根管治疗疗效的影响。研究发现，尽管细菌培养呈阳性，但是根管治疗仍取得了成功，这是因为残余的细菌被填埋在根管内。在成功愈合的病例中，根管充填时存在的细菌包括厌氧消化链球菌、奈氏放线菌、具梭核杆菌和粪肠球菌，而且当根管恰填或超填时，根管治疗都是成功的。换言之，这意味着少数的失败病例都是那些根管欠填的病例，这也证实了残留在已消毒根管中的细菌如果有生存和增殖的空间，则可能会导致根管治疗的失败。在机械化学清理及次氯酸钠溶液消毒后，用牙胶和根管封闭剂对根管系统进行充填与封闭也会剥夺残留微生物的营养供给，从而降低它们的致病或维持疾病的能力。也有学者提出，牙胶本身也具有一定的抑菌活性，可能是由于牙胶中含有氧化锌成分[35]。然而，如果前期未对根管系统进行消毒与成形，则不能仅仅使用牙胶和封闭剂充填根管。

Klevant和Eggink[36]提出假设，即便根管进行了完善的清理、成形，如果没有进行严密充填，由于血液循环不足，在没有细菌存在的情况下，累积的组织液也可能会分解成根尖周组织的刺激

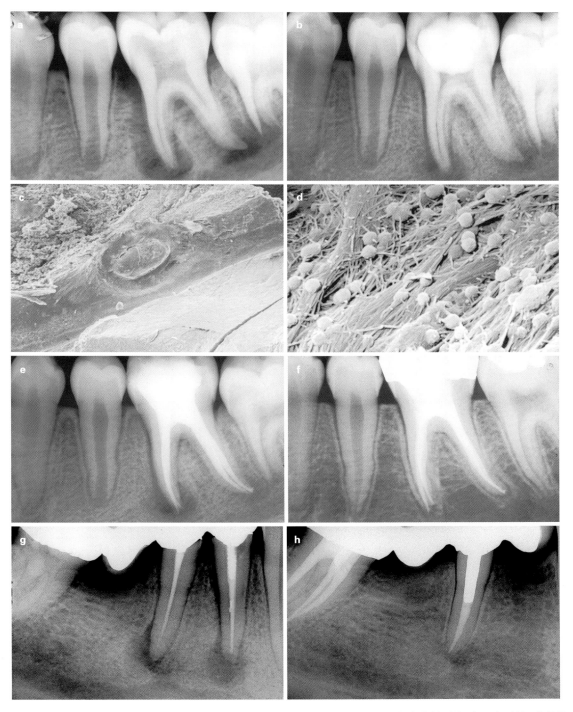

图12.1　（a）左下颌第一磨牙术前X线片；（b）2月后复诊X线片。年轻患者因疏忽未能按时复诊。患牙的4个根管已经被清理、预备成形并封药。可以注意到根尖周病变的愈合情况，尽管尚未进行根管充填，但已经开始愈合进程；（c）扫描电镜（SEM）下观察已经清理成形的下切牙根尖1/3。我们可以注意到在距离根尖孔几毫米处的根管壁上附着一明显的钙化团块（×60）；（d）图c细节图。可观察到在紧邻钙化物尖端的区域存在有机物，但是显然器械无法到达该区域（放大倍数×4000）；（e）图a病例的术后X线片；（f）2年后复诊X线片；（g）下颌第一前磨牙和第二前磨牙根尖周组织低密度影，根管欠填。第一前磨牙远中牙周膜间隙较宽，根管内植入有螺纹桩，在管壁牙本质和螺纹桩尖端的根管充填材料之间有空隙。临床上可以探诊到一个窄而深的牙周袋：患牙牙根纵裂，需要拔除；（h）3年后复诊显示，无论是拔牙处还是进行非手术再治疗患牙处的根尖周病变均已经完全愈合。这两个病例得出相同的结果：根管系统的感染被完全消除。

物。综上所述，根管的三维严密充填不仅是为了防止根方渗漏，也是为了防止冠方渗漏。图12.1b显示的是在根管内无任何充填材料的情况下，病变的愈合过程。然而，如果冠方封闭受损，整个根管系统将再次感染，根尖周病变可能再次发展。

12.2　充填材料的性能

基于上述根管充填的生物学原理，接下来看看确保根管治疗成功的要素。

以化学疗法、抗菌剂和干髓术为基础的牙髓治疗无疑已经过时。这些治疗方式是基于理想的充填材料应该有利于根管被钙化组织或纤维结缔组织自然封闭的理念[22]。考虑到对局部感染的担忧，治疗的重点应放在微生物控制上，以确保所有微生物在进行根管充填前均已被消除。这也是源于根管系统解剖的复杂性和不可预测性。由于根管解剖系统的复杂性，Sargenti[37]认为牙医永远不可能清理和封闭这些解剖结构，所以尝试甚至都是没有意义的。从牙髓病学的化学药理学角度来说，有一个重要的历史原因解释了为什么牙髓病学很大程度上更像是药理学的一个分支。正如Schilder所说[38]，许多世界顶尖的牙髓病学专家以前都是药理学或其他药物学的教授。

对于患者和牙医而言，尝试化学法牙髓治疗以及所有相关的实践结果都是为了节省时间。现如今，用不可预测的化学试剂进行的牙髓治疗已经被可预测的生物学技术所取代。自19世纪末以来，Prinz[39]、Buckley[40]、Cook[41]、Rhein[42]和Callahan[43]等学者和研究者对现代牙髓病学做出了巨大贡献。这些早期学者提出的基本原则即牙髓治疗的成功和根尖周炎的消除主要取决于充分的根管扩大、清理和充填。这三个原则在一个多世纪前就被理解了，代表了现代根管治疗的基础。

1918年，Price[44]写道："人体可被视为一个密封的容器，消化道是一个折叠的管道，与外界连通。同样的，无髓牙就像是人体自然保护盔甲的缺口，除非将它们严密封闭，否则其会成为感染进入人体的入口。"这一观点目前在牙髓病学和其他口腔医学学科中已经被接受一段时间了。根管治疗成功的秘诀除了对根管系统进行清理，类似于牙体充填修复前的彻底去腐，还在于根管充填的封闭性能如何，就像牙体充填时的银汞合金、修复学的嵌体和全冠以及牙周病学的牙周组织边缘均需要封闭一样。因此，现在认为使用化学药物消毒和干髓治疗封闭根管是不合适的。这种操作看似是治疗牙髓病的"灵丹妙药"，但实际上掩盖了临床治疗手段的缺乏和对牙髓解剖复杂多变性的莫名恐惧（或者说是无知）。

Schilder[45]强调，在牙髓病学中，通过清理成形、机械消毒和根管严密充填来消除根管系统中的刺激物是很重要的。Schilder说，"归根结底，只有将复杂的根管系统与牙周组织和骨组织阻隔，才能确保牙周附着组织的健康，使其免受牙髓感染来源的破坏……牙髓治疗的基本原理就应该是消除根管系统的感染，就像拔牙一样"[46]（图12.1g，h）。同样，早在1918年，Price[44]就已经声称"根管的填充物必须完全符合牙髓组织所在空间的大小和形状，这样才可能使牙齿外部的微生物或液体都不能进入或找到寄宿空间"。这个空间的形态复杂、不确定性及变化较大，这使得根管充填材料的全部或足够多的部分必须以可塑形的状态填入根管。

12.3　根尖封闭范围

12.3.1　牙骨质牙本质界

许多作者认同Grove[47]的观点，认为根管充填必须止于牙骨质牙本质界，与根尖最狭窄处相一致。在牙骨质牙本质界处，牙髓组织与牙周膜组织交界，管壁不再是牙本质，而是牙骨质。从理论上讲，这种观点是正确的，因为牙骨质牙本质界可以起到良好的屏障作用，将充填材料最大限度地阻隔于牙周膜之外。根管充填至该部位在达到良好的封闭效果的同时又不会损伤根尖周组织。然而在临床实际中，情况却有所不同。

早在1929年，Coolidge[48]就指出，牙骨质牙本质界的位置变异较大，在临床上试图将其作为治疗参考点的意义不大。牙骨质牙本质界通常界限不清，它可能位于根管的不同位置（图12.2a），甚至出现在牙根的外表面上[49]。Skillen[50]还强调，在组织学上不可能找到一条明确的分界线，其一侧是牙髓组织，而另一侧是牙周膜组织，因此在组织学上也不可能在根管内找到牙髓组织终止和牙周组织开始的分界点（图12.2b）。与Coolidge[48]的观点一致，Orban[51]指出，从临床实际出发，把牙骨质牙本质界作为根管充填的止点是不可能的，其定位往往是偶然发现的。尤其需要注意的是，从实际角度来看，临床操作时依靠术者的触觉将根尖最狭窄部位定为牙骨质牙本质交界处是十分不准确的。最狭窄部位可能是由于存在根管管腔狭窄（图12.2c），或者是由于存在髓腔钙化，其位置与根管的真实末端相距甚远（图12.2d）。总之，考虑到组织学和临床实际两个方面，实际操作中都不可能准确地将牙骨质牙本质界作为每次根管充填的根尖止点。

根据Ricucci和Langeland[52]等的理论，根管预备及充填的根尖止点不应该是根管的影像学止点，也不应该是牙骨质牙本质界或是距影像学根尖1mm的位置，而是根尖狭窄部，临床上很难准确定位其解剖位置（因为根尖狭窄部与影像学根尖之间的距离是不可测量且不断变化的），但是已有研究证实它可以距解剖根尖达3.8mm之远[53]。根据这些作者的说法，"当根尖定位仪无法起作用时，定位根尖狭窄的唯一方法是影像学检查，并结合解剖学知识和临床操作时的触觉"。换言之，根据这些作者的说法，"根管预备和充填的止点应该在器械预备的止点"（图12.2e）。至于根尖残留的牙髓，"即使存在根尖周病变，它们也经常是活髓，如果牙髓组织发生坏死，将会被牙周循环和异物反应清除"。另外，许多作者（如Blašković-Šubat[54]和Olson等[55]）则表示，在现代根管治疗中，根管预备应终止于距离影像学根尖1mm处的观点越来越不被接受。因为这可能会预备不到真正的根管末端，使得坏死和感染的牙髓残留，从而导致根管治疗的失败。

根据Schilder[56]的说法，在距离根管影像学止点0.5～1mm处对根管进行三维充填，实际上已经相当于将根管完全填满。正是如此才保证了治疗的成功。

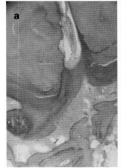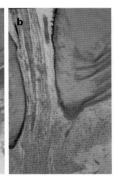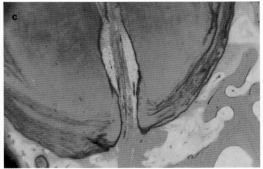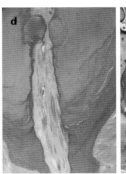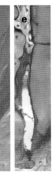

图12.2 （a）牙骨质牙本质界很难定位，即使在组织学上也是如此；（b）牙髓的神经血管束在穿过根尖孔前后具有相同的特征；（c）本例中的根尖狭窄实质上是由于根管管腔狭窄，而不是牙骨质牙本质界；（d）本例中的根尖狭窄是由于远离牙骨质牙本质界的根管内有钙化，在临床上亦难以区分；（e）在这种情况下，若以根尖狭窄部作为预备和充填的止点，则意味着将会留下7mm甚至更长的未处理区域，因为此处的钙化（狭窄区）位于靠近冠方根管的位置，阻碍器械进入根尖区并到达"正确"的工作长度。

在界定根尖区方面，有必要规范文献中混淆使用的术语。

- 解剖根尖（Anatomic Apex）是牙根的最顶端。
- 影像学根尖（Radiographic Apex）是影像学上所确定的根尖或牙根的末端。
- 根管的影像学止点（Radiographic Terminus of the Canal）是指根管内器械在影像学上与牙根外部形态相交的位置。
- 生理性根尖孔（Physiological Foramen）表示牙骨质牙本质界处，通常（但不一定）是根管最狭窄的部位。
- 根尖狭窄（Apical Constriction）是根管根尖部直径最狭窄的部分，不一定是牙骨质牙本质界。
- 根尖孔（Apical Foramen）是根管在牙根外表面的开口（图12.3a）。

显然，直根管的根尖孔位于影像学根尖处，而弯曲根管的根尖孔位置则与影像学根尖无关（图12.2b）；因此，将影像学根尖作为根管工作长度的参考点进行预备和充填是不行的。利用根尖定位仪测得的"电测根尖"（Electronic Apex），即根管内器械在根尖孔处接触牙周膜时所显示的读数最接近根尖孔。

12.3.2　根管的影像学止点

有学者表示，最好将根管充填至影像学止点，因为这可以在最大限度上保证整个根管系统被完全充填，即使有时会导致根尖处数毫米的超填。显然，我们都同意Schilder的观点，即一些非常弯曲的根管开口无法在影像学上看到，甚至距离解剖根尖几毫米远。此时要避免充填至影像学止点，否则将会造成较多的超填。在这种特殊情况下，也应避免充填至距离根管影像学止点0.5~1mm，因为充填材料将可能同样已经超填到根尖周组织中（图12.3c，d）。尽管这些情况属于特例，处理它们也必须像其他情况一样，利用根尖定位仪寻找根尖孔的位置。换言之，此时术者应该依靠根尖定位仪，而不能依靠X线片去判断。

如今，可靠的电子根尖定位仪可以帮助我们准确定位根管的末端（即根尖孔），而且可以肯定的是，它们定位的并不是牙骨质牙本质界或根尖狭窄的位置；我们所有的根管治疗都是参考根尖测量仪定位的根尖孔位置进行的。有50%的病例中根尖定位仪测得的根尖孔位置与影像学根尖重合，因为这部分根管是直根管。另外50%的

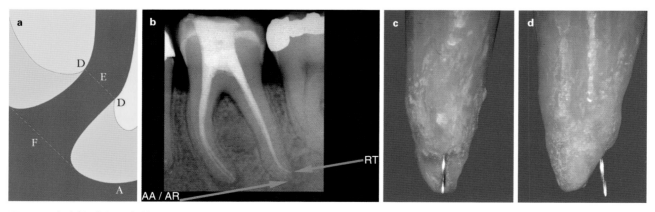

图12.3 解剖根尖的形态特征。（a）图示为根尖区，A，解剖根尖，F，解剖性根尖孔、D，牙骨质牙本质界、E，生理性根尖孔；（b）下颌磨牙术后X线片显示解剖根尖（AA），影像学根尖（AR）和根管影像学止点（RT）；（c，d）下颌前磨牙根尖孔在X线片上是不可见的。注意在图c颊侧和图d近中两个角度，根尖孔到牙根顶端的距离。

病例中，根管是弯曲的，而这些病例中又有大约40%的根管是弯向近中或者远中（我们仍能看到根管的影像学止点），只有约10%的病例的根管弯向颊舌侧。处理这些弯向颊舌侧的病例，我们必须依赖根尖定位仪，在影像学上，这些根管充填后会显示为"欠填"[57]。因此，参照根管影像学止点（图12.4a～c）进行充填的病例，其治疗取得成功应当归功于三维充填的严密性。而影像学所显示微小的超填和欠填都是无关紧要的。

如上所述，Sjøgren等[34]对根管超填和欠填的研究发现，超填组和欠填组内均有根管内感染阳性及阴性的组别。结果表明，无论是超填还是欠填，当根管内感染为阴性时，根管治疗的成功率都较高；但当根管内感染为阳性时，只有根管被完全充填的病例才有可预测的治疗效果。作者推测是因为剩余的细菌被填埋在根管系统内。无论根管内是否感染，无论是恰填或超填，所有根管被完全充填的病例均能取得较好的治疗效果。从

这项有趣的研究中，我们可以得出以下结论：因为不能保证所有根管都是无菌的，所以当复杂根管系统根尖和侧支根管都被充分充填时，临床成功的可能性得以保证，即使这意味着可能有多余的材料超出根管系统。这与Peters等[27]的结论是一致的。

总之，必须很好地理解影像学根尖和根管的影像学止点之间的区别。如果根管不直，根尖孔位于牙根的近远中，那么根尖孔的位置显然就与影像学根尖无关；因此，提倡预备并充填至距离影像学根尖0.5～1mm位置是没有意义的。另外，近远中弯曲根管的根尖孔在X线片上是可以被确定为根管的影像学止点的。唯一不可以用X线片看到根尖孔的情况是根尖孔位于牙根的颊舌侧。在这种情况下，根管预备和充填的止点要参考根尖定位仪，而且在根充X线片上会显示类似"欠填"的影像，但我们知道那实际上已经是根尖孔的位置。

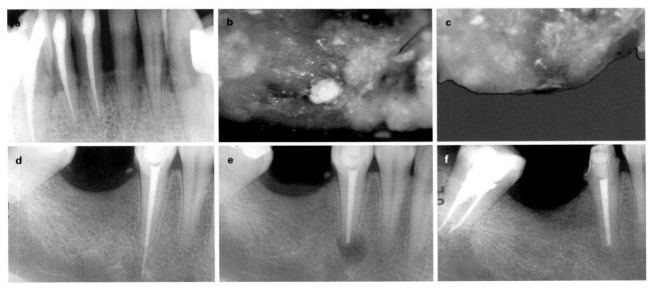

图12.4 （a）右下中切牙因牙周和修复原因行根管治疗后的X线片：充填至根管影像学止点；（b）患牙8年后因牙周原因拔除，显微镜下可见牙胶未超出根尖孔；（c）从另一个角度拍摄的同一根尖；（d）下颌磨牙术前X线片，显示根充材料超填。如果根充材料没有封闭根管系统或被挤压到邻近解剖结构且患者有症状，则表明需要进行手术治疗。该案例中，牙胶尖被推至颏神经处，患者出现感觉异常；（e）根尖手术后即刻X线片。由于高速手机钻头可能会进一步损伤血管神经束，因此使用了超声骨刀系统。术后2周，患者感觉异常完全消失；（f）8年随访X线片。患者没有症状，也没有再发生感觉异常。

12.3.3 超填和超充

有必要先区分超填和欠填，超充和欠充这两组概念。超充和欠充仅指充填物在垂直向超出或者不到根尖孔的位置。欠填是指三维充填不全（如粗大的根管内有一细小的银尖，或者充填长度不足且充满气泡）。超填是指在严密封闭根管系统情况下，充填材料超出根尖孔到达根尖周组织。因此，略超填的根管与垂直向超充但三维上欠填的根管有很大不同。在前者中，根管系统在三维方向上完全被充填材料填满，只有少部分材料被挤出根尖孔。而在后者中，尽管充填材料超出根尖孔，但却没有严密封闭根尖孔，从而也不能在三维方向上严密封闭根管系统。这些病例治疗失败并不是因为银尖或者牙胶尖的尖端"刺激"了牙周组织，而是因为其没有真正封闭根尖孔。此时可以考虑通过根尖外科手术来改善根尖部的封闭效果（图12.4d～f）。

Ingle[58]证实，即使根管超填，根管治疗依然可以获得很高的成功率。Weine[59]表示，由于根尖周组织对牙胶材料有良好的耐受性，所以，材料超填所导致的治疗失败其实十分少见。大多数病例没有异常的影像学表现（图12.5a），有些病例中，异物引起的吞噬反应会将超填材料分解（图12.5b～f）。Schilder[45]声称，他从来没有发现任何一例仅由根管超填而导致治疗失败的病例。表面上看起来像是因为根管超填而导致失败的病例，其实际上则是根管材料超充但根管欠填所致，而这种失败取决于残留在根管系统内的细菌的存在，在大多数情况下，这些根管没有被三维充填，因为其根尖孔被敞开（泪滴状根尖孔）。文献中已经广泛证实，导致根管治疗失败的主要因素是根管清理不充分或根管封闭不完全[61-63]，而根尖部的充填范围并不是决定性的因素[64-66]。

超出牙骨质牙本质界的多余充填材料不影响愈合过程[34,66]，被认为是不相关因素。临床工作中应该避免这种情况出现，因为超填材料的存在完全没有必要并且可能在根管充填时给患者造成痛苦[49]。单独研究超填材料对根管治疗失败的影响的意义不大，因为其排除了很多关于根管清理、成形和根管三维充填等变量。Deemer和Tsaknis[66]、Gutierrez等[67]和Tavares等[68]对实验动物的组织学研究表明，根尖周组织对牙胶有很好的耐受性。他们的研究结果与Schilder[46]在人体样本上的结果一致。Gutierrez等[67]还在动物实验中证实，牙胶与组织和组织液接触后会被分解，随后被巨噬细胞清除。这与临床患牙根尖周组织的情况一致。Bergenholtz等[69]同样指出，在超填的情

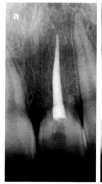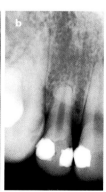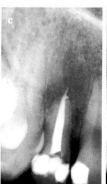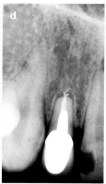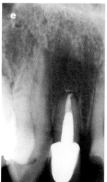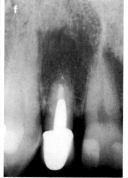

图12.5 （a）左上颌中切牙X线片，3年前因外伤脱位后再植。牙根出现替代性吸收。从影像学上看，牙胶似乎与骨直接接触，未发现炎症；（b）右上侧切牙术前X线片；（c）术后X线片：牙胶尖超出根尖孔2～3mm，可能是因为牙胶的"回拉阻力感"在其中间而不在尖端；（d）术后12个月：超出的充填物似乎在根尖孔处被分解；（e）术后24个月，牙胶尖端水平位于根尖上方；（f）34年的回访证实，三维封闭根管的超填不是手术的指征，也不是根管治疗失败的原因。

况下，超填材料本身不一定是治疗失败的直接原因。无论是在体外细胞培养[70]还是在动物体内植入[71-72]，牙胶都被证明与活体组织有良好的相容性。最近的放射学研究也表明，超出根尖孔的材料将会在一段时间后被清除[64,73]。因此，超填情况下，影响根尖周组织病变愈合的原因将在其他地方研究。

至于人们所担心的超填材料可能引起的异物反应，Yusuf[74]证实，超出根尖孔的肉芽组织中的牙本质和牙骨质碎片像异物一样被炎症组织包绕。与之相反，小块银汞合金或其他根管充填材料则常常被纤维结缔组织包绕，没有活动性炎症。这进一步证实了根管充填材料良好的生物相容性。因此，良好清理成形并严密三维充填的根管即便有部分超填，也并不意味着需要手术去除超填材料（图12.6）。牙胶超填如此，根充时所使用的根管封闭剂超填也是如此，如Pulp Canal Sealer已被证实具有良好的生物相容性。Pertot等[75]研究证明，将根管封闭剂植入动物颌骨12周后，植入物周围不存在巨噬细胞、淋巴细胞和浆细胞（图12.7a，b）。在大多数情况下，可以在根管封闭剂周围观察到新骨形成。甚至在第12周时都没有出现中度炎症反应，似乎可以表明新鲜混合的封闭剂[70-72]的体外毒性随着时间的推移而减少和消失（图12.7c~e）[76-78]。

如果我们可以接受根管内种植体中材料超出根尖孔数毫米，那么在三维充填根管中意外挤压出根尖孔的1mm的充填材料就更可以接受了（图12.8a，b，e，f）。总之，失败病例不应归因于其超填的牙胶，而应是经过预备的根管根尖部未被严密封闭造成的（图12.8c，d）。

12.4 Water Hess的著作和术后X线片

1925年，Walter Hess和Ernst Zürcher[79]在2790颗牙齿的根管中注入硫化橡胶，使这些牙齿透明化后，出版了一本著名的关于根管解剖学的教科书。这些图像显示了根管解剖是多么的复杂和奇异，所以今天我们都称之为根管系统。当然，这些图像看起来非常令医生困扰，因为在临床上要处理如此复杂多变的根管是十分困难的。根据这些图像，两位牙髓病学专家多年来得出了截然相

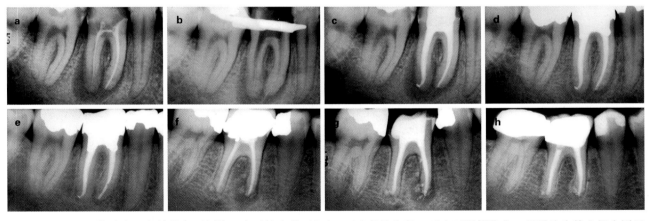

图12.6 （a）根管治疗不完善的右下颌第一磨牙的术前X线片：远中根管欠填，近中两根管均有一根牙胶尖伸入根尖周组织；（b）术中X线片：尝试取出超出根尖孔的牙胶失败；（c）术后X线片：两根牙胶尖仍然存在于根尖周病变中；（d）7个月复诊；（e）3年复诊，根尖周病变愈合，超出的牙胶尖消失。说明根尖周的病变并非由牙胶尖超出引起的异物反应导致，而是由于根管中残留的细菌！（f）另一颗根管治疗不完善的右下颌第一磨牙的术前X线片：近中根根尖区有明显的低密度影，而且病变区可见一些充填物（封闭剂和/或牙胶）；（g）再治疗过程中发现两个遗漏的根管：远舌根管和近中中根管，两个根管都有独立的根尖孔。术后X线片；（h）7年复诊：根尖周病变完全愈合，多余材料消失。这也证实是两个遗漏根管中的细菌导致了持续的根尖周病变，而不是由初次治疗中超出的材料引起的异物反应所致。

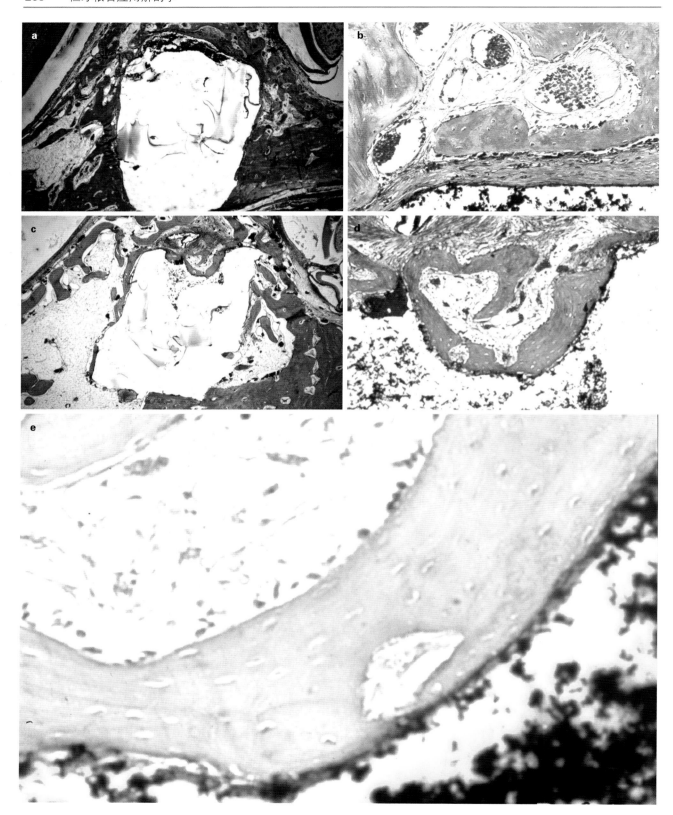

图12.7 （a，b）植入根管封闭剂4周时的骨组织反应：（a）正常骨髓间隙（原始放大倍数×5；Masson三色染色法）；（b）根管封闭剂和骨组织之间有一层纤维结缔组织，没有炎性细胞的迹象。正常骨组织，有活的骨细胞，周围有一层成骨细胞（原始放大倍数×25；Masson三色染色法）；（c，d）植入根管封闭剂12周时的骨组织反应：（c）正常骨髓间隙，新骨向植入物中长入（原始放大倍数×5；Masson三色染色法）；（d）新生骨与根管封闭剂直接接触，无纤维结缔组织长入或炎性细胞出现（原始放大倍数×10；Masson三色染色法）；（e）新生骨外观正常，有活的骨细胞和正常的骨髓（原始放大倍数×50；HE染色）（由Dr. Wilhelm- Joseph Pertot提供）。

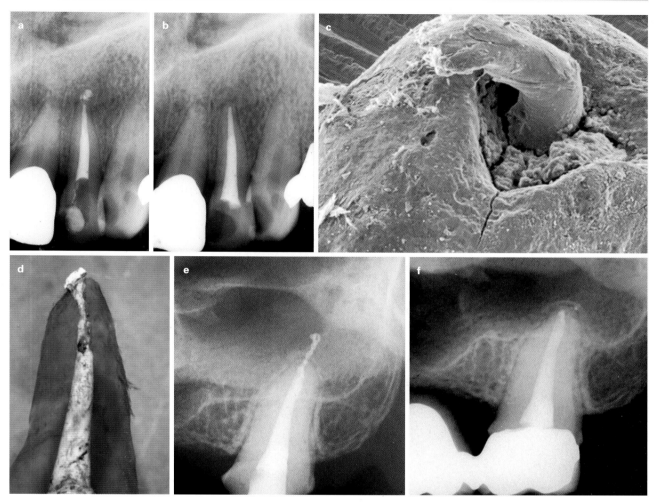

图12.8　（a）左上颌侧切牙术后X线片；（b）7个月后：多余的封闭剂消失；（c）扫描显微镜下敞开的根尖孔导致牙胶尖超填。牙胶尖虽然被根管封闭剂包围，但并没有完全封闭根尖孔；（d）上颌侧切牙牙根透明化。根尖孔敞开，根管充填材料经泪滴状根尖孔超填。这时完全封闭根尖孔非常具有挑战性；（e）左上颌第二磨牙术后X线片显示充填物超出根尖孔；（f）8个月后：多余的材料消失。

反的结论。

　　Angelo Sargenti[37]发明了一种含有多聚甲醛的"神奇"封闭剂，它可以使根管系统内的所有内容物（牙髓组织和细菌）"木乃伊"化，这样临床医生就不必担心清理、成形和充填侧支根管、根管狭部和根尖分歧等。另外，Herbert Schilder[22]则表示，使用多种器械可以对能够疏通的根管进行预备和成形，同时使用像次氯酸钠溶液这样的冲洗液可以溶解和去除残留在复杂根管解剖结构中的有机物质。一旦根管被清理干净，我们可以用热塑性材料垂直加压充填根管。软化的牙胶被垂直加压到已预备的圆锥形根管中，同时自动受到侧向的压力。这遵循常规的物理定律（Pascal的流体动力学定律），不需要操作者侧向移动器械[80]。如果这点成立，术后X线片中应该能够看到充填材料的形态与Hess所展示复杂多变的解剖结构一致[79]。如果遵循一个精确的操作流程，我们确实能够做到这一点（图12.9）。

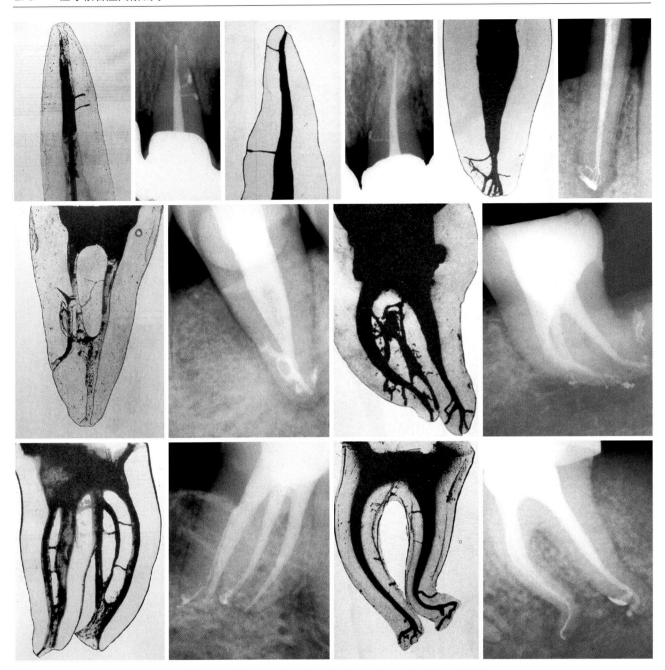

图12.9　Hess的著作中显示不同牙齿的内部形态，随后的术后X线片显示了相似的解剖结构。

12.5　侧支根管充填的重要性

如果我们相信"根管系统"是存在的，牙髓和牙周组织之间存在交通，而且它们是病理学的"出口"，那么应该认识到，所有的通道在牙髓病变发生和发展方面均具有同样重要的作用（图12.10a）。细菌无论是在主根管还是在侧副根管都没有什么不同。它们都需要被清理，并且侧支根管口需要像根尖孔一样被封闭（图12.10b）。但现在存在的问题是，如何清理、成形和充填侧支根管呢？首先，器械进入到侧副根管大多是偶然发生的（图12.11），并非术者有意为之（图12.12a，b）。其次，我们不需要"成形"侧副根管，特别是考虑到牙髓坏死的病例中可能会因为

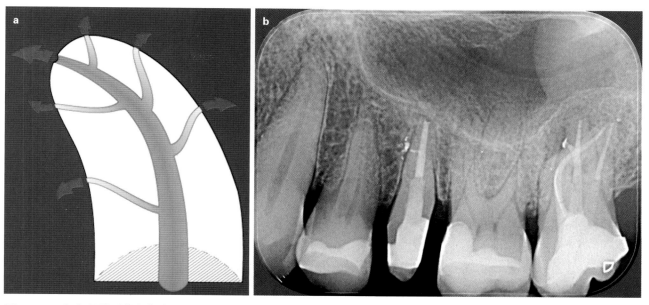

图12.10　（a）根管系统的每个出口，也就是每个根尖孔，都成为细菌毒素和组织分解产物进入牙周膜的通道（由Schilder教授提供；有修改）；（b）左上颌第一磨牙术后X线片显示，侧支根管的根尖孔似乎比主根尖孔还大。

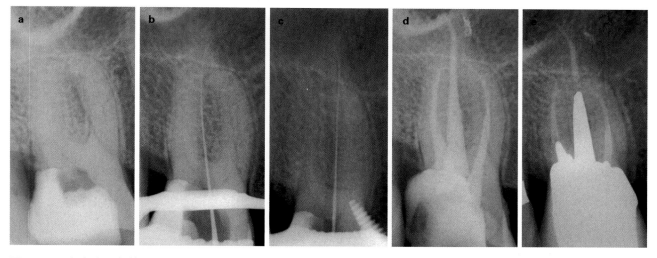

图12.11　（a）右上颌第一磨牙术前X线片；（b）术中X线片。根管锉在腭根近中侧上疏通了一个侧支根管；（c）将根管锉预弯，在同一根管中向远中预备，与主根管相通；（d）术后X线片。侧支根管内也充填了热牙胶和封闭剂；（e）2年复诊。

根管侧方病变而怀疑侧支根管的存在（图12.12c，d）；而在牙髓活力尚存的病例中，术者不太可能事先发现侧支根管的存在。最后，如果一侧的侧支根管很难被探查到，那么大多数时候也是难以疏通的。另外，牙髓专科医生也不需要使用特殊器械处理侧支根管，因为在规范操作下，冲洗液会溶解侧副根管中的内容物（图12.13），受热软

化的根管充填材料也会在垂直加压后封闭侧副根管（图12.14a～e）。当然，由于这些侧副根管没有被预备成形，所以它们没有任何锥度，自然也无法控制充填材料的充填范围。因此，我们常常会看到有少许根管封闭剂超出根尖孔（图12.14d，e）。然而，使用无毒的根管封闭剂（如Grossman封闭剂和所有以氧化锌-丁香酚为基础的封闭

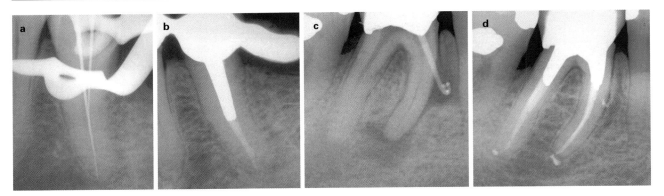

图12.12　（a）术中X线片。一支根管锉在疏通主根管，另一支根管锉已经进入侧支根管；（b）2年复诊；（c）右下颌第一磨牙术前X线片。牙胶尖插入窦道发现感染来源于根管侧方病变。显然，病变是由于侧支根管所致；（d）2年后复诊，侧支根管封闭，根尖和根侧方病变完全愈合。

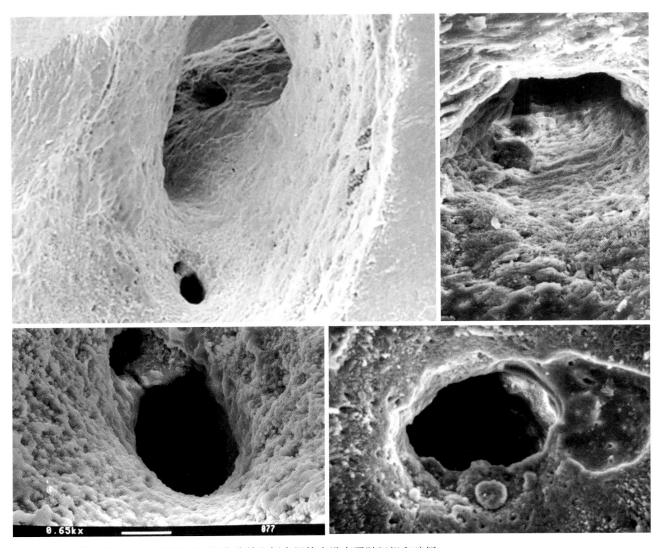

图12.13　扫描电镜（SEM）图显示，根尖分歧和侧支根管中没有牙髓组织和碎屑。

剂），不会造成任何问题，即使它们的生物相容性不佳，依然能很好地被机体耐受，自然也不会导致根管治疗失败。此外，生物相容性良好的新型生物陶瓷封闭剂越来越受欢迎，少许的超填对机体来说都不再是问题。侧副根管封闭不全往往可能导致根管治疗的失败，并且需要非手术再治疗（图12.14f，g）或者手术再治疗（图12.15）。

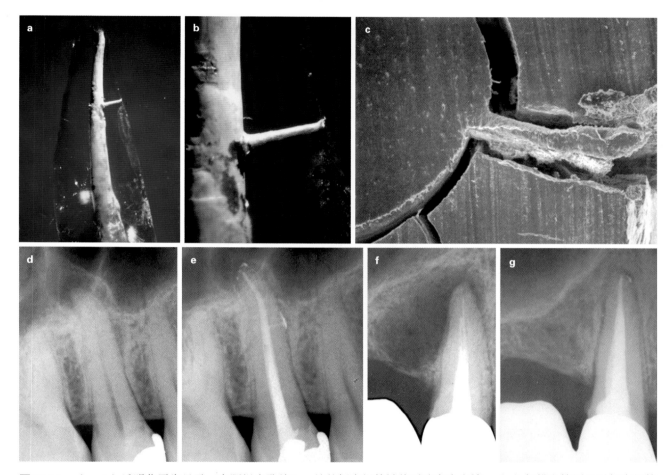

图12.14　（a，b）透明化牙齿显示，在距根尖孔约4mm处的侧支根管被热牙胶完全充填；（c）扫描电镜图显示侧支根管被热牙胶充填；（d）右上颌第二前磨牙术前X线片示有根尖和根侧方病变；（e）2年复诊可见侧支根管充填，根尖和根侧方病变完全愈合；（f）右上颌第二前磨牙术前X线片。牙根远中存在大范围病变，提示根管远中侧存在侧支根管；（g）2年复诊显示侧支根管充填，大范围根周病变完全愈合。

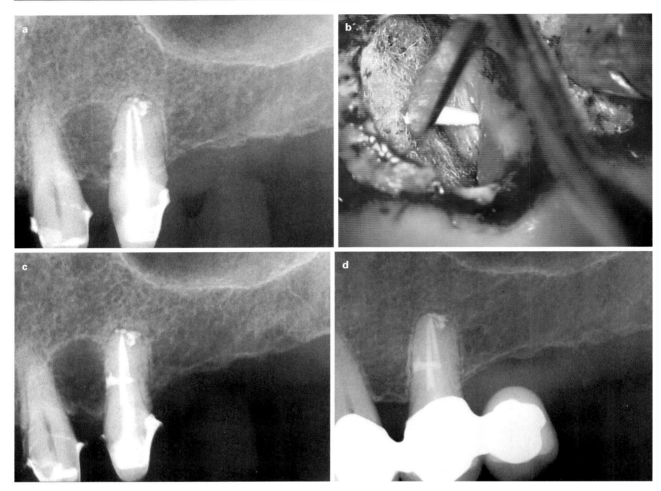

图12.15   （a）左上颌第二前磨牙术前X线片显示存在根侧方病变；（b）翻瓣术后，使用Super EBA充填导致病变持续的侧支根管；（c）术后X线片；（d）2年复诊显示侧支根管充填，侧方病变完全愈合。

第13章　复杂根管形态的处理策略

Managing Complex Root Canal Anatomies

Antonis Chaniotis, Diogo Guerreiro, Jojo Kottoor,
Nuno Pinto, Sergiu Nicola, Oscar von Stetten,
Hugo Sousa, Carlos Murgel

摘要

　　根管治疗的目标是清除根管空间内所有感染牙髓或坏死组织、微生物及其产物。在治疗过程中，化学机械预备对消除或减少主根管内的微生物起关键作用；但在解剖结构复杂的情况下，器械切削结合冲洗液的消毒效果可能会受到一定的阻碍。因此，全面了解根管形态及其变异，深入理解针对上述复杂根管系统所需的临床技能和配套设备，是根管治疗成功的基本要求。本章详细列举了与临床相关的不同种类根管系统的复杂性，并着重介绍了诊断方法、治疗技术，以及牙髓病学专家成功处理上述复杂性根管的诊治策略。

A. Chaniotis, D.D.S., M.Sc. (✉)
University of Athens, Athens, Greece
University of Warwick, Warwick, UK
Private Practice Limited to Endodontics,
Kalithea, Greece
e-mail: antch8@me.com

D. Guerreiro, D.D.S., M.S.
Resident ASE Endodontics, School of Dentistry,
University of Michigan, Ann Arbor, MI, USA

J. Kottoor, B.D.S., M.D.S.
Department of Conservative Dentistry and
Endodontics, Indira Gandhi Institute of Dental
Sciences, Ernakulam, India

N. Pinto, D.D.S., M.Sc.
Private Practice in the Mayo Clinic,
Lisbon, Portugal

S. Nicola, D.D.S.
Private Practice, Bucharest, Romania

O. von Stetten
Private Practice, Stuttgart, Germany

H. Sousa, D.D.S., M.Sc.
Clinical Residency, Foramen Dental Education,
Porto, Portugal
Private Practice Limited to Endodontics,
Porto, Portugal

C. Murgel, D.D.S., M.Sc., Ph.D.
Private Practice Limited to Endodontics,
Campinas, Brazil

© Springer International Publishing AG, part of Springer Nature 2019
M. A. Versiani et al. (eds.), *The Root Canal Anatomy in Permanent Dentition*,
https://doi.org/10.1007/978-3-319-73444-6_13

13.1　概述

常规根管治疗和根管外科治疗的预后与根管结构变异、根管横断面形态的变异、根管不规则区及根管弯曲程度密切相关。而且，同一个牙根内不同根管间存在较多侧支和交通支，使得任何机械或化学预备都不可能对根管系统进行全面的清理和消毒。需强调的是，某些因素（如生理增龄性变化、咬合异常、继发性牙本质沉积），可能使根管系统更复杂，根管的成形和清洁变得更困难。因此，治疗目的旨在尽可能减少根管内污染，严密封埋残余的微生物。临床医生首先应了解患者复杂的根管系统结构、横截面形态和根管的增龄性改变。详细分析不同角度拍摄的X线片或断层扫描而获得的正确诊断、恰当的髓腔通路制备、髓底的仔细检查、牙科显微镜的应用，这些手段和方法均可帮助提高治疗效果。

复杂根管系统的临床诊治过程极具挑战性，其治疗的成功与否取决于临床医生对相关技术和设备的熟练掌握，有时还需要分次诊疗和使用特殊仪器。因此，一旦在术前确定了根管变异，应该思考在后续的治疗过程中如何化解这些变异解剖带来的困难。有些牙位的根管系统比其他牙位显然更具挑战性，如下颌前磨牙、上颌磨牙近颊根和下颌磨牙近中根。处理这些复杂的根管可能会增加医疗意外的风险。因此，这些风险必须在术前进行评估，评估内容包括牙根的长度、厚度、弯曲度、钙化程度、牙根与根管的数目、牙体的可操作性、患者配合度、根管直径、根部凹陷（沟）、峡部、牙周状态和牙体可修复性等。考虑到这些解剖和临床问题，可制订多种可行性方案，并选择适合的治疗计划。本章旨在根据牙髓病学专家丰富的临床经验，为读者在诊断和处理不同复杂程度的根管时提供一些建议和参考。

13.2　病例1

13.2.1　患者信息

- 年龄：18。性别：男。病史：无特殊。

13.2.2　牙齿情况

- 牙位：左下颌第二前磨牙（牙位35）。
- 牙科病史：患者近期行左下颌牙根管治疗，因根管内器械分离转诊。
- 口内检查：35牙体暂封（图13.1a，h），无主观症状。局部牙龈无瘘道，无肿胀，颊侧无触痛，软组织正常。牙周探诊深度3~4mm，叩诊（–）。
- 术前X线片评估：前期治疗致35根管内器械分离（图13.1b）。35牙周膜增宽，硬骨板不连续，根尖放射透射区。
- 诊断：35无症状根尖周炎。

13.2.3　治疗计划

非手术根管治疗
- 前期准备：局部麻醉；橡皮障隔湿；去除暂封材料；建立根管通路。治疗全程使用牙科显微镜。
- 根管预备：在根管中1/3处探查到分离的器械及3个根管口（颊侧2个、舌侧1个），依次使用8#和10#K锉疏通根管。根测仪确定工作长度，ProTaper Next系统预备根管至X3。舌侧根管与近颊根管在根尖部融合。
- 冲洗：注射器（30G针头）进行冲洗。加热的5.25%次氯酸钠溶液和17%EDTA交替冲洗。
- 终末冲洗步骤：每根管5.25%的次氯酸钠溶液

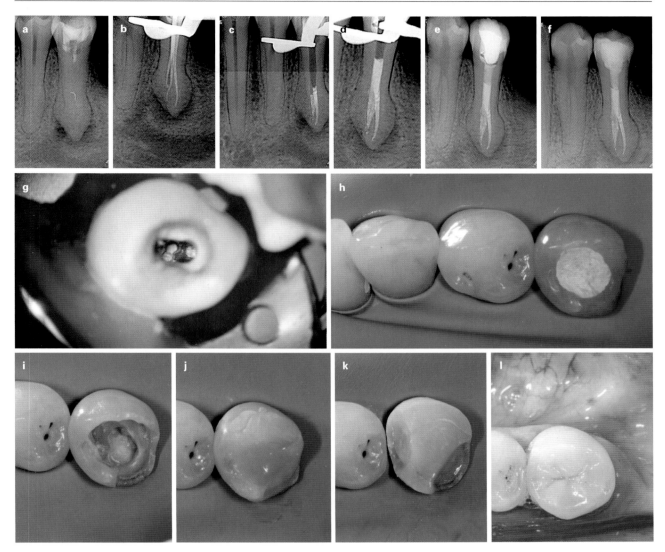

图13.1 （a~l）伴有复杂根尖解剖形态的35牙非手术根管治疗（本病例由Dr. Diogo Guerreiro完成）。

配合超声活化（IrriSafe；Acteon）30秒，然后使用17%EDTA和5.25%的次氯酸钠溶液冲洗。

- 根管充填：牙胶尖和AH Plus糊剂（热牙胶垂直加压技术）（图13.1c~g）。

- 其他信息：树脂改良型玻璃离子行冠内封闭，全瓷高嵌体行冠部修复（图13.1i~l）。

13.2.4　技术层面的探讨

临床医生在操作前，应注意本病例特殊的

根管解剖特点，即根管系统狭窄以及根管在三根管开口水平处的突然弯曲。此外，术前不同角度投照的X线片对治疗方案很重要。本病例中必须使用牙科显微镜以确定根管系统中1/3处的3个根管口，避免过度去除牙齿结构。使用超声工作尖（Start-X#2，Maillefer Dentsply）将主根管扩大到中1/3后，使用超声头ET40（Satelec/Acteon）在低功率下不冲洗，直接振动取出分离的器械。再使用小号锉预弯后疏通根管，最后使用机用旋转器械扩大根管。

13.3　病例2

13.3.1　患者信息

- 年龄：19。性别：女。病史：无特殊。

13.3.2　牙齿情况

- 牙位：左下颌第一磨牙（牙位36）。
- 牙科病史：患者近期36行树脂充填，并检查到37龋齿。患者以"36充填后冷刺激和咀嚼敏感"为主诉就诊。
- 口内检查：36叩诊和颊侧黏膜触诊时轻度不适，冷刺激疼痛并持续较长时间。局部牙龈无窦道，软组织正常。牙周探诊深度3～4mm。
- 术前X线片评估：36复合树脂近髓，牙周膜增宽。影像学检查提示存在远舌根（图13.2a，b）。
- 诊断：36不可复性牙髓炎伴有症状的根尖周炎。

13.3.3　治疗计划

　　非手术根管治疗

- 前期准备：局部麻醉；橡皮障隔湿；锥形金刚砂车针建立髓腔通路，使用超声头（Start-X#2；Maillefer Dentsply）精修。治疗全程使用牙科显微镜。
- 根管预备：首先使用8#和10#K锉探查和疏通根管。根测仪确定工作长度，根管预备至ProTaper Next X2（图13.2e）。
- 冲洗：注射器（30G针头）冲洗。加热的5.25%次氯酸钠溶液和17%EDTA交替冲洗（图13.2f）。
- 终末冲洗步骤：每根管5.25%的次氯酸钠溶液配合超声活化（IrriSafe；Acteon）30秒，然后使用17%EDTA和5.25%次氯酸钠溶液冲洗。
- 根管充填：牙胶尖和AH Plus糊剂（热牙胶垂直加压技术）（图13.2c，d，g）。

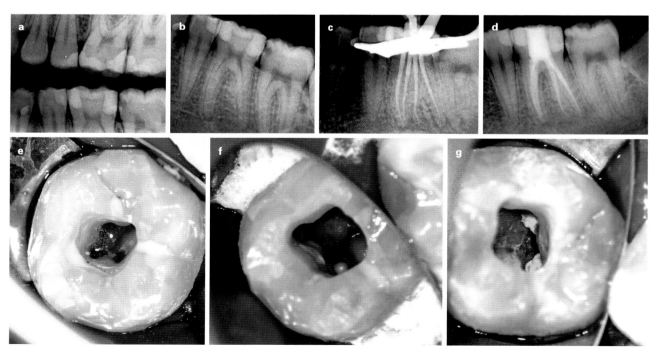

图13.2　（a～g）伴有额外根的左下颌第一磨牙的非手术根管治疗（本病例由Dr. Diogo Guerreiro完成）。

13.3.4 技术层面的探讨

本病例的特殊性在于36远舌端存在一个额外的根，称为远舌根。

此额外根的准确诊断可避免根管治疗的术后并发症，其中以遗漏根管最常见。

不同角度投射的X线片或断层扫描可助于我们发现此根。在进行髓腔通路和根管口定位的过程中，我们需注意此额外根的根管口定位于远中根主根管的远舌–近舌处，将经典的髓腔通路由梯形变为矩形（图13.2e，f）。此外，这些根的根尖1/3处有严重的牙根倾斜或根管弯曲。因此，临床医生必须了解这一解剖结构，以规避常见的治疗意外发生，如根管穿孔、丧失工作长度、器械分离等。

13.4 病例3

13.4.1 患者信息

• 年龄：20。性别：女。病史：无特殊。

13.4.2 牙齿情况

• 牙位：左上颌第二磨牙（牙位27）。
• 牙科病史：患者1周前行根管治疗，以患牙"偶发性钝痛"为主诉就诊。
• 口内检查：27暂封，叩诊疼痛，颊侧黏膜触诊轻微不适。局部牙龈无窦道，软组织正常。牙周探诊深度3~4mm。

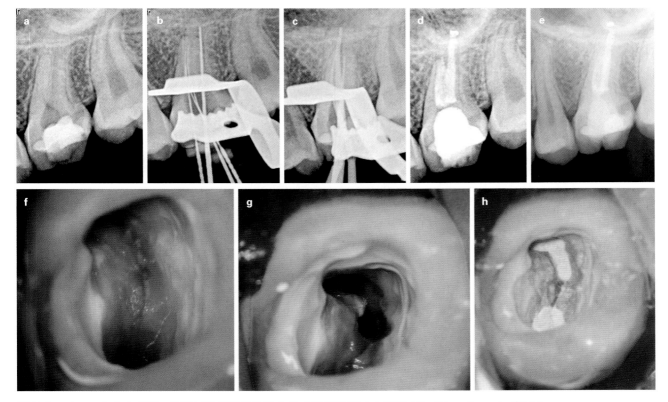

图13.3 （a~h）左上颌第二磨牙C形根管系统的非手术根管治疗（本病例由Dr. Diogo Guerreiro完成）。

- 术前X线片评估：27已开髓，牙周膜增宽（图13.3a）。
- 诊断：27根管治疗中伴有症状的根尖周炎。

13.4.3　治疗计划

非手术根管治疗

- 前期准备：局部麻醉；橡皮障隔湿；去除暂封材料；建立髓腔通路。治疗全程使用牙科显微镜。
- 根管预备：腭侧根管预备后，超声工作头（Start-X#2；Maillefer Dentsply）去除髓底部分牙本质后暴露近颊和远颊根管口，发现其融合成C形。使用10#K锉疏通根管，根测仪确定工作长度（图13.3b）。使用手用15#和20#K锉初步预备根管，随后ProTaper Universal系统预备根管至F2（Maillefer Dentsply）（图13.3f，g）。
- 冲洗：注射器（30G针头）冲洗。加热的5.25%次氯酸钠溶液和17%EDTA交替冲洗。
- 终末冲洗步骤：每根管5.25%的次氯酸钠溶液配合超声活化（IrriSafe；Acteon）30秒，连续3次，最后使用17%EDTA和5.25%次氯酸钠溶液冲洗。
- 根管充填：牙胶尖和AH Plus糊剂（热牙胶垂直加压技术），注意颊侧C形根管系统热牙胶注射回填时需紧密严实（图13.3c～e，h）。

13.4.4　技术层面的探讨

根据上颌磨牙C形根管系统分类，本病例27根管为B1亚类（图13.3g），表现为近颊根管和远颊根管融合成一个半月形C形根管系统，其凹陷侧形成腭侧根管。此类型根管系统在上颌磨牙中并不常见，因此对临床医生的操作更有挑战性。术前可进行多次不同角度的牙片拍摄，目的是为明确此类根管的解剖特点，以及清晰显示牙周膜以判断牙根是否融合。此类复杂根管系统的清理、成

形和充填封闭技术难度大，常导致牙髓治疗的失败。单纯使用注射器进行根管冲洗很难达到全面清洁的效果。因此，超声活化并配合大量的冲洗液清洁颊侧根管的峡区很重要。

13.5　病例4

13.5.1　患者信息

- 年龄：30。性别：男。病史：无特殊。

13.5.2　牙齿情况

- 牙位：左下颌第二前磨牙（牙位35）。
- 牙科病史：患者以"牙冠折裂，咬合疼痛"为主诉就诊。
- 口内检查：35叩诊疼痛，温度刺激和电活力测试结果均为阴性。
- 术前X线片评估：不清晰的牙根重叠影像（图13.4a）。
- 诊断：35牙髓坏死；有症状的根尖周炎。

13.5.3　治疗计划

非手术根管治疗

- 前期准备：局部麻醉；橡皮障隔湿；牙科显微镜辅助下去腐（图13.4b）；建立髓腔通路并向近颊延展以利于近颊和远颊根管的操作（图13.4e）。拍牙片确定工作长度时发现颊侧两根管于下端融合成一个根管（图13.4c，d）。
- 根管预备：使用Hyflex旋转型记忆镍钛器械进行预备，根尖区预备至35/04。
- 冲洗：注射器（27G槽式开口针头）抽取6%次氯酸钠溶液冲洗。
- 终末冲洗步骤：毛细管尖端放置于近颊根管中，大量新配制的6%次氯酸钠溶液通过管间交通支传输进行冲洗。使用负压冲洗装置（Endo Vac

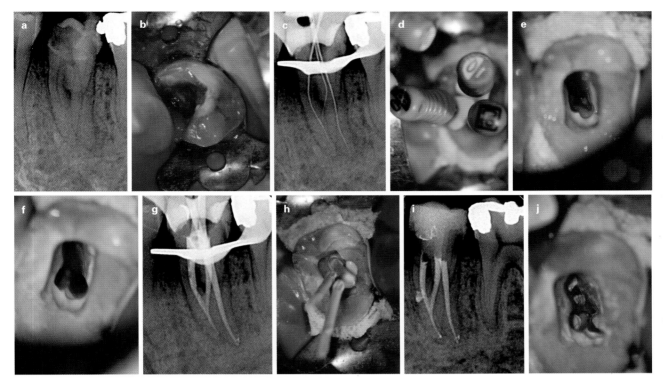

图13.4 （a～j）左下颌第二前磨牙三根管系统的非手术根管治疗（本病例由Dr. Antonis Chaniotis完成）。

系统）冲洗清理舌侧根管。然后，将17%EDTA注入根管（2分钟），最后无菌水大量冲洗（图13.4f）。

- 根管充填：使用连续波热牙胶加压技术。主尖为三根中号牙胶尖，尖端部分均调整适应根管尖端1/3，充填前使用树脂型封闭剂均匀涂布根管（图13.4g～j）。

13.5.4 技术层面的探讨

对于下颌前磨牙，如果X线影像显示牙根叠加且不清晰，需考虑是否存在额外的牙根或根管。在牙科显微镜下扩大髓腔通路，有助于顺利发现并有效处理额外的根管。髓底颜色相对较深的部位，以及从髓底到轴壁的过渡线均可提示临床医生探查根管口。为了使有交通支的根管系统能更安全有效的消毒，临床上应推荐使用改良后的负压冲洗装置。

13.6 病例5

13.6.1 患者信息

- 年龄：40。性别：男。病史：无特殊。

13.6.2 牙齿情况

- 牙位：左上颌第二磨牙（牙位27）。
- 牙科病史：患者以"左上颌牙疼痛，口服阿莫西林5天余（每天2g）不能缓解"就诊。
- 口内检查：27局部牙龈无肿胀，无窦道。叩诊敏感，冷刺激试验和电活力测试均为阴性。
- 术前X线片评估：27根管充填不完善（银尖充填），根尖周病变影像（图13.5a）。X线片提示根管融合，C形根管可能性大。
- 诊断：27根管治疗后有症状的根尖周炎，根尖周透射影像。

13.6.3　治疗计划

• 前期准备：局部麻醉；橡皮障隔湿；去除复合树脂充填体建立髓腔通路，此过程中涡轮机未喷水冷却，旨在熔解树脂直至银尖暴露（图13.5b）；超声工作尖去除树脂残留；牙科显微镜下使用Stieglitz镊子（Bontempi, International Inc.）和Hedströem锉取出银尖（图13.5c）；使用超声工作尖清理髓室底（B&LBiotech）（图13.5d），6％次氯酸钠溶液和17％EDTA冲洗髓腔后暴露遗漏的远颊根管（图13.5e）；近颊、近腭和腭侧三根管口呈相互连接的C形根管解剖结构；工作长度X线片提示近中根管系统内小段银尖残留（图13.5f），此银尖未取出而建立旁路疏通；使用氢氧化钙（Ultracal, Ultradent）进行根管内消毒（图13.5g，h），注

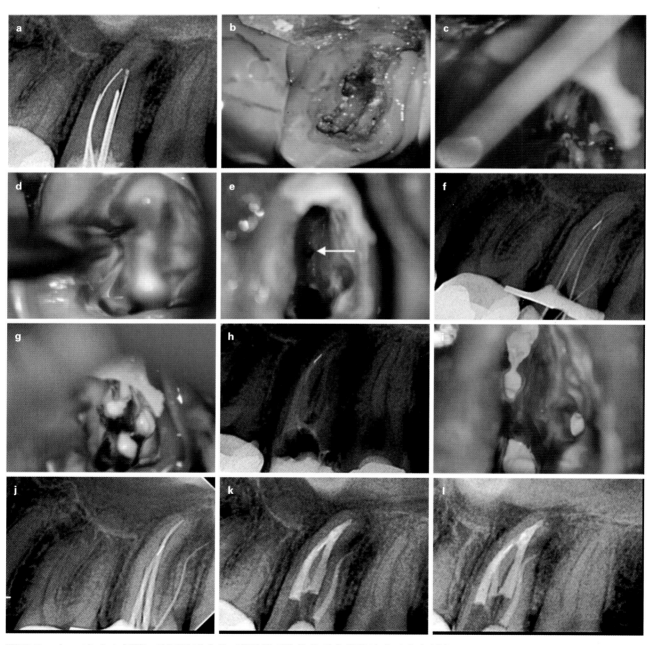

图13.5　（a~l）左上颌第二磨牙为融合的C形根管系统的非手术根管治疗（本病例由Dr. Antonis Chaniotis完成）。

射封药提示管间交通的存在。

- 根管预备：使用Hyflex机用旋转系统（Coltène）、G Pathfinder锉（Micro-Mega）和Hyflex X手用根管锉进行根尖部的疏通及扩大。

- 冲洗：使用被动超声系统，15#超声K锉活化6%次氯酸钠溶液行根管消毒（3×20秒/个根管）。

- 终末冲洗步骤：10天后，患者症状消失。根管内使用无菌水超声冲洗以去除氢氧化钙，重复上述冲洗消毒步骤后使用17%EDTA根管消毒5分钟，最后注射无菌水冲洗根管。

- 根管充填：使用牙胶尖和AH Plus糊剂行热牙胶垂直加压技术。碳酸氢钠喷砂处理髓底后，可见近中呈现C形根管结构（图13.5i）。术后X线片提示相互连接的根管解剖结构（图13.5j）。随访X线片见根尖暗影缩小（图13.5k，l）。

13.6.4 技术层面的探讨

上颌第二磨牙X线影像为单根，可能提示融合根和/或C形根管系统，此时需要调整髓腔通路以利于根管探查。虽然近颊根与腭根的融合并不常见，但此解剖结构存在使消毒过程更为复杂。在这种情况下，远颊根在X线片中可能被隐藏，或是在偏角的投照拍摄中以单根的形式出现。处理融合的根管解剖系统时，最好使用牙科显微镜来放大和照明，并配合加强的消毒方案，这样才能取得较好疗效。

13.7 病例6

13.7.1 患者信息

- 年龄：30。性别：男。病史：无特殊。

13.7.2 牙齿情况

- 牙位：右下颌第二前磨牙（牙位45）。

- 牙科病史：患者前期咬合疼痛，已被转诊牙医处理。

- 口内检查：45暂封存在，无明显咬合痛和叩痛。冷刺激和电活力测试阴性。

- 术前X线片评估：45牙根根端分开成多根，根尖周见透射影像（图13.6a）。

- 诊断：45无症状的根尖周炎。

13.7.3 治疗计划

- 前期准备：根管治疗前见树脂修复（图13.6b）；橡皮障隔湿后建立髓腔通路；使用ISO25#锉插入根管至根分叉处以记录髓底深度。Munce钻放置于此水平处（图13.6c），以C形运动轨迹扩大髓腔通路，此C形的凹处对着近中面。在牙科显微镜下，探得三个根管（图13.6d）。10#K锉预弯后进入根管直至工作长度，此时X线片可见明显的牙根在根尖端分为3个根管（图13.6f）。

- 根管预备：对于每个根管，预弯的15/0.04、20/0.04和25/0.04CM机用旋转锉依次进入根管内摩擦阻力最大处，然后启动马达使该锉旋转预备去除阻力，然后从根管旋出（TCA技术）。即使在直线通路不容易建立的根管，此轻刷式的触感控制激活技术也能使CM锉安全预备到根管工作长度。

- 冲洗：使用注射器抽取6%次氯酸钠溶液直接冲洗。

- 终末冲洗步骤：手动活化冲洗6%的次氯酸钠溶液，最后使用17%EDTA和无菌水冲洗。

- 根管充填：使用预弯的牙胶尖和树脂基质糊剂（图13.6g）。使用System B加热系统于根管分叉处切断牙胶尖（图13.6e）。根管中1/3及冠1/3使用热塑牙胶注射充填。

- 其他信息：树脂充填患牙冠方，术后根尖片如图13.6h所示。1年后复查X线片显示根尖区阴影愈合（图13.6i）。

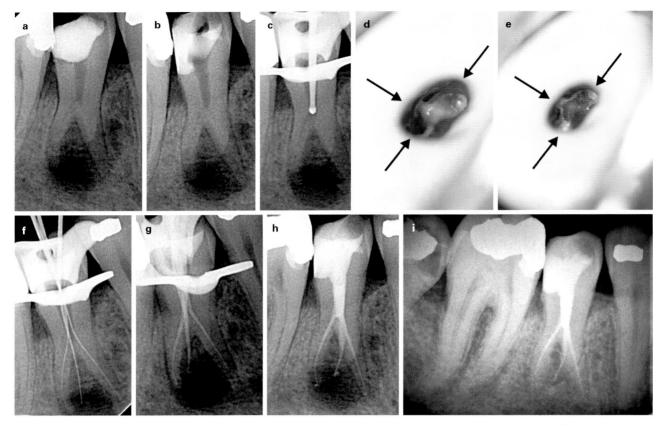

图13.6　（a~i）根尖1/3牙根分叉的右下颌第二前磨牙的非手术根管治疗（本病例由Dr. Antonis Chaniotis完成）。

13.7.4　技术层面的探讨

下颌前磨牙的内部解剖结构可能为复杂的相互连接、融合或高度弯曲的根管。此外，其根管系统也可以在釉牙骨质界下方分裂成两个或多个根管/根。在这种情况下，预弯的CM旋转镍钛锉在与根管最啮合处启动马达预备根管（TCA技术），可安全有效的按照预测尺寸将根尖分开的根管预备出足够空间。

13.8　病例7

13.8.1　患者信息

- 年龄：56。性别：女。病史：无特殊。

13.8.2　牙齿情况

- 牙位：右上颌第一磨牙（牙位16）（图13.7a~g）和第二磨牙（牙位17）（图13.7h~o）。
- 牙科病史：患者咬合疼痛，1年前其转诊牙医处理过患牙。
- 口内检查：患牙见暂封，垂直向叩诊敏感。触诊、牙周探查、牙齿松动度均在生理范围内。
- 术前X线片评估：根管治疗不完善（图13.7a，b，h）。牙根轮廓呈现单根、球状、不协调的，提示牛牙症。
- 诊断：16及17有症状的根尖周炎。

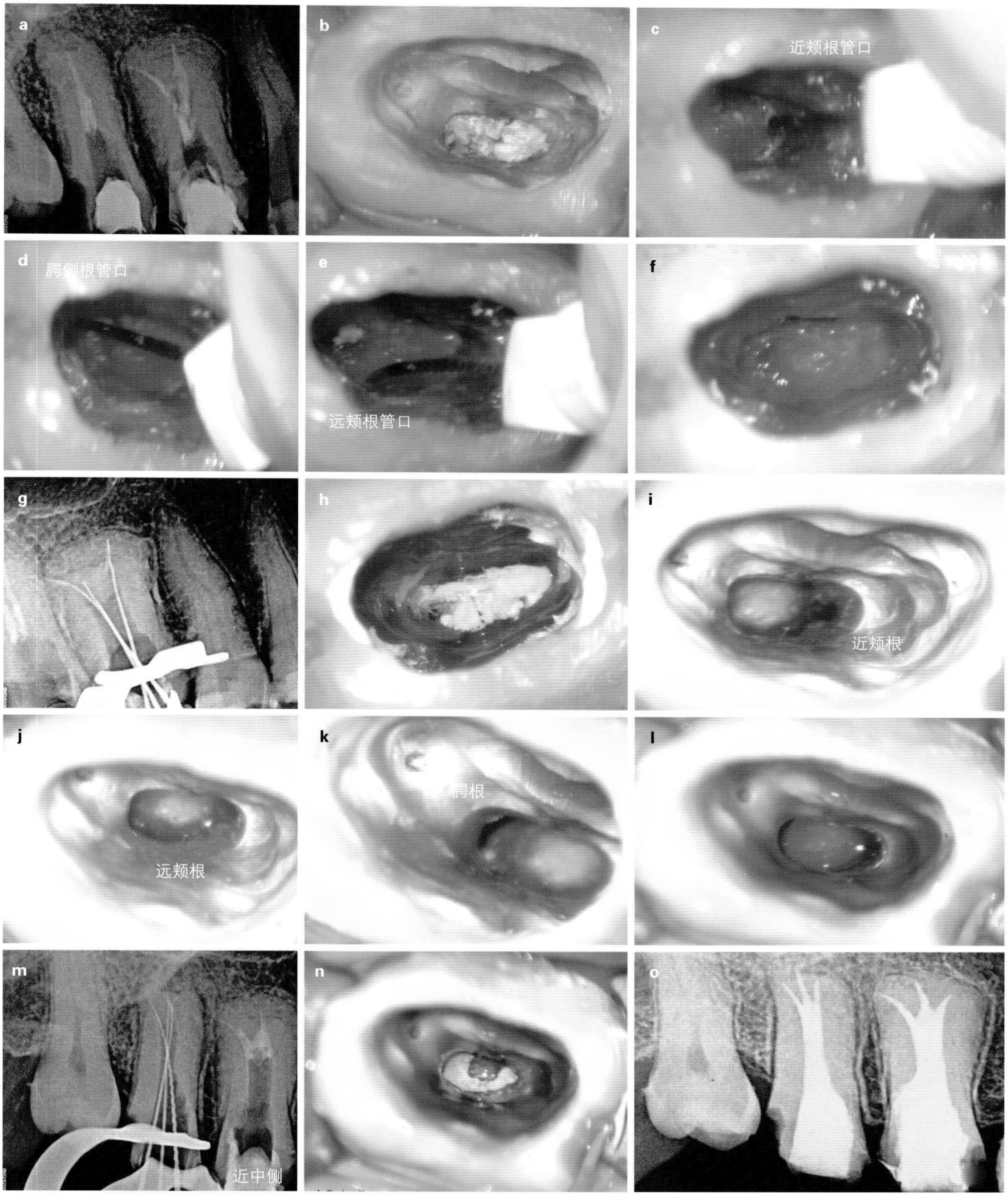
a
b
c
近颊根管口
d
腭侧根管口
e
远颊根管口
f
g
h
i
近颊根
j
远颊根
k
腭根
l
m
近中侧
n
o

图13.7 右上颌第一磨牙和第二磨牙牛牙症的非手术根管治疗（本病例由Dr. Jojo Kottoor完成）。

13.8.3　治疗计划

- 前期准备：局部麻醉；橡皮障隔湿；开髓，超声工作尖（RS2；SybronEndo）修整。全程使用牙科显微镜。
- 根管预备：使用H锉和超声工作尖（ET20；Satelec Action）去除原根管内根充物。使用规格为10.04的Micro-Opener探查髓底，确认近颊（MB）、腭侧（P）和远颊（DB）三个根管口。使用10#K锉疏通根管（图13.7c～f，i～l），根管测量仪测定工作长度（图13.7g，m）并使用15#K锉扩大根管形成顺畅通路。使用ProTaper Universal系统预备根管至F3。
- 冲洗：注射器抽取3%次氯酸钠溶液手动冲洗根管。
- 终末冲洗步骤：超声活化3%次氯酸钠溶液（5×30秒/个根管；IrriSafe）。然后使用17%EDTA、3%次氯酸钠溶液和生理盐水依次冲洗，最后使用2%氯己定消毒根管1分钟。
- 根管充填：选择手用加压器（Buchanan hand pluggers；SybronEndo）和回填系统B&L Beta（Biotech）。使用氢氧化钙基质型糊剂（Sealapex）涂布根管壁，最后将热牙胶注入根管中（图13.7o）。

13.8.4　技术层面的探讨

　　确定牙根是否发育异常，前提条件是术前仔细阅片以及熟练掌握根管解剖知识。对于牛牙症患牙，由于髓室底的根管开口位置低于正常平面，成功去除牙胶尖和识别根管口的关键在于使用放大设备、超声工作尖、大量长时间的动态冲洗根管。17牙为C形根管系统（图13.7n），并在根尖1/3处分为3个独立的根管。鉴于此，本病例使用注射热牙胶技术以获得更可预测的充填过程及结果（图13.7o）。

13.9　病例8

13.9.1　患者信息

- 年龄：49。性别：男。病史：无特殊。

13.9.2　牙齿情况

- 牙位：左上颌第二磨牙（牙位27）。
- 牙科病史：全科口腔医生在给患者行根管治疗过程中，发现异常的根管解剖形态，转诊至此。
- 口内检查：27牙冠形态正常，近远中见部分断裂的暂封体。叩诊轻度疼痛。牙周探查和牙齿松动度在生理范围内，局部牙龈未见肿胀和窦道。
- 术前X线片评估：为球状的单根牙，髓底位于根尖区，提示牛牙症（图13.8a）。
- 诊断：27有症状的根尖周炎。

13.9.3　治疗计划

- 前期准备：局部麻醉；树脂修复髓腔远中壁；橡皮障隔湿；超声工作尖（RS2；SybronEndo）修整髓腔通路（图13.8b）；治疗全程使用牙科显微镜。
- 根管预备：使用10.04号Micro-Opener（Dentsply Maillefer）探查髓腔，以确定近颊（MB1根管、MB2根管）、远颊（DB）和腭侧（P）根管口（图13.8c～e）。测定工作长度后（图13.8f），在近颊根管旁发现第四个管口。使用ProGlider器械建立滑行通路，再使用ProTaper Universal行颊侧根管的预备成形至F3，腭侧根管预备成形至F4。
- 冲洗：注射器抽取3%次氯酸钠溶液手用冲洗根管。
- 终末冲洗步骤：超声活化3%次氯酸钠溶液（5×30秒/个根管；IrriSafe）。然后使用17%

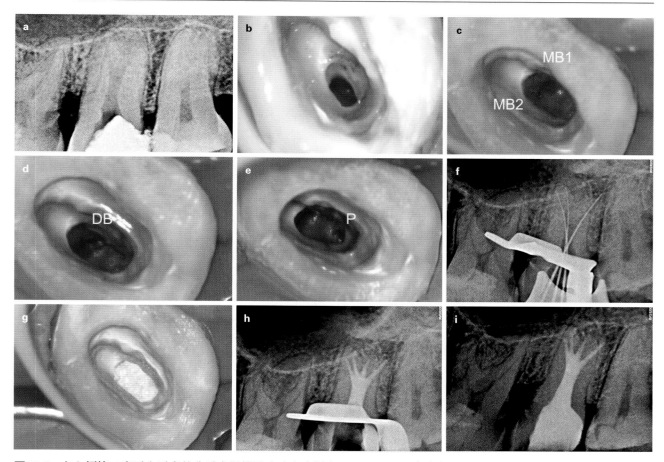

图13.8 左上颌第二磨牙牛牙症的非手术根管治疗（本病例由 Dr. Jojo Kottoor完成）。

EDTA、3%次氯酸钠溶液和生理盐水依次冲洗，最后使用2%氯己定消毒根管1分钟。

- 根管充填：预选手用加压器（Buchanan hand pluggers；SybronEndo）和回填系统B&L Beta（Biotech）。氢氧化钙基质型糊剂（Sealapex）涂布根管壁，最后将热牙胶注入根管中（图13.8g~i）。

13.9.4 技术层面的探讨

本病例初次探查髓腔时，发现髓腔内有大量出血，提示可能发生根管穿孔（图13.8b）；然而，这也可能是"牛牙"牙髓组织发炎的表现。每颗"牛牙"均可存在形态和数量上有异常的根管系统，需谨慎对待。操作过程中的疏忽大意以及非特异性的探查均可导致髓室壁被不必要的切割。由于根管起始于牙根根尖1/3处，为能充分观察和探查髓腔内部结构，我们常需改变口镜的位置或角度。牙科显微镜结合使用微创开髓器械及超声技术能更好地照射至髓腔深部，可增强髓室底的可视化程度。由于根管解剖结构复杂，颊侧根管口相互位置靠近，故采用注射热牙胶的方式充填根管。

13.10 病例9

13.10.1 患者信息

- 年龄：60。性别：男。病史：无特殊。

13.10.2　牙齿情况

- 牙位：右下颌第二磨牙（牙位47）。
- 牙科病史：患者以患牙美观问题就诊。
- 口内检查：47无症状，牙体见大面积银汞合金修复体。
- 术前X线片评估：47根管治疗不彻底，表现为根管成形不足，欠充。融合根提示C形根管结构（图13.9a）。
- 诊断：47无症状的根尖周炎。

13.10.3　治疗计划

- 前期准备：局部麻醉；橡皮障隔湿；牙科显微镜可视化操作；使用球钻建立常规的髓腔通路。
- 根管预备：使用超声工作尖去除髓腔内充填材料，机用25.08号往复运动器械去除根管内充填材料，此时未使用手用锉（图13.9b，c）。C形根管解剖结构确定后（图13.9d），根管冠方2/3使用Reciproc R25器械成形。根测仪测定工作长度后，使用25.08号往复运动器械一次完成根管成形。
- 冲洗：6%次氯酸钠溶液（手动活化）；10%柠檬酸（MDA）；超声活化3×20秒。
- 终末冲洗步骤：10%柠檬酸超声活化60秒，然后使用生理盐水溶液和乙醇冲洗。
- 根管充填：使用环氧树脂基质型封闭剂（AH Plus）和牙胶尖；热牙胶垂直加压技术充填根管（图13.9e~h）。

13.10.4　技术层面的探讨

此病例为Vertucci Ⅲ型C形根管解剖结构，此类根管中1/3对根管成形、消毒及充填具有一定的挑战性。鉴于此，将牙科显微镜、超声活化冲洗和热牙胶充填技术结合起来治疗此类根管至关重要。

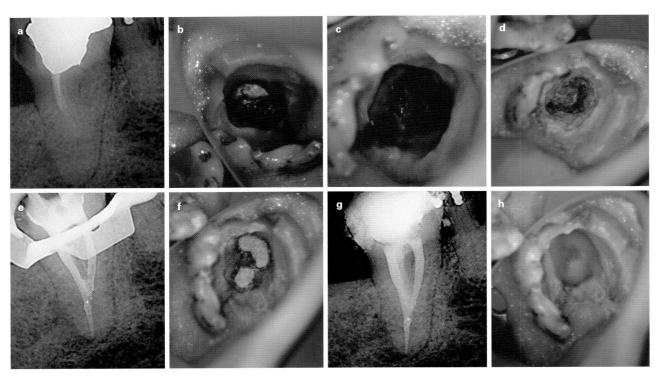

图13.9　右下颌第二磨牙C形根管系统的非手术根管治疗（本病例由 Dr. Nuno Pinto完成）。

13.11 病例10

13.11.1 患者信息

- 年龄：14。性别：男。病史：无特殊。

13.11.2 牙齿情况

- 牙位：右上颌侧切牙（牙位12）。
- 牙科病史：以"自发性疼痛"就诊。
- 口内检查：12叩诊和触诊颊黏膜时有轻微不适。局部黏膜见窦道。
- 术前X线片评估：影像与Ⅱ型牙内陷一致，伴根尖周阴影（图13.10a）。
- 诊断：12牙髓坏死和慢性根尖脓肿。

13.11.3 治疗计划

　　非手术根管治疗

- 前期准备：局部麻醉；橡皮障隔湿；牙科显微镜下可视化操作；使用球钻建立常规的髓腔通路。洞型边缘使用超声工作尖精修（CPR 2和CPR 3；ObturaSpartan）。
- 根管预备：分别使用10#和15#K锉定位两个根管口。工作长度确定后（图13.10b），使用K3旋转系统扩大根管，使用镍钛锉顺序如下：25.10、25.08、40.06和35.06。
- 冲洗：注射器（30G针头）抽取2%氯己定手动冲洗。
- 终末冲洗步骤：2%氯己定冲洗。
- 根管充填：用白色ProRoot MTA（Dentsply Maillefer）充填根尖（4mm），热牙胶和AH Plus封闭剂回填根管上端（图13.10c~f）。

13.11.4 技术层面的探讨

　　该牙为Ⅱ型牙内陷结构，根管互通，根尖孔呈开放型，这些结构异常明显增加了患牙的处理难度。对于此类畸形牙，术前拍摄不同角度的根尖片对治疗计划的拟定有重要意义。牙科放大系统、超声设备和超声工作尖是必要装置。考虑到部分主根管被内陷的牙根堵塞，使用超声工作尖

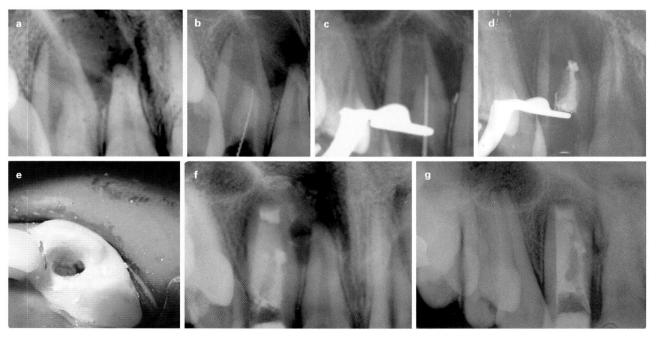

图13.10　右上颌侧切牙Ⅱ型牙内陷的非手术根管治疗（本病例由Dr. Nuno Pinto完成）。

扩大内陷牙根的根尖孔，目的在于使用MTA完全封闭根尖端。复查显示1周后窦道消失，1年后根尖周病变愈合（图13.10g）。

13.12　病例11

13.12.1　患者信息

- 年龄：40。性别：女。病史：无特殊。

13.12.2　牙齿情况

- 牙位：左下颌第一磨牙（牙位36）。
- 牙科病史：患者6年前完成患牙的根管治疗。
- 口内检查：颊部肿胀，36咬合疼痛，探诊深度为2~3mm。
- 术前X线片评估：36曾行根管治疗，近中和远中根根尖见放射透射影，远中根管上端见螺纹桩，近中基台为烤瓷桥（图13.11a）。
- 诊断：36有症状的根尖周炎。

13.12.3　治疗计划

　　经烤瓷冠下行非手术根管治疗
- 前期准备：局部麻醉；橡皮障隔湿；使用金刚砂钻头磨除冠表面瓷层，硬质合金钻头磨除冠金属层（图13.11b~d）。细的超声工作尖（U-file，Mani）去除树脂核，然后使用Startx #4（Densply）取出螺纹钉（图13.11e~g）。治疗全程使用牙科显微镜。
- 根管预备：首先使用S1作往复运动（90° CW 30° CCW；ATR Technika马达），并交替使用往复运动的R25（VDW），直至达到工作长度（图13.11h）。在治疗过程中，使用定制的与马达手柄连接的根尖电测仪确定工作长度。
- 冲洗：注射器（27G开孔针头）抽取5.25%次氯酸钠溶液冲洗。
- 终末冲洗步骤：每根管5.25%的次氯酸钠溶液配合超声活化（IrriSafe；Acteon）60秒，最后使用17%EDTA和5.25%次氯酸钠溶液冲洗。
- 根管充填：使用牙胶尖和AH Plus糊剂行热牙胶垂直加压技术（图13.11i~l）。

13.12.4　技术层面的探讨

　　本病例中患者希望保留原烤瓷桥，所以需要磨开部分烤瓷冠进行患牙的根管再治疗，此次再治疗还需去除螺纹桩，需使用磨尖的细金刚砂钻，厚度<0.1mm。由于尖端不断磨损，此过程要进行多次才能完成。根管再治疗过程中，清理近中峡区时，发现近颊和近舌根管间存在近中第三个根管，此根管有独立的开口（图13.11h）。术后X线片显示非常复杂的解剖结构：三个独立的近中根管和两个在根尖1/3融合的远中根管（图13.11l）。1年后复查X线片提示根尖病病愈合中（图13.11m~o）。

13.13　病例12

13.13.1　患者信息

- 年龄：36。性别：男。病史：无特殊。

13.13.2　牙齿情况

- 牙位：左下颌第一磨牙（牙位36）（图13.12a）。
- 牙科病史：患牙1年前曾行根管治疗。
- 口内检查：无症状，探诊深度为2~3mm。
- 术前X线片评估：36根管治疗后影像，近中根根尖区见放射透射影，近中及远中根管内见纤维桩。
- 诊断：36无症状的根尖周炎。

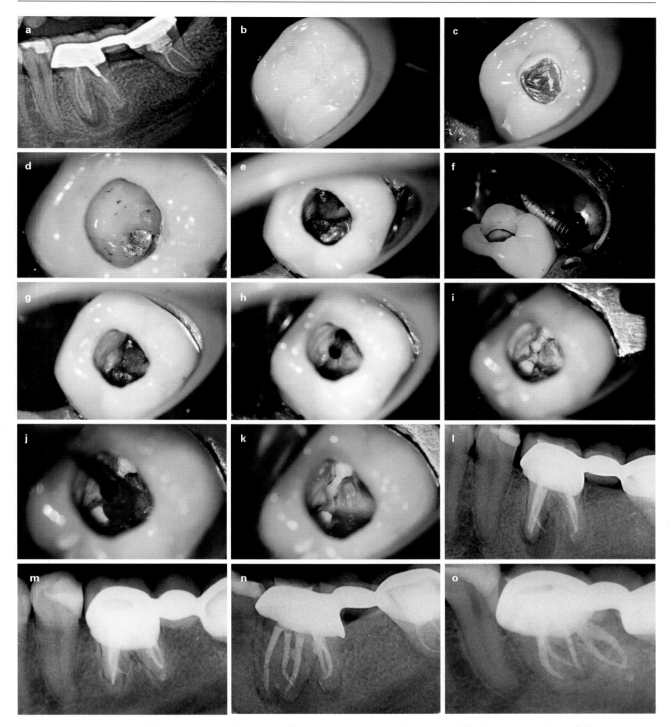

图13.11 （a～o）近中存在独立三个根管的左下颌第一磨牙的非手术根管治疗（本病例由Dr. Sergiu Nicola完成）。

13.13.3 治疗计划

非手术根管再治疗及树脂桩核冠修复

- 前期准备：局部麻醉；橡皮障隔湿；金刚砂钻头去除部分树脂核以建立髓腔通路（图

13.12b）；细的超声工作尖（U-file，Mani）去除树脂核深层和纤维桩（图13.12c～g）。纤维桩去除后，使用U-file开始行根管再治疗，探得4个近中和3个远中根管口（图13.12h～k）。治疗全程使用牙科显微镜。

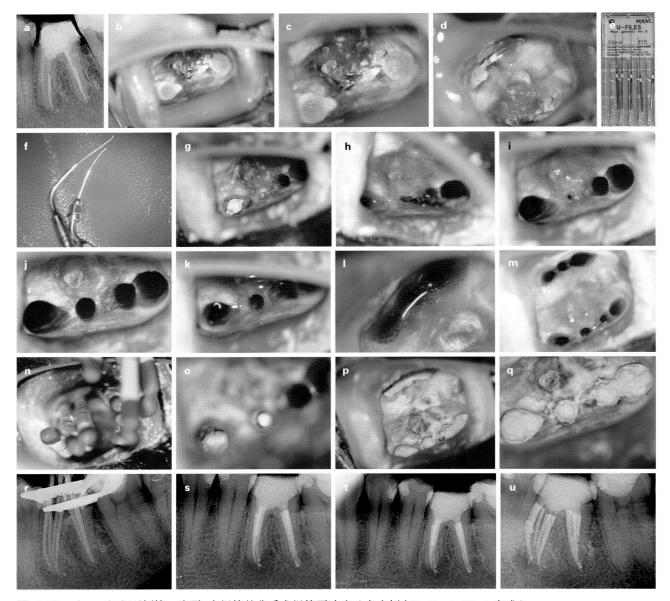

图13.12 （a~u）左下颌第一磨牙7个根管的非手术根管再治疗（本病例由Dr. Sergiu Nicola完成）。

- 根管预备：首先使用S1作往复运动（90° CW 30° CCW；ATR Technika马达），并交替使用往复运动的R25（VDW），直至达到工作长度。在治疗过程中，使用定制的与马达手柄连接的根尖电测仪确定工作长度。再治疗过程中，本病例显示出非常复杂的根管系统。

- 冲洗：注射器（27G开孔针头）抽取常温的5.25%次氯酸钠溶液冲洗。

- 终末冲洗步骤：每根管5.25%的次氯酸钠溶液配合超声活化（IrriSafe；Acteon）60秒，最后使用17%EDTA和5.25%的次氯酸钠溶液冲洗（图13.12l，m）。

- 根管充填：使用牙胶尖和AH Plus糊剂行热牙胶垂直加压技术（图13.12n~u）。冠核采用双固化树脂重建。

13.13.4　技术层面的探讨

纤维桩必须以保守的方式去除，尽量不破坏桩周围的正常牙本质。为达到此目标，建议使用细薄的U锉来取桩，其在"挖掘"时非常锋利和精确。

13.14　病例13

13.14.1　患者信息

- 年龄：48。性别：男。病史：无特殊。

13.14.2　牙齿情况

- 牙位：右上颌第二磨牙（牙位17）。
- 牙科病史：2012年治疗16牙，腭侧牙龈出现瘘管（图13.13a），根间大面积放射状透明区（图13.13b～d），提示牙根纵折。17牙轻微叩痛，Endo Ice活力检测为阴性，电活力测试显示在最高电压下牙髓才出现反应。拔除纵折的16牙后，再次对17牙进行检测，其结果相同，临床症状也无变化。
- 口内检查：17牙无触痛，咬合痛不超过3～4分钟，探诊深度正常；牙冠见旧的瓷嵌体，修复不良，其近中边缘嵴下见继发龋坏（图13.13e）。
- 术前X线片评估：17牙近中边缘嵴下见低密度放射区，靠近近中髓角。CBCT结果显示17牙根尖区不易鉴别，因为所有相关的特征均被来源于16牙牙周区的肥厚上颌窦黏膜所覆盖（图13.13f）。
- 诊断：17部分牙髓坏死；无症状的根尖周炎。

13.14.3　治疗计划

- 前期准备：局部麻醉；橡皮障隔湿；牙龈封闭剂封闭。在图像引导下行髓腔通路预备后（图13.13g），确定根管口（图13.13h），去除腭侧根管活髓组织（图13.13i），使用ProTaper SX扩大管口，深度为2mm（图13.13j～l）。
- 根管预备：由于根管狭小并有小的弯曲，本病例选择V-TaperH2镍钛系统（SS White）用于预备根管。主尖锉分别是：30/04（腭侧根管），25/06（MB1根管和远颊根管）、20/06（MB2根管，与MB1根管汇合）（图13.13m）。更换不同型号机用锉预备根管之间，使用15#K锉回锉，以保证根管通畅性，并防止管内碎屑堆积。
- 冲洗：5.25%的次氯酸钠溶液行被动超声冲洗。
- 终末冲洗步骤：50%柠檬酸冲洗60秒；最后用5.25%的次氯酸钠溶液超声冲洗。
- 根管充填：环氧树脂基封闭剂（AH Plus）和牙胶尖行热牙胶垂直加压技术（图13.13n～p）。本病例中，远颊根管与MB1根管融合（图13.13q），首先前者插主尖。然后，MB1根管插入牙胶尖。两主尖在根管口水平切断，并轻轻压实顶部以避免脱位。最后，MB2根管内注入热牙胶，以保证其他根管系统行热牙胶垂直加压充填时有最大的压力。

13.14.4　技术层面的探讨

当两根管在牙根较深水平融合时，必须注意不要堵塞其中一个分叉的分支。鉴于此，最好先选择合适的主尖插入一个根管，但不在根管口水平切断牙胶尖。在病例中，CBCT有助于计划治疗方案以及确定颊侧根管系统的形态。此外，图像引导下的髓腔通路的建立有助于避免过度扩展颈周牙本质。

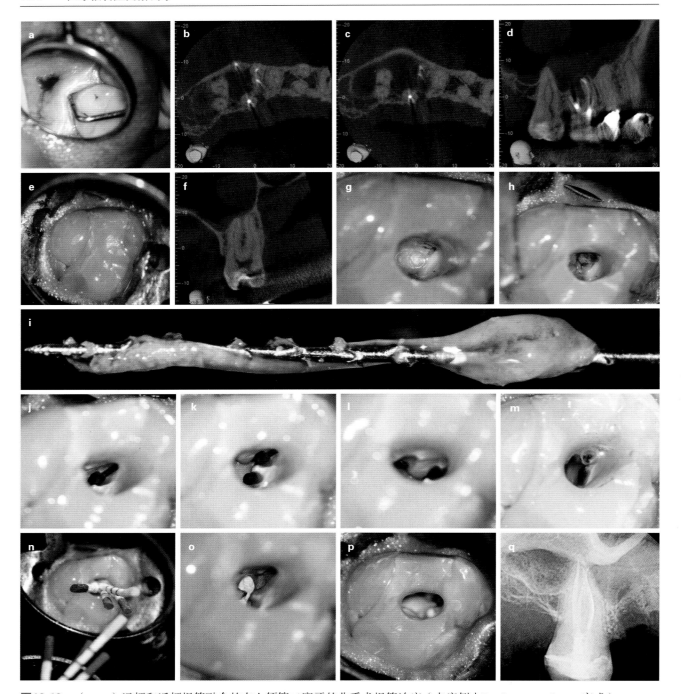

图13.13 （a~q）远颊和近颊根管融合的右上颌第二磨牙的非手术根管治疗（本病例由Dr. Oscar von Stetten完成）。

13.15　病例14

13.15.1　患者信息

- 年龄：44。性别：男。病史：无特殊。

13.15.2　牙齿情况

- 牙位：右上颌第一磨牙（牙位16）。
- 牙科病史：2012年治疗16牙（图13.14a），近期开始出现轻度叩痛和咬合疼痛。

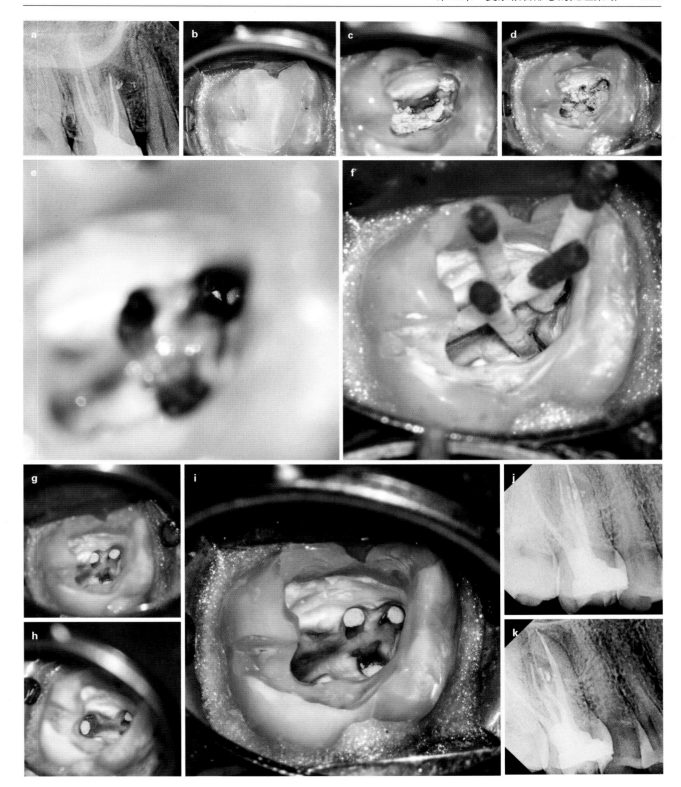

图13.14 （a~k）右上颌第一磨牙遗漏MB2根管后的非手术根管再治疗（本病例由Dr. Oscar von Stetten完成）。

- 口内检查：16牙无触痛，叩诊敏感，牙周探诊正常，咬合疼痛不超过3～4分钟；原树脂修复体周边见龋坏（图13.14b）。
- 术前X线片评估：近中根根尖周围透射影，提示根管遗漏。
- 诊断：16牙根管治疗术后；有症状型根尖周炎。

13.15.3　治疗计划

- 前期准备：局部麻醉；橡皮障隔湿；牙龈封闭剂封闭。建立髓腔通路后，根管口定位，去除冠方牙胶尖（图13.14c）。去除全部牙胶尖后，发现MB2根管口（图13.14d）。
- 根管预备：扩大根管口后，旋转型镍钛锉Profile 20.04在持续的冲洗下清除剩余的根管内充填物。工作长度测定后，首先，使用Profile 25.04预备根管。然后，在每个根管中使用2.0mm的自调锉（SAF）3分钟。使用Micro-Opener和Micro-Debrider（Dentsply）去除多余的牙胶尖（图13.14e）。最后，在持续冲洗下，使用完成锉XPfinisher R（FKG）完成根管预备。使用Mtwo 30.04完成所有根管的最终根尖区预备。
- 冲洗：5.25%的次氯酸钠溶液行被动超声冲洗。
- 终末冲洗步骤：50%的柠檬酸冲洗60秒；最后用5.25%的次氯酸钠溶液超声冲洗。
- 根管充填：环氧树脂基封闭剂（AH Plus）和牙胶尖行热牙胶垂直加压技术（图13.14f～k）。

13.15.4　技术层面的探讨

　　根管再治疗过程中，有一些重要的技术问题需要考虑，以避免复发和其他医疗意外。其中包括：需要足够的耐心和不使用溶剂（占99%的病例）。操作过程中避免急于到达根尖区，应在根管内层层递进式操作。应用显微镜和合适的器械，机械方式而非化学制剂去除牙胶尖，是处理这类病例的最佳方案。同时，一些制造商在市场上推出一类新的器械，以帮助用机械的方法去除隐蔽部位的牙胶。

13.16　病例15

13.16.1　患者信息

- 年龄：52。性别：女。病史：无特殊。

13.16.2　牙齿情况

- 牙位：左上颌第三磨牙（牙位28）。
- 牙科病史：近期开始根管治疗，仍未结束。
- 口内检查：28牙见暂封物，局部牙龈无肿痛，无窦道。叩诊敏感，软组织正常。患牙无松动，牙周探诊深度正常。
- 术前X线片评估：近颊根管中见器械分离，根尖区见透射影像（图13.15a）。
- 诊断：28有症状的根尖周炎。

13.16.3　治疗计划

- 前期准备：局部麻醉；橡皮障隔湿；去除暂封材料（图13.15b）。改良型GG3（Terauchi锉取出套装盒）用于暴露分离器械的冠端部分（图13.15c），然后根据图示取出分离器械（图13.15d）。治疗全程使用牙科显微镜。
- 根管预备：使用8#预弯的D-Finder进行初始的疏通和根管探查。电子根测仪初测根管工作长度后（图13.15e），依次使用08#、10#、12#和15#的D-Finder（Mani Inc.）获得手动滑行路径。再一次确定工作长度后，每根锉卡入M4安全手机（Kerr Endodontics），并使其上下运动（1mm范围内），直至锉在根管内松动。使用TF Adaptive适应锉（Kerr Endodontics；Elements Motor）进行根管清洁和成形，最后，25.06（SM2）完成近颊根管和远颊根管的预备，

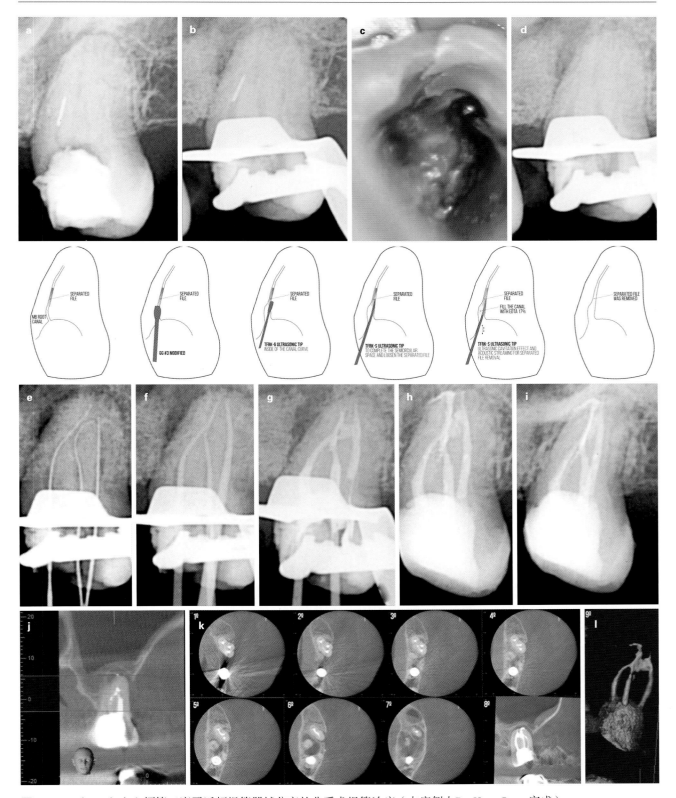

图13.15 （a~l）左上颌第三磨牙近颊根管器械分离的非手术根管治疗（本病例由Dr. Hugo Sousa完成）。

35.06（ML2）完成腭侧根管的预备。

- 冲洗：注射器（30G针头）抽取加热的5.25%的次氯酸钠溶液冲洗。
- 终末冲洗步骤：每根管注射器抽取17%EDTA冲洗1分钟，然后使用5.25%的次氯酸钠溶液手动活化冲洗60秒。
- 根管充填：使用环氧树脂基密封剂（AH Plus）和牙胶，连续波热牙胶加压技术（图13.15f~h）。
- 其他信息：髓腔临时暂封（Ionoseal），患者转诊行冠部修复。1个月后随访，牙齿无任何症状（图13.15i）。术后CBCT扫描显示，解剖结构具有挑战性，表明根管冲洗对实现根管治疗生物学目标具有重要性（图13.15j~l）。

13.16.4 技术层面的探讨

分离器械的取出方案与其在根管中所处位置有关，也和复杂解剖系统的消毒有关。本病例中，分离的器械在初始的根管弯曲处。为了避免更多医疗意外发生，治疗过程中需注意的是：①使用预弯的小号锉对根尖无压力，进行探查根管，当遇到向根尖前进的阻力时，需取出小号锉，最后在锉尖2mm处预弯；②获得直线通路；③减少锉与牙体壁的接触面积；④手动建立根管通路至15#；⑤使用牙科显微镜等可视化辅助工具。

13.17 病例16

13.17.1 患者信息

- 年龄：28。性别：女。病史：无特殊。

13.17.2 牙齿情况

- 牙位：右下颌第二磨牙（牙位47）（图13.16a）。
- 牙科病史：患牙曾行"根管治疗"，患者以

"该牙上月开始咬合疼痛"主诉就诊。

- 口内检查：47的修复体与牙体密合不良，边缘龋坏；叩诊和触诊颊黏膜时轻度不适感；局部黏膜无窦道；软组织正常。牙周探诊在生理范围内。
- 术前X线片评估：S形根管解剖结构，及根尖周见骨质透射影像（图13.16b）。
- 诊断：47根管治疗术后；47有症状的根尖周炎。

13.17.3 治疗计划

- 前期准备：局部麻醉；橡皮障隔湿；去除修复材料和龋坏组织后髓腔通路预备。确定根管口后，使用超声工作尖向颊侧扩展通路，探得第三个根管口。治疗全程使用牙科显微镜。
- 根管预备：使用Reciproc R25器械（VDW）去除近舌根管和远中根管内充填材料，直至根端仅1mm充填材料留存。继之使用8#和10#的手用K锉探查根管，直至近颊根管的第一个弯曲处（图13.16c）。治疗其他根管，使用TFAdaptive ML1锉以连续旋转运动行冠方扩大，直至达距离第一弯曲1mm处。对于近舌根管和远中根管中发现的台阶，可使用预弯的8#和10#的D-Finder行旁路绕过。近颊根管中，使用一系列的手用锉（从8#至15#K锉）配合M4安全手机疏通至根管第二弯曲处。然后，08#K锉逐步疏通，直到根管全长通畅。电子根测仪和X线片确定工作长度后（图13.16d，e），使用M4安全手机搭配8#至15#K锉疏通根管。使用TF和TF Adaptive器械完成根管的清洁和成形，近中根管完成锉型号为25.04，远中根管完成锉型号为25.06。使用预弯的10#K锉多次回锉，可有效预防根管堵塞。
- 冲洗：注射器（30G针头）抽取加热5.25%的次氯酸钠溶液冲洗。
- 终末冲洗步骤：每根管注射器抽取17%EDTA冲洗1分钟，然后使用5.25%的次氯酸钠溶液手动

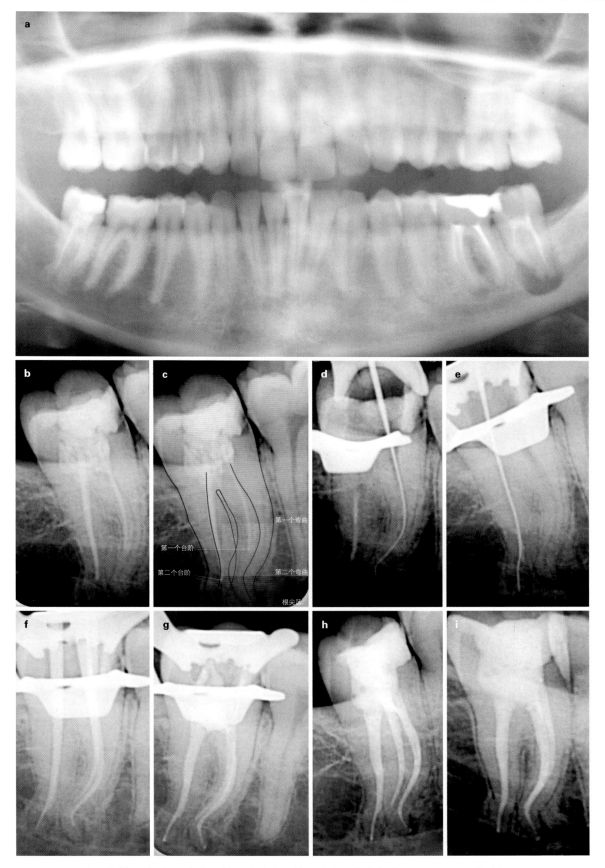

图13.16　（a～i）右下颌第二磨牙S型弯曲根管的非手术根管再治疗（本病例由Dr. Hugo Sousa完成）。

活化冲洗1分钟。

- 根管充填：使用环氧树脂基密封剂（AH Plus）和牙胶，行连续波热牙胶加压技术（图13.16f~i）。

13.17.4 技术层面的探讨

对于S形根管，理想的处理方法是采用"三段成形技术"，并结合不断地冲洗根管和回锉去除根管内碎屑。①第1阶段：根管成形至第一个弯曲点，即比10#K锉的最大咬合区短1mm；②第2阶段：将预弯的小号手用锉放入根管内，逐步疏通至下一个阻力点，扩大根管至此点；③第3阶段：预弯锉进一步向根管根尖方疏通，直至根管全长通畅后，其后开始此区域的成形。如果出现台阶，则将小号锉尖端弯曲约45°。绕过台阶后，将锉留在根管中不拿出，同时将此锉手柄端连接到M4手机上，旋转扩锉，以去除此处台阶。手用锉从小号到大号依次使用，且在使用大号锉前，要确保小号锉在根管内非常松动，可在没有任何根尖阻力的情况下疏通根管。最后，值得注意的是，必须使用小锥度（4%~6%）锉20#至25#扩大根管，以避免根管预备中额外的问题发生。

13.18 病例17

13.18.1 患者信息

- 年龄：44。性别：女。病史：无特殊。

13.18.2 牙齿情况

- 牙位：左上颌第一磨牙（牙位26）。
- 牙科病史：患者以"热刺激疼痛"为主诉就诊。
- 口内检查：26无龋齿；局部黏膜无窦道；探诊

深度在生理范围内；无叩痛；热诊加重疼痛。

- 术前X线片评估：髓腔和根管钙化（图13.17a）。
- 诊断：26不可复性牙髓炎，无根尖周组织异常。

13.18.3 治疗计划

- 前期准备：26行根管治疗，对4个根管进行了清理和成形（图13.17b）。2年后复诊（图13.17c），患者在水平向和垂直向叩诊时均有不适（图13.17d）。再行CBCT检查，发现远中根存在一个未经治疗的第二颗根管（图13.17e，f）。局部麻醉和橡皮障隔湿后，选择性的建立髓腔通路。
- 根管预备：根据CBCT所提供的信息和放大倍数，有选择性地偏向远中根管建立髓腔通路，使用超声工作尖去除根管口周边牙本质，可清楚暴露遗漏的根管（图13.17g~i）。
- 冲洗：5.25%的次氯酸钠溶液进行超声冲洗。
- 终末冲洗步骤：使用17%的EDTA冲洗根管1分钟后，用5.25%的次氯酸钠溶液冲洗。
- 根管充填：单尖法技术充填根管（图13.17j）。2年后复查，患者无症状。X线片（图13.17k）和CBCT（图13.17l）结果显示，所有根管均已充填，远中根根尖区域的牙周膜略增宽。

13.18.4 技术层面的探讨

本病例说明，对于根管治疗后有持续症状的患牙，传统X线片对其诊断和制订治疗方案有局限性。治疗上颌磨牙时，由于解剖结构的叠加，这一点尤为重要。而根据CBCT结果提供的信息，可以做出正确的诊断和治疗方案，同时有助于实施微创治疗以解决患者的主要问题。

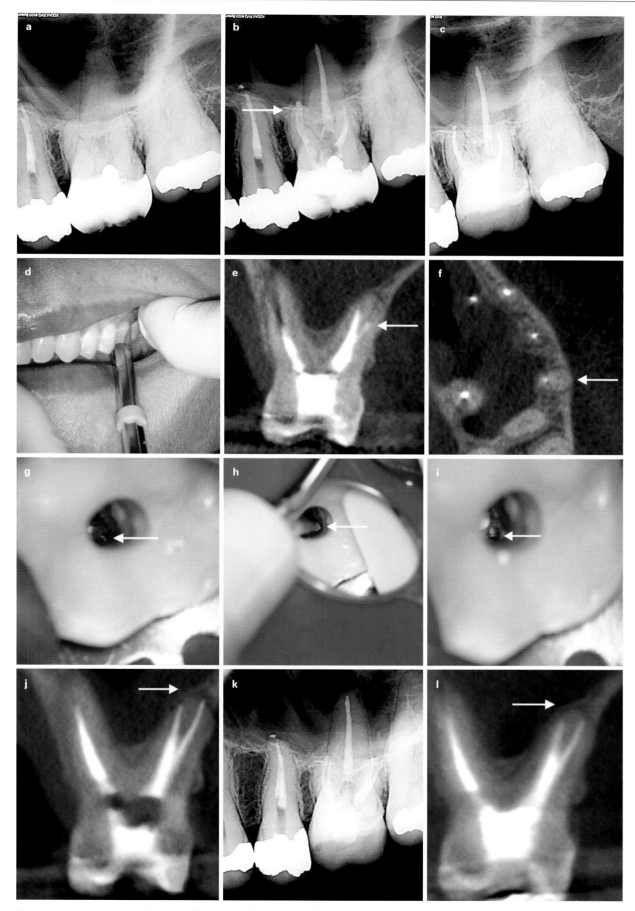

图13.17 （a～l）有5个根管的左上颌第一磨牙的非手术根管再治疗（本病例由Dr. Carlos Murgel完成）。

13.19　病例18

13.19.1　患者信息

- 年龄：54。性别：女。病史：无特殊。

13.19.2　牙齿情况

- 牙位：右下颌第一磨牙（牙位46）。
- 牙科病史：患者以"患牙疼痛，热刺激加重"为主诉就诊。
- 口内检查：46见暂封；牙齿无变色、无龋齿、无牙釉质裂纹；牙周探诊正常；水平向和垂直向叩诊无异常；对热刺激反应严重。
- 术前X线片评估：髓室缩小；骨结构正常（图13.18a）。
- 诊断：46不可复性牙髓炎，无根尖周组织异常。

13.19.3　治疗计划

- 前期准备：46行根管治疗（图13.18b），2年后复诊发现虽然46无异常症状，但X线片结果显示近中根根尖区病变影像，考虑发生了慢性根尖周炎（图13.18c）。进一步行CBCT检查，发现近中根有遗漏的舌侧根管（图13.18d~f）。局部麻醉和橡皮障隔湿后，完成选择性的髓腔通路预备。
- 根管预备：根据CBCT所提供的信息和放大倍数，使用细的超声工作尖完成近中根管根尖区分叉的通路预备（图13.18g）。
- 冲洗：5.25%的次氯酸钠溶液进行超声冲洗。
- 终末冲洗步骤：使用17%的EDTA冲洗根管1分钟后，用5.25%的次氯酸钠溶液冲洗。
- 根管充填：单尖法技术充填根管（图13.18h）。树脂充填髓腔后（图13.18i），术后X线片及CBCT结果清晰显示近中根的两根管（图13.18j，k）。1年后复查，患者无症状，近中根根尖区病变愈合（图13.18l）。

13.19.4　技术层面的探讨

本病例说明，传统X线片对根管治疗后有病变的患牙在诊断和治疗计划方面的局限性。这在治疗下颌第一磨牙时尤为重要，因为其根管解剖结构有较大变异。根据CBCT所提供的信息，可以做出正确的诊断和治疗方案，同时有助于实施微创治疗以解决患者的主诉。

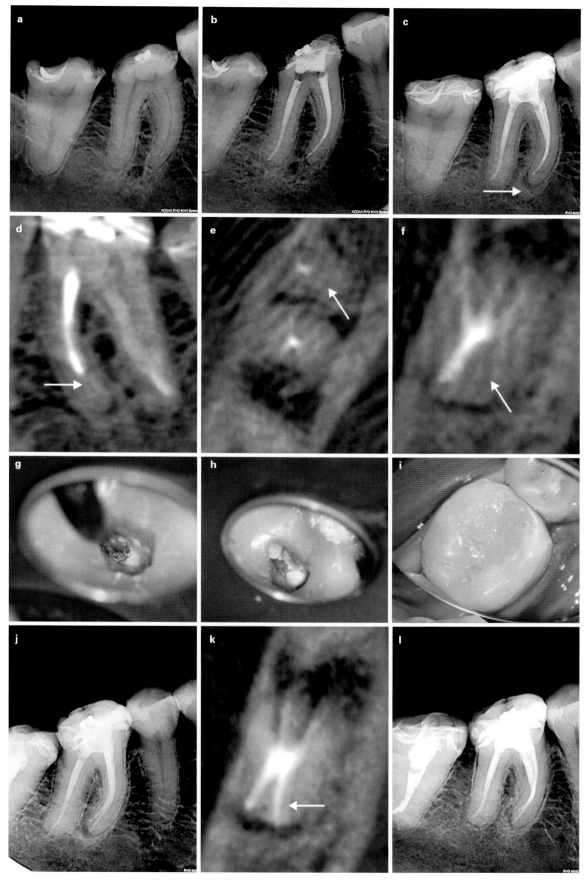

图13.18　（a～l）右下颌第一磨牙近中根根管深部分叉的非手术根管再治疗（本病例由Dr. Carlos Murgel完成）。

第14章 当代牙齿根管解剖学的教学策略

Contemporary Strategies for Teaching Internal Anatomy of Teeth

Bettina Basrani, Marco A. Versiani

摘要

文献中已充分肯定临床前训练在牙髓病学教学过程中的重要性。临床前训练的主要目的是向学生介绍人类牙体形态、结构及功能相关方面的理论知识和操作技能。本章根据牙体牙髓病学教学过程中不同层次的课程设置要求，以不同的模式来讲授根管解剖学。

14.1 概述

解剖学知识一直被认为是口腔医学教育的"基石"。作为口腔医学临床前教学大纲中的一门基础课程，牙体解剖学向学生介绍了人类恒牙列和乳牙列的解剖学和形态学特征[1]。牙体解剖学代表了在上临床前的理论学习的一个重要阶段，通过对牙体解剖学的学习，学生进一步掌握关于

临床技能的知识，对临床实践至关重要[2-3]。教育的目的应该是对相关领域首先提供一个基本的较全面的理论基础，其次是培养获取更多知识的能力[4]，这一点在牙髓病学教学中尤为突出。因为透彻地理解根管系统的复杂性及其与周围组织的密切关系，对于临床治疗极其重要。

关于牙齿根管解剖学，学生必须知道临床治疗效果在很大程度上取决于是否能将根管系统治疗到位，即全面地处理根尖和侧支根管系统，以及如何选择合适的器械来匹配根管的三维结构[5]。因此，对人体牙齿解剖学的透彻理解是口腔医学的重要组成部分，也是口腔教学的重要内容[6-7]。一般认为，理论背景知识的理解对学习进程有很强的导向性。如果学生能全面了解根管解剖学的各个环节，他们也就能更好地进行临床实践。在理解本学科基本理念的前提下，学生将能更好地吸收掌握所有与治疗相关的临床程序[8]。然而，与其他口腔医学领域相比，牙体牙髓病学有其独特之处。与牙体充填修复不同，在临床上进行牙髓治疗的学生无法直观地看到他所治疗的对象——牙齿的内部解剖结构[9]。为了解决此问题，人们设计了许多技术用于根管系统的学习。

B. Basrani, D.D.S., M.Sc., Ph.D. (✉)
Endodontic Program, Faculty of Dentistry, University of Toronto, Toronto, ON, Canada
e-mail: bettina.basrani@dentistry.utoronto.ca

M. A. Versiani, D.D.S., M.Sc., Ph.D.
Department of Restorative Dentistry, Dental School of Ribeirão Preto, University of São Paulo,
São Paulo, Brazil

© Springer International Publishing AG, part of Springer Nature 2019
M. A. Versiani et al. (eds.), *The Root Canal Anatomy in Permanent Dentition*,
https://doi.org/10.1007/978-3-319-73444-6_14

14.2　口腔医学教育中的理论和技能学习

口腔解剖学基础包括理论和技能两方面的知识。理论学习由描述性和概念性的知识组成，包括大量的专业术语。而技能学习分为视觉和操作技能。需要指出的是，操作技能学习不在本章讨论范围之内。因此，口腔解剖学必须提升上述两方面的学习，使其更贴近临床实践，并提供更多机会让学生主动参与学习过程[1]。

学习口腔解剖学术语的传统方法（理论方面）通常采用讲课、课本、课程手册、互动测试（如让学生回答问题、保留牙齿标本[10]）等方式。此外，传统的牙髓解剖学教学一般使用牙齿切片、X线片或是三维模型（将彩色树脂或染料注入透明脱钙的离体牙的牙髓腔所获得）作为教具进行教学[1]。文献记载中也有报道其他类型的教具，如放置在静态人体下颌模型或数字虚拟成像模型中的人工牙，用透明树脂块制作的模拟根管等[2-3,8,11]。有些技术研发复杂，耗时较长，在制作过程中会遇到很多困难，包括产生伪影、原始解剖结构失真、无法同时观察牙齿的内外三维解剖结构等[12]。如果缺乏对所学内容进行讨论，这些方法中不可避免的缺陷可能会导致学生对所学知识肤浅的理解[1,13-14]。因此，应做好充分的课前准备（使用各种数字资源并列出相关的学习问题），并在课堂上进行小组讨论，以此鼓励每位学生积极参与，通过自评和他评从而提高学习质量[1,15]。

临床能力依赖于广泛认可的意识活动的发展。与这些临床操作技能密不可分的是自我评价的能力，以及为达到预定目标而进行纠错的能力等。敏锐的观察力是掌握良好的操作技能必备的前提条件，其可为不断完善临床结果确定适当的目标和策略[1]。观察力包括：观察正常牙齿的三维形态细节，区分正常的和变异的牙齿外形，并能设想将有缺陷的牙齿形态恢复成正常的牙齿外形；此外，还需要操作技能来完成临床上对应的牙科治疗[1]。在临床操作技能的培养过程中，学

生必须学会如何将脑海中的正确想法付诸临床实践。在根管治疗的学习过程中所用到的牙模可以让学生清晰地看到根管的内部解剖，从而直观地看到在根管治疗过程中器械是如何工作的。这些可视化的模型将为学生们在脑海中构建治疗的蓝图，并映射到真实的临床根管治疗中[9]。

在根管解剖学课程中，临床技能学习的传统方法是"板凳式"练习，包括仔细观察拔除的离体牙及其横断面以绘制二维平面图。对牙体形态进行视觉识别的前提是对正常的牙齿形态有全面透彻的了解。学生需要通过观察分析正常和变异的牙齿形态间的差别来不断地练习。在练习过程中，使用辅助的放大设备（显微镜或放大镜）可能会有更好的效果，可提高学生的视觉敏锐度和精细操作技能。图14.1展示了学生学习如何鉴别牙本质的颜色与牙齿不同状态（如龋齿、磨损、修复等）之间的关系。此外，通过将牙齿内部解剖结构与X线图像比对也可加深对牙齿形态的理解。也可以让学生从两个不同角度（颊舌向和近中向）拍摄离体牙的X线片，然后从牙齿的纵向或横向进行切片。之后，学生可以画出在牙本质上观察到的各种颜色及其与牙釉质和根管的关系（图14.2和图14.3）。目前，大多数口腔医学院仍然是在讲课中传授基础知识，结合二维绘画练习和蜡块雕牙练习来培养学生的操作技能[1]。其结果无论是基础知识还是操作技能的学习都没有结合临床实践进行，从而潜在阻碍了学生日后回顾知识并将其应用到实际临床治疗中的能力。之前已有文献提及传统课程的这些不足之处[1]。

学生在教学过程中积极主动的参与已被证实可提高学习氛围[10]，因此学生应在课前回顾与主题相关的学习内容；在技能实验课后，还应以小组讨论的形式进行课堂发言。在小组中，学生可针对具体的实验操作过程进行提问和讨论[1]。此时，教师必须充当引导者的角色，分析X线片，并与真实的解剖结构进行对比，同时鼓励所有的学生参与此过程。最后，学生可以通过自己的图

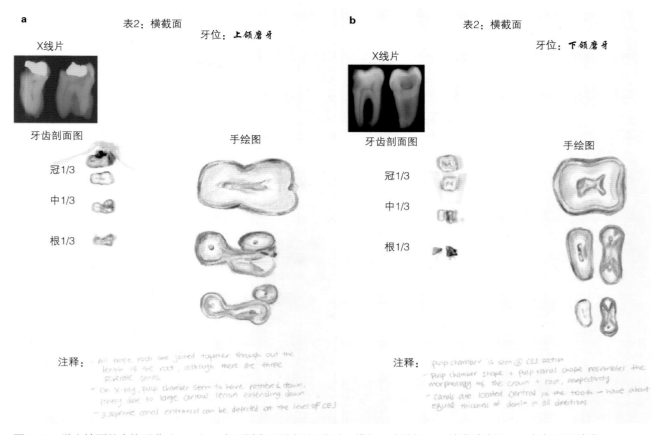

图14.1　学生填写的表格示范（a，b），有不同类型牙齿的X线片、横切面或纵切面，并附手绘图，且有自己的说明。

画来分析对图像的理解，此方法有助于区分"理想"形态与临床实际中存在的重要解剖变异间的差别。上述是以学生的教学为基础进行的技能学习，每个学生带来的标本不尽相同，由此可促进学生间的相互讨论，而教师只是起到引导的作用。这种引导式的教学模式，能鼓励学生更好地掌控自己的学习进程，教师的角色转变成引导者和组织者，为学生提供教学资源及支持。这些初步的讨论可以再用一种形成性评价来进行补充，即学生间的互动式问答。这些授课形式的改进让课堂得以呈现更高阶的研讨形式，而不是单纯的知识讲授[1]。尽管此教学方法具有简单、快捷、不依赖技术的明显优势，但有时由于不能为学生

提供大量不同的标本，从而影响其基于二维图像（如线描练习）的视觉能力培养，进而阻碍了学生辨别正常与异常牙齿形态能力的发展。但此种方法最主要的不足，是不能描画牙体形态学的三维关系[1,16]。

几十年来，牙髓病学教学几乎完全依赖于使用天然牙。在拔除的离体牙上进行练习，一直是牙髓病学临床前教学的通用方法，让学生有机会在接触患者之前学习专业知识[3]。如何控制在拔除的离体牙上操作所产生的交叉感染，以及伦理因素影响了一些教学机构的这种临床前实践。同时，这些弊端也反向促进了牙髓病学教学替代模拟方法的发展[2]。

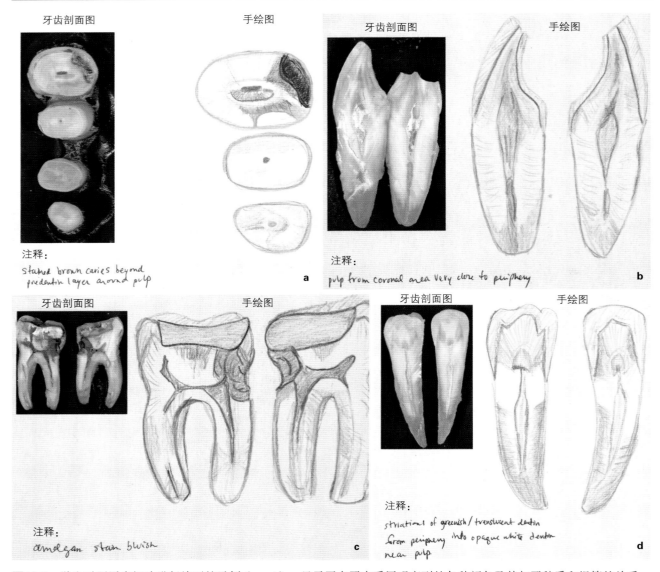

图14.2　学生对照牙齿切片进行绘画的示例（a~d），显示了在牙本质层观察到的各种颜色及其与牙釉质和根管的关系，并作相关说明。

14.3　牙齿三维解剖形态在口腔医学教育中的应用

　　尽管牙髓病学教学多使用拔除的天然牙[3]，但在临床前教学中使用此类牙仍有一定的局限性，因为它们：①难以获得；②脆性增加，容易折断；③常为不进行牙髓治疗的第三磨牙；④牙体内部解剖结构变异较大；⑤牙体结构常因龋坏而被破坏，或因修复体较大使得外部解剖学标志消失；⑥因修复性牙本质的沉积，牙髓腔较小；⑦

由于内部解剖的变异，给学生和教师的教学评价带来困难[11]。因此，一些作者提出用树脂人工牙模型代替天然牙[3]。

　　透明树脂块牙模型可提供根管系统的三维视图，因此成为牙齿形态研究和教学中的一种便捷有效的教具。此外，它们为标准化模型，易于获得，不会造成任何感染的风险，还有助于学生进行自我评估。但是，大多数透明树脂块牙模型的树脂硬度和天然牙存在一定的差距，天然牙复杂的内外解剖结构也不能准确地体现在牙模中（图

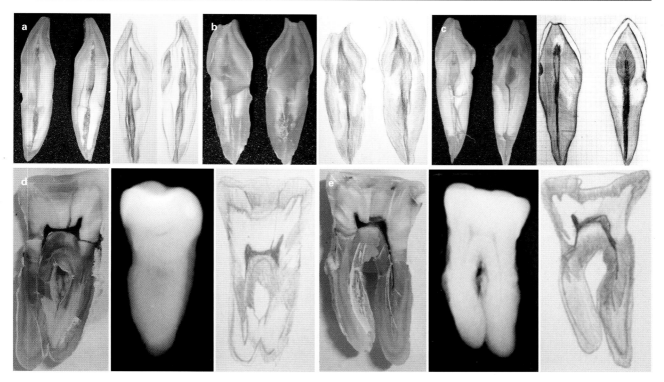

图14.3　学生根据几种类型牙齿的纵切面（a~e）绘制的图例，显示了牙本质和根管管腔内观察到的各种颜色。

14.4）。此外，其透明性和缺乏放射性阻射的特点，使学生的影像学阅片解读的技能和知识不能得到训练，导致此类模型在技能学习中的使用受限[2]。实际上，一项研究表明，专科医生对此类人工牙并不满意，他们也不支持用此类牙模替代天然牙[2]。因此，有研究者开始寻求在人工牙中再现牙齿组织解剖结构和生理特征的方法。

最近，基于CT影像重建并利用三维打印技术制作的仿真牙促进了人工牙教学。过去，每个学生携带的离体牙的解剖学形态都不一致；而现在，所有学生都可以在同一实验课上学习清晰且一致的解剖学内容[5]。尽管这些树脂仿真牙有其固有局限性，特别是在操作技能学习上，髓腔通路预备、根管预备/充填过程中的操作手感与真实牙齿存在差异，但对于解剖学教学来说是非常实用的教具，因为：①它们有系统的标准化分级；②带教老师可以同时带领全班学生学习每一个经典根管解剖系统，而不是每次只教一个学生；③

学生可以根据自己的需要多次练习，以达到完全掌握牙根和根管形态的能力；④允许老师在有相同解剖结构的非透明复制品中对学生进行标准化评估[5]（图14.5）。此外，不同复杂程度的根管系统可以在快速成形的3D打印机中被打印成放大模型，让学生拿在手里多角度观察其内部解剖细节。3D打印模型在牙科教育中的其他应用还包括：①根据不同教学目的，将牙齿按比例放大或缩小；②建立一个3D牙齿模型集合，显示非典型或仅在地区内流行的牙体解剖结构；③制作大量的牙模用于牙体有创性分析；④将牙模以单个亚结构的形式呈现，让学生正确组装；⑤利用世界各地的研究者和牙医在网上提供的原始数据，建立一个巨大的健康牙和患牙的3D模型集合库[17]。

影像学在现代牙科教育中的应用得益于同时期科学技术的发展，特别是那些使材料能以电子化的方式呈现的技术。其中影响最大的技术之一是互联网。互联网已越来越多地被用作教学工

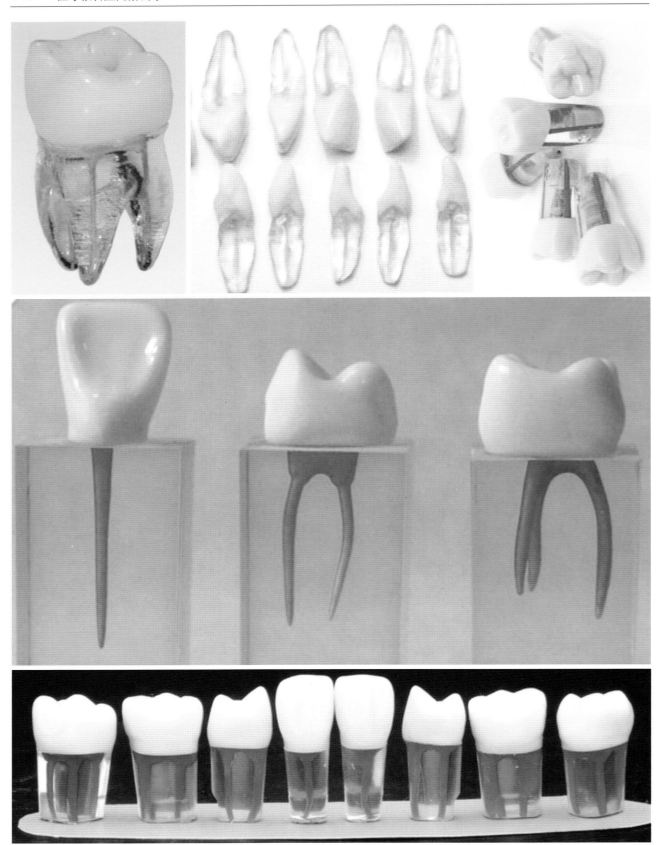

图14.4　不同的传统透明牙模型，显示了牙齿内外的解剖结构，但不能准确地再现天然牙（图片见网址https://anatomicalmodels.pt.aliexpress.com）。

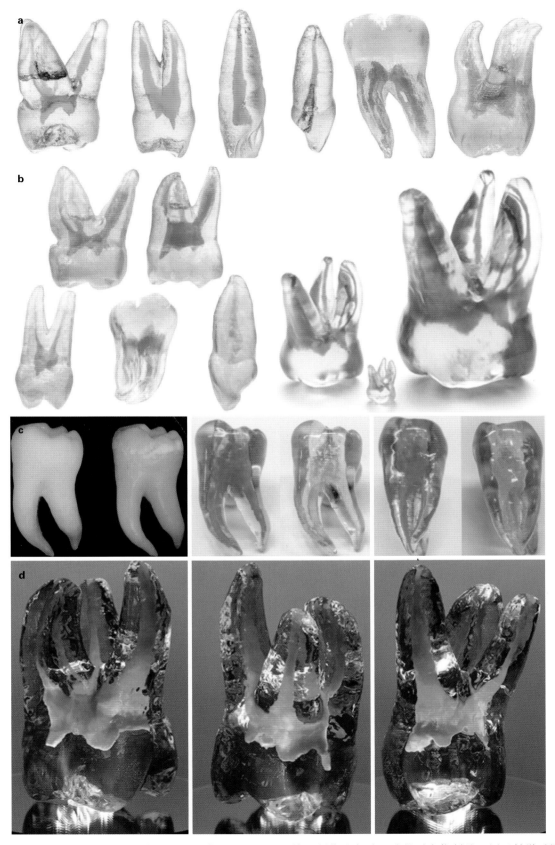

图14.5 （a～d）利用三维打印技术从相应的真牙Micro-CT图像上制作出各种尺寸的牙齿仿制品，用于教学（图a～图c为True Tooth®图像，来源于网址https://dentalengineering lab.com/truetooth/；图d为RepliDens®图像，来源于网址https://www. smartodont.ch/repli dens/）。

具，因为它能够在一个独立稳定的网址中提供大量形式多样的教学资料。图像、文本、互动测验和视频可被无缝整合成一个综合的教育资源库[18]。一些研究比较分析了传统教学和计算机辅助教学在口腔形态学课程学习中的效果，结果发现，计算机辅助教学能为学生的后续技能学习提供更好的知识储备[1,16]。可视化技术可改善传统的视觉辨别教学方法，可为学生提供以下内容：①丰富的牙齿形态学专业术语资源库；②配合三维工具的可视化，学习正常的牙外形和内部髓腔形态特征；③丰富的三维图像数据库，包括异常的牙齿和牙髓腔形态；④以测验形式对知识进行渐进式评价，并能提供即时反馈。然而，在伊利诺伊大学（芝加哥）以往使用三维互动式软件的过程中，许多学生反馈在使用导航系统及图书馆在线系统的过程中体验感不佳，因为该程序在家用计算机上运行速度很慢，步骤烦琐。这些不佳的用户体验降低了学生继续使用这种教育资源类型的主动性[1]。

一些其他学科已建立起来的成熟的教学技术和方法也可被应用于牙体牙髓教学领域，例如：①在线互动式探讨牙齿解剖学；②扩展对牙齿内部结构的形态和体积分析；③利用三维虚拟模型进行牙齿外部形态和内部结构的大规模关联研究[7]。这些都得益于近年来无创影像技术的发展进步，如CBCT和显微计算机断层扫描（Micro-CT），为牙体牙髓医生乃至整个牙科专业，以及牙体牙髓研究和教学开辟了一个诊断、评估和评价的新天地[17]。

计算机断层成像的原理对CBCT和微型CT系统来说都是一样的。它们利用X射线衰减的空间分布来创建实物的横截面，再高精度地重建虚拟模型（3D模型），而不破坏原始物体（第6章）。虽然CBCT已经使用了近20年，但直到最近才有价格适中、空间分辨率较高的系统投入商业使用。该技术提供了一种能够以最小的失真实现颌面部三维成像的模式，适合大多数患者的诊疗，而Micro-

CT扫描目前仅限于体外应用[12]。在实验室里，CBCT扫描也可用于根管解剖学的教学。学生可与这种三维诊断工具进行互动式学习，并通过专用软件，利用来自真实患者的数据库，虚拟探索各组牙齿内部解剖的不同视图（图14.6）。因此，除了有机会学习根管解剖系统的不同特征外，此方法也可通过使用三维多平面重建的CBCT图像（通常基于二维X线摄影），帮助学生扩大他们的视觉判断力。

与CBCT不同，Micro-CT技术是一种更复杂的评估系统，因为它使用的是高能X射线。与传统的断层扫描相比，它能更有效地穿透致密组织、具有更长的曝光时间、更小的X射线焦斑、更精细的探测器。因此，Micro-CT能提供大量的信息，能在任何平面重现切面；能同时或分别显示内部和外表的解剖结构，同时数据也能以二维或三维图像或高分辨率视频的形式呈现（图14.7）；也就是说，Micro-CT是牙髓治疗研究和临床前技能培训中的得力助手，也是帮助临床医生和研究者详细研究牙齿解剖结构的强大工具[12]。最近，Kato及其同事[7]基于Micro-CT数据构建了一个可免费访问的便携式PDF嵌入式牙齿三维模型，用户可以自由操作嵌入式模型，并激活一系列预设视图。此操作常通过两种路径实现：即通过直接访问主页窗口下拉菜单，或打开"模型树"图标，从一个视图切换到下一个视图。据作者介绍，PDF文件格式中的嵌入式牙齿三维模型将成为牙科学生的宝贵工具。

14.4　基于网络的根管解剖学教学的策略改进

从Micro-CT中获得的数字化数据可用来大规模地生成牙齿解剖数据，并通过互联网向公众开放，从而解决了个人使用扫描设备成本过高的问题[7,19]。这是巴西圣保罗大学牙学院Versiani博士、Sousa-Neto博士和PécoraatRibeirão Preto博士创建根

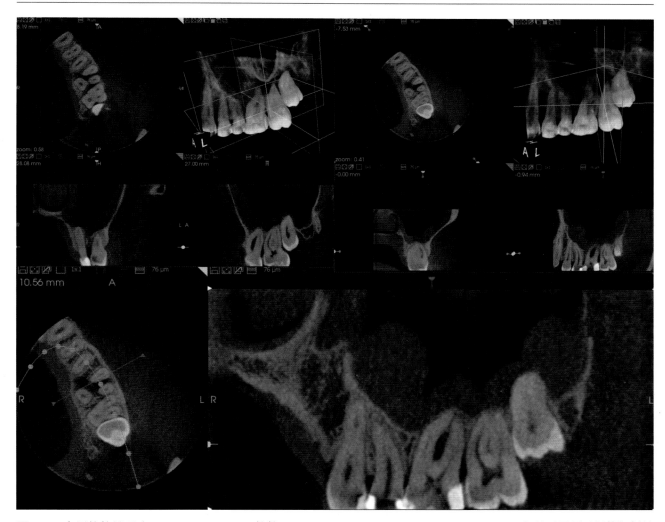

图14.6　专用软件界面（Kodak Dental Imaging软件；Carestream Health Inc., Rochester, NY, USA）显示了用于根管解剖教学目的的CBCT多平面重建图像。在实验室课上，学生可以虚拟探索所有不同类型牙齿内部解剖的不同视图，学习根管解剖系统各个方面的知识，从三维视觉的角度扩充他们的知识。

管解剖学项目（RCAP）（http:// rootcanalanatomy. blogspot.com）网络学习的主要原因。该网站自开发以来得到广泛的应用。在第一年（2011—2012年），共有6.65万次点击量。在第二年，点击量增加到22.1万次。在第三年，点击量为37万次。2018年6月，来自192个不同国家的个人访问该博客的页面，浏览量超过110万次，视频观看次数超过15万次，资料下载次数超过1.5万次。鉴于根管解剖学是根管治疗领域一个专业性极强的特定主题，该网站似乎实现了其既定目标。

　　在RCAP网站下载的高分辨率图像和视频可以被教师、学者、学生和临床医生免费用于非商业性的教学目的的，但需要正确的标记归属和引用来源。鉴于现在的学生是"数字原住民"，习惯使用网络资源，这类数字化交互式的三维资源可以在任何地方被评估，增加学生学习牙齿内部解剖结构的主动性。用户可从左侧菜单栏选择特定类型的恒牙和乳牙，包括一些罕见的解剖形态的牙齿。此外，用户可以评估关于该主题的最新的科学出版物（包括图像），并下载可编辑的演示文稿（PowerPoint格式），其中包括每组牙齿中最常见的解剖结构的图像和视频（图14.8）。

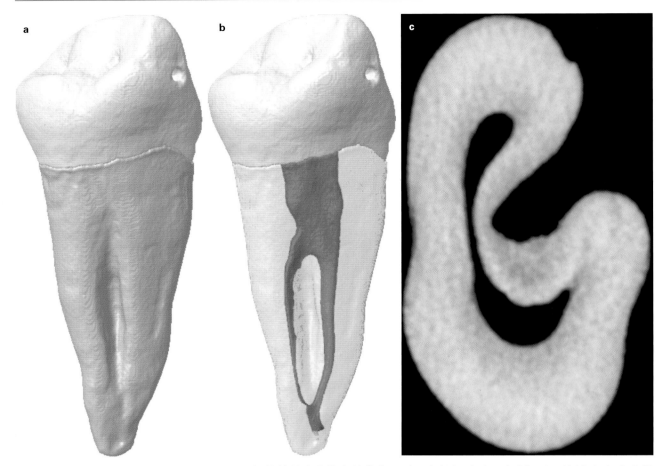

图14.7　将Micro-CT技术用于教学，可以从扫描结果中收集大量信息，可以在任何平面上重现切面；外部（a）和内部（b）解剖可以同时或分别展示，而数据可以以二维（c）或三维（a，b）图像的形式呈现。

　　RCAP的视频也是基于Micro-CT扫描获得的3D模型，即从真实的牙齿上开发的。在视频中，牙本质的透明化可突显根管解剖的复杂性，同时每颗牙齿围绕长轴旋转。口腔医学中的视频辅助教学被定义为，将视频图像作为一种教学工具以辅助口腔教学，以提高口腔医学生的技术水平和知识水平[20]。这种教学模式以学生为中心，提高学生的批判性自我评价能力。多项研究报道它比传统教学更优越[20-21]，原因是其增强了视觉效果，能使学生仔细全面地观察从而注意到更多的细节。一些作者建议将其作为传统演示教学方法的补充[20,22]，并指出其在强化临床训练过程中的积极作用[18,20]。然而，在RCAP网址上可下载的最有趣资源之一是所有类型牙齿的VXM文件

（图14.9）。一个VXM文件包含了牙齿的体积数据和相关的转换函数。这种格式可在名为CTVox（Bruker Micro-CT）的免费体积效果图App中使用，该应用程序可以在iOS或Android系统上运行。CTVox将一组重建的切片显示为一个真实的交互式三维对象，具有直观的导航，可同时操作此三维对象和摄像机，灵活的剪裁工具可以产生剖视图，背景选择包括自定义场景，以及通过控制一个交互式转换函数来调整颜色和透明度。换句话说，使用手机或平板电脑，就可以从Micro-CT技术获取的不同类型牙的真实三维数据库中，实时地对感兴趣的区域进行旋转、剪切、着色、创建短视频、变亮、变暗和放大等操作（图14.9）。

　　综上所述，RCAP是一个三维牙齿模型的免

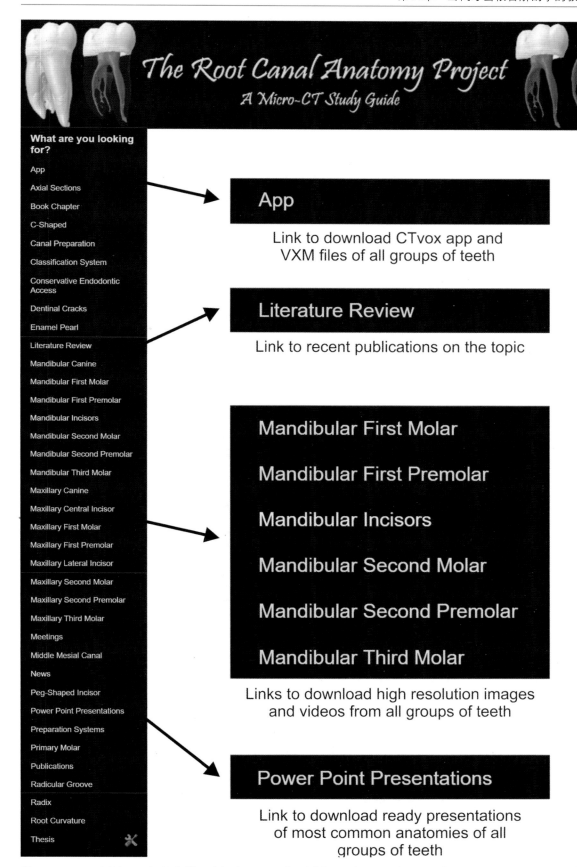

图14.8 RCAP网站：左侧的菜单，访问者可以下载不同类型的恒牙和乳牙的图像和视频，包括罕见的解剖系统变异；以及最新关于该主题的科学出版物；各种类型牙齿中最常见的解剖学可编辑演示文件（PowerPoint格式）和VXM文件等。

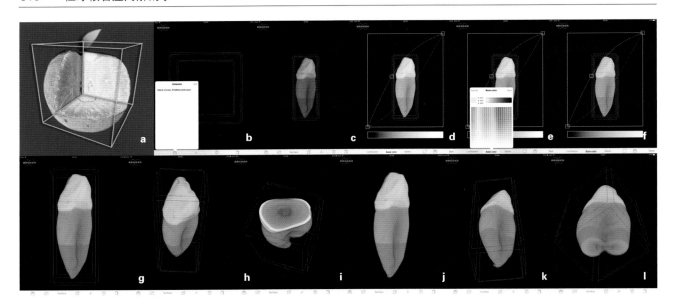

图14.9　（a）手机和平板电脑CTVox免费软件的图标；（b）初始页面；（c）1颗下颌切牙VXM文件的侧视图；（d、e）通过转换函数功能改变体积数据的颜色、亮度和纹理；（g，h）体积数据（3D模型）的侧视图和俯视图；（i）使用剪接盒切割3D模型，暴露冠方的根管系统；（j）未使用剪接盒的体积数据侧视图；（k）下颌切牙的根向视图；（l）使用剪接盒切割3D模型，暴露根尖水平的根管系统。

费数字化在线数据库，可以帮助我们深入了解不同类型牙齿的形态和解剖学变异，为世界范围内牙体解剖的研究和教学带来巨大的积极作用。此外，在生命科学的其他学科，特别是动物学和古生物学，也已经开始建立数据存储库，以无创手段收集的三维数据集为主[19,23]。尽管一些数据库类似于RCAP网站，仅限于展示衍生的图像数据，如视频或交互式三维模型，但其中一些存储库允许存储数百千兆的三维图像数据集，甚至几十兆字节的原始数据[7]。鉴于数据存储和归档技术的不断进步，更大规模的人类牙齿数据库的在线使用也只是时间问题。

14.5　结论

本章旨在介绍在不同层次的牙髓病学教学课程中，将人类牙齿形态与临床适用的认知能力和操作技能相结合，使用不同模式的教学方法来传授牙齿根管解剖学知识（表14.1和表14.2）。尽管传统课程中教授牙齿根管解剖学的时间越来

表14.1　根管解剖学课程指南摘要

核心课程大纲	认知技能	操作技能
牙科术语	使用合适的牙科术语	准确再现恒牙的形态特征
恒牙的形态学详解	描述恒牙的详细形态特征	用可衔接的石膏模型准确再现牙弓间和牙弓内牙齿相互关系的形态特征
乳牙的形态学详解	描述乳牙的详细形态特征	
乳牙和恒牙的牙髓形态详解	描述各类乳牙和恒牙的牙髓形态	
常见牙齿畸形的简介	描述常见的几类牙齿畸形	

越少，教授技能知识的课程时间相对较多，但现在学生和临床医生均受益于数字成像技术的发展给他们带来的便利。技术创新使课程教学发生了重大变化。学生可以扩展他们的知识储备，并能更好地控制学习节奏。利用数字资源提供教学信息，不仅使学生可以不受限制地获取教学资源，

表14.2　根管解剖学研究的主要内容

课前准备		课堂活动	
自主学习 ·课程手册 ·三维资源 ·指定读物 ·幻灯片演示 ·完成带学习问题的复习表 学习资源 ·幻灯片演示文稿 ·参考文献 ·三维图像资源 　（透明牙；RCAP网站来源 　的视频和图像） ·课程手册 ·带学习问题的复习表	复习重点知识 ·课程负责人对课程要点做 　简要概述 ·小测验	小组讨论 ·对实验课程序的背景知识 　和临床理论根据的讨论 ·相互提问–回答活动 ·针对实验课操作练习的个 　人发言	临床前的操作练习 ·对完成的复习表进行评估 ·自评并填写上一次练习的 　评估表 ·根据离体牙切片和X线片绘 　制二维线图 ·三维原型透明仿制牙模的分 　析

同时也改变了教师的角色。教师不再只是讲课，同时也是课程内容专家，帮助学生选择合适的学习资源，引导学生讨论和操作练习。此外，作为小组讨论的主持人，教师与学生保持高度互动，这可使他们更好地了解学生的学习情况[1]。近年来，用于研究牙齿内部结构的无创和三维成像技术得以迅速发展，主要归功于各类CT扫描仪的升级，使得此类系统在牙髓病学的研究和教学中得到多项应用。由于其数字化的特点，大量数据可被研究者、临床医生、学生以及教职工在线访问，为进一步探索牙齿解剖学知识提供了重要的外力。此外，无创成像技术获得的数据在互联网上免费提供，这些数据可整合到口腔医学教学中，帮助学生更好地了解人类牙齿复杂多变的解剖结构[7]。

第15章　牙根及根管解剖术语的三维可视化词汇表

3D Visual Glossary of Terminology in Root and Root Canal Anatomy

Marco A. Versiani, Jorge N. R. Martins,
Bettina Basrani

摘要

　　口腔解剖学、生理学和殆学的学习是贯穿口腔医学学习所需技能的基本组成部分。学习口腔解剖学的第一步便是学习这门课程中描述性和分类性的命名法及术语。虽然术语是交流的既定基础，但解剖术语作为描述人体结构的基础，不只是为了教学和法医鉴定，最重要的是临床诊断及治疗的需要。因此，对描述性牙根与根管解剖学中使用术语的定义和解释是理解本书其他章节内容的基础。本章的目的是借助高分辨率的三维图像解释和定义一些根管解剖学专业术语。

15.1　概述

　　就像人类起源一样，使用名称和术语来识别要提及的事物是历史悠久的。由于交流的需要，我们的祖先创造了名字来分类动物、植物、物体或它们的一部分。经过几个世纪的进化，一些种群诞生，另一些种群则完全消失了；因此，发展了不同的习语，并采用了新的名字。在某种程度上，语言是如此复杂，以至于必须用一种或多种特定的语言创建一个"单词集合"，通常按字母顺序排列，组成具有最简单概念及最简单含义的核心词汇表。

　　在任何人类活动中，都需要采用特定的词汇来表示知识、技术、工具和材料。在科学领域中，必须使用简单、稳定且国际认可的对象命名系统，并且要克服语言在语音、形式、语义、句法和其他特征上随时间的变化。拉丁语中采用了一套名称或术语体系，或构成这些术语的规则，这是一种固定习惯，通常被称为命名法或命名代码。解剖学是研究生物组织结构的自然科学的一个分支，考虑到其他科学分支中的术语使用规范可能不适用于解剖学，因此使用了"专业术语"一词。从系统的角度来看，解剖学使用的是特殊词汇，但又与其他词汇不同，解剖学术语及其命名法的区分非常严格。术语是在特定科学领域中使用的术语体系，而命名法是指在术语学范围内创建的术语，是按照一定分类原则排列的、定义

M. A. Versiani, D.D.S., M.Sc., Ph.D. (✉)
Department of Restorative Dentistry, Dental School
of Ribeirão Preto, University of São Paulo,
São Paulo, Brazil

J. N. R. Martins, D.D.S., M.Sc.
Dental School of Lisbon, University of Lisbon,
Lisbon, Portugal

B. Basrani, D.D.S., M.Sc., Ph.D.
Endodontic Program, Faculty of Dentistry,
University of Toronto, Toronto, ON, Canada

© Springer International Publishing AG, part of Springer Nature 2019
M. A. Versiani et al. (eds.), *The Root Canal Anatomy in Permanent Dentition*,
https://doi.org/10.1007/978-3-319-73444-6_15

明确的标准化术语体系，其官方版本只有拉丁语版本[1]。

　　牙髓病学沿用命名法的概念来命名牙根和根管解剖形态，比如近中颊侧额外牙根或牙外突。但大多数情况下，特定的术语包括根尖、侧副管、髓室等。有些术语甚至可能同时适用于两个概念。因此，该领域中最大的问题之一是同一解剖结构有多个名称。例如，牙内陷（Dens invaginatus）指的是牙齿矿化之前牙冠向内折叠而导致的发育缺陷[2]。但是，在一些文献里，它被称为牙中牙，膨大的复合牙瘤，膨大的牙瘤，牙瘤，内陷型牙瘤，膨大的妊娠性牙瘤，牙包裹体，牙齿状体，畸形牙[3-4]。

　　解剖学术语是描述人体的基础，不仅可以用于教学和法医鉴定，更重要的是可以用于诊断和治疗。由于临床解剖学是解剖学家和临床医生之间交叉的最新领域，因此强烈要求大家使用规范统一的语言体系进行交流、共同工作和研究。尽管牙髓病学术语的重要性得到了公认，但由于在专科和全科口腔期刊上大量文章以不同语言发表，牙髓病学术语的标准化仍然是一项艰巨的任务。美国牙科协会尝试整理口腔医生及其同事在为患者提供诊疗过程中使用的日常术语，开发了一个线上口腔临床和管理专业术语词汇表[5]。具体到牙髓病学领域，美国牙髓病协会定期更新了其牙髓术语词汇表[2]。鉴于文献中缺乏有关牙根和根管解剖学的专业术语词汇表，本章的目的是使用三维高分辨率图像来解释和定义与牙根及根管解剖学相关的一些术语。

15.2　牙根和根管解剖的术语

1. 侧副根管（Accessory Canal）——指与牙根外表面相通的主根管的分支[2]。侧副根管包括侧支根管和根尖分歧[6]（图15.1～图15.3）。

2. 副孔（Accessory Foramen、Auxiliary Foramen）——指牙根表面与侧副根管[2]或根尖三角区[7]相通的开口（图15.1～图15.4）。

3. 牙槽骨（Alveolar Bone）——支持牙齿的骨结构。它由颊部和舌腭侧口腔皮质骨、牙槽壁和牙槽间隔组成，牙槽间隔组成容纳牙根的牙槽窝，由介于牙槽壁和皮质骨板间的骨小梁支撑[8]（图15.5和图15.6）。

4. 解剖根尖（Anatomic Apex、Apex）——指牙根的形态学尖端或末端[2]（图15.2～图15.4和15.7）。

5. 根尖狭窄（Apical Constriction）[生理性根尖孔（Physiological Foramen）、最小根尖直径（Minor Apical Diameter）、最小直径（Minor Diameter）]——根管根尖部直径最狭窄的部分。它通常位于距根尖孔中心0.5～1.5mm处[2]，并被推荐作为根管预备和充填的理想根尖止点[9]。它的纵断面一般有4种形状：单一缩窄型（48%），锥形缩窄型，多处缩窄型或平行缩窄型[10]（图15.2）。

6. 解剖根尖孔（Apical Foramen）[根尖孔（Foramen）、主根尖孔（Major Apical Foramen）、主孔（Main Foramen），复数是（Foramina）]——指根管的主要根尖开口，即根管在牙根外表面的主要开口[5,7]。解剖根尖孔是进入或穿通骨组织的天然开口或通道，同时，它还是牙根结构与牙髓相连通的开口，通常包含神经、血管及一些结缔组织[2,11]。尽管主根尖孔和解剖根尖的解剖位置非常接近，但它们很少重合[12]，它们之间的距离为0.2～3.0mm，因年龄或牙齿类型而异[10,13]。41.6%～49.4%的主根尖孔不在根尖位置[14]。主根尖孔可以是圆形、椭圆形和半月形。根尖孔完全形成后，不同牙齿以及同一牙齿不同阶段，根尖孔的位置和形状均有所不同[13]（图15.1和图15.3）。

7. 根尖分歧（Apical Ramification）[根尖三角区（Apical Delta）、三角区系统（Delta System）]——指主根管在或者靠近根尖处分

图15.1　牙根和根管的解剖标志

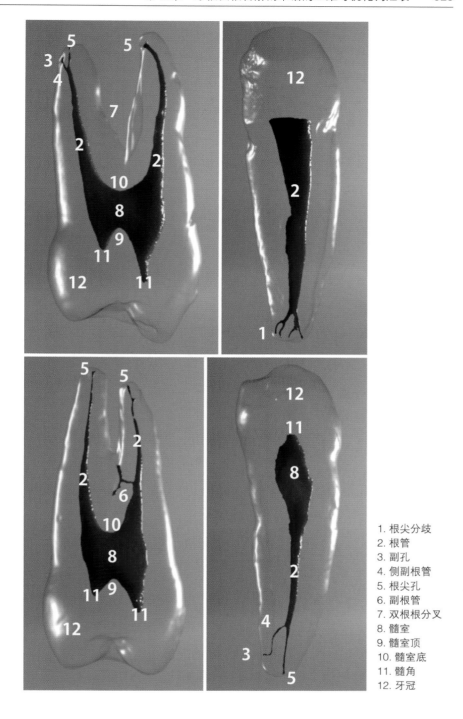

1. 根尖分歧
2. 根管
3. 副孔
4. 侧副根管
5. 根尖孔
6. 副根管
7. 双根根分叉
8. 髓室
9. 髓室顶
10. 髓室底
11. 髓角
12. 牙冠

出的多个侧副根管[2]。根管根尖1/3形态复杂，其特征是具有错综复杂的分支网络[15]。位于解剖根尖附近的根管分支为复杂的根尖分歧，主根管往往无法分辨[7]。根尖处有一个主根管和相邻的三角区系统[16]（图15.1和图15.3）。

8. **火铳形根管（Blunderbuss Canal）**——旧术语指牙根未完全形成，其根管管腔根尖端直径大

于冠端直径[2]。有火铳形根管和开放根尖孔的牙在治疗过程中难以获得良好的根尖封闭，且有较薄易折裂的根壁，对牙髓治疗来说是一个挑战[17]（图15.8）。

9. **根管形态（Canal Shape）**——指根管在近远中向和颊舌向上水平尺寸（原始宽度，横断面根管形状），即根管在横断面上的最小直径和

图15.2　牙根和根管根尖段的解剖标志
（由Dr. Francisco Balandrano提供）。

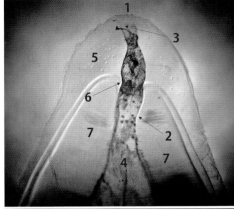
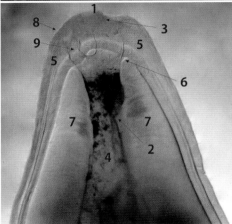

1. 解剖根尖
2. 根尖狭窄区
3. 主根尖孔
4. 牙髓
5. 牙骨质
6. 牙骨质牙本质界
7. 牙本质
8. 副孔
9. 侧副根管

图15.3　上颌第一磨牙牙根和根管的解剖
标志（由Dr. Holm Reuver 提供）。

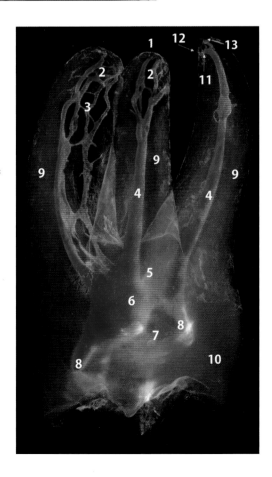

1. 解剖根尖
2. 根尖分歧
3. 根管系统
4. 根管
5. 髓室底
6. 髓室
7. 髓室顶
8. 髓角
9. 牙根
10. 牙冠
11. 侧副根管
12. 副孔
13. 根尖孔

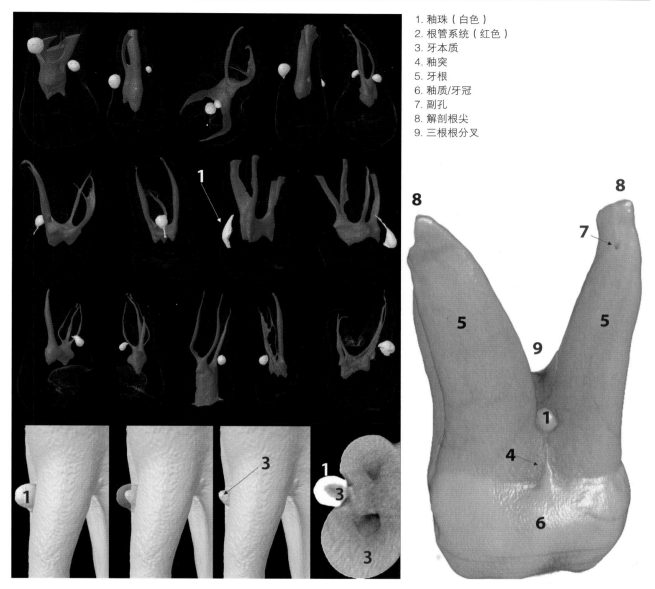

1. 釉珠（白色）
2. 根管系统（红色）
3. 牙本质
4. 釉突
5. 牙根
6. 釉质/牙冠
7. 副孔
8. 解剖根尖
9. 三根根分叉

图15.4　有釉珠的牙齿的解剖标志。

最大直径之比。根管形状分为圆形、椭圆形、长椭圆形、扁平或不规则形状[18]。一般来说，可以从影像学图像或牙根切片获得根管形状。通过Micro-CT，根据根管的最长径和最短径可以将横断面形状（圆形或偏条带状）表示为"圆度"和"形状因子"[19]。最长径是指在目标对象上距离最远的两个像素之间的距离，最短径是指在目标对象上垂直于最长径的最长距离。精确的二维物体的圆度等于$4A/[\pi \times (d_{max})^2]$，其中

"A"是面积，"d_{max}"是最大直径。圆度的取值范围是0～1，其中1表示1个圆。形状因子等于（$4 \times \pi \times A$）/P^2，其中"A"和"P"分别指的是物体面积和周长。单个对象的伸长会导致形状因子变小[19]（图15.9和图15.10）。

（1）**C形根管（C-Shape Canal）**——C形根管的主要解剖学特征是存在连接独立根管的鳍状或网状结构。其根管口可能为单个条带状结构，开口是连接两个主根管的

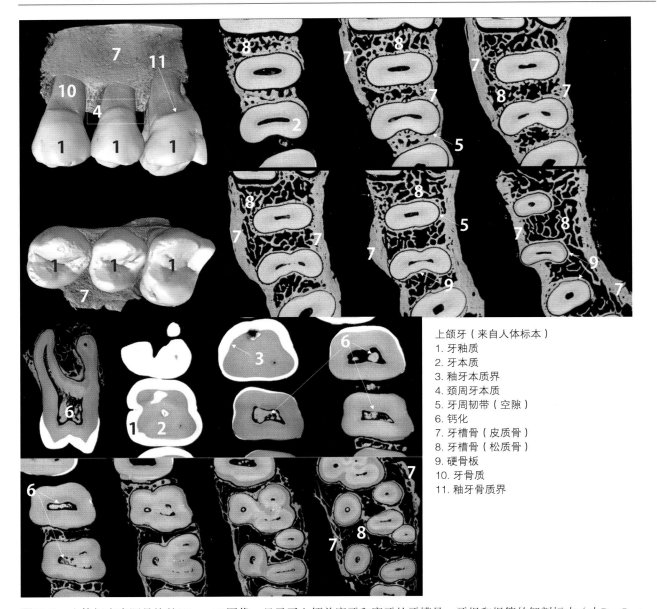

上颌牙（来自人体标本）
1. 牙釉质
2. 牙本质
3. 釉牙本质界
4. 颈周牙本质
5. 牙周韧带（空隙）
6. 钙化
7. 牙槽骨（皮质骨）
8. 牙槽骨（松质骨）
9. 硬骨板
10. 牙骨质
11. 釉牙骨质界

图15.5 人体标本来源骨块的Micro-CT图像，显示了上颌前磨牙和磨牙的牙槽骨、牙根和根管的解剖标志（由Dr. Gustavo De-Deus提供）。

180°的半弧形结构[20]。通常，这种根管结构多见于牙根在颊侧或舌侧融合的牙齿中[20-21]。在这类牙齿中，髓室底通常位于较深的位置，且常呈现一种独特的解剖形态[20]。Melton等[21]将髓室底形状分为三类：Ⅰ（连续C形），没有分离的连续的C形；Ⅱ（分号形），在同一截面中牙本质将一个颊侧或舌侧的C形根管分出一个独立的根管；Ⅲ，两个或多个独立分开的根

管。这种变异可能发生在下颌第一磨牙、上颌磨牙、下颌第一前磨牙，甚至上颌侧切牙中，但最常见于下颌第二磨牙[22]。C形根管的发生率因种族而异[23]（图15.9和图15.11）。

（2）**扁根管（Flattened Canal）[扁平的（Flattened）、带状的（Ribbon）、扁椭圆形（Flat-Oval）]**——指根管的水平横断面形态，其横断面的最长径为最短

图15.6　人体标本来源的2个骨块的Micro-CT图像，显示了上颌磨牙的骨、牙根和根管的解剖标志（由Dr. Gustavo De-Deus提供）。

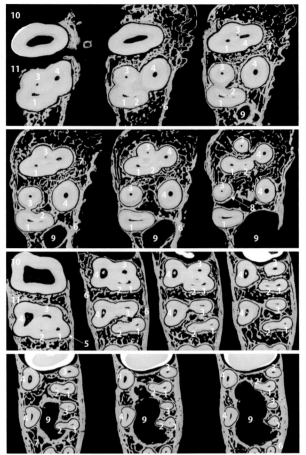

上颌磨牙（来自人体标本）
1. 近颊根管1
2. 近颊根管2（MB2根管）
3. 远颊根管
4. 腭根管
5. 牙周韧带（空隙）
6. 牙槽骨（皮质骨）
7. 牙槽骨（松质骨）
8. 硬骨板
9. 上颌窦
10. 上颌第二磨牙
11. 上颌第一磨牙

图15.7　双根尖牙（左）和上颌第一磨牙（右）牙根及根管的解剖标志。

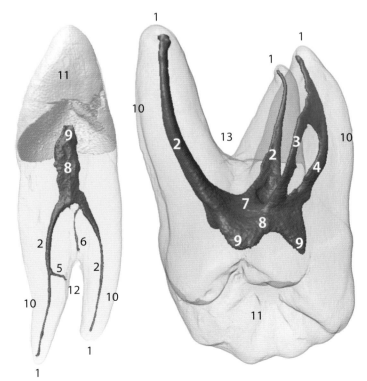

1. 解剖根尖
2. 根管
3. MB2根管
4. MB1根管
5. 侧支根管
6. 副根管
7. 髓室底
8. 髓室
9. 髓角
10. 牙根
11. 牙冠
12. 双根根分叉
13. 三根根分叉

图15.8　伴有根面沟的上颌侧切牙形态学特征。

1. 颊侧和腭侧沟
2. 火铳形根管

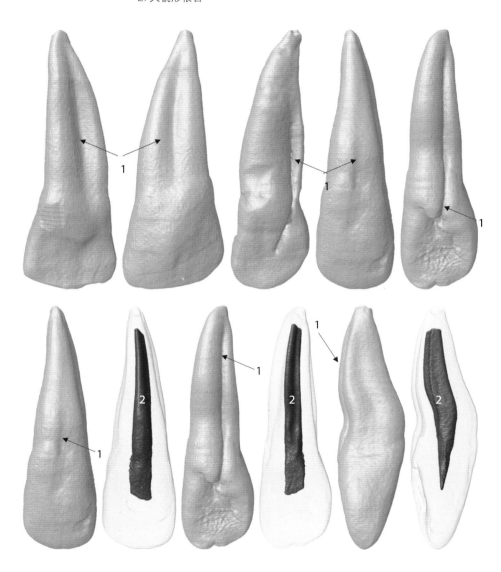

径的4倍或更多[18,24]（图15.10）。

（3）**不规则形根管（Irregular-Shaped Canal）**——指根管的水平横断面形态，其横断面形状不能分类为圆形、椭圆形、长椭圆形或扁状，此类根管为不规则形根管[18]（图15.10）。

（4）**长椭圆形根管（Long Oval-Shaped Canal）**——指的是根管的水平横断面形态，其横断面的最大直径是最小直径的

2～4倍，此类根管为长椭圆形根管[18,24]（图15.10）。

（5）**椭圆形根管（Oval-Shaped Canal）**——指的是根管的水平横断面形态，其横断面的最大直径是最小直径的2倍，此类根管为椭圆形根管[18,24]（图15.10）。

（6）**圆形根管（Round-Shaped Canal）**——指的是根管的水平横断面形态，其横断面的最大直径等于最小直径，此类根管为圆

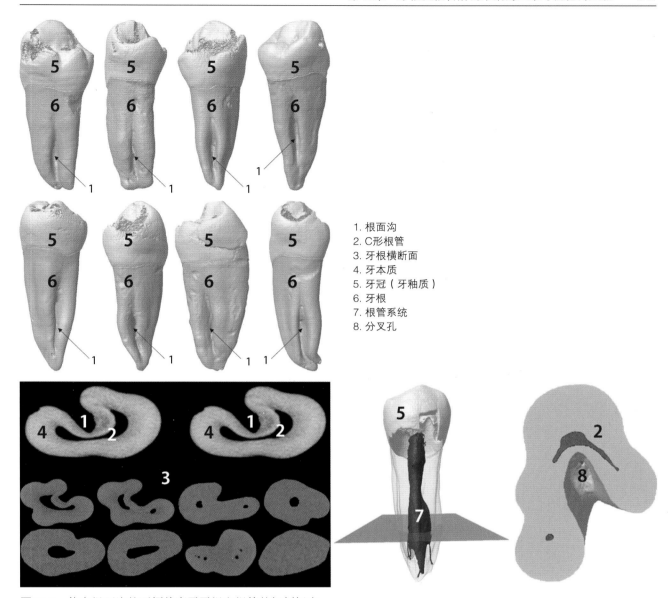

1. 根面沟
2. C形根管
3. 牙根横断面
4. 牙本质
5. 牙冠（牙釉质）
6. 牙根
7. 根管系统
8. 分叉孔

图15.9　伴有根面沟的下颌前磨牙牙根和根管的解剖标志。

形根管[18]（图15.10）。

（7）S形根管（S-Shaped Canal）——双弯根管[25-26]（图15.10）。

10. **钙化（Calcification）**——指钙盐在人体组织中的积聚。牙髓组织钙化是非常普遍的现象，但其病因尚不清楚。尽管牙髓钙化的发生率差异很大，但是可以肯定至少50%的牙齿中存在

一种或多种牙髓钙化。没有明确的证据表明牙髓钙化是与各种形式损伤相关的病理过程或是自然现象。牙髓钙化的临床意义在于它可能阻碍根管治疗[27]（图15.5）。

（1）**变性（Metamorphosis）**［髓腔闭锁（Pulp Canal Obliteration）、营养不良性钙化（Dystrophic Calcification）、弥

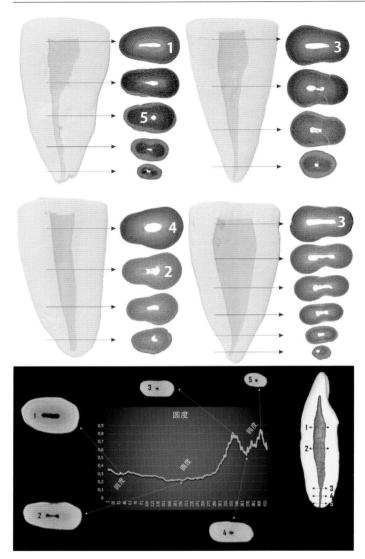

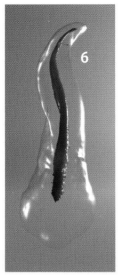

根管形态（传统法）
1. 扁根管
2. 不规则形根管
3. 长椭圆形根管
4. 椭圆形根管
5. 圆形根管
6. S形根管

根管形态（ Micro-CT法 ）
下颌切牙整个牙根根管不同横断面上的圆度参数值及其数值绘图

图15.10 使用传统方法和Micro-CT对不同牙齿的根管形态分类。

散性钙化（Diffuse Calcification）、钙化变性（Calcific Degeneration）] ——牙髓对创伤的反应，其特点是硬组织在髓腔内的快速沉积；尽管能在组织学切片上看到部分髓腔，但由于硬组织的广泛沉积，影像学检查会发现整个髓腔消失[2]。钙化变性是外伤后常见的现象，如牙震荡、半脱位和全脱位。根据损伤的严重程度和牙齿的发育阶段不同，根管可能会完全或部分闭锁。然而，从组织学角度来看，总有一些牙髓组织细小残余纤维或有大量有机物而没有任何炎症成分存在[28]。牙髓变性可能会导致牙冠变黄[29]。

（2）**营养不良性钙化（Dystrophic Calcification）**——老化牙髓中常见的弥散性钙化灶；通常位于血管周围或神经周围[2]。营养不良性钙化是牙髓对创伤的反应，其中牙髓产生修复性牙本质，最终使得整个髓室和根管闭塞。患牙的牙冠通常呈现不透明的外观[30]。

（3）**髓石（Pulp Stone、Denticle）**——出现

图15.11 有C形根管的下颌第二磨牙。

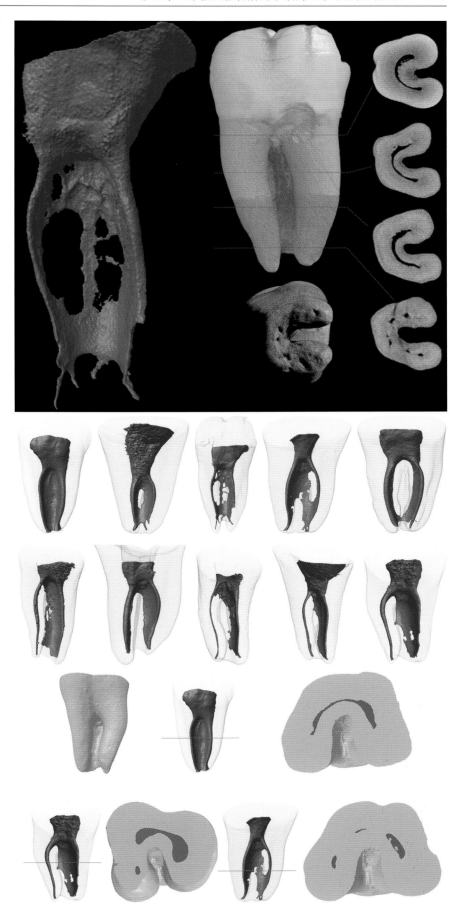

在牙髓内或附着在髓腔壁上的钙化块。根据组成和形态可将其分为真性髓石或假性髓石；根据其相对于髓腔壁的位置又可分为游离髓石、附着髓石或间隙髓石[2]。健康的、患病的或未萌出的牙齿的牙髓中都可能存在髓石[31-32]。髓石可自由存在于牙髓中或附着在牙本质上[33]。髓石大小不等，可以从微小的颗粒到几乎完全占据整个髓腔的大团块[31-32]。据报道，髓石常发生在牙冠部，但也可见于根管内[31-32]。

11. **牙骨质牙本质界**［（Cementodentinal Junction CDJ）、Dentinocemental Junction］——牙本质和牙骨质结合的区域；通常用于表示牙骨质表面终止于或接近根尖的区域，位于距解剖根尖0.5～3.0mm的范围内[2]。牙骨质的终末根尖区域与根管内牙本质相连。从该处到解剖根尖的根管内组织属于牙周组织。牙骨质与牙本质的结合位置在根尖不同区域的不同根管壁上是不同的[34]。它是一个组织学标志，其位置通常在距根尖孔1mm处，不在根尖狭窄处[35]（图15.2）。

12. **釉牙骨质界**［（Cementoenamel Junction，CEJ）、**颈缘线**（Cervical Line）、**釉质牙骨质界**（Amelocemental Junction）］——牙骨质牙釉质界代表牙冠和牙根表面之间的解剖学分界[36]。牙釉质和牙骨质在牙颈部区域结合；牙骨质可能与牙釉质重叠、相接或存在间隙[2]。在牙齿发育过程中，牙釉质沉积不会沿着整颗牙齿周围同时停止，这导致牙骨质牙釉质界轮廓不规则，且其间相互关系也各不相同。因此，在同一颗牙的不同颈缘位置，牙骨质与牙釉质之间的位置关系也是不同的[36]（图15.5）。

13. **牙骨质**（Cementum）——牙骨质覆盖在从牙骨质牙釉质界到根尖的解剖牙根表面[34]。牙骨质是覆盖在牙根表面的矿化组织，为牙周纤维的附着提供了媒介，牙周纤维连接了牙齿与牙槽骨和牙龈组织；它由45%～50%的无机物和50%～55%的有机物及水组成[2]。根据矿化的牙骨质基质中是否存在细胞，将其分为两类：无细胞的牙骨质（覆盖牙根冠2/3）和有细胞的牙骨质（覆盖根尖1/3）[34]（图15.2和图15.5）。

14. **隐裂牙**（Cracked Tooth）——牙釉质和牙本质也可能是牙骨质表面细微的裂纹，其深度和范围不明[2]。裂纹可能起始于牙冠部结构或牙根内，并影响健康的或根管治疗后的牙齿[37]。很多形态学、物理和医源性因素，如深沟槽、明显的口内温度变化、不良洞型设计以及修复材料选择不当等，都可能会使得牙齿容易折裂[38]。临床上，牙隐裂分为五类：裂纹、牙尖折裂、隐裂牙、劈裂牙和牙根纵裂[39]（图15.12）。

15. **牙冠**（Crown）——指牙齿萌出后在口腔内可见的牙釉质覆盖的牙体解剖结构。构成牙冠的组织有牙釉质、牙本质和牙髓[11]（图15.1，图15.3，图15.7和图15.9）。

16. **牙结节**（Dens Evaginatus）［**结节状突起**（Evaginated Odontome、Tuberculated Cusps）］——一种牙齿结构的异常向外生长，由内层牙釉质上皮折叠成星网状层而形成的，包括牙釉质、牙本质和牙髓组织[2]。其特征是从受累牙齿的受累表面延伸出金字塔形、圆锥形或乳头状的釉质结节。在前磨牙和磨牙中，通常从咬合面延伸，在尖牙和切牙中通常来源于舌/腭侧的舌隆突。组织学研究表明，牙结节有一个被牙釉质覆盖的牙本质内核，还有细长的髓角可延伸至牙结节内[40-41]（图15.13）。

17. **牙内陷**（Dens Invaginatus）［**牙中牙**（dens in dente）、**膨大的复合牙瘤**（dilated composite odontome）、**膨大的牙瘤**（dilated odontome）、**妊娠异常**（gestant anomaly）、

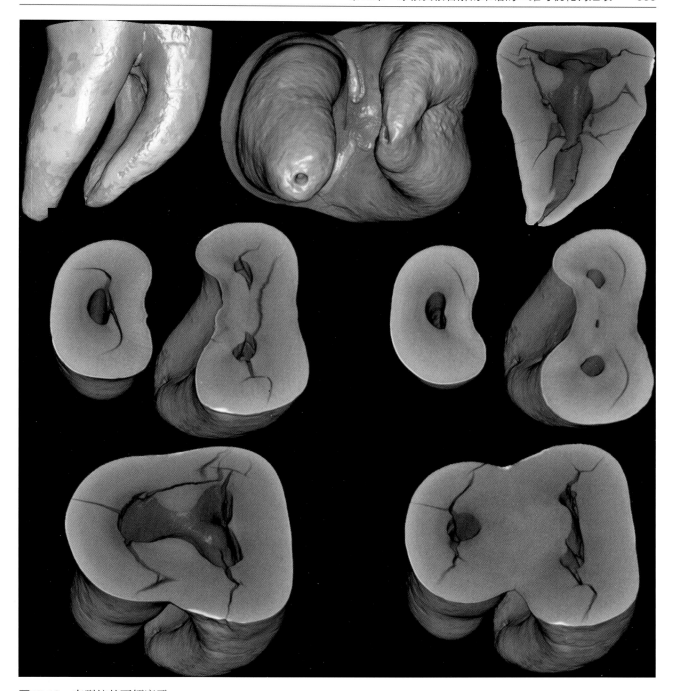

图15.12 有裂纹的下颌磨牙。

内陷性牙瘤（invaginated odontome）、膨大的妊娠性牙瘤（dilated gestant odontome）、牙包裹体（tooth inclusion、dentoid in dente、dens Saltersi）] ——在钙化之前，牙冠折叠而成的一种发育缺陷；临床上可能表现为前牙舌侧

凹陷的加重；更严重者影像学表现为牙齿中间有一颗牙齿，因此称为"牙中牙"[2]。这是成釉器内陷到牙乳头导致的发育畸形，从牙冠开始，有时在钙化前延伸到牙根[42]。在牙齿发育过程中，内陷腔的深度折叠在某些情况下甚

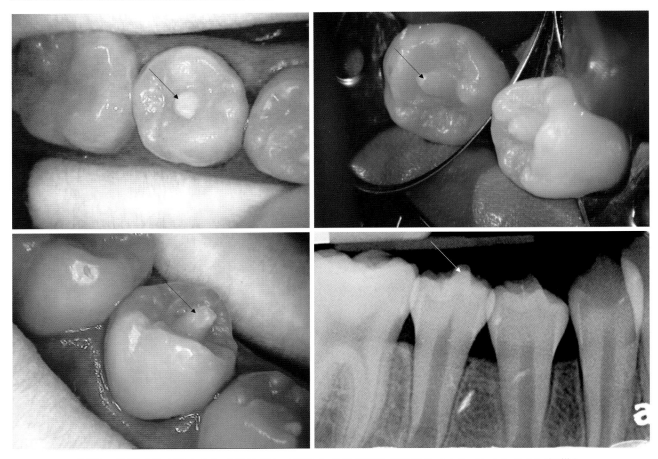

图15.13　下颌第二前磨牙的畸形中央尖（牙结节）（箭头）的临床图片和X线片（由Dr. Daniela Bololoi提供）。

至会产生第二个根尖孔[43]。在牙体组织钙化之前，发育异常导致成釉器加深或内陷至牙乳头内[4]。上颌恒侧切牙是最常受影响的牙[4]。最常用的分类法由Oehlers[42]提出，分为三类：Ⅰ型，内衬为牙釉质的轻微内陷，局限于牙冠，不超过釉牙骨质界；Ⅱ型，内衬为牙釉质，侵入牙根，但仍为一盲囊结构。它可能与牙髓相通或不相通；Ⅲ型，内陷穿通牙根至根尖区，在根尖处或牙周区域上产生"第二个根尖孔"。但并没有与牙髓直接相通。内陷可能完全被牙釉质覆盖，也常常在内陷处发现牙骨质衬底（图15.14～图15.16）。

18. **牙髓（Dental Pulp、Pulp、Pulp Tissue）**——外胚层来源的一种富含血管和神经支配的特异性结缔组织，具有特异性细胞和排列在外围并与牙本质基质直接接触的成牙本质细胞。成牙本质细胞和牙本质之间关系密切，有时也被称为牙本质-牙髓复合体，这是牙本质和牙髓应该作为一个功能实体的众多原因之一，该功能实体由组织学上不同元素组成[27]。牙髓位于牙齿中央，被牙本质包围，具有诱导、形成、营养、感觉和防御功能[2,44]（图15.2）。

19. **牙本质（Dentin）**——组成牙冠和牙根主体的一种矿化组织，赋予牙根独特的形态。牙本质包绕冠髓和根髓，形成髓室壁和根管壁。它由约67%的无机物、20%的有机物和13%的水组成。无机物由羟基磷灰石晶体组成，而有机基质则主要由胶原组成[45]。牙本质可分为三种类型：原发性牙本质、继发性牙本质和第三期（修复性或反应性）牙本质[45]（图15.2，图15.4，图15.5，图15.9和图15.17）。

20. **釉牙本质界（Dentinoenamel Junction，DEJ）**——釉牙本质界为一2μm厚的区域，牙本质和牙釉质纤维渗入其中，形成一个混合区。当矿化开始时，在该区域内，牙釉质和牙本质晶体密切接触使得这两层结构牢固结合[46]。牙釉质和牙本质之间的界面由紧密排列的拱形凹陷组成。因此，在该截面中，釉牙本质界复合体表现为扇形，其中凸面朝向牙本质，凹面朝向牙釉质。这一不规则界面在这两种组织的互锁中起着重要的作用[47]（图15.5）。

21. **发育性根部融合线（Developmental Root Fusion Lines）**——指的是髓室暗区，由髓室底上的髓室底沟和发育沟构成，围绕着根管口。一旦确定该结构，临床上就可以作为定位根管口的一个标志[48-49]（图15.17）。

22. **弯曲牙**——牙根偏离牙冠长轴的一种畸形；可能是牙齿发育过程中受伤的结果。该术语的常见用法已经扩展到包括急弯根和畸形根[2]。弯曲牙是发育异常的结果，是指牙根和牙冠之间的轴向倾斜度突然发生变化[50-51]。有些学者认为[50,52]，如果具有小半径的牙齿或牙根存在大于或等于90°的角，则认为其在近中或远中方向上存在弯曲，而另一些学者认为[50,53]，牙根根尖段偏离牙齿长轴20°或更大角度的牙称为弯曲牙（图15.18）。

23. **牙釉质（Enamel）**——在牙冠整个表面形成一层厚度不一的矿化组织保护层。它由成釉器（外胚层）发育而来，是一种称为成釉细胞的特殊上皮细胞的产物[54]。牙釉质是人体最坚硬的组织，它提供了一个适合咀嚼的保护层。它由约96%的无机物、4%的有机物和水组成[2]

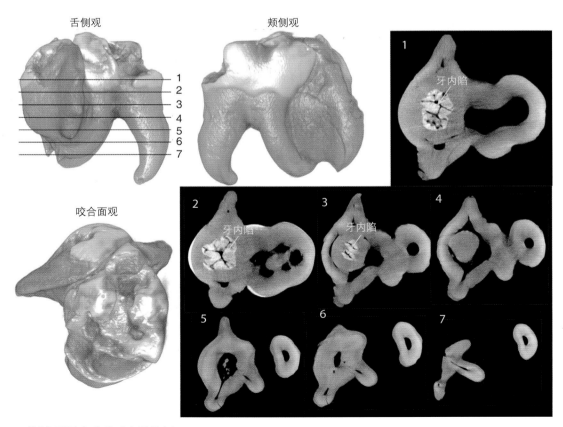

图15.14　下颌磨牙牙内陷的形态学特征。

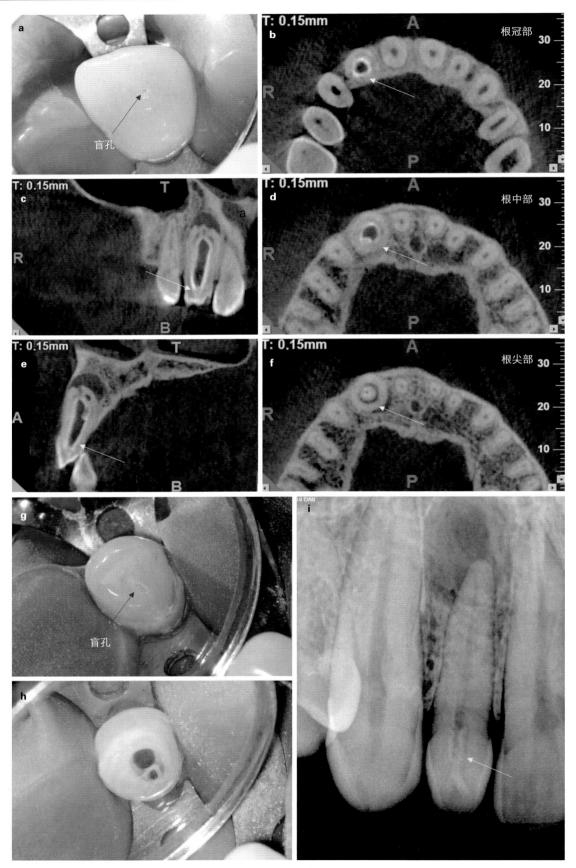

图15.15 　上颌侧切牙（黄色箭头）Ⅲ型牙内陷（a~f）和Ⅱ型牙内陷（g~i）的口内图、CBCT（轴向、冠状和矢状）和影像学图像、盲孔（黑色箭头）。A：唇侧；P：腭侧；B：下；T：上；R：右。

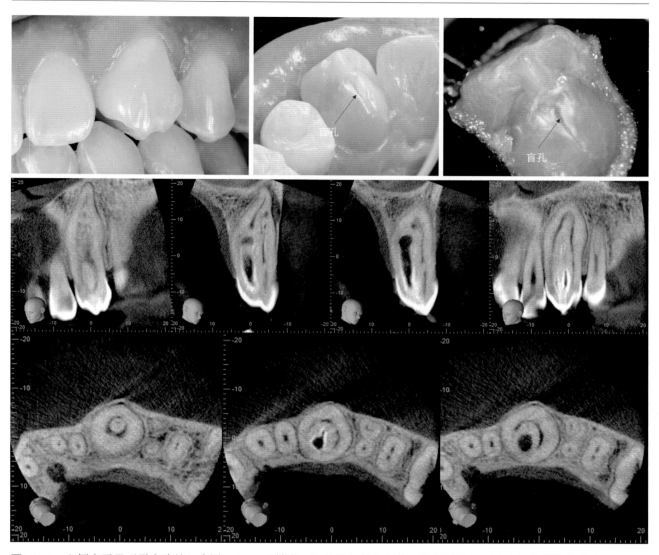

图15.16 上颌尖牙Ⅲ型牙内陷的口内图、CBCT（轴向、冠状和矢状）图像，突出显示了盲孔（黑色箭头）（由Dr. Oscar von Stetten提供）。

（图15.4和图15.5）。

24. **釉珠（Enamel Pearl）**——位于釉牙骨质界根方的牙釉质团块[2]。釉珠是牢固附着在牙根上的异位牙釉质小球。其直径为0.3 ~ 4.0mm[55]。在结构上，釉珠并不总是只由牙釉质组成。其有3种类型：①真性釉珠，完全由牙釉质组成；②混合釉珠（牙釉质–牙本质珠），包含管状牙本质核；③牙釉质–牙本质–牙髓珠，其中包含髓角[56]（图15.4和图15.19）。

25. **釉突（Enamel Projection）**——牙釉质根向延伸形成牙釉质突起，通常朝向磨牙根分叉区[2]

（图15.4）。

26. **底壁交界（Floor–Wall Junction）**——髓室底和髓室壁间的连续结合区。该边界不是一个确定的线或边，更接近一个圆角[49]（图15.17）。

27. **盲孔（Foramen Coecum）**——牙内陷畸形时，内陷组织在口腔中的天然冠方开口。其是牙齿发育过程中，牙内陷向深部折叠的位置，在某些情况下，甚至可能产生第二个根尖孔[4,43]（图15.15和图15.16）。

28. **根分叉（Furcation、Furca）**——多根牙牙根

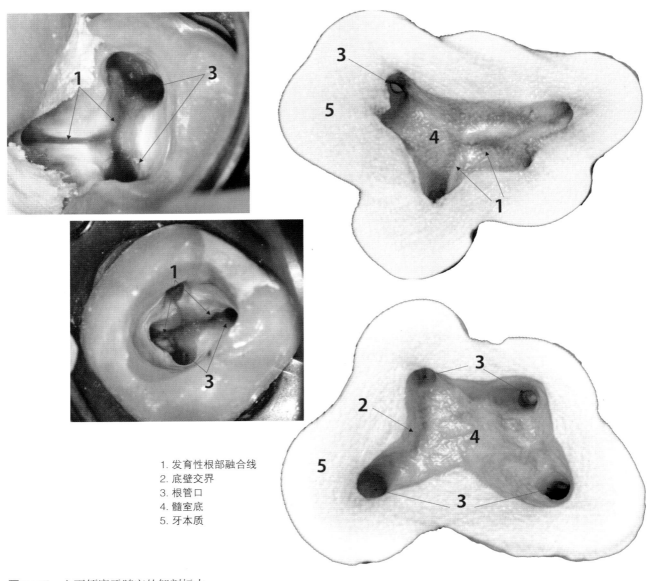

1. 发育性根部融合线
2. 底壁交界
3. 根管口
4. 髓室底
5. 牙本质

图15.17 上下颌磨牙髓室的解剖标志。

分叉的解剖区域[2]。位于独立牙根之间的根复合体[57]（图15.1，图15.4和图15.7）。

（1）双根根分叉（Bifurcation）——双根牙牙根分开的解剖区域[2]（图15.1和15.7）。

（2）三根根分叉（Trifurcation）——牙齿分为三个独立牙根的区域[2]（图15.4和图15.7）。

29. **根分叉根管/副根管（Furcation Canal）——** 根分叉区的侧副根管[2]。副根管是在牙齿发育

过程中，由于上皮隔融合过程中牙周血管嵌入而形成的，上皮隔融合将会形成髓室底[58]（图15.1，图15.7和图15.9）。

30. **融合牙（Fusion）——** 两个相邻牙胚结合而成"双"牙[2]。融合牙通常被认为是两个不同牙胚的结合，可发生在牙齿发育的任何阶段。它们通过牙本质连接在一起；根据融合发生的阶段不同，髓室和根管可能相连，也可能分开。这一过程涉及上皮和间充质胚层，导致

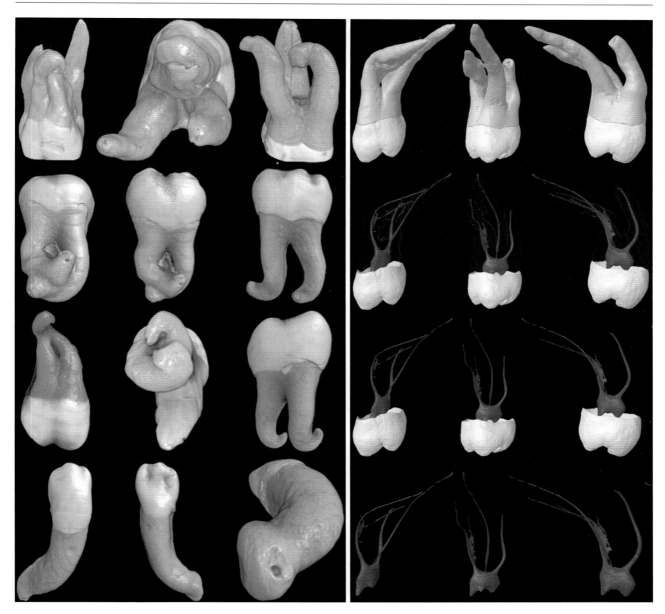

图15.18　弯根牙。

不规则的牙齿形态[59]。融合牙在恒牙列中很罕见，大多数病例发生在前牙[59-60]（图15.20和图15.21）。

31. **双生牙（Gemination）**——牙齿发育过程中的一种紊乱，牙胚部分分裂使得牙齿出现双冠或"双胞胎"冠，通常不完全分开，有一个共同的牙根和髓腔[2]。它可以定义为由单颗牙齿形成两个牙冠[61]，是外胚层和中胚层发育异常的结果。牙胚分裂成"两颗牙齿"，形成两个牙

冠或一个较大的不完全分开的牙冠，共享一个髓室和根管。双生牙多发生在上颌恒切牙[59]（图15.21）。

32. **牙骨质增生（Hypercementosis、Cementum Hyperplasia）**——指非肿瘤性牙骨质在正常牙根牙骨质上的过度沉积，改变了牙根的宏观形态[2,62-63]。这种牙骨质可以是少细胞或多细胞的。牙骨质增生的发病机制尚不明确。虽然大多数病例是特发性的，但一些局部和全身因

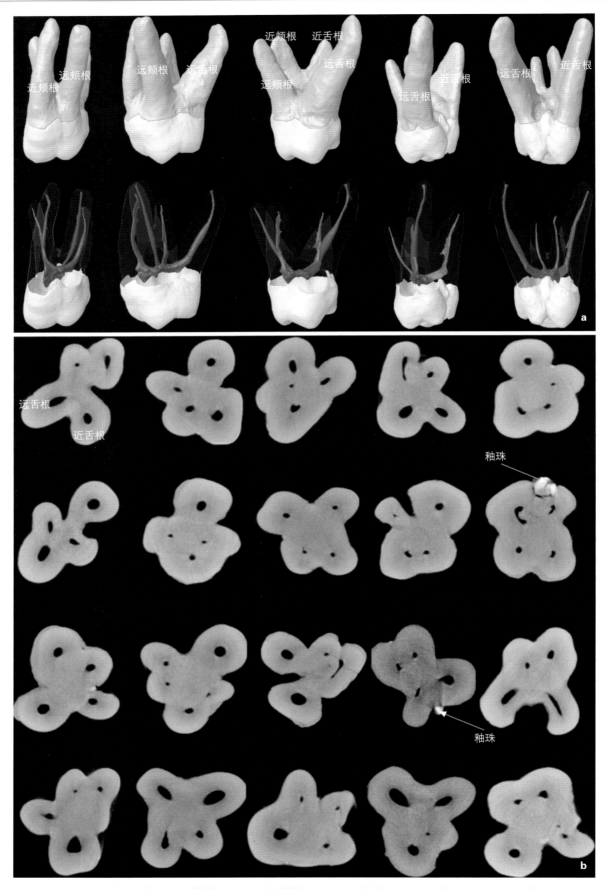

图15.19　四根上颌磨牙的三维（a）和横截面（b）形态学特征。MB、近颊根；DB、远颊根；RDL、远舌根；RML、近舌根。

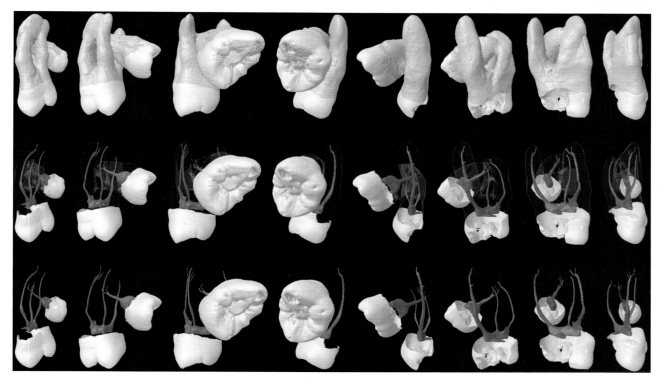

图15.20　两个上颌磨牙融合的不同视角。

素也与这种情况有关，如Paget病、肢端肥大症或维生素A缺乏[2,63]（图15.22）。

33. **峡区（Isthmus）[吻合连接（Anastomosis）、横向吻合（Transverse Anastomosis）]**——同一牙根内两个或多个根管之间或组织中血管之间的细小交通[2]。峡区是两个根管间的一个狭窄的带状连接，包含牙髓或牙髓源性组织。也可以称其为廊道连接、侧方连接或横向吻合。任一包含两个根管的牙根都有可能存在峡区[64-65]。对后牙的研究表明，根管成形和清理后，峡区中仍存在坏死组织和生物膜，表明传统的消毒方法在这些区域的作用效果有限[66-67]。峡区可呈现不同的形态，其发生率取决于牙位、牙根水平和患者年龄。Hsu和Kim[68]将峡区分为五类：Ⅰ型，两个根管，无明显的交通；Ⅱ型，两个主根管之间细如发丝的连接；Ⅲ型，3个根管之间细如发丝的连接，不同于Ⅱ型；Ⅳ型，有根管延伸至连接处的峡区；Ⅴ型，2个主根管之间有真正的连接或宽的组织通道。另外，Fan等[69]利用Micro-CT技术将峡区分为四类：Ⅰ型（片状连接），峡区从上至下贯穿两个主根管，形成狭窄片状的完整连接。有时，峡区内存在一个或多个小的牙本质融合；Ⅱ型（分离型），峡区从上至下贯穿两个主根管，形成狭窄片状但不完整的连接；Ⅲ型（混合型），存在于完整峡区上方和/或下方的不完整峡区；Ⅳ型（管状连接），两个根管之间的狭窄的管状连接（图15.23）。

34. **硬骨板（Lamina Dura）[牙槽窝（Alveolar Bony Socket）、牙槽突筛状板（Cribriform Plate of the Alveolar Process）、固有牙槽骨（Alveolar Bone Proper）、真性牙槽骨（True Alveolar Bone）]**——是指排列在每个牙槽窝壁上的较薄且致密的骨质层。牙根外表面（被覆牙骨质）与硬骨板之间的唯一空间被牙周韧带（0.12～0.33mm厚）占据，牙周韧带将每个牙根外周附着于周围的硬骨板上，将牙齿悬挂于牙槽窝内[54]（图15.5和图15.6）。

35. **侧支根管（Lateral Canals）**——位于牙根冠或中1/3的侧副根管，通常从主根管水平

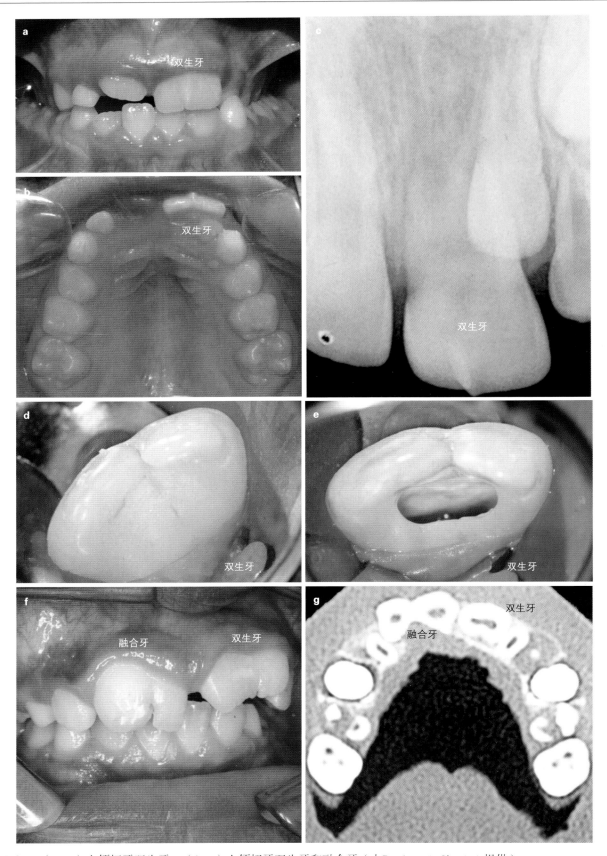

图15.21　（a~e）上颌切牙双生牙；（f，g）上颌切牙双生牙和融合牙（由Dr. Antonis Chaniotis提供）。

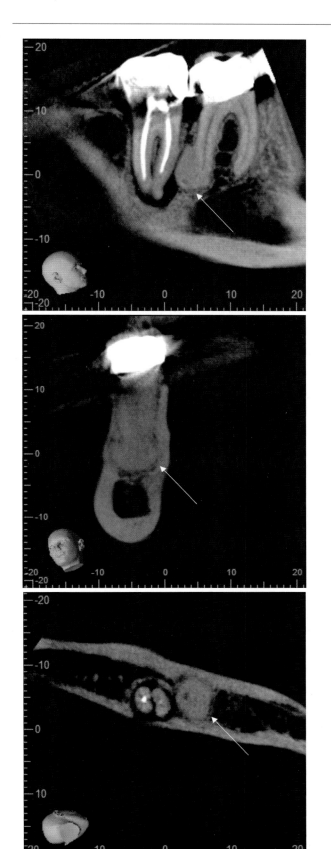

图15.22 下颌第一磨牙远中根的冠状、矢状和横断面 CBCT图像，提示牙骨质增生（箭头）（由Dr. Oscar von Stetten提供）。

延伸[2]。该分支几乎与主根管成直角[7]（图 15.7）。

36. **主根尖孔（Major Apical Diameter）**——根管壁距离最远的根尖孔区域，通常位于牙骨质内[2]（图15.2）。

37. **MB2根管**——上颌磨牙近颊根的第二个根管。据报道，上颌第一磨牙MB2根管的发生率为25%～96%，一项21篇研究的汇总数据显示其总发生率为60%[70]。然而，仅考虑设计良好的组织学和Micro-CT研究，上颌第一磨牙中MB2根管的发生率大于90%，上颌第二磨牙中MB2根管的发生率大于55%（图15.6和图15.7）。

38. **近中中根管（Middle Mesial Canal，MMC）**［中间根管（Intermediate Canal）、近中中央根管（Mesio-central Canal）、近中第三根管（Third Mesial Canal）、近中副根管（Accessory Mesial Canal）］——指位于下颌磨牙近中根近颊根管和近舌根管中间的一个额外根管。据文献报道，根据人群种族不同，其发生率为0.26%～46.15%[71]。它有3种类型：独立型，从髓室延伸到根尖的三个独立根管；鳍型，在牙根冠1/3处，近中中根管的根管口与近颊根管和/或近舌根管的根管口通过一个沟槽相连，但近中根管在近中根上有三个独立的根尖孔；融合型，近中中根管自髓室底出发，独立于其他近中根管或与之相连，并在其延伸到根尖的过程中，通过横向吻合、管间交通或峡区与近颊根管和/或近舌根管相通[72]（图15.24）。

39. **根管口（Orifice）**［根管开口（Root Canal Orifice、Root Canal Opening）］——从髓室到根管的开口，尤其在多根管牙中可见[2]（图15.17）。

40. **腭沟（Palatal Groove）**［腭龈沟（Palato-gingival Groove）、腭根沟（Palatal Radicular Groove）、根舌侧沟（Radicular Lingual Groove）、发育性牙根异常（Developmental Radicular Anomaly）、舌面隆突远舌沟

下颌磨牙

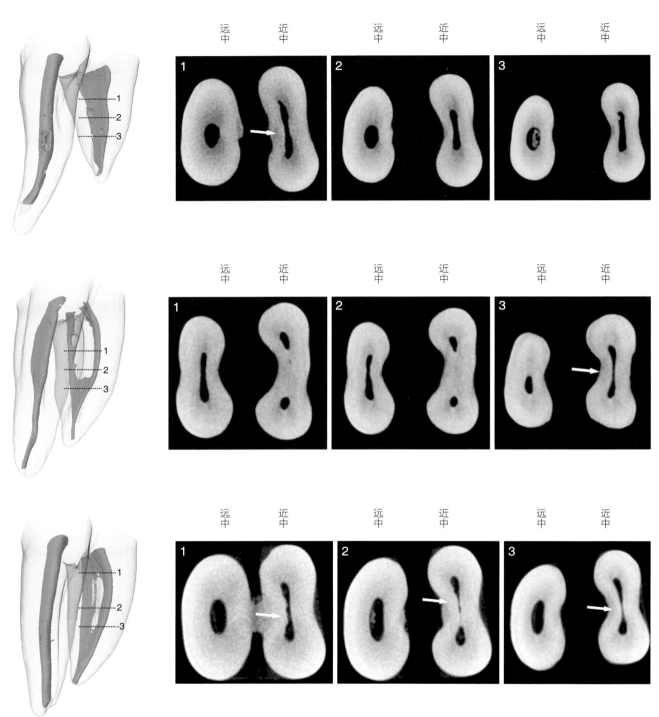

图15.23 下颌磨牙近中根的峡部（白色箭头）的形态学特征。

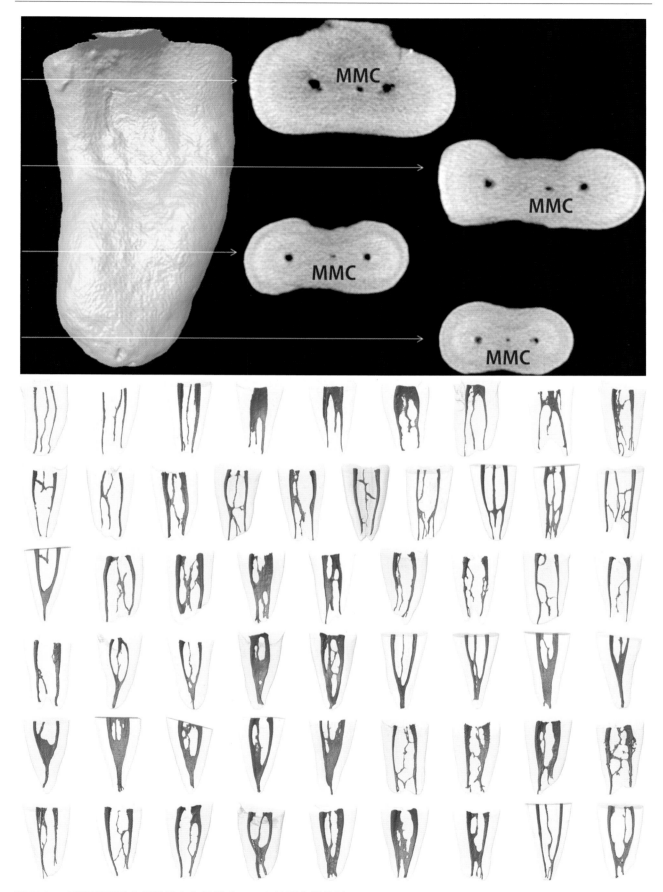

图15.24　下颌磨牙近中根的近中中根管（MMC）的形态学特征。

（Cinguloradicular Distolingual Groove）、**垂直发育沟**（Vertical Developmental Groove）]——牙根上的发育沟，常见于上颌切牙腭侧[2]。它是一种通常见于上颌切牙舌侧因发育异常导致的解剖畸形。它常起于切牙舌隆突处，向根方延伸至釉牙骨质界下，最终止于牙根的不同位置[73]。根据研究人群种族不同，腭沟发生率为2.8%～18%[74]（图15.8）。

41. **颈周牙本质**（Pericervical Dentin）——牙槽嵴顶附近的牙本质，从牙槽嵴顶冠方4mm延伸到其根方4mm。有文献报道，牙齿抗折能力与该水平上剩余牙体组织量密切相关[75]（图15.5）。

42. **牙周韧带**（Periodontal Ligament）——牙周韧带由位于牙骨质和牙槽骨之间的致密非矿化结缔组织组成。其主要特征是富含大量从牙骨质斜穿向牙槽骨的胶原纤维[76]（图15.5和图15.6）。

43. **髓室**（Pulp Chamber）——牙齿解剖牙冠内的髓腔部分[2]。它是一个位于牙冠中心的腔洞，在非病理性情况下，其类似于牙冠外形。在前牙中，髓室和根管是连续的，而在后牙中，髓室底将两者分开。在前磨牙和磨牙中，髓室通常为由六面体：髓室底、髓室顶和四个轴壁，分别是近中壁、远中壁、颊侧壁及舌（腭）侧壁。髓室顶通常会出现与牙尖、隆突或切缘相关的突起，称为髓角[54]（图15.1，图15.3和图15.7）。

（1）**髓室底**（Pulp Chamber Floor）——指髓室根方的内表面。在前牙中，髓室和根管是连续的，而在后牙中，髓室内牙根间牙本质构成的髓室底将髓室和根管分开。髓底的大小和形状取决于牙齿和根管口的位置[77]（图15.1，图15.3，图15.7和图15.17）。

（2）**髓室顶**（Pulp Chamber Roof）——指髓室冠方的内表面。在有咬合面的牙齿中，髓室顶向髓室中心凸起，而在前牙中，切端代替了咬合面，髓室顶也表现为一条相当于切端的线。髓室顶通常会出现与牙尖、隆突或切缘相关的突起，称为髓角[77]（图15.1和图15.3）。

（3）**髓角**（Pulp Horn）——牙髓沿牙尖或发育叶延伸到咬合面或切端的突起[2]。在有牙尖的牙齿中，髓角的数目通常等于牙尖的数目[77]（图15.1，图15.3和图15.7）。

44. **根面沟**（Radicular Groove、Root Groove）[**发育沟**（Developmental Groove）]——发育沟是牙冠或牙根主体部分之间的浅的沟槽或线。不同的流行病学研究表明，在牙根表面邻面侧存在发育抑制，也被称为根面沟[78]。总的来说，根面沟在非洲人和澳大利亚原住民中普遍存在，而在西欧人中相对少见[79-81]。根面沟在临床上具有重要意义，其沟槽可能是牙菌斑和牙石的聚集地，增加了牙周病治疗的难度[82-84]。在下颌前磨牙中，其存在与否与根管系统解剖复杂性有关，如根管分叉和C形根管形态[79,82-87]（图15.8和图15.9）。

45. **影像学根尖**（Radiographic Apex）——指影像学上所确定的根尖或牙根的末端。由于牙根形态和影像学图像的失真，其位置可能不同于解剖根尖[2]。

46. **牙根**（Radix）——Radix为牙根"Root"的拉丁词（图15.19，图15.25和图15.26）。

（1）**上颌磨牙远舌根**（Radix Distolingualis）——上颌磨牙的牙根复合体腭侧部分，由两个大的结构组成，大体上为圆锥形，位于近中和远中。这两结构相互独立或相连。两个腭根结构中的远中部分对牙冠的远舌部分有明显的倾向性。在这种情况下，腭根远中结构定义为远舌根，而腭根近中结构等同于腭根[57]（图15.19）。

（2）**下颌磨牙远舌根**（Radix Entomola-

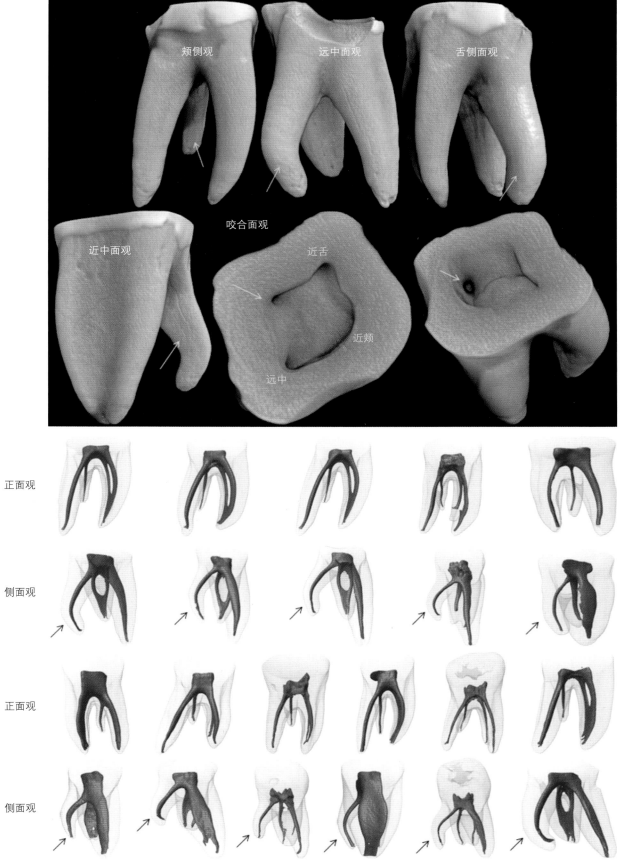

图15.25　下颌第二磨牙远舌根（箭头）不同视角的形态学特征。

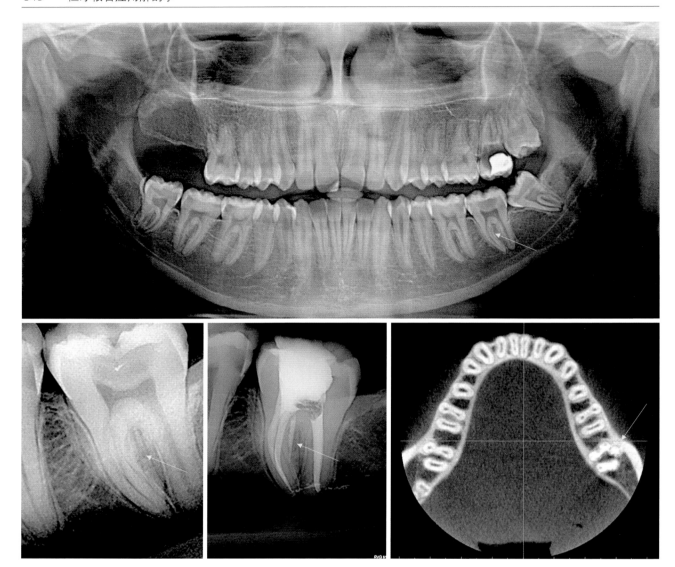

图15.26　下颌第二磨牙伴副侧根（黄色箭头）的X线片和CBCT图像（由Dr. Nuno Pinto提供）。

ris）——下颌磨牙上位于远舌侧的额外牙根[2]。远舌根位于远舌侧，其冠1/3完全或部分固定在远中根上。远舌根大小可以是从短小的圆锥形到有着正常长度和根管的"成熟"牙根。在大多数情况下，影像学上可见牙髓延伸入其内。通常，远舌根较远颊根和近中根小，可与其他根分开或部分融合。在根尖2/3处，可出现中重度的近中或远中向弯曲[88]。在下颌第一磨牙中独立远舌根的存在与一些种族因素相关。远舌根在高加索人中很少见（3.4%～4.2%），但有

报道称，在具有蒙古人种特征的人群中（如中国人，爱斯基摩人和美洲印第安人），远舌根发生率为5%～30%或更多[88]（图15.25）。

（3）上颌磨牙近舌根（Radix Mesiolingualis）——上颌磨牙的牙根复合体腭侧部分，由两个大的结构组成，大体上为圆锥形，位于近中和远中。这两个结构互相独立或相连。两个腭根结构中的近中部分对牙冠的近舌部分有明显的倾向性。在这种情况下，腭根近中结构定义为近舌根，而腭根远中结构等同于腭根[57]

（图15.19）。

（4）**下颌磨牙副侧根（Radix Paramola-ris）**——下颌磨牙上位于近颊侧的额外根[2,89]。该牙根大小不一，可以是从带有根管的成熟牙根到短小的圆锥形。这个额外根可与远中根分离或不分离[88]。该牙根在欧洲人和蒙古人中都很罕见[89]（图15.26）。

47. **根尖分歧（Ramification）**——指由上皮根鞘局部断裂造成的小缺口，包括副根管、侧支根管、根尖侧副管或变异所致的与常规不一致的根管内解剖[2]（图15.1和图15.3）。

48. **牙根（Root）**——指牙齿中被牙槽骨包围且被牙骨质覆盖的解剖结构，即使在牙齿萌出后仍隐藏在牙龈下，口内不可见。牙根由牙骨质、牙本质和牙髓构成（图15.3，图15.4和图15.9）。

49. **根管系统（Root Canal System、Pulp Space、Pulp Canal、Pulp Canal Space、Root Canal）**——牙冠和牙根中包含牙髓的空腔，牙齿中容纳牙髓组织的空腔。牙根中从髓室到根尖孔的通路可能狭窄，具有侧支和/或不规则形态[2]。1907年，Fischer用火胶溶液填充了大约700颗牙齿，首次证明了根尖解剖极具挑战性。他的研究表明，根管形态通常很复杂，根管可能分开再汇合，还有峡区、鳍、根管吻合、侧副根管和根尖三角区。由于根管形态的复杂性和不可预测性，Fischer创造了被广泛使用的术语"Kanalsystem"，翻译成英语即为"Root Canal System"根管系统[90]（图15.1，图15.3，图15.4，图15.7，图15.9和图15.27）。

50. **融合根（Root Fusion）**——指两个或两个以上牙根连在一起[91-92]。上颌第二磨牙融合根的发生率是上颌第一磨牙的4倍[91]。融合根的形成可能是由于增龄性沉积物将牙根粘接在一起，也可能是Hertwig上皮根鞘未能在根分叉区发育或融合的结果[93]。融合根的存在增加了

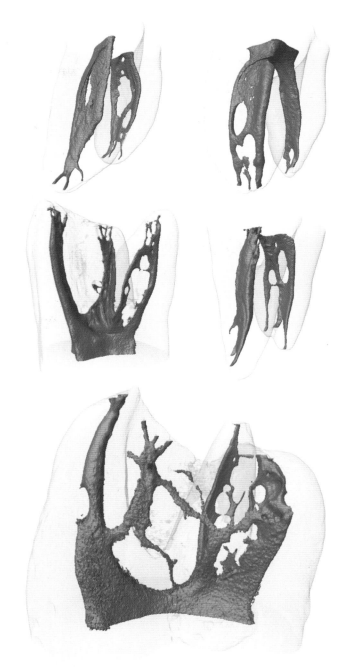

图15.27 下颌和上颌磨牙复杂的根管系统。

两个或多个根管与峡区或额外根管合并的可能性，也可能形成C形根管构型[94]。不管是从根管清理和成形角度来看，还是从手术角度出发，融合根都可能是个挑战（图15.28）。

51. **牛牙症（Taurodontism）**——一种牙体增大且牙根减小的牙齿形态变异，形成髓室大且根分叉位置偏向根方的"牛牙"[2]。牛牙症可定义

图15.28 上颌第二磨牙融合根根管系统的形态（由Dr. Ordinola-Zapata提供）。

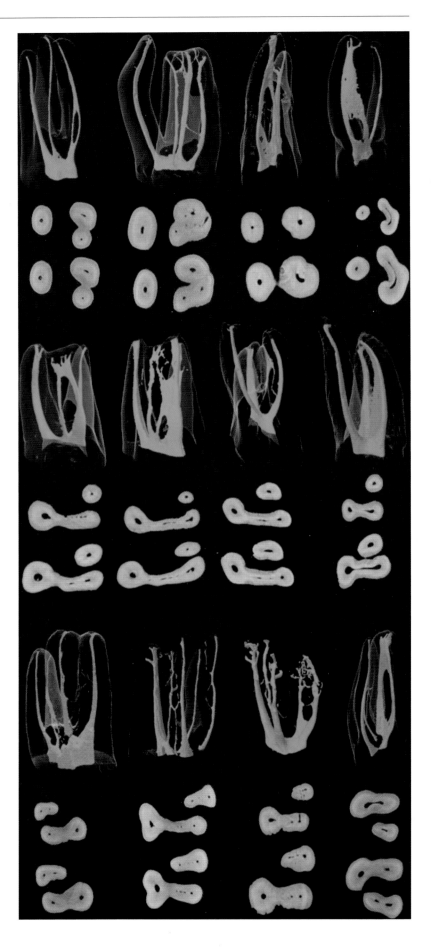

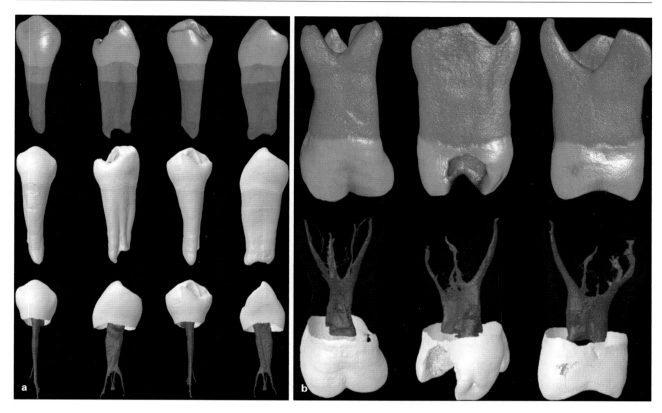

图15.29 下颌前磨牙（a）和上颌磨牙（b）牛牙症。

为由于Hertwig's上皮根鞘隔膜未能在适当水平内陷而引起的牙齿形态的改变。其特征为髓室扩大，髓底根方移位，釉牙骨质界处没有缩窄。虽然恒磨牙最常受累，但此种牙齿形态变化还可在单侧或双侧的恒牙列和乳牙列，以及各个象限的牙齿中见到[95]（图15.29）。